Belohradsky

Immunität und Infektionen des Neugeborenen

Immunität und Infektionen des Neugeborenen

Immuntherapeutischer Einfluß des Blutaustausches

Bernd H. Belohradsky

Mit einem Geleitwort
von Prof. Dr. W. Marget

72 Abbildungen
96 Tabellen

Urban & Schwarzenberg · München – Wien – Baltimore 1981

Anschrift des Verfassers:
Dr. Bernd H. Belohradsky, Abteilung für Antimikrobielle Therapie und Infektionsimmunologie in der Universitäts-Kinderklinik (Dr. von Haunersches Kinderspital), Lindwurmstraße 4, 8000 München 2

CIP-Kurztitelaufnahme der Deutschen Bibliothek

Belohradsky, Bernd H.:
Immunität und Infektionen des Neugeborenen : immuntherapeut. Einfluß d. Blutaustausches / Bernd H. Belohradsky. Mit e. Geleitw. von W. Marget. – München ; Wien ; Baltimore : Urban und Schwarzenberg, 1981.
(U-&-S-Manuscript)
ISBN 3-541-10301-9

ISBN 3-541-10301-9

à Dominique,

à Stéphanie, Emmanuelle, Vanessa, Julie et Marie Amélie,

unseren Eltern und Familien,

unseren Freunden.

Geleitwort

Es gibt im Rahmen der Kinderheilkunde in Westdeutschland Forschungsprogramme für Erkrankungen, deren Inzidenz nicht einmal jedes 1o.oooste Kind erreicht. Im krassen Mißverhältnis hierzu steht das geringe wissenschaftliche Interesse, das man bei uns für Kinderinfektionen vorfindet. Dieses von kompetenter Seite demonstrierte Unverständnis ist für einen Kinderinfektiologen, der die Fakten nüchtern sieht, völlig unverständlich.

Wenn man sich vor Augen hält, daß allein ca. 1% der Neugeborenen an lebensgefährlichen Infektionen erkranken (Sepsis, Meningitis, Pneumonie und Enterocolitis) und die Rate der Hospitalinfektionen auf pädiatrischen und chirurgischen Neugeborenen-Intensivstationen 1o-2o% (!) beträgt, so wirkt die Gleichgültigkeit, mit der man hierzulande der Förderung des klinischen und wissenschaftlichen Nachwuchses auf diesem Gebiet gegenübersteht, geradezu absurd, und die zuständigen Ärzte in den Universitäts-Gremien, Ärzteverbänden und Parlamenten müssen sich den Vorwurf gefallen lassen, die aktuellen praktischen Fragen der Kinderheilkunde unbewußt oder bewußt zu ignorieren.

Dokumentiert wird diese Kurzsichtigkeit nicht nur dadurch, daß in Mitteleuropa, mit Ausnahme der DDR, nicht eine einzige, als selbständige Einheit im Rahmen einer Hochschulklinik institutionalisierte Abteilung mit ausreichender Arbeitskapazität existiert und andererseits in den USA allein 2oo Lehrstühle für klinische Infektiologie (nicht Mikrobiologie!) mit Lehre, Forschung und Patientenbetreuung befaßt sind. Davon ist ein erheblicher Teil naturgemäß der Pädiatrie zugeordnet. Der Wissensstand dieser Experten wird dort nicht nur durch ein halbes Dutzend international tonangebender Zeitschriften auf dem Gebiet der Infektiologie demonstriert, sondern u.a. auch durch zwei hervorragende Lehrbücher über klinische Infektiologie (MANDELL/DOUGLAS/BENNETT sowie FEIGIN and CHERRY), denen wir überhaupt nichts an adäquater deutschsprachiger Literatur entgegensetzen können. Diese Leistung ist nur dadurch möglich, daß in dem einen Werk 153 Experten und dem anderen 136 aus ihren Arbeitsgebieten berichten. (An vergleichbaren versierten klinischen Infektiologen, die in der Bundesrepublik Deutschland in Forschung und Lehre tätig sind, haben wir ca. 6!)

Unsere Abteilung hat, so glaube ich, trotz dieser strukturellen Insuffizienz unserer Hochschulen, die in der Krankenbetreuung natürlich auch nicht ohne Folgen bleiben kann, in der internationalen Diskussion auf diesem großen pädiatrischen Fachgebiet erfolgreich versucht, ihren Mann zu stehen und nicht nur innerhalb der Klinik eine für deutsche Verhältnisse optimale Infektionsbetreuung immundefizienter Patienten, der ca. 15% nosokomialen Infektionen auf den Intensivstationen und ca. 1o% auf den onkologischen Stationen durchzuführen. Dabei waren wir uns als "conditio sine qua non" der immer präsenten Unterstützung und Förderung unseres Klinikchefs Professor Betke im Vergleich zu anderen schlechtergestellten Kollegen in Westdeutschland nur zu sehr bewußt.

Als beispielhaft für unsere Arbeit kann dieses vorliegende Buch bezeichnet werden, das mein Mitarbeiter, Bernd Belohradsky, neben seiner Arbeit als pädiatrischer Stationsarzt mit Konsiliar- und Labortätigkeit und Infektionssprechstunde, mit umfassenden immunologischen Untersuchungen und großer klinischer Erfahrung fertiggestellt hat.

In dieses Werk wurde eine Zahl neuer, eigener Untersuchungen und auch nachgeprüfter Erkenntnisse eingebracht, die bereits zum erheblichen Teil international akzeptiert wurden. Das Literaturverzeichnis mit über 2000 Zitaten ist praktisch eine vollständige Erfassung aller wesentlichen auf diesem Gebiet durchgeführten Untersuchungen. Nicht nur der theoretischen, sondern auch der praktischen Basis der Austauschtransfusion bei Neugeborenensepsis wird Rechnung getragen. Der einzige Schatten, der auf die Untersuchung fällt, ist das Fehlen eines randomisierten Vorgehens bei der Einführung dieser therapeutischen Maßnahmen und deren statistische Auswertung. Eine derartige Studie wäre jedoch in unserer Klinik aufgrund spektakulärer Einzelerfolge aus ethischen Gründen überhaupt nicht diskutabel gewesen. So wird eine vor Jahrzehnten bei uns gemachte Zufallsbeobachtung nicht nur bei uns, sondern auch in zahlreichen anderen Kliniken routinemäßig angewandt, nachdem die Voraussetzungen für dieses Vorgehen einer eingehenden Prüfung unterzogen wurden.

Dieses Büchlein ist nach meinem Dafürhalten nicht eines von vielen Taschenbüchern, das zur Bereicherung oder Ergänzung einer Serie im Rahmen der Weiterbildung anzusehen ist, sondern es macht dem Leser Grundlagen und klinische Fakten auf dem neuesten Wissensstand zugänglich.

Ich bin sehr glücklich und dankbar, daß sich mein Mitarbeiter, Herr Belohradsky, der Mühe unterzogen hat, trotz aller Widrigkeiten diese Schrift abzufassen. Sie ist, so scheint mir, an Umfang und Akribie durchaus eines theoretischen Institutes würdig. Nur, dort hätte sie nie geschrieben werden können, weil hierzu ein erhebliches Maß an klinischer Erfahrung erforderlich ist. So wird dieses Buch, was Qualität und Umfang anbetrifft, im westdeutschen Rahmen aufgrund der vorhandenen Möglichkeiten wohl ein Einzelfall bleiben.

W. Marget

In dieses Werk wurde eine Fülle neuer, eigener Untersuchungen und auch nachgeprüfter Erkenntnisse [illegible] gebracht, die [illegible] zum [illegible] Teil [illegible] [illegible] [illegible] [illegible] [illegible] eine vollständige Erfassung [illegible] [illegible] dem Gebiet durchgeführten [illegible] [illegible] [illegible] [illegible] [illegible] der [illegible] Basis der [illegible] [illegible] [illegible] [illegible] [illegible] [illegible] [illegible] ist das Fehlen eines [illegible] bei der [illegible] dieser [illegible] und deren [illegible] [illegible] jedoch [illegible] [illegible] [illegible] [illegible] [illegible] so wird eine [illegible] [illegible] nicht nur [illegible] sondern [illegible] [illegible] [illegible] [illegible] [illegible] wurden.

Dieses Büchlein ist nach meiner Auffassung [illegible] von vielen Taschenbüchern, das [illegible] [illegible] ist, sondern [illegible] dem Leser [illegible] Fakten auf dem neuesten Wissensstand [illegible].

Ich bin sehr [illegible] und dankbar, daß sich [illegible] Herr [illegible], der Mühe unterzogen [illegible] Widrigkeiten diese [illegible] abzufassen. [illegible] mir [illegible] durchaus eines [illegible] beschrieben werden können [illegible] So wird [illegible] bleibe.

[illegible]

La difficulté de reussir ne fait qu'ajouter

à la necessité d'entreprendre.

(Beaumarchais)

Inhaltsverzeichnis Seite

Seite

Seite

Seite

Seite

Im Text verwendete Abkürzungen

ACD-Blut	"acid-citrate-dextrose"-Blut
AKT	Antikörpertiter
ATT	Austauschtransfusion
CPD-Blut	"citrate-phosphate-dextrose"-Blut
2,3-DPG	2,3-Diphosphoglyzerat
EW	Erwachsene
FG	Frühgeborene
G-6-PD	Glukose-6-Phosphatdehydrogenase
"gvh"-Reaktion	"graft-versus-host"-Reaktion
HLA-System	"human leukocyte antigen"-System
IgA,IgG,IgM,IgE,IgD	Immunglobuline A,G,M,E,D
NBT-Test	Nitroblautetrazolium-Test
NG	Neugeborene
SSW	Schwangerschaftswoche

1. Einleitung

1.1. Infektionen und perinatale Todesursachen

Die perinatale Sterblichkeit wird durch eine Vielzahl von Faktoren in komplexer Weise beeinflußt.
Statistische Erhebungen weisen für alle hochzivilisierten Länder auf einen deutlichen Rückgang der Neugeborenen- und Säuglingssterblichkeit hin, der seit etwa 15 bis 20 Jahren besondere Fortschritte zu verzeichnen hatte, und der vor allem auch noch in den letzten Jahren angehalten hat (1-23).
Außer durch den Fortschritt in den verschiedensten medizinischen Disziplinen, wie Intensivmedizin, Anästhesie, Kinderchirurgie, Infektiologie, Infusionskunde u.a., haben auch eine Vielzahl sozialer, psychologischer, organisatorischer und anderer paramedizinischer Faktoren zur Verbesserung der perinatalen Morbidität und Mortalität beigetragen (24-43).
Aus verschiedenen Gründen haben sich in der Reihenfolge der häufigsten perinatalen Todesursachen Verschiebungen im Laufe der Jahre gezeigt. So sind die Infektionstodesfälle erst in den letzten 15 bis 20 Jahren deutlicher in den Vordergrund getreten (1-6,10,11,15,20). Als eine der möglichen Erklärungen ist erwiesen, daß hinter Diagnosen wie "Atelektase", "Atemnotsyndrom", "Unreife" u.a. in einem Teil der Fälle unerkannte und daher unbehandelte Infektionen die entscheidende Todesursache dargestellt haben (13-15,17,23,32).
Verbesserte diagnostische Methoden, so vor allem die systematische postmortale Blutkultur (13,30), sowie Analysen großer Sektionsstatistiken haben den zahlenmäßig bedeutenden Anteil von Infektionen an der perinatalen Sterblichkeit erst aufgezeigt (28,29).
Unmittelbare Folgen dieser Erkenntnisse waren auf der einen Seite die frühzeitig einsetzende mikrobiologische Diagnostik bei Verdacht auf eine Infektion, auf der anderen Seite Behandlungsversuche mit Hilfe der zur Verfügung stehenden antimikrobiellen Chemotherapeutika (43).
So konnte die Neugeborenensepsis-Mortalität der Vor-Antibiotika-Ära von über 90% auf etwa 60 bis 80% in der Zeit von 1940 bis 1950 gesenkt werden (30).
Weitere Verbesserungen der intensivmedizinischen Maßnahmen im Bereich der Neonatologie, zusammen mit Neuentwicklungen diagnostischer Maßnahmen der kli-

nischen Infektiologie und Anwendung neuer Antibiotika (Cephalosporine, Aminoglykoside u.a.) haben zwar nochmals in den Jahren 1960 bis 1970 zu einer Senkung der infektionsbedingten Mortalität geführt, trotzdem sind die Behandlungsergebnisse bei den Neugeboreneninfektionen im allgemeinen und bei der Neugeborenensepsis im besonderen bis heute unbefriedigend geblieben (siehe Kapitel 3).

5 bis 20% aller Risiko-Neugeborenen erkranken an einer Infektion, von der allein die Neugeborenensepsis eine Letalität von 30 bis 60% aufweist (30,32,37, 38). Im Bereich der Kinderchirurgie liegen die Sterblichkeitsziffern weiterhin um und über 50% (44-48).

Seit etwa 10 bis 20 Jahren haben Untersuchungen der Immunsituation des Feten sowie des Neugeborenen "physiologische" Immundefektzustände nachgewiesen (49-51). Es lag daher auf der Hand, diese immunologische Abwehrschwäche mit der gesteigerten Infektionsanfälligkeit in dieser Altersgruppe in direkten Zusammenhang zu bringen.

Aber die daraus resultierenden Versuche zur immunologischen Substitution mit Hilfe von Immunglobulingaben der Immunglobulinklassen IgG und IgM haben zu keiner signifikanten Verbesserung der Infektionsanfälligkeit oder -überwindung geführt (13,30,43).

In weiterführenden Untersuchungen war neben einer quantitativen Defizienz im humoralen Immunsystem eine transitorische Funktionsschwäche im T-Zell-System beschrieben und zur Erklärung der allgemeinen Abwehrschwäche herangezogen worden (siehe Kapitel 2). Allerdings waren (und sind noch immer) stimulierende oder substituierende Eingriffe in dieses Immunsystem nur sehr begrenzt möglich, so daß sich aus den grundlegenden Erkenntnissen keine therapeutischen Konsequenzen ableiten ließen.

Unsere Arbeitsgruppe hat daher seit etwa 10 Jahren ihr Interesse auf die Untersuchung der unspezifischen Immunität des Neugeborenen gelenkt, um herauszufinden, ob auch in diesem Immunkompartment quantitative und/oder qualitative Unterschiede im Vergleich zu Erwachsenen nachzuweisen sind, ob solche Immunmängel mit einer gesteigerten Infektionsanfälligkeit in Zusammenhang stehen und eventuell einer immuntherapeutischen Beeinflussung zugänglich wären (13, 30,53).

1.2. Infektionsexposition und -disposition

Unter normalen hygienischen Bedingungen stellt die Infektionsexposition für das gesunde Neugeborene (NG) ein geringes Risiko dar. Im Gegenteil, die mikrobielle Besiedlung, die unter der Geburt, bei der Passage durch den Geburtskanal beginnt, gehört zu den physiologischen Adaptationsphasen und stellt einen Schutz vor opportunistisch-pathogener Kolonisation dar (siehe Kapitel 2.). Das ökologische Gleichgewicht, das sich zwischen der mikrobiellen Flora und dem Wirtsorganismus einstellt, kann allerdings durch äußere Umstände gestört werden. Liegt zusätzlich eine gesteigerte Infektionsdisposition vor, so kann dieses Gleichgewicht schnell in Richtung Entstehung einer Infektionskrankheit verschoben werden (siehe Tabelle 1).

Tabelle 1: Beispiele und Zusammenspiel physiologischer und gesteigerter Infektionsexposition und -disposition im Neugeborenenalter.

Exposition	Disposition	betroffen
Geburtskanal-Passage Umgebungsflora	immunologische Dysfunktion und Adaptationsphase	jedes Neugeborene
Infektion der Mutter Geburtskomplikation Reanimation Intensivbehandlung nosokomiale Exposition u.a.	Frühgeburtlichkeit dystrophes Neugeborenes männliches Geschlecht Erkrankung mit erhöhtem Infektionsrisiko (z.B. zystische Fibrose) u.a.	Risiko- Neugeborene

Unter den Dispositionsfaktoren spielt die immunologische Situation des NG, vor allem auch des Frühgeborenen (FG), eine entscheidende Rolle bei der Infektionsabwehr. Mit der Entwicklung, der Regulation und Funktion der unspezifischen und spezifischen Immunsysteme befaßt sich daher der erste Teil der vorliegenden Arbeit.
Der zweite Teil der Ausführungen widmet sich den Besonderheiten der Entste-

hung bakterieller Systeminfektionen im NG-Alter, einschließlich der postoperativen NG-Sepsis im kinderchirurgischen Bereich, der altersspezifischen Epidemiologie, Diagnostik und den Grenzen der antimikrobiellen Therapie.
Bei der Austauschtransfusion (ATT) Neugeborener mit einer sogenannten idiopathischen Hyperbilirubinämie ist 1957 erstmals von BETKE und KELLER beobachtet worden, daß die für diese Hyperbilirubinämien ursächlich verantwortliche und erst später entdeckte NG-Sepsis durch die ATT günstig beeinflußt werden konnte (52). So ist aus diesen Zufallsbeobachtungen ein therapeutisches Prinzip geworden. Der dritte Teil dieser Arbeit beschäftigt sich daher mit den Indikationen, den Gefahren, sowie den physiologischen und immunologischen Veränderungen, die durch eine ATT im allgemeinen und beim NG im besonderen hervorgerufen werden.
Im experimentellen Hauptteil wird in-vivo und in-vitro der Einfluß der ATT auf die serumabhängige und granulozytäre Bakterienabtötung untersucht, sowie Veränderungen im B- und T-Lymphozytensystem, Änderungen einzelner Serumproteine (Immunglobuline und Komplementfaktoren) und der Einfluß verschiedener Spenderblut-Zubereitungen (Heparin-, ACD-, Warm-, Frisch- und Konservenblut) auf gerinnungsphysiologische Parameter.
Die untersuchten Patienten mit bakterieller Sepsis, sowie die infektionsfreien Kontrollpatienten stammen aus dem pädiatrischen und kinderchirurgischen Bereich.
Obwohl wichtige klinische Fragen, wie z.B. zum Indikationszeitpunkt zur ATT, zur Therapiekontrolle, zu alternativen Immuntherapiemaßnahmen, noch nicht abschließend beantwortet werden können, sollte diese Arbeit aufgrund experimenteller und klinischer Daten die Grundlagen und die Berechtigung aufzeigen, daß die ATT bei der bakteriellen NG-Sepsis jetzt ein klinisch und experimentell bewiesenes Modell der immuntherapeutischen Beeinflussung darstellt.
Die Ergebnisse und Diskussionen dieser Arbeit sollen die Initiative zu einer multizentrischen, kontrollierten, klinischen Studie geben, die allein den statistischen Wert der ATT bei der Behandlung der NG-Sepsis ermitteln kann.
Dann kann sich erweisen, ob diese bisher "unbesiegte" Infektion eine "unbesiegbare" Infektion bleiben soll (53).

2. Spezifische und unspezifische Infektionsimmunität des Feten, Neugeborenen und Frühgeborenen

Unser Wissen über die Ontogenese und postnatale Adaptation der Immunsysteme des Menschen hat vor allem in den letzten 20 Jahren beträchtlich zugenommen. Den wichtigsten Anstoß mag die zeitgleiche Entdeckung von WARNER und SZENBERG (586), sowie von MILLER (588), GLICK und Mitarbeitern (587) gegeben haben, daß die spezifischen Immunleistungen von zwei entwicklungsgeschichtlich getrennten, aber doch eng kooperierenden Zellsystemen getragen werden: dem antikörperbildenden B-Lymphozytensystem, dessen Ursprung im Knochenmark liegt, und dem T-Lymphozytensystem, für das der Thymus das funktionsprägende Organ ist, und das Träger der zellvermittelten Immunreaktionen ist. Die entscheidenden Erkenntnisanfänge über die Funktionen der unspezifischen Abwehrsysteme verdanken wir METCHNIKOFF (55,233,244,328). Seit seinen Studien an phagozytierenden Zellen ist die Erforschung der zellulären und molekularen Vorgänge beim Ablauf einer Infektion ein Schwerpunkt der medizinischen und immunbiologischen Forschung geblieben (98-102).

2.1. Immunologie der Schwangerschaft

Der Fet besitzt zur Hälfte Antigene väterlichen Ursprungs, die dem mütterlichen Organismus fremd sind. Trotzdem überlebt der Fet die Schwangerschaft als "allogenes Transplantat".
Obwohl es Hinweise dafür gibt, daß der mütterliche Organismus durch väterliche Antigene sensibilisiert wird - die Rhesus-Inkompatibilität ist das bekannteste Beispiel dafür - kommt es normalerweise nicht zu einer vorzeitigen Abstoßung des Feten. Eine endgültige Erklärung für dieses Toleranzphänomen gibt es bisher nicht (54-97).
Experimentelle Daten scheinen die bisher geläufigsten Hypothesen vom immunsupprimierten Zustand der Schwangeren und der verminderten Antigenität fetaler Gewebe zu widerlegen (75-77,95-97).
Wahrscheinlicher ist, daß die Barriere des Trophoblasten eine Hauptrolle in der Unangreifbarkeit der feto-plazentaren Einheit darstellt. Die Zellen des Synzytiotrophoblasten scheinen an ihrer Oberfläche keine oder antigenisch nur

wenig wirksame Histokompatibilitäts-Antigene zu tragen, oder, eine an Sialomuzin reiche Gewebsschicht deckt die antigenen Determinanten zu, so daß mütterliche Lymphozyten mit fetalen Zellen und Strukturen nicht in Kontakt kommen können (75,454).
Dieser Mechanismus scheint lokal durch hormonal gesteuerte, immunsuppressive Vorgänge, die an die Choriogonadotropine gebunden zu sein scheinen, unterstützt zu werden (82-84).
Die eleganten Untersuchungen von BEER und BILLINGHAM (72,75,454) haben in letzter Zeit bewiesen, daß während der Schwangerschaft von der Mutter gebildete und spezifisch wirksame Faktoren (Antikörper der IgG-Klasse?) die Immunreaktivität mütterlicher T-Lymphozyten gegen das genetische Material des Feten so weit reduzieren, daß das Transplantat akzeptiert wird. Dieser blockierende Effekt ("blocking antibodies") wäre demnach ein aktiver Vorgang, der der früher angenommenen klassischen Theorie der Immuntoleranz gegenüberstünde.
Welche Bedeutung und welchen Zusammenhang können diese Beobachtungen für die Fragestellung der Entstehung von NG-Infektionen haben?
Es wäre in weiterführenden Untersuchungen nachzuweisen, ob diese blockierenden Faktoren nicht auch die Infektionsabwehr der Mutter, und nach Plazentapassage auch des Feten und des NG, betreffen.
Nur wenige Daten geben indirekten Hinweis, daß ein solcher Vorgang von Relevanz sein könnte: so fanden OLDING et al. (64,65) die Zahl der Suppressor-T-Lymphozyten im Nabelschnurblut erhöht. Da diese T-Lymphozyten-Subpopulation die Antikörperbildung autologer B-Lymphozyten reguliert, könnte im Fall einer perinatalen Infektion die humorale Infektionsantwort verzögert oder vermindert erfolgen.

2.2. Entwicklung der immunologischen Ausrüstung und Funktion vom Feten bis zum Neugeborenen

Der Schutz vor Infektionen wird durch das Zusammenspiel einer Reihe von spezifischen und unspezifischen Immunabwehrsystemen gewährleistet (siehe Tabelle 2) (98-102).
Aus didaktischen Gründen erfolgt die Einteilung dieser zellulären und humoralen Kompartments nach ihrer spezifischen oder unspezifischen Wirkungsweise,

obwohl neuere immunologische Erkenntnisse zeigen, daß sich die Grenzen dieser Unterteilung zunehmend verwischen: zwischen unspezifischen und spezifischen Systemen findet man gemeinsame Regulationsmechanismen, enge Kooperation und regulative Abhängigkeit.

Studien der Immunontogenese beim Menschen haben gezeigt, daß - entsprechend der phylogenetischen Entwicklung der Immunsysteme - die verschiedenen Abwehrsysteme und -funktionen zu verschiedenen Zeitpunkten in der Embryonal- und Fetalperiode nachweisbar werden (108-138). Dabei treten unspezifische Mechanismen im allgemeinen früher auf als spezifische (103,104,106,109,111,114,120). Eine weitere wichtige Erkenntnis, die erst in den letzten 10 Jahren deutlich geworden ist, zeigt, daß zwischen der morphologischen Anlage (quantitative Ausrüstung) und der vollen Funktionstüchtigkeit der einzelnen Immunsysteme eine Dissoziation im zeitlichen Entwicklungsablauf besteht (86,115,129,134). Da die entsprechenden Untersuchungsergebnisse für das Verständnis von Infektionsentstehung, -ablauf und -behandlung in den verschiedenen Altersgruppen (FG, NG, Säuglinge und ältere Kinder) von signifikanter klinischer Bedeutung ist, sollen diese Daten systematisch dargestellt werden.

Tabelle 2: Faktoren und Funktionen der spezifischen und unspezifischen Abwehrsysteme des Menschen

Abwehrsystem	Komponenten	Funktionen
unspezifisch:		
Barrieren :	Haut, Schleimhaut; Mikroflora; Lysozym, Enzyme; Zilien, Schleim;	mechanische und funktionelle Barrieren
Serumfaktoren :	Komplement, Properdin; Lysozym; Interferon;	Chemotaxis-Vermittlung, Opsonisierung, Serumbakterizidie, -viruzidie
Phagozyten :	RES; Granulozyten; Monozyten, Makrophagen;	zelluläre Infektionsreaktion, Phagozytose, Bakterizidie; T-Zell-Signalisierung
spezifisch:		
T-Lymphozyten :	T-Lymphozyten; Mediatorsubstanzen (Lymphokine)	zell-vermittelte Immunität (antiinfektiös); Transplantationsimmunität
B-Lymphozyten :	B-Lymphozyten; Serum- und sekretorische Antikörper	humorale Immunität, Antikörperaktivität

2.2.1. Unspezifische Immunität

2.2.1.1. Granulozyten

In den hämatopoetischen Blutinseln früher Dottersackstadien sind beim menschlichen Feten die ersten Myelozyten und Histiozyten beschrieben (103,104,124). Granulozyten finden sich dann um die achte Gestationswoche in der Leber. Etwa ab dem 5. Schwangerschaftsmonat wird das Knochenmark zur Hauptbildungsstätte der Granulopoese (109).
Zum Zeitpunkt der Geburt besteht physiologischerweise eine im Vergleich zu Erwachsenen deutliche Leukozytose mit einer innerhalb der ersten 12 bis 96 Stunden zunehmenden Neutrophilie mit Linksverschiebung (203,204). Dieses Bild findet sich auch bei FG (siehe Kapitel 3.).
Hauptfunktion der Granulozyten ist die Aufnahme und Elimination körperfremden Materials, kurz als Phagozytose bezeichnet (205-299).
Der Vorgang der Phagozytose ist ein komplexer, biologisch-immunologisch regulierter Prozeß, der in den folgenden Schritten abläuft:

[1] Zellbewegung
[2] Erkennen des Phagozytose-Materials, Adhärenz
[3] Ingestion
[4] Intrazelluläre Abtötung.

Während Untersuchungen über die intrauterine Entwicklung der Granulozytenfunktion noch fehlen, wurden bei NG, FG und dystrophen NG die folgenden Befunde erhoben:
[1] Zellbewegung: Die Fähigkeit von NG-Granulozyten sowohl zur ungerichteten Bewegung ("random mobility", untersucht in Glaskapillaren) als auch zur chemotaktisch gerichteten Bewegung, ist im Vergleich zu Erwachsenen vermindert (187-201). Die in der Zell-Elastometrie gefundene verminderte Membrandeformierbarkeit der NG-Granulozyten könnte ebenso die Ursache für die geringere Beweglichkeit sein, wie auch eine bisher nur vermutete abnorme Anordnung der Mikrotubuli in den Granulozyten, so wie sie beim Chediak-Higashi-Syndrom gefunden wurde (190-194,197,198,201).
Der Mangel an chemotaktisch wirksamen Komplementkomponenten im NG-Serum wird im Kapitel 2.2.1.3. abgehandelt.

[2] Erkennen des Phagozytose-Materials: Intakte autologe Zellen werden von Granulozyten nicht angegriffen. Diese zelluläre Diskriminierung ist zum einen nicht-spezifischen, physikochemischen Unterschieden zwischen Granulozyt und Phagozytose-Material zuzuschreiben (298), zum andern aber vor allem den Oberflächenrezeptoren an der Granulozytenmembran, den Rezeptoren für das Fc-Teil der Antikörper und die Komplementkomponente C3 (280,284,285,295,296). Nach der Opsonisierung, d.h. dem Überziehen des Phagozytose-Materials mit Serumfaktoren (IgM, IgG_1, IgG_3, C3), können diese Rezeptoren immunologisch spezifisch den Kontakt mit den zu phagozytierenden Partikeln aufnehmen (250,262, 288). NG-Granulozyten scheinen über ein funktionell ausgereiftes Erkennungssystem zu verfügen: sie können ohne quantitativen Unterschied zu Erwachsenen (EW)-Granulozyten sowohl immunologisch inerte Latex-Partikel aufnehmen (122, 243), als auch antikörper-komplement-beladene Teile (122,152,239). Auch die prozentuale Verteilung der Fc- und C3-Rezeptoren differiert nicht zwischen Nabelschnurblut- und EW-Granulozyten (122). Entsprechende Untersuchungen fehlen bei FG verschiedenen Gestationsalters.
Der Mangel an opsonisierenden Faktoren im NG-Serum wird im Kapitel 2.2.1.3. erörtert.

[3] Ingestion: Beim eigentlichen Prozeß der Phagozytose steuern Actin-Myosin-Mikrofilamente den Zytoplasmafluß der Granulozyten um das Phagozytose-Material herum (227,232). Wo sich die zytoplasmatischen Pseudopodien treffen und fusionieren entsteht das Phagosom. Im nächsten Schritt wird der intrazelluläre z.B. bakterizide Abtötungsvorgang eingeleitet.
Quantitativ oder qualitativ abnorme Ingestionsabläufe sind an NG-Granulozyten bisher nicht beschrieben (122,243).

[4] Intrazelluläre Abtötung: Während und mit Abschluß der Phagosom-Bildung bewegen sich zytoplasmatische Granula auf das Phagosom zu, vereinigen sich mit diesem zum Phagolysosom und ergießen ihren Inhalt in das Phagolysosom-Innere (228,238,250,251,255,275). Dieser Vorgang wird als Degranulation bezeichnet. Die Granula, von denen primäre (azurophile) und sekundäre (spezifische) unterschieden werden, enthalten eine Vielzahl, vor allem enzymatisch wirksamer, Substanzen (siehe Tabelle 3).

Tabelle 3: Enzymgehalt der primären und sekundären Granula menschlicher neutrophiler Granulozyten (nach STOSSEL,243)

Primäre (azurophile) Granula	Sekundäre (spezifische) Granula
saure ß-Glyzerophosphatase	Laktoferrin
Elastase	alkalische Phosphatase (bei Tierspezies)
neutrale Protease	Lysozym
Myeloperoxidase	
ß-Glucuronidase	
Aryl-Sulfatase	
Lysozym	
α-Mannosidase	
N-acetyl-β-Glukosaminidase	
kationische bakterizide Proteine	

Für die folgenden Enzyme und Substanzen ist die Zugehörigkeit zu bestimmten Granula noch unbestimmt: Phospholipase A_2, alkalische Phosphatase (beim Menschen) saure Triglyzerid-Lipase, fungizide Proteine, Bakterien-Permeabilitätssteigernder Faktor, Ribonuklease und Desoxyribonuklease (220,243,298).
Der Prozeß der Degranulation ist beim NG bisher nicht untersucht worden. Ultrastrukturell zeigen aber NG- und EW-Granulozyten, sowie deren Granula, keine Unterschiede (122). Der Gehalt an alkalischer Phosphatase ist in NG-Zellen um ein Vielfaches höher als bei EW (122,298).
Der Degranulation folgt eine Reihe biochemischer Vorgänge, die die Abtötung des Phagozytose-Materials, z.B. eines Bakterium, zur Folge haben. Dabei kommt es, als Ausdruck eines aktiven Stoffwechselvorgangs, zu einem Anstieg des O_2-Verbrauchs, zur H_2O_2-Produktion und über den Hexose-Monophosphat-Stoffwechselweg zu einem 10fachen Anstieg der Glykolyse. Die gesteigerte Glykolyse liefert den Großteil der erforderlichen Energie (262,298).
Nach KLEBANOFF können zwei Hauptsysteme in den Granulozyten unterschieden werden, die antimikrobielle Aktivitäten entwickeln, ein sauerstoffabhängiges und ein sauerstoffunabhängiges (siehe Tabelle 4).

Tabelle 4: Antimikrobielle Systeme in den Granulozyten des Menschen (nach KLEBANOFF,262)

[I] O_2 - abhängige Systeme

(1) Myeloperoxidase(MPO)-vermittelt, durch folgende Komponenten:
- (a) MPO
- (b) H_2O_2
- (c) Kofaktoren: Halogene(J,Br,Cl), Thiocyanat,Thyroxin, Trijodthyronin
- (d) saures PH
- (e) natürliche Inhibitoren: Katalase, H_2O_2, u.a.

(2) Myeloperoxidase(MPO)-unabhängig:
- (a) H_2O_2
- (b) O_2-Anion
- (c) OH-Radikale
- (d) Sauerstoff,naszent

[II] O_2 - unabhängige Systeme

(1) saures PH
(2) Lysozym
(3) Laktoferrin
(4) kationische Proteine der Granulozyten-Granula

Wegen der Komplexität der biochemischen Reaktionen gibt es bisher kein Schema, in dem die vielen experimentellen Einzelergebnisse der intragranulozytären Abtötung (Energieversorgung und bakterizide Aktivität) widerspruchslos dargestellt werden könnten.
Auf ihre intrazelluläre bakterizide Aktivität sind die Granulozyten von NG vielfach untersucht worden (139-176).
Zur Untersuchung des Granulozyten-Stoffwechsels ist der Nitroblautetrazolium (NBT)-Test herangezogen worden, bei dem durch die ausreichende Bildung von H_2O_2 das farblose NBT zu tiefblauem Formazan reduziert wird (177-185). Die meisten Untersucher haben bei termingeborenen NG eine gegenüber EW verstärkte NBT-Reduktion nachgewiesen (178-183). Bei FG mit bakteriellen Infektionen wird dieser Anstieg der NBT-Reduktion nicht gefunden (184,185).

Andere Untersucher haben unter normalen und Infektionsbedingungen bei NG im NBT-Test einen verminderten Stoffwechselanstieg des Hexose-Monophosphat-Shunts gefunden, aber wie bei EW-Granulozyten einen vergleichbaren hohen Glukose- und Sauerstoffverbrauch.
Im Ruhestadium verbrauchen NG-Granulozyten im Vergleich zu EW-Zellen die doppelte Menge Oxygen (220,298).
Wie für die genannten Stoffwechseluntersuchungen sind auch die Ergebnisse der Bakterizidiestudien an NG-Granulozyten unterschiedlich bis widersprüchlich.
Eine gestörte Bakterizidie, selbst unter dem opsonisierenden Einfluß von EW-Serum, fanden zwei Untersucher (154,155), wenn diese Defizienz auch für die von COEN et al. untersuchten Kinder nur für die ersten 12 Stunden nach der Geburt nachweisbar war (155). Dagegen berichten andere Autoren von Bakterizidie-Raten - sowohl gegen gram-positive als auch gegen gram-negative Erreger - die mit denen von erwachsenen Kontrollpersonen übereinstimmten(145,150,157,160, 170,171,174).
Die Abtötung von Candida albicans scheint allerdings, selbst bei Verwendung von antikörperhaltigem EW-Serum, vermindert zu sein (150).
Insgesamt zeigt die Bakterizidie von NG-Granulozyten unter normalen Bedingungen keine wesentlichen Unterschiede zu EW-Granulozyten. Unter verschiedenen pathologischen Bedingungen (Dystrophie, FG, Infektionen, Hyperbilirubinämie, "Stress") dagegen sind partielle, aber reversible Bakterizidiedefekte nachweisbar (140,146,147,154,159,170).

Eine synoptische Darstellung der wichtigsten Befunde, soweit bei FG und NG untersucht, gibt Tabelle 5.

Tabelle 5: Zusammenfassung der wichtigsten Untersuchungsergebnisse zur Granulozytenfunktion des Frühgeborenen und Neugeborenen (im Vergleich zu erwachsenen Kontrollpersonen). Literaturhinweise siehe Text.
(N = Normalfunktion; ↓ = Funktion vermindert; ? = keine Untersuchungen bekannt; ↑ = Funktion vermehrt)
+) nach Zusatz von opsonisierendem Erwachsenen-Serum

Funktion	Frühgeborene (ca. 32.-36. SSW)	Neugeborene
(1) Absolutzahl (im peripheren Blut)	N	N
(2) Lebensfähigkeit (im Trypanblautest)	?	↓
(3) ungezielte Bewegung	?	N
(4) chemotaktische Bewegung		
- mit endotoxin-aktiv. Serum	↓	↓
- mit Chemotaxis-Faktor aus Lymphozyten	?	↓
(5) Migration in vivo (Rebuck Hautfenster)	↓	↓
(6) Granulozyten-Deformierbarkeit (in Zell-Elastometrie)	?	↓
(7) Mikrofilament-Zahl und -anordnung (Myosin-Actin-Filamente)	?	?
(8) Erkennen von Phagozytose-Material und Adhärenz +)	?	N
- Fc Rezeptoren-Zahl	?	N
- C3 Rezeptoren-Zahl	?	N
(9) Energiestoffwechselaktivierung bei der Phagozytose		
- NBT Reduktion	N bis ↓	(↓) bis N bis ↑
- Hexose-Monophosphat-Shunt	N bis ↓	(↓) bis N bis ↑
- H_2O_2 Bildung	?	?
(10) Degranulation	?	?
-Granulastruktur	?	N
(11) Bakterizidie +)	N bis (↓)	N bis (↓)
(12) Candida albicans Abtötung +)	?	↓

2.2.1.2. Monozyten, Makrophagen, Retikuloendotheliales System

Für in-vitro Untersuchungen müssen menschliche Monozyten in aufwendigen Separationsverfahren aus großen Mengen peripheren Blutes gewonnen werden (300,301, 304,313). Makrophagen können aber auch aus Operationsmaterial von Milz, Leber, Lunge u.a. isoliert werden. Allein aus diesen Gründen ist die Funktion von NG-Monozyten und -makrophagen bisher wenig untersucht (305-311,319-321). In Milz und Lymphknoten werden im 4. Gestationsmonat die ersten Makrophagen gefunden (103).

Über die chemotaktischen Eigenschaften von NG-Monozyten gibt es divergente Untersuchungsergebnisse: KLEIN et al. (311) und WESTON et al. (310) fanden im Vergleich zu EW-Monozyten eine verminderte Chemotaxis-Aktivität, PAHWA et al. dagegen eine auf 115 bis 126% gesteigerte gerichtete Bewegung dieser Zellen (308). Die von KRETSCHMER et al. beobachtete verminderte chemotaktische Kapazität von NG-Monozyten wird von den Autoren auf das im Versuchsansatz verwendete Nabelschnur-Serum zurückgeführt, da der Einsatz von EW-Serum diesen Defekt ausgleichen konnte (305,306).

KRETSCHMER et al. (305,306) und ORLOWSKI und Mitarbeiter (307) sahen in der bakteriziden Funktion keinen signifikanten Unterschied zwischen NG- und EW-Monozyten.

In Tierversuchen und in vitro an menschlichen Zellen konnte gezeigt werden, daß den Makrophagen bei der Antikörperbildung - zumindest für eine Zahl von Antigenen - eine regulierende Funktion zukommt (315-317). Entsprechende Untersuchungen fehlen mit NG-Monozyten oder -makrophagen.

In Zellpräparationen, die 10 bis 20% NG-Monozyten enthielten, konnten DAS et al. (318) einen verminderten Gehalt an Phosphoglyzeratkinase und Pyruvatkinase feststellen, bei FG auch an Adenylkinase; alle drei Enzyme sind aber für die glykolytische Energiegewinnung beim Phagozytose- und Bakterizidieablauf von Bedeutung.

Im erwähnten NBT-Reduktionstest zeigen die NG-Monozyten ein Verhalten, das quantitativ mit dem von EW-Monozyten übereinstimmt (305). FG-Monozyten wurden auch in dieser Studie nicht untersucht.

Desgleichen zeigen NG-Monozyten im antikörper-abhängigen Zytotoxizitätstest eine vollwertige Effektor-Aktivität gegen die entsprechenden Zielzellen (302, 309).

Wie die Zusammenfassung der Monozyten-Funktionen beim menschlichen NG in Tabelle 6 zeigen, ist volle Kompetenz zum Zeitpunkt der Geburt für einige Aufgaben erreicht, für andere Funktionen haben die Untersuchungen widersprüchliche Ergebnisse erbracht. Wichtiger scheint aber, daß aus erwähnten labortechnischen Gründen, die Monozyten-Aktivität bei FG völlig unerforscht geblieben ist, obwohl gerade in dieser Altersgruppe die Infektionsgefährdung aufgrund einer infektionsimmunologischen Unfertigkeit (morphologisch oder funktionell bedingt?) am größten ist.

Tabelle 6: Zusammenfassung der wichtigsten Funktionen und Untersuchungsergebnisse zur Monozytenfunktion des Frühgeborenen und Neugeborenen (im Vergleich zu erwachsenen Kontrollpersonen). Tierexperimentelle Ergebnisse wurden in dieser Zusammenstellung nicht berücksichtigt. Literaturhinweise siehe Text. (N = Normalfunktion; ↓ = Funktion vermindert; ↑ = Funktion vermehrt; ? = keine Untersuchungen bisher bekannt)

Funktion	Frühgeborene	Neugeborene
(1) Absolutzahl (im peripheren Blut)	?	N
(2) Lebensfähigkeit	?	?
(3) chemotaktische Bewegung	?	↓ bis N bis ↑
(4) Deformierbarkeit (Zell-Elastometrie)	?	?
(5) Membran-Rezeptoren	?	?
(6) Energiestoffwechsel		
- NBT Reduktion	?	N
- Glykolyse	?	↓
(7) Bakterizidie	?	N
(8) Abtötung von Candida albicans	?	?
(9) antivirale Zytotoxizität (antikörpervermittelt)	?	N
(10) B-T-Lymphozyten-Modulation	?	?

Die Bedeutung des retikuloendothelialen Systems (RES) ist für die Infektionsabwehr vielfach untersucht und belegt worden (322,323). Für ein optimales Funktionieren scheint die Anwesenheit eines spezifischen α_2-Globulins von Bedeutung, das bei NG nur etwa 65% des EW-Serumspiegels aufweist und in FG-Seren bisher nicht bestimmt wurde (314).

2.2.1.3. Komplement- und Properdinsystem

Charakteristisches Merkmal des Komplement- und Properdinsystems ist deren Beteiligung an einer Vielzahl infektionsimmunologischer Abwehrreaktionen und anderer biologischer Vorgänge (329-363).
Hauptaufgaben sind dabei:
(1) Beteiligung an der Infektionsreaktion,
(2) Vermittlung serumabhängiger Granulozytenfunktionen, wie Chemotaxis, Opsonisation und Adhärenz,
(3) Beteiligung an antimikrobiellen Zytotoxizitäts- und Neutralisationsreaktionen.
Da gerade auf dem Gebiet der Komplementforschung in den letzten Jahren eine Fülle an neuen Erkenntnissen hinzugewonnen wurde, die für das Verständnis der biologischen Vorgänge im allgemeinen und der von uns durchgeführten Untersuchungen im besonderen von Bedeutung sind, soll auf die Ontogenese, Funktion und Funktionsträger dieser Systeme näher eingegangen werden.

In Ergänzung der Abbildungen 1 und 2, die die Nomenklatur und die Sequenz der biologischen Reaktionen darstellen, gelten folgende Grundsätze (330,362):
(1) Das Komplementsystem besteht aus einer Reihe voneinander abhängig reagierender und sich gegeneinander kontrollierender Proteine. Die biologischen Funktionen des Gesamtsystems sind von der enzymatischen Aktivierung und den Interaktionen der Einzelkomponenten abhängig;
(2) analog dem Gerinnungssystem erfolgt die Aktivierung des Komplementsystems kaskadenartig, d.h., die Aktivierung einer ersten Komponente löst die Mit- und Folgereaktion weiterer Proteine aus;
(3) es sind zwei Aktivierungswege bekannt:
    (a) der klassische Weg, mit der Reaktionssequenz:
        Antigen-Antikörperkomplex --→C1--→C4--→C2--→C3--→C5 bis C9;
    (b) der alternative oder Properdin-Weg:
        Aktivator (z.B.Antikörper)--→Properdinsystem--→C3--→C5 bis C9.
        In diesem Fall erfolgt also die Aktivierung unter Umgehung von C1--→C4--→C2.

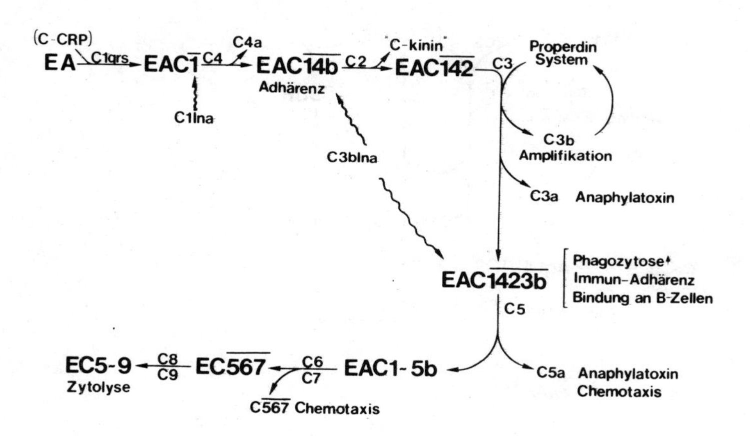

Abbildung 1: Aktivierungssequenz und Eigenregulation des klassischen Komplementwegs (nach JOHNSTON and STROUD, 1977).
E = Erythrozyt (oder andere Antigene); A = Antikörper; C-CRP = Kohlehydrat-C-reaktives Protein; C1Ina = C1-Inaktivator (analog für andere Komplementkomponenten).

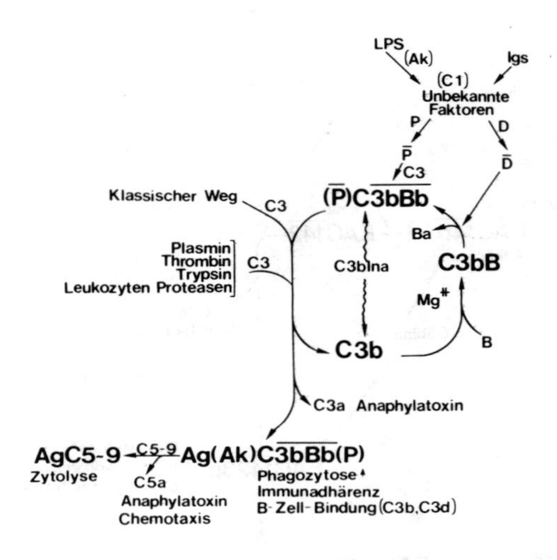

Abbildung 2: Aktivierungssequenz und Interaktionen der Komplementkomponenten im Properdin- oder alternativen Komplementweg (nach JOHNSTON and STROUD,1977).
LPS = Lipopolysaccharid; Ak = Antikörper; Igs = Immunglobuline (aggregiert); für weitere Zeichenerklärungen siehe Abbildung 1 und Tabelle 7.

Neben den biochemischen Charakteristika (Tabelle 7) sind inzwischen auch eine Reihe von Substanzen bekannt, die den klassischen oder alternativen Komplementweg aktivieren können (Tabelle 8).

Tabelle 7: Biochemische Eigenschaften der Komponenten des klassischen und alternativen Komplementwegs (329,330,336,352,362).
+) Zeichenerklärungen: GBG = glycin-reiches β-Glykoprotein;

Protein	Synonyma	Mol.Gew. ($x\ 10^3$)	elektrophor. Mobilität	Serumkonzentr. (mg/l)
Klassischer C - Weg:				
C1q		400	γ2	180
C1r		180	β	70
C1s	C1-Esterase	86	α2	110
C2		117	β1	25
C3	β1C	180	β2	1600
C4	β1E	206	β1	640
C5	β1F	180	β1	80
C6		95	β2	75
C7		110	β2	55
C8		163	γ1	80
C9		79	α	230
Properdin-Weg:				
Initiating Factor (IF)	Nephritic Factor	150	γ1	?
Faktor P		184	γ2	25
C3		180	β2	1600
C3b		171	α2	?
Faktor B	C3-Proaktivator, C3PA,GBG;+)	93	β	200
Faktor $\overline{B}$	C3-Aktivator, C3A,GGG;+)	63	γ	?
Faktor $\overline{D}$	C3-Proaktivator-Konvertase, C3PAse	24	α	?

Tabelle 8: Wichtigste natürliche und experimentelle Aktivatoren des klassischen und alternativen Komplementwegs.

Klassischer Komplementweg	Alternativer Komplementweg
(1) Antigen-Antikörperkomplexe (IgG_1, IgG_3, IgM)	(1) bakterielle Endotoxine (LPS)
(2) aggregiertes Immunglobulin	(2) Inulin
(3) Staph.-Protein-A/IgG-Komplex	(3) Toxine (Cobra-Venom-Faktor)
(4) Konglutinin/Konglutinin-Komplex	(4) Faktor-B-Aktivität von - B-Lymphozyten - Tumorzellen - EBV-infizierte Zellen
(5) einige bakterielle Endotoxine	(5) Magnesium-Ionen
(6) Polyinosin-Säure und DNS	(6) aggregiertes IgA
(7) Plasma	(7) aggregiertes IgG_4
(8) Trypsin	

Durch die Anwendung komplizierter biologischer Methoden konnte die Ontogenese der Komplementkomponenten beim menschlichen Feten untersucht werden. Die wichtigsten Untersuchungstechniken bestanden in (1) Synthese in isoliertem fetalen Gewebe, (2) quantitativem Nachweis genetisch unterschiedlicher Komplement-Komponenten-Proteine bei Mutter und Fet, und (3) Nachweis von Komponenten-Mengen bei Feten, deren Mütter einen angeborenen Komplementdefekt aufwiesen (364-394). Die wichtigsten Ergebnisse dieser Untersuchungen sind in Tabelle 9 zusammengefaßt und zeigen, daß beim Feten an verschiedenen Bildungsorten schon sehr früh Komplement-Komponenten synthetisiert werden; trotzdem findet man beim termingeborenen NG für fast alle Einzelkomponenten einen z.T. erheblichen quantitativen Mangel im Vergleich zu EW-Normalserum (siehe Tabelle 10).

Die Beteiligung des Komplementsystems an der körpereigenen Abwehr von Infektionen ist in Tabelle 11 zusammengefaßt (354-361).

Von besonderer Bedeutung für die serumabhängige Granulozytenfunktion sind die Komponenten C3a, C5a und $\overline{C567}$, sowie C3b.

Neben natürlichen Substanzen wie Kallikrein und Plasminogen-Aktivator, die in der Folge der Aktivierung des Hageman Faktors (Faktor XII) als chemotaktisch wirksame Gerinnungsfaktoren am Entzündungsprozeß teilnehmen (187-201), sind C3a, C5a und $\overline{C567}$ die wichtigsten chemotaktischen Agentien. Sie wirken ebenso auf neutrophile, wie auch auf eosinophile Granulozyten und Monozyten.

Der Chemotaxisdefekt von NG- und FG-Granulozyten wird vor allem auf einen Mangel dieser drei Komplementkomponenten zurückgeführt (siehe Tabelle 5) (190-194, 198).

Tabelle 9: Bildungsort und ontogenetisch erstes Auftreten von Komplementkomponenten beim menschlichen Feten. Literaturhinweise siehe Text.

Komponente	Hauptbildungsort	erster Nachweis (Alter in Wochen)
C1	Dünndarmepithel	19
C1q	Milz	14
C2	Leber,Makrophagen	8
C4	Leber,Makrophagen	8
C3	Leberzellen	8
C5	Leber,Milz	8-14
C6	?	?
C7	Leber (?)	14
C8	?	?
C9	Leber (?)	?

Tabelle 10: Immunchemisch bestimmte Neugeborenenwerte einiger Komplementkomponenten und der hämolytischen Gesamtaktivität (in % von Erwachsenen-Normalwerten), nach Angaben der Literatur (367,369,371,373,374,376,378).

Komplement-Komponente	Serumspiegel in % Erwachsenen-Normalwert
Properdinkonvertase	ca. 100%
C1q	ca. 75%
C3	ca. 55%
C4	ca. 55%
C5	ca. 60%
C3PA(Faktor B)	ca. 20-50%
Properdin	ca. 18-40%
C3 ---→C9	ca. 40-70%
CH 50	ca. 50%

Tabelle 11: Wichtigste infektionsimmunologische Aktivitäten des menschlichen Komplementsystems (nach STROUD and JOHNSTON,1977).

Komponente	Funktion,Aktivität
C14,$\overline{C1423}$	Virus-Neutralisation
C3a,C5a	Kapillardilatation,Anaphylatoxin
C3a,C5a,$\overline{C567}$	Chemotaxis
C3b	Opsonisation
C3b,C3d	Einfluß auf Antikörperbildung
C3b	Einfluß auf antikörperabhängige Zytotoxizität
C3b	Einfluß auf B-Zell-Lymphokinin-Synthese
C3-Teilkomp.	Granulozytose-Induktion
C5	Candida albicans-Opsonisation
C1→C6	Endotoxin-Inaktivierung
C1→C9	Zytolyse von: Viren, virusinfizierten Zellen, Tumorzellen,Mykoplasmen,Protozoen,Bakterien u.a.

Die Notwendigkeit humoraler Serumfaktoren, der sogenannten Opsonine, für eine gesteigerte Partikelphagozytose ist seit den Arbeiten von METCHNIKOFF (55,233, 244,328),BORDET (324,325),BUCHNER (328), EHRLICH (326), WRIGHT und DOUGLAS (210,212),TUNICLIFF (139), KLEMPERER (327) u.a. bekannt.
In neuerer Zeit ist die biochemische und molekularbiologische Charakterisierung einer Vielzahl der hitze-stabilen und hitze-labilen Faktoren gelungen, die zum großen Teil Immunglobuline der Klassen IgG, IgM und IgA darstellen, sowie Komponenten der Komplementsysteme, nämlich des klassischen Komplementwegs und des Properdin- oder alternativen Komplementwegs (329-394).

Unabhängig von der jeweils angewandten Untersuchungsmethode haben alle Studien gezeigt, daß die serumabhängige Phagozytose, d.h. die opsonin-vermittelte Partikelaufnahme, bei Verwendung von NG- und EW-Serum signifikante Unterschiede zeigen, nämlich ein Defizit für das NG-Serum.
Erste Untersuchungen wurden mit autologen NG-Seren und -granulozyten durchgeführt (128,139,158,159), während in den letzten Jahren Methoden zur Granulozyten-Separation erlaubten, die Phagozytosevorgänge von NG-Granulozyten durch die Zugabe von frischem homologem EW-Serum auf EW-Phagozytoseraten anzuheben (142,145,146,148,149,151,154,157).

Da man bald erkannte, daß vor allem gegen Testbakterien gerichtete spezifische IgM-Antikörper einen Hauptfaktor der Opsonisation darstellten, wurde der Phagozytosedefekt von NG auf den physiologischen transitorischen IgM-Mangel des NG in den ersten Lebenstagen bis -wochen zurückgeführt (388). Wie aber MILLER im Candida-Phagozytoseversuch (387) und wir selbst in dieser Arbeit im Bakterien-Phagozytosetest zeigen konnten, kann die Zugabe von IgM keinen ausreichenden Ausgleich des NG-Phagozytosedefizits bringen (siehe Kapitel 5.2.4.8.). Neuere (366,376) und eigene Untersuchungen zeigen (Kapitel 5.2.4.8.), daß den an der Opsonisation beteiligten hitze-labilen Komplement-Komponenten die größere Bedeutung zukommt. Dabei kann die Aktivierung des Komplementsystems sowohl über den klassischen C142-Weg, als auch über den Properdin-Weg erfolgen. In Abbildung 3 ist unser heutiges Wissen über die Vorgänge der Bakterien-Opsonisation vereinfacht dargestellt.

2.2.1.4. Entzündungsreaktion; Interferon; sonstige unspezifische Infektionsabwehrmechanismen.

Wird auf der Haut von NG mit der Hautfenster-Technik nach REBUCK eine Entzündungsreaktion hervorgerufen, so ist die zelluläre Antwort von der eines EW deutlich unterschiedlich: beim NG geht der Migration der neutrophilen Granulozyten eine bisher unerklärte Einwanderung eosinophiler Granulozyten voraus, die allerdings bei FG nicht so ausgeprägt ist. Im Vergleich zu EW wandern die mononukleären Zellen im zeitlichen Reaktionsablauf deutlich verzögert ein (161-163,312).

Die Interferonsynthese durch menschliche Leukozyten scheint schon ab der 16. Schwangerschaftswoche beim Feten Serumspiegel zu erzielen, wie sie auch bei EW gefunden werden (186).
Auf eine Reihe weiterer, bei Mensch und Tier beschriebener Gewebs- oder Zell-Faktoren, die an Entzündungsprozessen teilnehmen (z.B. Phagocytin), soll an dieser Stelle nicht eingegangen werden, da ihre Rolle bis jetzt ungenau definiert ist (99,114,125).

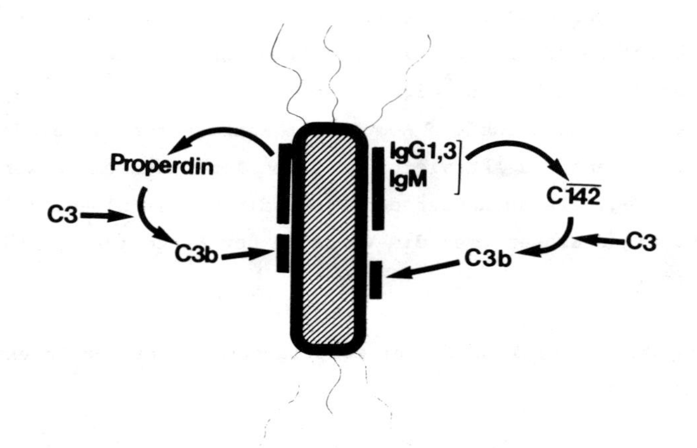

Abbildung 3: Schematische Darstellung der Opsonisierung eines Bakterium. Bakterienwand-Lipopolysaccharide aktivieren den Properdin-Weg (linke Bildhälfte) über C3 zu C3b, das sich der Bakterienoberfläche anlagert und über C3-Rezeptoren mit der Granulozyten-Membran in Kontakt kommen kann.
Spezifische antibakterielle Antikörper, vorwiegend der IgM-Klasse, aber auch der IgG_1- und IgG_3-Subklassen, bilden zusammen mit dem bakteriellen Antigen den komplementaktivierenden Antigen-Antikörper-Komplex, der den klassischen Komplement-Mechanismus über C142 und C3 ebenfalls zum C3b führt, das sich wiederum der Bakterienmembran anlegt und so die Phagozytose-Partikel-Erkennung durch einen Granulozyten ermöglicht (rechte Bildhälfte).

2.2.2. Spezifische Immunität

Die Informationsfülle, die sich in den letzten 10 bis 15 Jahren zur Biologie des menschlichen T- und B-Zellsystems angesammelt hat, ist fast unübersehbar geworden. Es fehlt ihr bisher noch die Zeit zur ruhigen Sedimentation, die erlauben würde, die möglichen Zusammenhänge mit anderen naturwissenschaftlichen Disziplinen und so auch alle Konsequenzen für klinische und wissenschaftliche Belange zu erfassen. Zum vertiefenden Studium sei auf einige Übersichten der neueren Literatur hingewiesen (413,451,459,465,514-516).
Im folgenden sollen Ontogenese, morphologische Ausstattung und Funktion der T-B-Zellsysteme nur soweit dargestellt werden, als sie Hinweise geben auf ein quantitatives oder funktionelles Defizit des NG oder FG. Es soll ferner zusammengefaßt werden, welche immunologischen Dysfunktionen in diesen Altersgruppen mit einer erhöhten Infektionsanfälligkeit in Zusammenhang gebracht werden können und inwieweit Funktionszusammenhänge mit den unspezifischen antimikrobiellen Abwehrsystemen bestehen.

2.2.2.1. T-Lymphozytensystem

Die thymusabhängigen oder T-Lymphozyten entstammen dem Knochenmark, reifen im Thymus oder durch dessen Einfluß und sind Träger der zell-vermittelten Immunität (395-462).
In dieser Funktion bilden sie die Abwehr gegen vorwiegend intrazellulär sich vermehrende Organismen (Viren, Mykobakterien, einige andere Bakterien wie Listeria monozytogenes, und Pilze) und allgemein gegen körperfremde Zellen, wie Tumorzellen, Transplantatzellen (403,413,459,460).
Mediatoren oder Lymphokine, die von T-Zellen synthetisiert und abgegeben werden, vermitteln einen Teil der T-Zellfunktionen auf humoralem Weg, so die Substanzen wie Interferon, Transfer Faktor(en), Makrophagenmigrations-Inhibitionsfaktor u.a. (402,409).
Ontogenetisch wandern Dottersackzellen in den Embryo und werden zu den lymphoiden und hämatopoetischen Vorläuferzellen. Die pluripotenten hämatopoetischen Stammzellen werden dann hauptsächlich in Leber und Milz gebildet, bis etwa ab der 26. Gestationswoche das Knochenmark diese Aufgabe bleibend übernimmt (405, 420,431,451,460).

Ab der 8. Gestationswoche wandern die ersten T-Zell-Vorläufer in den Thymus, erwerben Oberflächen-Alloantigene, damit die antigenische T-Lymphozyten-Eigenschaft und gelangen als reife T-Zellen in die Blutbahn. Man findet sie dann stark konzentriert in den thymusabhängigen Partien von Lymphknoten und Milz, oder sie rezirkulieren über den Ductus thoracicus in die Blutbahn (115,116).
In Tabelle 12 sind die Untersuchungsergebnisse der wichtigsten T-Zell-vermittelten Funktionen zusammengefaßt, wie sie bei Untersuchungen an menschlichen Feten erhoben wurden. Es muß aber darauf hingewiesen werden, daß die Auflistung der Funktionsnachweise keine Aussagekraft hat über die Reihenfolge der ontogenetischen Differenzierung und Funktionsaufteilung in dem sehr komplexen T-Zell-System (399,401,404,414,420,426,431-433,451,457,460).
Eine ähnliche Einschränkung gilt für die Datensammlung der Tabelle 13, in der die Funktionen und Funktionsträger des T-Zell-Systems von NG und FG mit denen von EW verglichen werden (395,402,403,407,408,411,412,416,422,423,452,453,456, 458). Weiterführende Untersuchungen in diesen Altersgruppen gehören zu den aktiven Bereichen der pädiatrischen Immunologie.

2.2.2.2. B-Lymphozytensystem

Die "Bursa-" oder "bone-marrow"-abhängigen B-Lymphozyten entstammen dem Knochenmark, differenzieren unter dem Einfluß eines Bursa Fabricii-analogen Organ (beim Menschen Knochenmark?, darm-assoziiertes lymphatisches Gewebe?) zu antikörperbildenden Plasmazellen aus und werden damit zu Trägern der humoralen Immunität (463-516).
Über die Induktion der Antikörperbildung bestehen folgende, durch neuere Experimente gestützte Vorstellungen (316,317): nach einer antigen-unabhängigen und schnell reversiblen Interaktion zwischen Makrophage und Lymphozyt erfolgt eine irreversible, antigen-abhängige Verbindung dieser Zellen. Diese Verbindung kommt nur zustande, wenn der Makrophage ein Oberflächenantigen besitzt, zu dem der Lymphozyt einen Rezeptor aufweist; dieser Reaktionsfolge schließt sich die Antikörperbildung an.
Ontogenetisch werden Lymphozyten mit membrangebundenen Immunglobulinen ab der 12. SSW nachgewiesen (465,485,514). In vitro kann IgM ab der 10., IgE ab der 11. und IgA ab der 30. SSW von fetalem humanem Gewebe gebildet werden (485, 514).

Tabelle 12: Zeitpunkt des ersten Nachweises von T-Zell-Funktionen beim menschlichen Feten. Literaturhinweise siehe Text. [+) unterstrichen sind die Organe, deren Zellen die früheste oder ausgeprägteste Reaktion zeigen].

Funktion	frühester Funktionsnachweis	Herkunft untersuchter Zellen +)
Antigen-Erkennung (MLC-Reaktion)	12. SSW	Leber,Thymus,Milz
Antigen-Bindung (Salmonella-Flagellin)	10.-13. SSW	Thymus
zellvermittelte Lympholyse		
a) MLC-induziert	28. SSW	Blut
b) PHA-induziert	NG	Milz,Blut-Knochenmark
"gvh"-Reaktivität	13. SSW	Milz,Thymus,Blut
mitogene Stimulierbarkeit (PHA)	10.-12. SSW	Thymus,Milz,Blut, Knochenmark,Leber
antigene Stimulierbarkeit (SLO)	19. SSW	Blut,Knochenmark
Lymphotoxin-Bildung	NG	Blut
Abstoßung mütterlicher Lymphozyten	?	
Abstoßung intrauterin transfundierter Zellen	27. SSW	
antikörperabhängige Zytotoxizität (T-Zell-Funktion?)	NG	Blut
Suppressor-T-Zellen	NG	Blut
Helfer-T-Zellen	NG	Blut

Zwischen der 35.-37. SSW werden Spuren mütterlichen IgG's im fetalen Serum nachweisbar (483,485,486).

Das von der Mutter stammende und transplazentar übertragene IgG kann dem NG nur Schutz vor den Infektionen bieten, gegen die im mütterlichen Serum spezifische Antikörper vorhanden sind. Antikörper der IgM-Klasse, die im allgemeinen eine größere Rolle beim Schutz vor gram-negativen Infektionen spielen, können die Plazenta nicht passieren. Die erhöhte Infektionsanfälligkeit des NG

gegenüber gram-negativen Erregern wird zum Teil durch diesen transitorischen IgM-Mangel erklärt, der sich nach unseren Ausführungen (siehe 2.2.1.1. und 2.2.1.3.) als spezifischer Opsonisierungsdefekt auswirkt.
In Tabelle 14 ist der Funktions- und morphologische Ausrüstungsstand des B-Lymphozytensystems beim FG und NG zusammengestellt (464,473,474-481,499, 500-501,514-516).

Tabelle 13: Ausstattung und Funktion des T-Lymphozytensystems beim Neugeborenen und Frühgeborenen, im Vergleich zur Erwachsenen-Norm. Literaturhinweise siehe Text.

Funktion und Ausstattung	NG	FG
T-Lymphozytenzahl		
(a) absolut	N bis ↑	N
(b) relativ	N bis ↓	N bis ↓
Antigen-Erkennung (MLC-Reaktion)	N	?
Antigen-Bindung	?	?
gvh-Reaktivität	N	?
Homotransplantat-Abstoßung (Haut-Transplantat)	↓	?
mitogene Stimulierbarkeit (PHA)	↓ bis N bis ↑	↓
spontane Transformation		?
antigene Stimulierbarkeit	N bis ↓ bis 0	?
Haut-Reaktivität (DNCB)	N bis ↓	(N) bis ↓
zellvermittelte Lympholyse		
(a) PHA-induziert	N bis ↓	?
(b) MLC-induziert	N bis ↓	?
antikörpervermittelte Zytotoxizität (fragliche T-Zell-Funktion)	N bis ↓	?
Lymphotoxin-Produktion	↓	?
T-Zell abhängige IgE-Reaktion	↓	?
T-Suppressorzell-Funktion (gegen mütterliche Antikörperbildung)	↑	?
T-Helferzell-Funktion (für autologe Antikörperbildung)	N	?

Tabelle 14: Ausstattung und Funktion des B-Lymphozytensystems beim Neugeborenen und Frühgeborenen, im Vergleich zur Erwachsenen-Norm. Die Angaben beziehen sich auf Untersuchungsergebnisse, die zum Zeitpunkt der Geburt erhoben wurden. Innerhalb Tagen bis Wochen nach der Geburt kommt es bekanntermaßen zu deutlichen quantitativen Veränderungen im B-Lymphozytensystem des Neugeborenen. Literaturhinweise siehe Text.

Funktion und Ausstattung	NG	FG
B-Lymphozytenzahl		
(a) relativ	N bis ↑	?
(b) absolut	↑	?
C-Rezeptoren-tragende B-Zellen	N bis (↑)	N
Fc-Rezeptoren-tragende B-Zellen	↓	↓
Immunglobulin-Serumspiegel		
IgG	N bis ↑	
IgM	↓	↓
IgA	↓	↓
IgD	↓	↓
IgE	↓	↓
sekretorisches IgA	0	0
Antikörperbildung (allgemein)	N bis ↓	↓
IgG-Subklassen-Verteilung	N	N

2.2.3. Infektionsimmunologische Untersuchungen an Amnionflüssigkeit.

Trotz zunehmender Verfügbarkeit von Amnionproben, die meist zur pränatalen Diagnostik genetisch fixierter Krankheiten oder erworbener hämolytischer Erkrankungen des Feten durchgeführt werden, liegen bisher nur wenige Untersuchungen über antimikrobielle Aktivitäten der Amnionflüssigkeit beim Menschen vor.

Bekannt ist, daß höhermolekulare Serumbestandteile (M.G. > 150.000) normalerweise im Fruchtwasser nicht nachweisbar sind, so das IgM; während die kleinermolekularen Proteine wie IgG und IgA in etwa 1/3 bis 1/5 der mütterlichen Serumkonzentrationen gefunden werden (517-522).

Für ein besseres Verständnis über die Entstehung und den Ablauf intrauteriner, vor allem transamniotischer Infektionen, wie z.B. nach vorzeitigem Blasensprung, sind weiterführende Untersuchungen erforderlich.

2.3. Endogene und exogene, immunologische und nichtimmunologische Einflüsse auf den Immunstatus des Neugeborenen

2.3.1. Kolostrum und Muttermilch

Die vor Infektionen schützenden Eigenschaften von Kolostrum und Muttermilch sind in den letzten Jahren wiederentdeckt und wissenschaftlich exakter untersucht worden (523-559).
Zu den unspezifischen Faktoren, die das Anwachsen von Laktobazillen unterstützen und damit die massive Ausbreitung von E.coli in der Darmflora verhindern, zählen der hohe Gehalt an Laktose, der niedrige Protein- und Phosphatspiegel, sowie das höhere pH und die bessere Pufferkapazität als in der Kuhmilch (540,541,542-544,556,558).
Brustmilchkinder sind vor bakterieller Sepsis (527,540), Gastroenteritis (540), nekrotisierender Enterokolitis (546) und Atemwegsinfektionen besser geschützt als Kinder, die ausschließlich mit künstlichen Milchen ernährt wurden.
Aus der Fülle der experimentellen Daten sind die antibakteriellen und antiviralen Faktoren der Brustmilch bzw. des Kolostrum in Tabelle 15 zusammengefaßt (523,526,528,531,537,538,540,541-544,547-549,553,556-559).
Ob die Beobachtungen von BEER und BILLINGHAM, daß der T-Lymphozytengehalt des Kolostrum beim frühgeborenen Tier (Ratte) zu graft-versus-host-ähnlichen Erscheinungen führen kann, auch für das menschliche Frühgeborene gelten, ist bis heute unbewiesen (454,533).
Als besonders wichtig wird sich in nächster Zeit erweisen, welche Konservierungsform der Muttermilch den größten Teil antimikrobieller Faktoren erhält (528,536).

Das Verständnis von der Entstehung und vom Verlauf der Infektionen ist im Begriff, sich zu erweitern.
Die folgenden Kapitel (2.3.2. bis 2.3.4.) sollen einen begrenzten Hinweis auf die wichtigsten Ergebnisse neuer Forschungsrichtungen geben, die die endogenen, genetisch fixierten Grundlagen der (immunologisch bedingten?) Infektionsentstehung und Beziehungen zu körpereigenen Abwehrsystemen untersuchen.

Tabelle 15: Antibakterielle und antivirale Faktoren der Brustmilch. Nachweis der spezifischen Aktivität in vitro und Verhalten unter Hitzekonservierung (nach WELSH and MAY,537).

Faktor	in vitro Aktivität gegen	Verhalten bei Erhitzen
Lactobacillus-Wachstumsfaktor	Enterobacteriaceae, Darmbakterien	stabil gegen Erhitzen auf 100° C
sekretor. IgA	(a) D.pneumoniae, Salmonella, Shigella, E.Coli, E.coli Enterotoxin, C.tetani, C.diphtheriae (b) Polioviren Typ 1,2,3; Coxsackieviren Typ A9,B3,B5; Echoviren Typ 6,9; Semliki Forest Virus; Ross River Virus, Rotaviren	stabil für 30 Min. bei 56°C, 0-30% Verluste bei 62,5° C, bei 100°C zerstört
C1→C9	unbekannt	zerstört bei 56°C für 30'
C5-like-factor	Opsonisation	zerstört bei 56°C für 30'
Laktoferrin	E.coli, Candida albicans	2/3 zerstört bei 62,5°C für 30'
Laktoperoxidase	Streptokokken, Pseudomonas, E.coli, Salmonellen	unbekannt; bei 100° C wahrscheinlich zerstört
Lysozym	E.coli, Salmonellen	bei 62,5° C für 30' stabil, 97% Aktivitätsverlust bei 100° C für 15'
Lipide (ungesättigte Fettsäuren, Monoglyzeride)	(a) Staphylococcus aureus (b) Herpes simplex, Semliki Forest Virus, Influenzaviren, Dengue-Virus, Ross River Virus, Mäuse-Leukämie Virus, Japanisches B Enzephalitisvirus	stabil gegen Erhitzen auf 100° C
Makromoleküle (nicht Immunglobuline)	Herpes simplex, Vesikuläre Stomatitisvirus, Rotaviren	bei 60° C zerstört; stabil bei 56° C für 30'
Kolostrum-Phagozyten (Monozyten, Granulozyten)	Phagozytose von E.coli, Candida albicans; Bakterizidie weniger ausgeprägt	zerstört bei 62,5° C für 30'
Lymphozyten	(a) Interferon-Induktion gegen Sendai-Virus; (b) E.coli über spezifische Antikörpersynthese (IgA) durch transferierte Zellen Transfer von Tuberkulin-Sensitivität	

2.3.2. HLA-System, Immunantwortgene und Krankheitsdisposition.

Untersuchungen der letzten Jahre haben den Hinweis erbracht, daß die Histokompatibilitätsantigene (HLA-Systeme beim Menschen) in Nachbarschaft sogenannter "immune response genes" auf dem Chromosom 6 liegen (561-567). Das überdurchschnittlich gehäufte Vorkommen familiär auftretender Krankheiten in Kombination mit bestimmten HLA-Genen erweckte den Verdacht, daß ein "Krankheitsempfänglichkeits-Gen" als Immunantwort-Gen mit HLA-Chromosomenbezirken genetisch gekoppelt vorliegt (567).
Individuen mit einer bestimmten Immunantwort-Genkonstellation, ablesbar im HLA-Genmuster, wären demnach mit einer genetisch bestimmten, erhöhten Empfänglichkeit für bestimmte Erkrankungen ausgezeichnet.
Diese Hypothese kann schon durch eine Reihe von Untersuchungen für einige Krankheiten gestützt werden, so auch für einzelne Virusinfektionen; es fehlen aber Untersuchungen auf dem Gebiet der bakteriellen Infektionskrankheiten, so auch der NG-Infektionen.

2.3.3. Geschlechtsunterschiede in der Infektionsanfälligkeit.

Die NG-Sepsis, wie auch andere Infektionen, treten beim männlichen Geschlecht signifikant häufiger auf als beim weiblichen NG (568-578). Für dieses Phänomen werden verschiedene Erklärungen gegeben.
Die Synthese von IgM und IgM-Antikörpern scheint durch Gene auf dem X-Chromosom kontrolliert zu werden (570-572). WASHBURN et al. spekulierten, daß die Heterozygotie beim weiblichen Geschlecht für das X-Chromosom (ein X-Chromosom vom Vater, das andere von der Mutter) zu einer größeren Heterogenität in der Antikörperbildung führt, die von den Autoren mit besserer "biological fitness" bezeichnet wird (568).
SCHLEGEL und BELLANTI geben eine zusätzliche biologische Erklärung, indem sie den - ebenfalls durch das X-Chromosom kodierten - geringeren Gehalt der männlichen Leukozyten an Glukose-6-Phosphatdehydrogenase (G-6-PD) mit einer erhöhten Infektionsanfälligkeit in Zusammenhang bringen (574-576,578). Das Enzym G-6-PD spielt nämlich bei der intragranulozytären Bakterizidie eine wichtige Rolle (298).

Da einige primäre Immundefizienzen, die auch das T-Zellsystem betreffen, einen X-chromosomalen Erbgang aufweisen (589-591), liegt die Annahme nahe, daß auf dem X-Chromosom auch Thymusfunktionen reguliert werden. So könnten die Untersuchungen von HALBRECHT et al. gedeutet werden, die bei männlichen NG signifikant weniger T-Lymphozyten im peripheren Blut fanden als bei weiblichen NG (577).

2.3.4. Verschiedene exogene Faktoren mit Einfluß auf die Infektionsanfälligkeit des Neugeborenen

Unterernährung des Feten (581-583), hohe Serum-Bilirubinwerte (580), Eisengaben an NG (567,579) und andere exogene Faktoren (584,585) sind mit der gesteigerten Infektionsanfälligkeit der NG in Zusammenhang gebracht worden. Dabei ist es derzeit aber nicht möglich, dieses multifaktorielle Problem mit den zur Verfügung stehenden biologischen und immunologischen Methoden auf nur einige wenige Ursachen zurückzuführen (siehe auch Kapitel 1.2.).

3. Die bakterielle Neugeborenensepsis

Über die Neugeboreneninfektionen liegen im Schrifttum zahlreiche Übersichten vor (30,43,1769-1798).
An dieser Stelle sollen daher nur solche Punkte zusammengefaßt werden, die für das Verständnis der in dieser Arbeit diskutierten Probleme von Bedeutung sind.

3.1. Definition

NG-Infektionen werden durch Bakterien, Viren, Pilze oder Protozoen hervorgerufen (1785,1799-1805). Der Zeitpunkt des Infektionsbeginns kann intrauterin, subpartal oder postpartal liegen. Beim Infektionsverlauf kommt es meist zu einer systemischen, seltener zu einer organbegrenzten Erkrankung. Es ist charakteristisch für die Altersgruppe der NG und vor allem der FG, daß der Übergang von einer physiologischen,mikrobiellen Besiedlung zu einer klinisch manifesten Infektion ausgesprochen sprunghaft verlaufen kann. Auch eine schwere Infektion kann zunächst symptomlos bleiben, dann aber um so plötzlicher zu schwersten Schäden an verschiedenen Organen und zum Ausfall ihrer Funktion führen. Die wesentliche Ursache für dieses Phänomen liegt in der altersbedingten immunologischen Situation des NG und FG, denen in der Auseinandersetzung mit der Umwelt, in die sie hineingeboren werden, die "antigene Erfahrung" zur Infektionsabwehr fehlt (siehe Kapitel 2.).
Im Verlauf einer Sepsis gelangen pathogene Keime von einem im Körper befindlichen Herd konstant oder periodisch in den Kreislauf. Die Folgen dieses generalisierten pathogenetischen Prozesses beherrschen das klinische Bild. Dabei ist eine Bakteriämie, als begrenzte Form einer Erregereinschwemmung, von einer manifesten septischen Infektion abzugrenzen. Nur in Verbindung mit der klinischen Symptomatik ist eine positive Blutkultur für das Vorliegen einer Sepsis beweisend (30,43,1786).

3.2. Häufigkeit

Da die labortechnischen Hilfsmittel und die klinischen Symptome für die Diagnosestellung einer NG-Infektion unterschiedlich gehandhabt bzw. bewertet werden, variieren dementsprechend die Angaben über die Häufigkeit der NG-Infektionen (30,43,1785).
Etwa 7 bis 30% aller Lebendgeborenen erkranken an einer Infektion, wenn man leichte Verlaufsformen, wie Infektionen der Haut u.a. mitrechnet. 1 bis 2% dieser Erkrankungen verlaufen tödlich. Die primäre Infektionsmortalität bei Lebendgeborenen liegt also etwa bei 1‰. Jeder fünfte bis zwanzigste NG-Todesfall ist durch eine Infektion verursacht, und in etwa der Hälfte aller perinatalen Todesfälle dürfte eine Begleitinfektion als sekundäre Todesursache verantwortlich sein (10,11,23,30,1806,1807).
An einer Sepsis erkranken etwa 2‰ aller NG. In die ersten acht Lebenstage fallen 40 bis 60% dieser Infektionen. In 30 bis 50% der NG-Sepsisfälle liegt gleichzeitig eine Meningitis oder andere Organinfektion vor (Pneumonie, Peritonitis u.a.) (1808-1843).
Damit führen die zu einer Infektion exponierenden und disponierenden Faktoren beim gesunden NG in nur etwa 1 bis 5‰ zu einer Sepsis, während die beim Risiko-NG vor allem erhöhte Infektionsexposition zu einer Steigerung der Sepsisfrequenz um das 50- bis 200-fache führt (siehe auch Tabelle 1).

3.3. Infektionsexposition und Infektionswege

Die intrauterin erworbenen Infektionen der Embryonal- und frühen Fetalperiode stellen eine eigene Pathologie dar, werden meist durch Viren hervorgerufen und führen in einem erheblichen Prozentsatz zu Embryo- oder Fetopathien. Sie sollen in der vorliegenden Arbeit weitgehend unberücksichtigt bleiben.
Eine transplazentare, hämatogene Infektion des Feten kann bei manifester oder nicht erkennbarer bakterieller Erkrankung der Mutter erfolgen, so u.a. bei Sepsis, Pyelonephritis, Syphilis oder Tuberkulose der Mutter. Aber auch für eine Reihe von Virusinfektionen sind maternofetale Übertragungswege bekannt (30,1799,1802-1804). In einigen Fällen besteht für den Feten nur dann eine Erkrankungsgefahr, wenn es sich um eine Erstinfektion der Mutter handelt,

wenn also keine mütterlichen IgG-Antikörper transplazentar zum Feten gelangen und ihn schützen konnten (z.B. Masern, Herpesviren, Streptokokken der Gruppe B u.a.). Parasitär und mykotisch bedingte Infektionen werden nur sehr selten transplazentar übertragen (siehe Abbildung 4).
Transamniotische Infektionen erfolgen wahrscheinlich meist nach vorzeitigem Blasensprung (1844-1860). Die Bedeutung intrauteriner Infektionen als Ursache des vorzeitigen Blasensprungs sind andererseits bisher ungeklärt (1854).

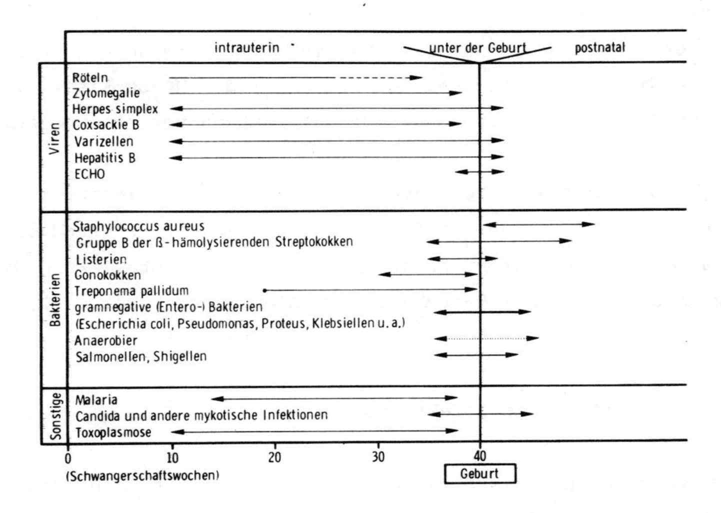

Abbildung 4: Zeitpunkte perinataler Infektionen (nach BELOHRADSKY und MARGET,1978 [30]).

Die Erreger stammen aus der mütterlichen Darm- oder Genital-, seltener Hautflora. Eine systemische Infektion des NG wird selbst bei nachgewiesener Amnioninfektion nur in etwa 3% der Fälle beobachtet (1857). Die häufigsten Erreger, die vorwiegend über Haut, Schleimhäute, Nabel, Augen, Ohren, Magen-Darm-Kanal und vor allem den Respirationstrakt eindringen, werden durch direkten Kontakt oder durch Verschlucken oder Aspiration von infizierter Amnionflüssigkeit aufgenommen.

Die Erreger subpartal erworbener Infektionen können auf dem Weg durch den Geburtskanal über die beschriebenen Mechanismen, durch Aufnahme von infiziertem Vaginalsekret oder von Amnionflüssigkeit das NG gefährden. Das Erregerspektrum und das klinische Bild sind mit dem der transamniotischen Infektionen weitgehend identisch; im Vordergrund stehen auch hier die gramnegativen Bakterien der mütterlichen Perinealregion.

Die klinische Bedeutung und der Anteil von Anaerobier-Infektionen an der Gesamtzahl der NG-Infektionen lassen sich zum jetzigen Zeitpunkt noch nicht endgültig abschätzen (1861-1874).

Postnatale Infektionen spielen unter den perinatalen Infektionen zahlenmäßig wahrscheinlich die größte Rolle. Von der Mutter und aus der Umgebung übertragene Infektionserreger können bei unzureichenden hygienischen Maßnahmen (Personal, Krankenraum, Geräte, Nahrung u.a.) beim NG zu Sepsis oder Organinfektionen führen. So erhöhen auch alle zur Intensivbehandlung erforderlichen Maßnahmen die nosokomiale Infektionsexposition und damit das Infektionsrisiko um ein Vielfaches (zentrale Venenkatheter, maschinelle Atemhilfen, Hyperalimentation u.a.) (1773,1785,1797,1801,1881-1897).

Die systematische Einteilung der NG-Infektionen nach dem Erkrankungszeitpunkt (siehe Abbildung 4) darf nicht darüber hinwegtäuschen, daß die Übergänge für zahlreiche Erregerarten fließend sind. Trotzdem kann in Einzelfällen die Entscheidung für eine antimikrobielle Primärbehandlung, d.h. vor Nachweis eines Infektionserregers, erleichtert werden, wenn aufgrund der Kenntnis des Infektionszeitpunktes auf einen besonderen Erreger geschlossen bzw. das mögliche Erregerspektrum eingeengt werden kann.

3.4. Erregerspektrum

Das Überwiegen bestimmter bakterieller Erreger unterliegt einem kontinuierlichen Wandel. Es führen z.B. gezielte hygienische Maßnahmen zur Verminderung bestimmter Infektionen und deren Ausbreitung (z.B. epidemische Staphylokokken, Personal als Erregerreservoir), während die langdauernde monotone Anwendung von Antibiotika (-kombinationen) und Veränderungen der direkten Umgebungsbedingungen (z.B. Inkubatormilieu) das Aufkommen neuer Erregerspezies begünstigen können (1898-1904). Mit prozentualen Verschiebungen innerhalb verschiedener Behandlungseinheiten gehören z.Z. in den meisten deutschen Kinderkrankenhäusern die in Tabelle 16 aufgeführten Keime zu den häufigsten NG-Sepsiserregern (30,43,1769-1798). Obwohl nach den Bestimmungen des "Center for Disease Control" alle NG-Infektionen als nosokomiale, d.h. krankenhauserworbene Infektionen bezeichnet werden, kann man aufgrund klinischer Kriterien sogenannte "primäre" Infektionen ("early onset") von später auftretenden Infektionen trennen (siehe Tabelle 16). Dabei stammen die Erreger der früh perinatal manifesten Erkrankungen praktisch immer aus der mütterlichen Flora, während Infektionen, die erst gegen Ende der ersten Lebenswoche und später auftreten, meist durch Bakterien der Umgebungsflora hervorgerufen sind (1875-1880,1883-1897).

3.5. Infektionsdisposition

Die Ursachen der erhöhten Infektionsanfälligkeit des FG und NG, die vor allem durch postpartale, physiologische Anpassungsvorgänge der körpereigenen Abwehrmechanismen bedingt sind, sind in Kapitel 2. ausführlich abgehandelt.
An dieser Stelle sei hinzugefügt, daß Mißbildungen und meist genetisch fixierte angeborene Erkrankungen die Infektionsdisposition noch erhöhen können.
Über mechanische oder funktionelle Störungen kann es sekundär zu Infektionen der von der Krankheit betroffenen Organe oder des Gesamtorganismus kommen (siehe Tabelle 17).

Tabelle 16: Erregerspektrum, Infektionszeitpunkt und prozentualer Erregeranteil an bakteriellen Neugeborenensepsisfällen (nach Daten von 285 Neugeborenensepsisfällen der Universitätskinderklinik München in den Jahren 1968 bis 1981.

*) A = früh perinatal erworben, meist innerhalb der ersten 1 bis 5 Lebenstage;
B = postnatal erworben, meist etwa ab dem 5. Lebenstag

Bakterienspezies	häufigster Infektionszeitpunkt*)	Anteil an Gesamtzahl der NG-Sepsisfälle	derzeitiger Häufigkeitstrend
Streptokokken Gr. B	A ,(B)	30-40%	zunehmend
E.coli	A , B	20-30%	gleichbleibend
S.aureus	(A), B	5-10%	gleichbleibend
Listeria monoc.	A	zusammen 2- 5%	gleichbleibend
Gonokokken	A		abnehmend
Vibrio fetus	A		unübersehbar
Anaerobier	A ,(B)		unübersehbar
Salmonellen,Shigellen	A ,(B)		gleichbleibend
α-hämolys.Streptok.	B	zusammen 10-15%	unübersehbar
Str.pneumoniae	B		unübersehbar
H.influenzae	(A), B		unübersehbar
S.epidermidis	B		zunehmend
Str.Gruppe D	B		gleichbleibend
Proteus mirabilis	B		gleichbleibend
Pseudomonas aeruginosa	B		gleichbleibend
Klebsiellen,Enterobakter	B		gleichbleibend
Serratia	B		gleichbleibend

Tabelle 17: Typische Beispiele angeborener Erkrankungen und Mißbildungen, die schon im Neugeborenenalter mit erhöhter Infektionsanfälligkeit einhergehen können.

(1) Mißbildungen:	Atresien und Stenosen im Gastrointestinal- oder Respirationstrakt; Myelomeningozele; obstruierende Harnwegsanomalien; Kiefer-Gaumenspalten; Herzvitien u.a.
(2) Erkrankungen:	Atemnotsyndrom; Frühgeburt oder Dystrophie; zystische Fibrose; Werdnig-Hoffmann-Muskelatrophie; primäre Immundefizienzen; Stoffwechselerkrankungen (z.B. mit Hypoglykämie, z.B. Galaktosämie); Endokrinopathien (z.B. adrenogenitales Syndrom); intrauterin erworbene Virusinfektionen u.a.

3.6. Klinik und Diagnose

Es sei betont, daß es keine für die NG-Sepsis typische Symptomatik gibt. Es gehört zu den größten klinischen Problemen der perinatalen Infektionen, daß charakteristische Frühsymptome meist fehlen (1905-1955).
So kann die infektionsbedingte Destruktion und Funktionsstörung der betroffenen Organe zunächst uncharakteristisch bis völlig symptomfrei verlaufen, dann aber plötzlich zum Zusammenbruch lebenswichtiger Organfunktionen führen.
Daher muß jeder anamnestische Hinweis, jedes klinische Verdachtsmoment als alarmierender Indikator für eine NG-Infektion im allgemeinen und für eine NG-Sepsis im besonderen angesehen werden. Jeder Eindruck eines krankhaft veränderten Allgemeinbefindens muß so lange als Verdacht auf eine NG-Infektion gewertet werden, bis durch eine Reihe diagnostischer Maßnahmen eine Infektion ausgeschlossen werden kann. In Tabelle 17 sind die wichtigsten differentialdiagnostischen Überlegungen und in Tabelle 18 die anamnestischen, klinischen und diagnostischen Parameter hervorgehoben, die für sich oder bei gleichzeitigem Auftreten als besonders verdächtige Frühsymptome und Hinweise auf eine NG-Infektion zu werten sind.

Tabelle 18: Hinweise auf eine Neugeborenensepsis (-infektion). Frühsymptome und wichtigste Diagnoseparameter sind durch Unterstreichen hervorgehoben. (nach BELOHRADSKY und MARGET [30]).

(1) Durch die Anamnese

von seiten der Mutter: Aborte, Frühgeburten, Diabetes mellitus, Schwangerschaftsinfektionen (Harnwege, Diarrhoe, Vaginitis), diagnostische Eingriffe, frühzeitiger Blasensprung (über 24 Std.), unklares Fieber, geburtshilfliche Operationen, Wochenbettverlauf

von seiten des NG: Gestationsalter, niedriges Geburtsgewicht, Geburtslage, Fruchtwasser, Aspiration, Asphyxie, Apgar, Mißbildungen, Reanimation, Intensivbehandlung, Überbelegung der Station

(2) Durch klinische Zeichen

allgemein: "dem Kind geht es nicht gut", Trinkschwäche, Hyper- oder Hypothermie, Muskelhypo- oder -hypertonie, schwaches Schreien

Herz, Kreislauf: Blässe, Zyanose, Minderdurchblutung, Blutungsneigung, Hypotension, Kollaps, Schock, sekundäre Atemstörung

ZNS: Atem-Kreislauf-Regulationsstörung, Hypo- oder Hyperreflexie, Somnolenz, Lethargie, Unruhe, Krämpfe, Fontanelle vorgewölbt oder tief eingesunken

Lungen, Atemwege: Dyspnoe, stöhnende Atmung, Tachypnoe, Apnoeanfälle, Zyanose

Magen-Darm-Trakt: zunehmende Hepatomegalie, Splenomegalie, Erbrechen, Meteorismus, Ileus, Gewichtsverlust, Flüssigkeitseinlagerung, (blutig-) wässrige Stühle

Haut: fahl-blaß, marmoriert, Ödeme, Sklerödem, Ikterus, Purpura, Petechien, Exantheme, Pusteln, Blasen, Omphalitis, Mastitis, Paronychien

(3) Anhand diagnostischer Daten

(a) Mikrobiologisch-serologisch (Untersuchungen wiederholen! Titerverläufe kontrollieren!)

bei der Mutter: Fruchtwasser, Zervix-Vagina-Abstrich, Eihäute, Plazenta, Nabelschnur, Urin-, Stuhl-, Blutkultur, Antikörpertiter (Toxoplasmose, Zytomegalie, Röteln, Syphilis, Gonorrhoe, Salmonellen, Streptokokken der Gruppe B u.a.)

beim NG: Blutkulturen (aerob und anaerob; Abnahme über Venenkatheter vermeiden! Untersuchungen wiederholen!), Liquor, beidseitiger Gehörgangsabstrich (mit Direktpräparat), evtl. Magensaft (Bakterien, Leukozyten) und Mekoniumkultur am ersten Lebenstag; Urin, Stuhl, Nasen-Rachen-Abstrich, Trachealsekret

(b) Labordiagnostik beim NG

hämatologisch: stark infektionsverdächtig sind Linksverschiebung (Normalwerte beachten), Leukopenie ($<4000/\mu l$), Neutropenie ($<1500/\mu l$), Leukozytose ($>30.000/\mu l$), Neutrophilie ($>7000/\mu l$), Thrombopenie (kein sicheres Frühzeichen) Hämatokritabfall, Hämolysezeichen, Fibrinogen $>$ 400mg/dl

immunologisch: IgM (>25mg/dl in Nabelschnurblut bzw. ersten 5 Lebenstagen); wenn IgM erhöht, sind spezifische IgM-Antikörperbestimmungen indiziert

röntgenologisch: Thorax, Abdomen, lange Röhrenknochen (je nach klinischer Indikation)

Schon seit längerer Zeit werden die folgenden labordiagnostischen Parameter bei Verdacht auf eine NG-Sepsis zusätzlich untersucht, ohne allerdings einen eindeutigen Infektionshinweis aus einem Einzelwert ableiten zu können: direktes und indirektes Bilirubin, Nachweis einer metabolischen Azidose, Kreatinin, Blutzucker, Gerinnungsstatus, C-reaktives Protein (nur innerhalb der ersten 2 Lebenstage verwertbar) u.a. (1907,1913,1917-1922,1924-1929,1934-1938,1946-1955). Über neuere diagnostische Methoden, von denen z.Z. nur einzelne Erfahrungsberichte vorliegen, kann noch kein endgültiges Urteil hinsichtlich ihrer klinischen Wertigkeit abgegeben werden. Es handelt sich dabei im einzelnen um den Endotoxinnachweis im Liquor durch den Limulus-Lysat-Test (1909-1912), den Nachweis bakterieller Antigene durch die Gegenstromelektrophorese (1905,1906) oder mittels monoklonaler Antikörper in der ELISA-Technik ("enzyme-linked-immuno-sorbent-assay") (1908).
Damit wird deutlich, daß der Antikörpernachweis für die Frühdiagnose einer Infektion mehr und mehr verlassen wird und man sich dem Antigennachweis in Körperflüssigkeiten wie Blut, Serum, Liquor u.a. zuwendet.

Trotz aller genannten diagnostischen Methoden gelingt die ätiologische Diagnose einer schnell zum Tod führenden NG-Infektion intravitam oft nicht, wäre aber aus epidemiologischer Sicht von größter Bedeutung für das therapeutische oder präventive Vorgehen bei später auftretenden analogen Krankheitsfällen. Daher sind bei Verdacht auf einen infektionsbedingten NG-Todesfall, der nicht antimikrobiell behandelt wurde, auch postmortale bakteriologische Untersuchungen angezeigt. Beim Kind sollte daher sofort postmortal eine Herzblut- und Liquorkultur angelegt werden, eventuell eine Lungen- und Leberbiopsie, eventuell eine Gegenstromelektrophorese auf bakterielle Antigene. Für die Suche nach Infektionsketten in einer Behandlungseinheit werden mikrobiologische Umgebungsuntersuchungen an Venenkatheterspitzen, Infusionslösungen, an Trachealtuben, Befeuchtungsgeräten von Beatmungsmaschinen angeraten (30).
Die Obduktion eines verstorbenen NG sollte auch dann selbstverständlich sein, wenn die Todesursache geklärt zu sein scheint.

3.7. Therapie

Der unberechenbare, anfangs oft stumme und dann foudroyante Verlauf einer NG-Sepsis zwingt zur sofortigen antimikrobiellen Behandlung, wenn anamnestische, klinische und Labordaten als Frühzeichen einer Infektion gedeutet werden müssen und die erforderlichen diagnosesichernden Maßnahmen eingeleitet worden sind. Als allgemeine Regel kann gelten, daß bei einem NG eine antimikrobielle Therapie begonnen werden sollte, wenn es für krank genug angesehen wird, um eine Blutkultur und Liquorpunktion durchzuführen.
Bei Verdacht auf eine lebensbedrohliche Infektion müssen oft auch Bedenken gegenüber Nebenwirkungen von hochwirksamen Chemotherapeutika und Intensivmaßnahmen zurückstehen.
Die Kenntnis der häufigsten möglichen Erreger und der antibiotischen Resistenz in einer Behandlungseinheit sind die Grundvoraussetzungen für die primäre Antibiotikawahl bei der NG-Sepsis mit einem meist unbekannten Erreger (siehe Tabelle 16 und Abbildung 4). Nach Entnahme von Untersuchungsmaterial (siehe Tabelle 18) muß unverzüglich mit der "blinden" chemotherapeutischen Behandlung begonnen werden.
Die Wahl der Chemotherapeutika wird schließlich noch von der Kenntnis ihrer pharmakokinetischen Eigenschaften beeinflußt, wie Gewebediffusion, Halbwertszeit, Ausscheidung, Nebenwirkungen (1959-1983). Mit der Entwicklung neuer Chemotherapeutika und der Änderung des für jede Behandlungseinheit charakteristischen Erregerspektrums und seiner individuellen Resistenzlage ändert sich das therapeutische Vorgehen kontinuierlich (1984-1986).
Demnach kann es d a s Therapieschema zur Behandlung der NG-Sepsis nicht geben und es kann an dieser Stelle nicht genügend darauf hingewiesen werden, daß in Einzelfällen - die nicht selten sind - im Krankheitsverlauf immer wieder von einem sogenannten Therapieschema abgewichen werden muß, wenn für eine erfolgversprechende Behandlung eine Reihe individuell stark variierender Faktoren einkalkuliert werden müssen, so wie geburtshilfliche Anamnese, Auftreten epidemischer Erreger, unbeeinflußbare Grundkrankheit, Niereninsuffizienz, medikamentöse Kumulation u.v.a.
Im folgenden seien einige wichtige Ergänzungen zu einem Therapieplan (siehe Tabelle 19) gegeben.

Tabelle 19: Chemotherapieplan zur Primärbehandlung der Neugeborenen-Sepsis (ohne Meningitis) bei unbekanntem Erreger.
(Stand Januar 1981)

Voraussetzungen	Chemotherapie	Dosierung	Nebenwirkungen
Primärbehandlung:	Aminoglykosid:		
	Gentamycin	5-7 mg/kg/Tag, i.m.,i.v., 2 Dosen/Tag	nephrotoxisch,ototoxisch, Serumspiegelkontrollen wünschenswert, besonders in Kombination mit Cephalosporinen
	oder: Sisomicin	5 mg/kg/Tag, i.m.,i.v., 2 Dosen/Tag	
	oder: Tobramycin	5-7 mg/kg/Tag i.m.,i.v., 2 Dosen/Tag	
	oder: Amikacin	10-12-(15)mg/kg/Tag, i.m.,i.v., 2 Dosen/Tag	
immer kombiniert mit:	Cephalosporinen:		
	z.B. Cefamandol oder: Cefoxitin oder: Cefotaxim	100 mg/kg/Tag, (i.m.),i.v. (2)-3 Dosen/Tag	Allergie, positiver Coombs-Test
Zusätzlich zur Primärbehandlung:			
wenn Meningitis nicht auszuschließen war:	Chloramphenicol	NG in den ersten 14 Tagen: 25mg/kg/Tag i.v., 1 Dosis/Tag (bei FG und Ikterus über die ersten 14 Tage hinaus) Später: 50 mg/kg/Tag i.v., 1 Dosis/Tag	Gray-Syndrom, hämatotoxisch

Wegen der Zunahme resistenter Erreger gegenüber verschiedener Aminoglykosidpräparate (z.B. Gentamycin, z.T. Tobramycin) kommen zunehmend auch die neueren Aminoglykoside Sisomicin, Amikacin und Netilmicin zusätzlich zur Anwendung (1960,1963-1969,1972-1976).

In den Kinderkliniken der USA ist es in den letzten 10 bis 15 Jahren zu einer alarmierenden Zunahme von NG-Infektionen durch beta-hämolysierende Streptokokken der Gruppe B gekommen, die bei uns in diesem Ausmaß erst seit etwa 3 bis 5 Jahren beobachtet wird (787,1988-2036). Aus diesem Grund muß die primäre Antibiotikawahl durch Penicillin G ergänzt werden.

Bei jeder längerdauernden Antibiotikabehandlung wird prophylaktisch ein orales, nicht resorbierbares Antimykotikum gegeben, um einer zu starken Darmbesiedlung durch Pilze und davon ausgehenden systemischen Infektion vorzubeugen.

Mit Bekanntwerden der bakteriologischen Ergebnisse wird folgendermaßen weiterbehandelt:

(a) wurde ein Erreger isoliert, der mit ausreichender Wahrscheinlichkeit für die Infektion verantwortlich zu machen ist, so erfolgt die Behandlung nach der Resistenzbestimmung und mit der pharmakokinetisch günstigen Antibiotika-Kombination;

(b) wurde kein Erreger isoliert und sprechen die klinischen Argumente und Labordaten weiterhin für das Vorliegen einer Infektion, so muß an die folgenden Möglichkeiten gedacht werden:
in der Blutkultur schlecht anwachsende Erreger (z.B. bei antibiotischer Vorbehandlung, bei ungünstigem Transport der bakteriologischen Präparate, bei für Anaerobier ungeeigneten Kulturmedien).
Eine Weiterbehandlung nach dem Therapieplan (siehe Tabelle 19) ist dann von der klinischen Beurteilung des bisherigen Ansprechens auf die eingeleitete Behandlung abhängig.

Zur Behandlung nachgewiesener Anaerobierinfektionen werden derzeit die folgenden Empfehlungen gemacht, wobei die Berücksichtigung einer Resistenztestung, die nur selten gelingt, wünschenswert wäre:

Penicillin kann für die meisten grampositiven und gramnegativen Anaerobier als wirksam angesehen werden, eine wichtige Ausnahme stellt allerdings Bacteroides fragilis dar. Metronidazol, Clindamycin und Chloramphenicol decken das breiteste Spektrum ab, gefolgt von Cefoxitin. Allerdings liegen für diese

Präparate z.Z. keine ausreichenden pharmakokinetischen und klinischen Studien bei NG und FG vor (1861-1874).
Die Behandlungsdauer bei einer Sepsis ohne Meningitis beträgt mindestens 15 bis 20 Tage (so kurz wie möglich), bei Meningitis und anderen Begleitinfektionen im Durchschnitt 3 bis 4 Wochen. Die Indikationen zu einer sogenannten systemischen Chemoprophylaxe sind begrenzt bis umstritten.
Die Gonoblenorrhoe-Prophylaxe des NG ist gesetzliche Vorschrift. Aber weder das Atemnotsyndrom, noch Amnioninfektionen, längerliegende Venenkatheter, Austauschtransfusionen oder andere klinische Situationen stellen eine absolute Indikation zur antimikrobiellen Prophylaxe dar. Auch in diesen Fällen genügt meist die sorgfältige klinische Überwachung des Kindes.

3.8. Prognose

Die Letalität der NG-Sepsis liegt derzeit zwischen 30 und über 60 % (1946, 1979). Unterschiedliche Faktoren beeinflussen die starke Schwankungsbreite dieser statistischen Angaben; so verschlechtert sich die Prognose vor allem bei unreif geborenen NG, bei schweren Begleitinfektionen, bei kinderchirurgischen Patienten, bei gramnegativen Sepsiserregern, sowie bei spätem Einsatz der antimikrobiellen Therapie; dabei ist es schwierig, die einzelnen Risikofaktoren in einer Wertskala aufzustellen.
Zu den gefürchteten Dauerschäden zählen die zerebralen Komplikationen (23-26, 31,34,35,39-42).

3.9. Infektionsverhütung

Die Verhütung perinataler Infektionen beschränkt sich derzeit im wesentlichen auf vier Möglichkeiten:

(1) krankenhaushygienische Maßnahmen zur Verhütung nosokomialer Infektionen,
(2) Antibiotikaprophylaxe bei bestimmten Risiko-Situationen,
(3) Impfung gebärfähiger Frauen,
(4) Dekontamination und Isolation gefährdeter NG (siehe auch Kapitel 6.).

Der Effekt hygienischer Maßnahmen ist für die Verhütung krankenhauserworbener NG-Infektionen bewiesen (1881-1897,2037-2043). Problematisch bleibt die gleichzeitig erforderliche Beeinflussung disponierender Patientenfaktoren. Die Penicillin-Prophylaxe zur Verhütung der früh postnatal auftretenden B-Streptokokkensepsis ist derzeit in prospektiver klinischer Erprobung. Ein abschließendes Urteil ist in nächster Zeit zu erwarten (1989,1993,1994, 2008,2032). Sicher ist, daß eine allgemeine, d.h. alle möglichen Erreger der NG-Sepsis erfassende Antibiotika-Prophylaxe nicht möglich ist, daß im Gegenteil mit dem Auftreten multiresistenter Keime und damit einer Verschlechterung der Behandlungssituation gerechnet werden müßte.

Antibakterielle Impfstoffe gegen das Spektrum oder einige der bedeutsamsten Erreger der NG-Infektionen bzw. nosokomialer Infektionen sind seit längerer Zeit in Diskussion (2056,2057). Die generelle Impfung von Schwangeren wird wegen der unbekannten Auswirkungen auf Embryo oder Fet derzeit abgelehnt. Über die Effektivität, Ausmaß und Dauer des Impfschutzes bei Impfung im gebärfähigen Alter, liegen noch keine Untersuchungsergebnisse vor, die zu einer generellen Empfehlung führen würden (1997,2032).

Methoden der Gnotobiotik, die vor allem im Bereich der Transplantationsinfektiologie ihre Anwendung gefunden haben, sind bei NG bisher nur in klinisch-experimentellen Situationen angewendet worden (2045-2050). Dabei scheint es wenig wahrscheinlich und auch nicht unproblematisch, die mikrobielle Besiedlung des NG zur Infektionsverhütung über längere Zeit verhindern zu wollen. Dies gilt umso mehr, als die physiologische Flora per se einen wichtigen Schutz vor unerwünschter Kolonisierung mit nosokomial selektionierten Krankheitserregern darstellt (1898-1904,2047).

4. Die Austauschtransfusion, unter besonderer Berücksichtigung der immuntherapeutischen Beeinflussung bakterieller Infektionen beim Neugeborenen.

Da die Austauschtransfusion (ATT) einen zentralen Punkt bei den therapeutischen Überlegungen der vorliegenden Arbeit darstellt, und Übersichten zu diesem Thema fehlen, sollen Fragen der technischen Durchführung, der Wahl des Spenderblutes, der Indikationen und möglichen Komplikationen ausführlicher dargestellt werden. Der Schwerpunkt soll auf dem Einsatz der ATT bei Infektionen und dadurch hervorgerufenen immunologisch-hämatologischen Veränderungen liegen.

4.1. Historische Daten zur Bluttransfusion und Austauschtransfusion.

William HARVEY's Entdeckung des Blutkreislaufs ("de motu cordis",1628) hat den Anstoß zu den ersten Bluttransfusionen im Tierexperiment gegeben, die anfangs ausschließlich als partielle Austauschtransfusionen durchgeführt wurden (622, 623,629-631).
Die erste Transfusion in einen Menschen, einen 15jährigen fiebernden Jungen, wurde in Paris, am 15. Juni 1667, von Jean DENIS und Dr. EMMEREZ durchgeführt (Journal des Scavans,28. Juni 1667; Philosophical Transactions,22 Juli 1667). Dabei wurden 3 Unzen (etwa 100 ml) Patientenblut gegen die dreifache Menge frisch gewonnenen Lammbluts ausgetauscht.
Nach dem tödlichen Behandlungsausgang beim vierten Patienten von DENIS wurde das Verfahren aufgegeben (Philosophical Transactions,15. Juni 1668).
Im 18. und 19. Jahrhundert wurden Transfusionen wieder aufgenommen, später auch mit Menschenblut (siehe Abbildung 5). Diese Prozedur überlebten aber bestenfalls die Hälfte aller Patienten, was Ernst von BERGMANN veranlaßte, sich 1883 derart scharf gegen die Bluttransfusionen auszusprechen, daß sein Vortrag als "Leichenrede der Bluttransfusion" bezeichnet wurde (629,630).
Die Entdeckung der Agglutinine und damit der Blutgruppen A,B und 0 durch Karl LANDSTEINER [1900](627), sowie der Blutgruppe AB durch STURLI und DECASTELLO [1902](630) brachte die entscheidende Wende für die gezielte und gefahrlosere Bluttransfusion. Die ersten in der Literatur von uns gefundenen partiellen Austauschtransfusionen (ATT) wurden von dem Kanadier L.Bruce ROBERTSON durchgeführt (602,603). So konnte er 1916 zwei Soldaten erfolgreich behandeln, die eine Kohlenmonoxydvergiftung erlitten hatten (603). Die Vorstellung war, das

Giftgas durch Aderlaß aus dem Körper zu entfernen und das Blutvolumen anschließend mit Spenderblut wieder aufzufüllen. Von dieser Idee ausgehend, wurde die ATT auch bei anderen Vergiftungen ("Toxikämien") wirkungsvoll eingesetzt (592,602).

Bis 1924 hatte ROBERTSON 501 ATT durchgeführt, darunter auch Kinder mit schweren Verbrennungen, deren Letalität von 100 auf 50% gesenkt werden konnte.

Bei Kindern, die an Erysipel erkrankt waren, sank die Letalität von 56% ohne ATT auf 24% mit ATT; bei "akuten intestinalen Intoxikationen" von 66% ohne ATT auf 42% mit ATT. Als "etwas enttäuschend" beurteilte ROBERTSON den Ausgang von 4 Septikämien: zwei Kinder überlebten eine Sepsis mit β -hämolysierenden Streptokokken der Gruppe B, während zwei Kinder mit einer Staphylococcus aureus-Sepsis trotz ATT verstarben (602).

Während sich der Einsatz der Bluttransfusion in den folgenden Jahren zu einem weitgehend "gefühlsmäßig" indizierten Therapiearsenal ausweitete (592-633), wurde die ATT in den 20er und 30er Jahren nur gelegentlich bei Vergiftungen, Verbrennungen und Infektionen angewandt und kam erst ab 1946 zu ihrer wichtigsten Anwendung, nachdem WALLERSTEIN die erste ATT zur Behandlung der Erythroblastosis fetalis erfolgreich durchgeführt hatte (593).

Erst später entdeckte man, daß Dr.J.L.MacDONALD, vom "Hospital for Sick Children" in Toronto, Kanada, schon 1924 ein Neugeborenes mit einer Erythroblastosis fetalis erfolgreich mit der ATT behandelt hatte; der Bericht darüber stammt von dem niedergelassenen Kinderarzt Dr.A.HART (599). Allerdings hatte WALLERSTEIN die ATT in Kenntnis der Pathogenese der Erythroblastosis fetalis vornehmen können, während MacDONALD und HART rein intuitiv gehandelt hatten, in der Annahme "it seemed as though the condition (jaundice) must be due to some toxin circulating in the blood".

In Tabelle 20 sind chronologisch einige der wichtigsten Schritte aufgezeichnet, die die ATT zur Routinemethode in der Behandlung der Erythroblastosis fetalis haben werden lassen, bis die Anti-D-Prophylaxe in eleganter Weise zur kausalen Therapie eingesetzt werden konnte.

Die Entdeckung der Blutgruppen und die Schaffung technischer Voraussetzungen für einen Blutaustausch, auch bei Kindern und NG, haben die Indikationsstellung der ATT für eine Reihe von lebensrettenden Einsätzen in vielen klinischen Disziplinen vorangetrieben.

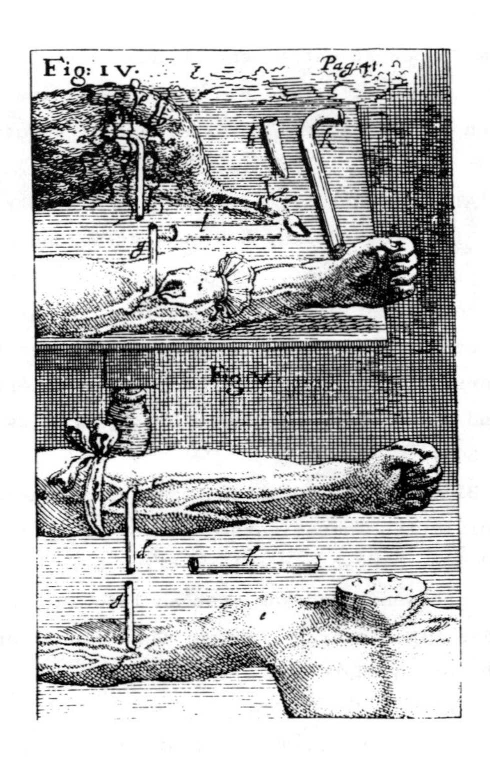

Abbildung 5 : Darstellung einer Bluttransfusion vom Tier (Lamm) auf den Menschen und von Mensch zu Mensch (J.S.ELSHOLTZ,Clysmatica nova,1667; nach A.C.CROMBIE,Referenzen 622,623).

Tabelle 20: Historische Daten zur Einführung und Entwicklung der Bluttransfusion und Austauschtransfusion beim Menschen, unter besonderer Berücksichtigung der Behandlung der Erythroblastosis fetalis.

Jahr	Ereignis	Lit.
1628	W.HARVEY: Entdeckung des Blutkreislaufs	(623)
1657	C.WREN: erste Anwendung eines Transfusionsinstrumentes	(623)
1665	(31. Mai) T. COXE: erste direkte Transfusion von Hund zu Hund	(623)
1667	(15. Juni) J. DENIS und EMMEREZ: erste Transfusion in einen Menschen, mit Lammblut	(623)
1900	K.LANDSTEINER: Entdeckung der Blutgruppen A, B und 0	(627)
1902	STURLI und DECASTELLO: Entdeckung der Blutgruppe AB	(630)
1916	L.B.ROBERTSON: erste gezielte Austauschtransfusion an zwei Soldaten mit CO-Vergiftung	(611)
1921	L.B.ROBERTSON: erste gezielte Austauschtransfusionen an Kindern mit Infektionen,Vergiftungen,Verbrennungen	(602)
1923	D.M.SIPERSTEIN: erste intraperitoneale Bluttransfusion bei Kindern	(625)
1923	J.B.SIDBURY: erste transumbilicale Transfusion bei Neugeborenen	(624)
1925	A.HART und J.L.MacDONALD: erste erfolgreiche Austauschtransfusion bei Erythroblastosis fetalis, ohne Kenntnis der Pathogenese der Erkrankung	(599,610)
1932	L.K.DIAMOND et al.: Klare klinische Abgrenzung der Erythroblastosis fetalis	(604,605)
1940	K.LANDSTEINER,A.WIENER: Entdeckung des Rhesus-Faktor	(600)
1941	P.LEVINE et al.: Ätiologie der Erythroblastosis fetalis	(611)
1943	P.MOLLISON: Überlebenszeit transfundierter Erythrozyten bei Erythroblastosis fetalis	(612)
1944	A.S.WIENER: stellt Indikation zur ATT bei Erythroblastosis fetalis	(613)
1945	H.WALLERSTEIN: erste pathogenetisch indizierte ATT bei Erythroblastosis fetalis	(593,614)
1946	A.S.WIENER und I.WEXLER: Inauguration einer ungefährlicheren ATT-Technik	(615)
1946	L.K.DIAMOND: Umbilicalvenen-Katheterismus mit Plastikkathetern (nach INGRAHAM) zur ATT	(616)
1948	D.ARNOLD,K.ALFORD: V.saphena-Katheterismus für ATT	(617)
1950	F.ALLEN et al.: ATT behebt Gefahr des Kernikterus	(619)
1953	K.BETKE,W.KELLER: ATT bei NG-Ikterus wegen Sepsis	(52)
1962	G.VALENTINE: langsame ATT ("drip down method")	(618)
1963	A.W.LILEY: erste intrauterine Transfusion	(598)
1964	V.J.FREDA und K.ADAMSONS: erste intrauterine ATT	(626)
1967	G.CROPP: Isovolumetrische ATT	(620)
1967	W.MARGET: erste Indikationsstellung zur ATT bei bakterieller Neugeborenensepsis; Durchführung der ersten Behandlungsserien	(595,596)

4.2. Durchführung, Kontrollen und Techniken der Austauschtransfusion

Die Durchführung einer ATT ist zu einer klinischen Routinemaßnahme geworden (634-636). Trotzdem werden für Einzelvorgänge der Durchführung, für Kontrollen der Organfunktionen während der ATT und für ATT mit anderen Substanzen als mit Blut immer wieder Verbesserungsvorschläge unterbreitet (637-691).

4.2.1. Durchführung

Häufiges mechanisches oder konstantes maschinelles Aufschütteln des Spenderblutes vermeidet große, durch spontane Sedimentation bedingte Hämatokritschwankungen beim NG während der ATT (690,691).
Das Erwärmen des Spenderblutes auf Körpertemperatur kann über Wärmspiralen erfolgen (657).
Bei FG und NG wird die ATT noch überwiegend über einen Nabelvenenkatheter mit einem Dreiwegehahnsystem durchgeführt, über den die Blutabnahme und -zufuhr alternierend erfolgen (653-679).
ATTen über arteriovenöse Zugänge, sowie Scribner-Shunts oder Doppelkatheter, die der gleichzeitigen Blutentnahme und -zufuhr dienen, sind für größere Austauschvolumina z.B. bei Leberkoma-Behandlung (siehe Kapitel 4.4.) und bei größeren Patienten sinnvoll (656,662,666,667,669-676,678).
Eine Einkathetermethode mit den Vorteilen des kontinuierlichen Austauschs könnte in der Klinik in nächster Zeit routinemäßige Anwendung finden (676).
Dagegen haben sich die länger bekannten, automatisch arbeitenden Pumpsysteme in der Neonatologie bisher nicht durchgesetzt.

4.2.2. Kontrollen während der Austauschtransfusion

Das Prinzip der ATT beruht auf einer Elution, Dilution und Zufuhr von Substanzen. Die Austauschrate kann in einer einfachen Exponentialfunktion ausgedrückt werden (635,636). Der Prozentanteil ausgetauschten Blutes läßt sich nach der folgenden Formel errechnen:

$$\% R = (V-s/V)^{n}$$

R = Anteil an Blut, der nach dem Austausch in der Blutbahn bleibt
V = geschätztes Blutvolumen des auszutauschenden Patienten in ml
s = Volumen, das pro Einzelportion zu- bzw. abgeführt wird (meist 20 ml)
n = Zahl der einzelnen Blutabnahme-Portionen

Nach dieser Formel läßt sich errechnen, daß man mit einer Blutkonserve von 520 ml bei einem durchschnittlich schweren NG von 3000 g etwa 90% des zirkulierenden Blutvolumens austauschen kann. Mit einer Konserve kann man demnach einen sogenannten "Zwei-Volumen-Austausch" durchführen, da die 520 ml (450 ml Spenderblut und 67,5 ml ACD-Lösung) etwa die doppelte Menge des kindlichen Blutvolumens ergeben. Für eine ATT werden 160-180 ml Spenderblut pro kg Körpergewicht des auszutauschenden Patienten empfohlen.
Eine Dilution erfolgt vor allem dann, wenn Substanzen aus dem Gewebe in das zirkulierende Blut nachdiffundieren.
Die Zufuhr von Substanzen während der ATT hängt von der Konzentration einer Substanz im Spenderblut ab und davon, ob die Substanz im zirkulierenden Blut verbleibt oder in andere Kompartimente des Körpers sequestriert wird (637-645). Messungen hämodynamischer Veränderungen (arterieller und venöser Blutdruck, periphere und zentrale Messungen) haben das routinemäßige Vorgehen bei ATT bestimmt (649). Transkutane Bestimmungen der arteriellen Sauerstoffversorgung (650), Veränderungen des intrakraniellen Drucks im Fontogramm (648) oder Blutvolumenbestimmungen (637-645) sind unter den üblichen Bedingungen einer ATT beim NG nicht erforderlich, können aber unter komplizierenden Bedingungen, wie z.B. angeborener Herzfehler, schweres Atemnotsyndrom u.a. zu wichtigen Kontrollparametern werden, die die möglichen Nebenwirkungen der ATT frühzeitig anzeigen und vermeiden helfen können (siehe Kapitel 4.5.). Außer den blutchemischen Kontrollen vor, während und nach einer ATT, sollte die kontinuierliche Überwachung der Herztätigkeit (EKG-Monitor) und Atemfunktion beim nicht-beatmeten Kind (Cardiorespirographie) gefordert werden (647).

4.2.3. Neue Techniken zum Blutaustausch

Die ATT beim NG stellt noch eine der wenigen Indikationen dar, bei der auch jetzt noch in den meisten Fällen ein Austausch mit Vollblut erfolgt.
Die Vor- und Nachteile von ACD-Konserven- oder heparinisiertem Frischblut sollen an anderer Stelle besprochen werden (siehe Kapitel 4.5.9.).
Nur wenige Autoren ziehen es vor, Erythrozytenkonzentrate in Albumin zu transfundieren. In den letzten Jahren wird häufiger über den vorteilhaften Einsatz von gefroren aufbewahrten und für den Gebrauch in Albumin-(lösungen) aufgeschwemmten Erythrozyten berichtet (680-689). Diese Methode hat gegenüber dem sonst häufig benutzten "walking donor program" den großen Vorteil einer verbesserten Kontrolle von transfusionsübertragenen Infektionen (Hepatitis B, Zytomegalie, Herpes simplex). Zudem kann das Risiko einer graft-versus-host-Reaktion vermindert werden, da Leukozyten durch die Präparation aus dem Blut entfernt werden (siehe Kapitel 4.5.7.). Bei Gerinnungsstörungen muß die Aufbereitung der Erythrozyten in frischem oder "fresh frozen" Plasma erfolgen (683-686).
In der modernen Transfusionsmedizin setzt sich das Prinzip der Komponententherapie, d.h. der gezielten Substitution von Blutfaktoren je nach Bedarf, zunehmend durch (694,695). Für den Behandlungsversuch der NG-Sepsis ergeben sich keine Indikationen für eine teilweise Faktorensubstitution.
So kommen auch andere Austausch-Verfahren nicht zum Einsatz, wie z.B. die des vorübergehenden Organersatzes durch die homologe oder heterologe Kreuztransfusion beim Leberkoma (1081-1101). Entsprechende Einschränkungen gelten ebenso für die Plasmapherese, bei der nur der Plasmaanteil des Blutes und darin enthaltene krankheitsauslösende oder -unterhaltende Substanzen entfernt werden (725-752).
Die Methode des totalen Blutaustausches mit Hämodilution befindet sich trotz erster klinischer Anwendungen noch im experimentellen Stadium (692-707). Theoretisch könnte aber gerade diese Methode in der Zukunft eine entscheidende Rolle bei der Behandlung von systemischen Infektionen spielen, da z.B. nicht dialysierbare Stoffe, wie Toxine, in kürzester Zeit quantitativ aus dem Blutkreislauf entfernt werden können (697). Durch die gleichzeitige vorübergehende Entfernung der Erythrozyten kann Mikrozirkulationsstörungen durch Aggregation und Stase zuvorgekommen werden, was eine uneingeschränkte nutritive Perfusion aller

Organe erlaubt. Zudem könnte der Bedarf an Fremdblut eingeschränkt werden (698-703). Alle diese Vorteile können für die Behandlung der NG-Sepsis nicht hoch genug eingeschätzt werden.
1963 wurde die intrauterine Transfusion bei Erythroblastosis fetalis von LILEY inauguriert (598). Diese Methode gehört inzwischen zur Standardbehandlung schwerer Erkrankungsfälle, die mithilfe Serum- oder Amnionuntersuchungen diagnostiziert werden (709-724). Wegen der hohen Komplikationsrate hat sich die intrauterine, d.h. "operative" Austauschtransfusion nicht durchgesetzt (709, 710). Beide Methoden sind für die Behandlung intrauteriner Infektionen bisher nicht zum Einsatz gekommen. Obwohl es vorstellbar wäre, daß die heute schon gebräuchliche Amniozentese zum Nachweis intrauteriner fetaler Infektionen, z.B. nach vorzeitigem Blasensprung, in extremen Fällen von einer therapeutischen intrauterinen Bluttransfusion gefolgt würde. Für ein solches Vorgehen fehlen aber bis heute ausreichend sichere diagnostische Methoden, die die Indikation zu einer solch aggressiven Behandlung rechtfertigen könnten.
Entsprechende Einschränkungen gelten für die Plasmapherese, bei der im Plasma enthaltene krankheitsauslösende oder -unterhaltende Substanzen entfernt werden können (725-752). Und obwohl die Elimination von zirkulierenden Immunkomplexen eine Hauptindikation dieser Methode ist und die bei Infektionen nachweisbaren Antigen-Antikörperkomplexe für die Entstehung von Infektionskomplikationen verantwortlich gemacht werden, ist die Plasmapherese zur Behandlung von akuten bakteriellen Infektionskrankheiten bisher nicht eingesetzt worden.

4.3. Anwendungsbereiche der Austauschtransfusion

4.3.1. Allgemeine Behandlungsprinzipien

Die allgemeinen Behandlungsprinzipien der ATT liegen

(a) in der Entfernung von Stoffen aus dem Blutkreislauf und z.T. aus dem Gesamtorganismus, die für jeden Menschen oder bei Vorliegen einer Grundkrankheit schädigende Auswirkungen haben können (siehe Tabelle 21), und

(b) in der Zufuhr von Substanzen, die im Spenderblut verfügbar sind und einen quantitativen oder funktionellen Defekt beim Empfänger ausgleichen (siehe Tabelle 21).

Das Verhältnis von Behandlungsrisiko durch die ATT (siehe Kapitel 4.5.) und erwartetem Behandlungserfolg muß in jedem Einzelfall durch Labordaten (z.B. Hyperbilirubinämie) und klinische Befunde abgewogen werden.

Tabelle 21: Allgemeine Behandlungsprinzipien und -ziele der Austauschtransfusion. Aufgeführt sind therapeutische Zielsubstanzen, deren Beeinflussung nicht bewiesen sein muß.

I. Elimination und oder Dilution	
(1) subzelluläre Substanzen:	bakterielle Endotoxine, tierische und pflanzliche Gifte, Pharmaka (Überdosierung), Stoffwechselprodukte, industrielle und andere toxische Substanzen, Antigene, Immunkomplexe, Antikörper
(2) zelluläre Substanzen:	Bakterien, Viren, Protozoen, Pilze, Erythrozyten, Tumor-, Leukämiezellen,
II. Übertragung und Substitution	
(1) subzelluläre Substanzen:	Serumproteine, andere Serumbestandteile (z.B. Eisen),
(2) zelluläre Substanzen:	Erythrozyten, Granulozyten, T- und B-Lymphozyten, Monozyten, Thrombozyten

Tabelle 22: Spezielle Indikationen zur Austauschtransfusion. Die Auflistung nimmt zur heute noch gültigen Indikation und zum Wirknachweis bei den einzelnen Erkrankungen nicht Stellung.

Indikationsbereiche, Grundkrankheiten	Behandlungsziel, Behandlungsprinzip	Referenz
I. Infektiologie		
"intestinale Intoxikation"	Ausschwemmen von: Toxinen	(800-820)
perakute Hepatitis	Ausschwemmen von: Immunkomplexen?	(1012-1080)
Protozoen-Infektionen	Ausschwemmen von: Erregern	(800-820)
septischer Schock	multifaktoriell	
Leptospirose	Ausschwemmen von: Erregern	(800-820)
II. Hämatologie		
Leukämien	Ausschwemmen von: Leukämiezellen (mit Hyperviskosität) leukämogenen Agentien? Zufuhr von: antileukämischen Serumfaktoren?	(986,1008-1011)
Polyzythämie	Ausschwemmen von: Erythrozyten zur Viskositätsreduktion	(971-986)
Thrombopenie (a) posttransfusionell (b) neonatale isoimmune	Zufuhr von: Thrombozyten Ausschwemmen von: Antikörpern	(988-1007)
Anämien unterschiedlicher Genese	Zufuhr von: Erythrozyten für Verbesserung der Gewebsoxygenierung	(895-926, 933-970)
Disseminierte intravaskuläre Koagulopathie	Zufuhr von: Gerinnungsfaktoren Thrombozyten Ausschwemmen von: gerinnungsfördernden Faktoren	(1261-1320)
Fehltransfusionen	Ausschwemmen von: Antikörpern hämolysierten Erythrozyten Zufuhr von: Erythrozyten	(927-932)
Hämophilie (Blutung im Neugeborenenalter)	Zufuhr von: Gerinnungsfaktoren	(1261-1320)

Fortsetzung Tabelle 22

Indikationsbereiche, Grundkrankheiten	Behandlungsziel, Behandlungsprinzip	Referenz
II. Hämatologie (Fortsetzung)		
Hemmkörper-Hämophilie	Ausschwemmen von: Antikörpern Zufuhr von: Gerinnungsfaktoren	(1275,1306, 1310, 1316-1317)
Hämolytisch-urämisches Syndrom	Ausschwemmen von: nierenpflichtigen Substanzen hämolysierten Erythrozyten ätiopathogenetischen Faktoren	(1147, 923-925)
Sichelzellanämie	Ausschwemmen von: HbS-Erythrozyten Unterbrechen einer Sichel-Krise	(942-968)
Transfusionsbehandlung verschiedener Anämien	Ausschwemmen von: Eisen zur Prophylaxe der Hämosiderose	(987, 1161-1162)
Methämoglobinämie	Ausschwemmen von: MetHb-Erythrozyten	(1169-1170)
Störungen der Rheologie	Ausschwemmen von: membrangeschädigten Erythrozyten	(1276)
III. Gastroenterologie		
Hepatische Erkrankungen (a) Leberkoma (b) perakute Hepatitis	Ausschwemmen von: toxischen Abbauprodukten Immunkomplexen? Viren?	(1012-1080)
Reye Syndrom	Ausschwemmen von: toxischen Substanzen ätiopathogenetischen Faktoren? Zufuhr von: Gerinnungsfaktoren very low density lipoprotein?	(1102-1124)
Nekrotisierende Enterokolitis	Ausschwemmen von: Toxin (Clostridien?)	(817)
IV. Traumatologie		
schwere Verbrennungen	Ausschwemmen von: toxischen Abbauprodukten bakteriellen Toxinen CO bei zusätzlicher Rauchvergiftung Zufuhr von: Albumin Antikörpern Komplementkomponenten Gerinnungsfaktoren	(602, 1217-1224)

Fortsetzung Tabelle 22

Indikationsbereiche, Grundkrankheiten	Behandlungsziel, Behandlungsprinzip	Referenz
IV. Traumatologie (Fortsetzung)		
(Poly-)trauma mit Gerinnungsstörung	Zufuhr von: Gerinnungsfaktoren	(1270, 1279,1308)
Ertrinkungsunfall		(1151)
V. Toxikologie		
Vergiftungen mit tierischen und pflanzlichen Giften	Ausschwemmen von: Giften hämolysierten Erythrozyten	(1152-1211)
Medikamentenüberdosierungen (a) iatrogen,akzidentell (b) suizidal	Ausschwemmen von: Substanzen	
Vergiftungen mit industriellen und anderen Giften	Ausschwemmen von: toxischen Substanzen	
VI. Nephrologie		
Nierenversagen unterschiedlicher Ursache	Ausschwemmen von: harnpflichtigen Substanzen ätiopathogenetischen Faktoren	(1147-1149)
VII. Immunpathologie		
Autoimmunerkrankungen (z.B. Myasthenie, Lupus erythematodes)	Ausschwemmen von: Immunkomplexen? ätiopathogenetischen Faktoren?	(1325-1326)
primäre Immundefizienzen	Zufuhr von: Adenosindesaminase-haltigen Erythrozyten	(1327)
anaphylaktischer Schock	Ausschwemmen von: ätiopathogenetischen Faktoren Zufuhr von: Serumfaktoren zur Schockbehandlung	(1150)
VIII. Neonatologie		
Atemnotsyndrom bei Frühgeborenen	Zufuhr von: ATP-reichen Erythrozyten 2,3-DPG-reichen Erythrozyten	(1225-1260)
Hyperbilirubinämie (a) bei Rh-Inkompatibilität (b) bei ABO-Inkompatibilität (c) anderen Ursachen	Ausschwemmen von: Bilirubin Zufuhr von: Erythrozyten	(821-894)
feto-fetale und materno-fetale Transfusion	Ausschwemmen von: Erythrozytenüberladung Zufuhr von: Erythrozyten bei Anämie	(975,980,984)

Fortsetzung Tabelle 22

Indikationsbereiche, Grundkrankheiten	Behandlungsziel, Behandlungsprinzip	Referenz
VIII. Neonatologie (Fortsetzung)		
zerebrale Blutung	Zufuhr von: Erythrozyten Gerinnungsfaktoren	(1262)
Gerinnungsstörung unterschiedlicher Ursache	Zufuhr von: Gerinnungsfaktoren Ausschwemmen von: ätiopathogenetischen Faktoren	(1261-1320)
bakterielle und virale Neugeboreneninfektionen	Ausschwemmen von: bakteriellen Toxinen Erregern Zufuhr von: Antikörpern Granulozyten Komplementkomponenten Gerinnungsfaktoren	(753-799)
angeborene Stoffwechselerkrankungen	Ausschwemmen von: toxischen Stoffwechselmetaboliten	(1125-1146)
Alkohol-(Drogen)Entzugssyndrom	Ausschwemmen von: toxischen Substanzen	(1212)
Medikamenten-Intoxikation (z.B. Chloramphenicol)	Ausschwemmen von: toxischen Substanzen	(1206-1211)
Elektrolytentgleisungen	Elektrolytausgleich	(1213)
IX. Endokrinologie		
Hyperthyreotische Toxikose	Ausschwemmen von: Stoffwechselprodukten	(1214-1216)

4.3.2. Spezielle Indikationsbereiche und Behandlungsziel der Austauschtransfusion

Die speziellen Indikationen zur ATT leiten sich von den allgemeinen Behandlungsprinzipien ab. Neben der Entfernung von direkt toxischen oder in anderer Weise für den Organismus schädlichen Substanzen, spielt die Zufuhr von fehlenden, verbrauchten, in ungenügender Menge oder unwirksamer Form vorliegenden Substanzen die größte Rolle.
Zumeist handelt es sich um klinische Akutsituationen (Schock, Infektion, Vergiftung usw.), in denen von der ATT Gebrauch gemacht wird. Dabei kann der Einsatz in allen Gebieten der klinischen Intensivmedizin erfolgen (siehe Tabelle 22).
Für die meisten in Tabelle 22 aufgeführten Infektionen fehlen kontrollierte klinische Studien, um über die Wirksamkeit und damit die Wertigkeit der Indikation eine zuverlässige Aussage machen zu können.
Einige der genannten Indikationen sind inzwischen durch sicherere und wirkungsvollere Behandlungsmethoden abgelöst worden. So haben neuerdings vor allem die Plasmapherese, die Hämodialyse, Plasmatransfusionen, Hämoperfusion, Hämodilution u.a. Methoden Eingang in die Intensivbehandlung bestimmter Krankheiten gefunden, die noch vor Jahren versuchsweise mit der ATT behandelt wurden.
Daß die ATT auch unter experimentellen Bedingungen, z.B. für die problemlose Gewinnung großer Mengen von Antikörpern von immunisierten Tieren, zur Anwendung kommt, sei nur interessehalber erwähnt (1328-1329).
Die relative Häufigkeit, mit der ATTen speziell im pädiatrischen Bereich durchgeführt werden, ist außer vom Wirkungsnachweis auch von der Frequenz der zu behandelnden Krankheitszustände abhängig. In jedem Fall handelt es sich um eine symptomatische, nicht aber kausale Therapiemaßnahme (siehe Tabelle 23).

4.3.3. Indikationen und Wirkungsnachweis der Austauschtransfusion in der Infektiologie

Abgesehen von den historischen Anfängen der ATT zur Behandlung von meist bakteriellen Systeminfektionen (siehe Kapitel 4.1.), sollen im folgenden die in jüngerer Zeit mitgeteilten Beobachtungen zu dieser Behandlungsform bei verschiedenen Infektionssyndromen besprochen werden.

Tabelle 23 : Relative Häufigkeit klinischer Indikationen zur Austauschtransfusion im pädiatrischen Bereich, unter Berücksichtigung des Wirkungsnachweises.

Klinische Indikationen	Bemerkungen zum Indikationsstand
(1) Blutgruppen-Inkompatibilitäten mit Neugeborenen-Hyperbilirubinämie	Indikation unbestritten; Effekt erwiesen; Wirkungsprinzip definiert; routinemäßige Durchführung
(2) idiopathische Hyperbilirubinämie beim Neugeborenen	wie unter (1)
(3) schwere Neugeborenen-infektionen	Indikation nicht unumstritten; Effekt in vitro erwiesen; multifaktorielles Wirkungsprinzip; derzeit Zunahme der Indikationsstellung; kontrollierte Studien fehlen
(4) hämolytisch-urämisches Syndrom (5) schwere Verbrennungen (6) Atemnotsyndrom beim Neugeborenen (7) Reye-Syndrom (8) Vergiftungen (9) angeborene Stoffwechsel-erkrankungen (10) angeborene Gerinnungs-störungen (11) Leberkoma (12) Fehltransfusionen	Indikationen nicht unumstritten; kontrollierte Studien für den Wirknachweis fehlen; Indikationen oft theoretisch abgeleitet; Wirkprinzip unterschiedlich; Indikationsstellung eher seltener geworden
(13) Leukämien (14) Thrombopenien (15) Anämien (16) Niereninsuffizienz (17) Hyperviskosität des Blutes	Indikationen umstritten bis verlassen; Wirknachweis z.T. zwar erbracht, aber Austauschtransfusion durch andere Maßnahmen abgelöst; Wirkprinzip unterschiedlich zu erklären; Indikationsstellung praktisch nicht mehr gegeben.

4.3.3.1. Die Austauschtransfusion in der Mitbehandlung von Infektionen, mit Ausnahme der Neugeborenensepsis.

Berichte über die Behandlung von bakteriellen, viralen oder protozoischen Infektionen im Kindes- und Erwachsenenalter mit der ATT beschränken sich auf kasuistische Beobachtungen meist weniger Einzelfälle.
So sind Infektionen mit Clostridium Welchii bei septischem Abort (809,811), Pneumokokken-Meningitiden bei Sichelzellanämie (966), Leptospirosen (802,812), Septikämien durch gram-negative Erreger bei agranulozytotischen oder neutropenischen Patienten (800) mit unterschiedlichem Erfolg behandelt worden. Der therapeutische Effekt wurde auf die direkte Elimination von Erregern und Endotoxinin, sowie auf die Zufuhr von Granulolyten und Antikörpern zurückgeführt.
Interessant sind die Beobachtungen von BRUMPT und PETITHORY (801), nach denen die medikamentöse Behandlung der Filariose (Loa Loa) nur erfolgreich war, wenn die Anzahl der Parasiten in 20 mm^3 peripherem Patientenblut auf 1000 reduziert werden konnte; diese numerische Reduktion erfolgte mithilfe einer wiederholten ATT. Ähnliche Behandlungsmechanismen werden der ATT bei der Therapie der schwer verlaufenden Malaria zugeschrieben (813,814,818-820). In anderen Berichten werden durch die ATT gezielt die Komplikationen einer Infektionskrankheit angegangen, so Leber- und Nierenversagen bei Leptospirose (812), die Anämie bei Hakenwurmbefall (815), oder das akute Nierenversagen bei verschiedenen parasitären Tropenkrankheiten (803).
Der Einsatz der ATT bei einer durch Herpes simplex genitalis hervorgerufenen NG-Infektion kann nach theoretischen Überlegungen die Infektion nur symptomatisch beeinflußt haben (1291).

4.4. Die Austauschtransfusion in der Behandlung der bakteriellen und virusbedingten Neugeborenensepsis.

Der therapeutische Effekt der ATT in der Mitbehandlung der Neugeborenensepsis ist bis zum jetzigen Zeitpunkt nicht endgültig bewiesen.
Der Einsatz dieser Behandlungsmaßnahme stützt sich auf eine Reihe von Einzelbeobachtungen oder Fallserien (siehe Tabelle 24), die unter unterschiedlicher Indikation und daher differierenden Ausgangsbedingungen zustandegekommen sind. In Anbetracht der seit Jahren unverändert hohen Neugeborenensepsis-Morbidität

und -letalität (siehe Kapitel 1. und 3.) war das Interesse an unterstützenden Behandlungsmaßnahmen größer geworden.

Daher ist verständlich, daß vor allem immunologisch wirksame Therapieansätze in Erwägung gezogen wurden. Zu diesem Zweck mußten die folgenden prinzipiellen Fragen klinisch und/oder experimentell beantwortet werden:

(1) infektionsimmunologische Maßnahme:
einfache Durchführung, weitgehend nebenwirkungsfrei, von infektiologisch-theoretischer Erfolgsaussicht, unter Berücksichtigung der besonderen immunologischen Situation des Neugeborenen und Frühgeborenen, klar definierte Behandlungsvoraussetzungen, nachweisbarer Behandlungseffekt im Tierexperiment oder mit Neugeborenen-Zellen und -serumbestandteilen in vitro,

(2) infektiologisch-klinischer Wirknachweis:
kontrollierte Studien unter biostatistisch definierten Bedingungen, standardisierte Bedingungen für die Behandlungsmaßnahme selbst (Indikations-Score, Indikationszeitpunkt, Begleitmaßnahmen wie Antibiotika u.a.), Verlaufskontrollen zum Ausschluß eventueller Spätfolgen, Vergleich mit alternativen Behandlungsprotokollen, multizentrische Studien zum weitgehenden Ausschluß individueller Faktoreneinflüsse.

Für die ATT sind die meisten dieser Fragen bis vor kurzem gänzlich unbeantwortet gewesen. Durch die vorliegenden und gleichzeitig von anderen Autoren durchgeführten Untersuchungen sind einige dieser Fragen so weit einer Beantwortung zugeführt worden, daß, auch aus ethischer Sicht, kontrollierte klinische Studien jetzt angeschlossen werden müssen.

4.4.1. Literaturmitteilungen und eigene Beobachtungen zur Mitbehandlung der Neugeborenensepsis durch die Austauschtransfusion

Wie Tabelle 24 zeigt, liegen die Anfänge der Sepsisbehandlung beim NG durch die ATT vor der antibiotischen Ära (siehe Kapitel 4.1.). BETKE und KELLER (52) haben das Interesse für diese Behandlungsmethode durch eine Zufallsbeobachtung wiederentdeckt: ein schwerkrankes NG mit einer Hyperbilirubinämie ohne Blutgruppeninkompatibilitäts-Konstellation wurde ausgetauscht. Eine gleichzeitig abgenommene Blutkultur gab den Hinweis auf eine E.coli-Sepsis, die zur Hyperbilirubinämie geführt hatte. Das Kind überlebte unter gleichzeitiger antibiotischer Behandlung die Infektion ohne nachhaltigen Schaden. MARGET (595,596) führte in der Folgezeit ATTen bei NG mit schwerer bakterieller Sepsis als "ultima ratio" Maßnahme durch und war über die Behandlungsergebnisse in Einzelfällen immer wieder beeindruckt, so daß er unseres Wissens als erster die systematische Anwendung schon 1967 empfahl (596). Diesem Beispiel folgten vor allem TÖLLNER et al. (763,767,768,794).

Tabelle 24 : Fälle bakteriologisch gesicherter oder klinisch diagnostizierter Neugeborenensepsis, behandelt mit Antibiotika und Austauschtransfusion. Bei den eigenen Fällen sind 51 kinderchirurgische Patienten mitgezählt.

Referenz	ATT-Behandlung leben	gestorb.	Erregerisolate	Untersuchungszeitraum	Bemerkungen
(602)	2	2	Strept.Gr.B,Staph.	bis 1924	
(52)	1	0	E.coli	1957	
(765)	7	4	keine Angaben	1970-1971	
(770)	2	0	Strept.Gr.A	bis 1971	1x Galaktosä.
(778)	1	4	88% gram-negative	bis 1971	mit DIC
(764)	22	7	13x gram-negative 16x gram-positive	1972-1974	kontr.Studie
(769,779)	14	4	keine Angaben	bis 1973	
(798)	0	1	E.coli	1973	intraut.Inf.
(761)	1	0	Mischinfektion	1973	Peritonitis
(760,762)	5	5	gram-negative	bis 1974	
(758)	2	0	Klebsiellen	bis 1975	
(647)	2	0	Aerobakter	bis 1975	
(777)	1	0	keine Angaben	bis 1976	mit DIC
(767,794)	20	25	überwieg. gram-negat.	bis 1978	
(768)	1	0	keine Angaben	1978	Gastroschisis
(776)	1	0	Serratia marcesc.	1978	Antibiot.- resist.
(793)	1	0	Clostr.perfringens	bis 1978	
(766)	19	8	keine Angaben	bis 1978	
(796,797)	3	1	E.coli,Staph.aureus	bis 1979	
(799)	15	7	Streptok.Gr.B	bis 1979	
eigene Fälle	55	40	74% gram-negative 26% gram-positive	bis 1980	bis 1977 als "ultima ratio" Therapiemaßnahme
Gesamt	175	108		1924 bis 1980	

4.4.2. Technische und hämatologische Bedingungen zur Austauschtransfusion.

Zur Frage der technischen Bedingungen, der Blutauswahl aus hämatologisch-immunologischer Sicht, hatte die seit Jahren routinemäßig bei Rh-Inkompatibilität durchgeführte ATT Vorarbeit geleistet.
Die meisten Autoren empfehlen empirisch einen doppelten (bis dreifachen) Blutvolumenaustausch, d.h. daß zwischen 150 bis 180 ml Blut/kg Körpergewicht des NG zum Austausch verwendet werden.
Das ausgetauschte Einzelvolumen beträgt, wie auch bei der Behandlung der Rh-Inkompatibilität, 10 bis 20 ml bei Kindern über 2000 g Körpergewicht, und 5 bis 10 ml bei Kindern mit niedrigerem Gewicht.
In den meisten Fällen werden kommerziell verfügbare Systeme mit einem Dreiwegehahn-Spritzenansatz verwendet. Der kontinuierliche Austausch mit Pumpsystemen, bei dem gleichzeitig venös Blut abgenommen und venös Blut zugeführt wird, hat sich beim NG noch nicht durchgesetzt (676). Wohl in den meisten Fällen wird über eine Nabelvene mit einem für die Austauschdauer verbleibenden Katheter gearbeitet (634-636,660). Während der ATT werden Puls, EKG kontinuierlich, in Einzelfällen auch Blutdruck (über arterielle Sonde), Körpertemperatur, und perkutan oder intraarteriell pO_2 gemessen (650,660).
Blutvolumenbestimmungen stellen keine Routinemaßnahme dar (637-643), ebensowenig Messungen des intracraniellen Drucks (648).
Abgesehen von den möglichen Nebenwirkungen, die mit ACD-Konservenblut oder heparinisiertem Frischblut auftreten können (siehe Kapitel 4.5.9.), scheint sich diese Frage zunehmend für die Verwendung von heparinisiertem Blut zu entscheiden (1576-1641).
Die Vorteile des heparinisierten Frischblutes betreffen hämatologische und immunologische Gründe:

- der pH des Blutes liegt weniger im saueren Bereich, die O_2-Bindungs- und -gewebeabgabe-Kapazität liegt günstiger als mit älteren ACD-Blütern (1587, 1595,1604,1629);
- der Heparineffekt wirkt bei sepsisbedingter Störung der Gerinnungsabläufe therapeutisch günstig (1272);
- Gerinnungsfaktoren können übertragen werden (1273);
- funktionstüchtige Thrombozyten werden transfundiert;

- die Komplementkomponenten mit einer biologischen Halbwertszeit von wenigen Stunden können quantitativ übertragen werden (754);
- im Frischblut ist das IgM in biologisch aktiver Menge nachweisbar und wird dem NG übertragen (754,781);
- die nur wenige Stunden funktionsfähigen Granulozyten können nach Frischblutgabe von therapeutischem Nutzen sein (754,757);
- die für eine Detoxifikation erforderlichen Komplementkomponenten sind ebenfalls im Frischblut, nicht aber in älterem Konservenblut vorhanden (1653-1656).

In diesem Zusammenhang soll auf alternative Behandlungsvorschläge hingewiesen werden, denen in der Diskussion ein breiter Raum eingeräumt wird. So wurden außer Bluttransfusionen ohne Austausch, Granulozytentransfusionen, Plasmagaben und Immunglobulininjektionen zur Prophylaxe und/oder Behandlung der NG-Sepsis erprobt und empfohlen (siehe Kapitel 6.). Unsere experimentellen Ergebnisse sollen aber die entscheidenden Vorteile der ATT gegenüber dieser Blut-Komponenten-Therapie aufzeigen (siehe Kapitel 5.).

4.5. Potentielle und nachgewiesene Nebenwirkungen der Austauschtransfusion.

Eine Transfusion ist eine Transplantation von Zellen aus einer Gewebeeinheit; diese Zellübertragung ist hämatologisch-immunologisch und technisch-mechanisch zunehmend sicherer gestaltet worden, sie trägt aber weiterhin einige definierte Risiken in sich. Krankheits- und Behandlungsrisiko müssen daher in jedem Fall gegeneinander abgewägt werden. Der therapeutische Einsatz von Blut, wie z.B. bei einer ATT, sollte nur einer absoluten Indikation entspringen; ist diese Voraussetzung erfüllt, so können Nebenwirkungen erkannt, vorausgesehen, vermindert oder in Kauf genommen werden (1330-1350).

Die allgemeinen Indikationen für den Einsatz von Blut und Blutkomponenten sind der Ersatz von Blutvolumina, die Verbesserung des Sauerstofftransportes zum Gewebe, Ausgleich von Thrombozyten-Dysfunktionen oder Thrombozytopenie mit Blutungsneigung, die Sepsis-Mitbehandlung bei Agranulozytose, der Ausgleich von Gerinnungsfaktoren, sowie spezielle klinische Probleme, bei denen Immunglobuline oder spezifische Antikörper übertragen werden sollen.

Um jede Einheit gespendeten Blutes optimal auszunutzen, müssen Erythrozyten-, Thrombozyten- und Granulozyten-Konzentrate, Kryopräzipitate, frisch gefrorenes Plasma und Plasma für die Fraktionierung und Gewinnung von Albumin und Plasma-

proteinen, Immunglobulinen und Gerinnungsfaktoren-Konzentraten kurz nach der Blutentnahme verarbeitet werden.
Im Moment gilt für die meisten Transfusionssituationen, daß kompatible Spender nach dem ABO- und Rh-System ausgewählt werden müssen; die zusätzliche Auswahl nach selteneren Blutgruppen oder nach dem HLA-System stellt noch immer eine Ausnahme dar.
Nach allgemeiner Übereinkunft wird zur Mortalität der Austauschtransfusion jeder Todesfall innerhalb 6 Stunden ab Beginn der Austauschtransfusion gerechnet (1339,1341).
In Tabelle 25 sind für einige der Literaturreferenzen auch Todesfälle aufgenommen worden, die sich noch Tage nach der ATT ereignet haben. Trotzdem liegt die Mortalität je ATT nur bei 1,26% (85 Todesfälle bei 6737 ATT) und bei 1,86%, bezogen auf 3876 ausgetauschte Neugeborene (72 Todesfälle). Wichtig ist dabei, daß die Mortalitätsrate seit 1950 konstant rückläufig ist und jetzt unter 1% liegt (754).
Diese Zahlen müssen aber hinsichtlich der Faktoren, die zu Zwischenfällen bei ATT führen können, noch aufgeschlüsselt werden.
Die Gefahren und Komplikationen einer ATT können herrühren (a) vom Patienten selbst, seiner Grundkrankheit und seiner Reaktion auf das transfundierte Blut oder die hämodynamisch-mechanische Maßnahme der ATT; (b) vom Spender des für die ATT benötigten Blutes; (c) von der Gewinnung und Aufbereitung des Spenderblutes.
Zu unterscheiden sind weiterhin Sofortkomplikationen (wie z.B. Hämolyse bei Fehltransfusion oder Infektionsübertragung bei kontaminiertem Blut) von Spätkomplikationen (wie eine Pfortaderthrombose mit portaler Hypertension nach Nabelvenenkatheterismus).
Im folgenden sollen die wichtigsten Komplikationsmöglichkeiten der ATT beim NG abgehandelt werden. Dabei wird unterschieden nach organbezogenen Nebenwirkungen (Herz-Kreislauf-System, Lungen, Nieren, Gastrointestinaltrakt, Augen), nach Auswirkungen auf humorale und zelluläre Systeme (Gerinnung, Elektrolyte, Säure-Basen-Haushalt, endokrine Systeme, hämatologische und immunologische Systeme), sowie nach allgemeinen Komplikationen (Infektionsübertragung, Hypothermie).

Tabelle 25: Literaturauswahl zur Frage der Entwicklung der Mortalität der Austauschtransfusion in den Jahren 1950 bis 1976.

Autoren (Referenz)	Beobachtungszeitraum	Zahl der Austauschtransfusionen	Zahl der durch Austauschtransfusion behandelten Neugeborenen	Zahl der Todesfälle
VAN PRAAGH (1345)	1950-1956	?	882	2% (= 18)
BOGGS, WESTPHAL (1338)	1953-1958 1958-1959	1139	656	21
JABLONSKI (1337)	1954-1960	558	?	8
Sammelstatistik (1339)	1958-1960	2036	?	27
WELDON, ODELL (1339)	1957-1963	351	232	2
FISCHER, WITTE (1331)	bis 1960	444	382	9
PANAGOPOULOS et al. (1335)	1962-1966	606	502	4
DIAMOND (1334)	1962-1964	120	108	8
GALLASCH (1346)	1962-1968	?	149	3
LÖHR, ODUM (1332)	1965-1970	265	222	2
NICOLOPOULOS et al. (1414)	1965-1970	840	?	0.25% (= 2)
ROSEGGER et al. (1340)	1968-1976	?	462	3
BINDER et al. (1403)	1969-1972	238	159	0
TAN et al. (1333)	bis 1976	140	122	2
Gesamt	1950-1976	~6737	~3876	109

4.5.1. Nebenwirkungen der Austauschtransfusion auf das Herz-Kreislaufsystem

Thrombo- und Luftembolien können bei einwandfreier Technik weitgehend vermieden werden (1400-1422). Um die gefürchtete und wiederholt beschriebene Komplikation der Pfortadervenenthrombose zu umgehen, ist die Kontrolle der Lage des Venenkatheters vor Beginn der ATT unerläßlich (1409-1422). Dasselbe gilt für die Fälle von nekrotisierender Enterokolitis, bei denen ein direkter Zusammenhang zwischen der Katheterfehllage und der Entstehung dieser schweren Nebenwirkung erwiesen scheint, obwohl die Pathogenese der nekrotisierenden Enterokolitis multifaktoriell und nicht allein auf die ATT zurückzuführen ist (1423-1457).
Gefäßperforationen beim Einführen der Venen- oder Arterienkatheter sind seltene Komplikationen (1406,1407,1419), die allerdings häufig einen tödlichen Ausgang nehmen. Eine extreme Volumenbelastung des auszutauschenden NG bzw. ein zu großer Blutverlust im Verlauf einer ATT sind normalerweise durch eine genaue Bilanzierung der ausgetauschten Blutvolumina vermeidbar (1521).
Herzrhythmusstörungen können sowohl durch einen intracardial liegenden Katheter mechanisch ausgelöst werden, als auch durch Elektrolytverschiebungen bei Verwendung alten Konservenblutes (Hyperkaliämie) bzw. bei ungenügender Kalziumsubstitution bei Austausch mit ACD-Blut (1576-1641).
Änderungen im Säure-Basen-Haushalt (siehe Kapitel 4.5.9.) können ebenso zu Herzrhythmusstörungen führen, wie auch der kardiotoxische Effekt des dem Konservenblut zugegebenen Zitrats (1576-1641).
Bei primär gestörter Sauerstoffversorgung des Myokards sind in extrem seltenen Fällen Herzversagen und Myokardinfarkte beschrieben worden (1518-1520).
Bei Verwendung von Heparin-Blut oder bei sorgfältiger Beachtung der Ausgleichsmaßnahmen bei Verwendung von ACD-Blut, sowie bei genauer Kontrolle des Venenkatheterismus sind die meisten potentiellen Nebenwirkungen der ATT auf das kardio-vaskuläre System des NG vermeidbar (siehe Kapitel 4.5.9. und Tabelle 27).

4.5.2. Nebenwirkungen der Austauschtransfusion auf die Nierenfunktion

Außer über Gefäßkomplikationen (Embolie) sind direkte Nebenwirkungen der ATT auf die Nierenfunktion beim NG nicht beschrieben.
Tierexperimentelle Untersuchungen haben vor allem auf die Bedeutung starker Hämatokritschwankungen für die glomeruläre Filtrationsrate hingewiesen (1513-1514); diese experimentellen Bedingungen werden aber beim NG während einer ATT normalerweise nicht erreicht.

4.5.3. Nebenwirkungen der Austauschtransfusion auf die Lungen und ihre Funktionen

Die Transfusion HLA-nichtidentischer Leukoagglutinine kann das Krankheitsbild des normovolämischen Lungenödems, auch pulmonale Hypersensitivitätsreaktion genannt, hervorrufen (1482-1486,1512). Die klinischen Symptome bestehen in Schüttelfrost, Fieber, Tachycardie, Dyspnoe und Husten, in schweren Fällen von Zyanose und Blutdruckabfall gefolgt (1482-1486,1516-1517).
Röntgenologisch können bilateral pulmonale Infiltrate nachgewiesen werden, ohne daß Anzeichen für eine Volumenüberlastung vorliegen. Gesicherte Fälle bei Neugeborenen sind bis heute nicht bekannt geworden.
Im Tierversuch führt die massive Transfusion von Mikrothromben zu pulmonaler Hypertension, vermindertem Sauerstoffverbrauch im Gewebe und metabolischer Azidose (1511,1516). Histologische Untersuchungen konnten zahlreiche Mikroemboli im Lungenarteriolen und -kapillarbett nachweisen; der Gebrauch von kommerziell verfügbaren Bluttransfusionsfiltern konnte die Passage von Mikroaggregaten nur teilweise verhindern (1511,1516).
Entsprechende Untersuchungen liegen für NG mit Austauschtransfusionen bisher nicht vor, sollten aber in Fällen austauschbedingter Todesfälle durchgeführt werden, um zu entscheiden, ob neu entwickelte Filtersysteme diese potentielle Gefahrenquelle ausschalten können (1324). Nach neueren Erkenntnissen dürfte die Lagerung von Blutkonserven vor allem zur Mikroaggregatbildung von Leukozyten und Thrombozyten führen (1504).

4.5.4. Nebenwirkungen der Austauschtransfusion auf den Gastrointestinaltrakt

Obwohl einige Autoren einen pathogenetischen Zusammenhang zwischen der Austauschtransfusion und dem Entstehen einer nekrotisierenden Enterocolitis vermuten oder für bewiesen halten (1437,1439,1443,1449,1456), zeigen neuere Untersuchungen, daß eine Vielzahl von Faktoren zu dieser schweren und oft tödlich verlaufenden Erkrankung beim NG und vor allem beim FG führen können (1427-1434,1444-1448,1457). STOLL et al. (1444) fanden ebenso viele Fälle von nekrotisierender Enterocolitis in einer Gruppe ausgetauschter Kinder als auch in einer Kontrollgruppe. Ob eine Infektion mit Clostridien-Spezies primär oder sekundär für die Pathogenese verantwortlich ist, steht derzeit noch in der Diskussion (1424,1429-1431,1444-1446,1457). Die in den Papua-Hochländern Neu Guineas epidemisch auftretende nekrotisierende Enterocolitis wird durch Cl.Welchii Typ C hervorgerufen und kann durch eine aktive Impfung signifikant in ihrer Häufigkeit zurückgedrängt werden (1442).
Das immer wieder beschriebene Auftreten von spontan auftretenden Darmperforationen wird mit einer Venenkatheterfehllage und dadurch bedingten Minderdurchblutung der abhängigen Darmabschnitte erklärt (1425,1426,1438,1450-1456) als auch durch die Wirkung von bakteriellen Toxinen (1424,1429-1431) oder durch toxisch wirkende Plastikkathetermaterialien (1423), die löslich sind und in den Blutkreislauf gelangen.

4.5.5. Einfluß der Austauschtransfusion auf die Entstehung der retrolentalen Fibroplasie

Der kausale Zusammenhang zwischen der Sauerstoffbehandlung neugeborener und frühgeborener Kinder und der Entstehung der retrolentalen Fibroplasie ist für die meisten Fälle unbestritten (1522-1534). Da Einzelbeobachtungen retrolentaler Fibroplasie vorliegen, in denen keine zusätzlichen Sauerstoffgaben erfolgt waren (1524,1525,1534), stellt sich die Frage nach zusätzlichen pathogenetischen und ätiologischen Faktoren. Einige Autoren hatten vermutet, daß die Übertragung von adultem Hämoglobin über Transfusionen oder Austauschtransfusionen zu einer erhöhten Anfälligkeit der NG gegenüber der retrolentalen Fibroplasie führen könnte (1522,1526,1531,1533,1534). Adultes Hämoglobin besitzt

eine höhere Sauerstoffabgabe-Kapazität an das Gewebe als fetales Hämoglobin, was sich in einer Rechtsverschiebung in der Sauerstoff-Dissoziationskurve ausdrückt (1226,1235,1236,1260). Aber auch eine azidotische Stoffwechsellage und die Phototherapie bei Hyperbilirubinämie können die HbF-Sauerstoff-Dissoziationskurve nach rechts, d.h. zur Seite der leichteren Sauerstoffabgabe verschieben (1250,1255).
Die Ergebnisse retrospektiver und prospektiver Studien haben die Frage bisher nicht eindeutig klären können. Während LECHNER et al. keinen signifikanten Einfluß von Bluttransfusionen, Austauschtransfusionen, Phototherapie und Azidose auf die Entstehung der retrolentalen Fibroplasie nachweisen konnten (1533), fanden KINSEY et al. (1522) eine Korrelation mit niedrigem Geburtsgewicht, Dauer der Sauerstoffgabe, aber keine Korrelation mit arteriell gemessenen Sauerstoffpartialdrucken bei den Kindern. Die Bluttransfusions- und Austauschtransfusionsrate war in den Gruppen der Kinder mit und ohne retrolentale Fibroplasie identisch.
Es ist denkbar und wünschenswert, daß der Einsatz transkutaner Sauerstoffelektroden eine verbesserte Kontrollmöglichkeit der Sauerstoffzufuhr bei gefährdeten Neugeborenen bringt (650) und daß die Gabe des antioxidativ wirkenden Vitamin E nach den ersten Berichten von JOHNSON et al. einen zusätzlichen Schutz vor der retrolentalen Fibroplasie bieten kann (1529).

4.5.6. Einfluß der Austauschtransfusion auf das Gerinnungssystem, einschließlich Thrombozyten

Die größte Blutungsgefahr droht von einer bisher selten berichteten akzidentellen Überheparinisierung. Noch seltener kann es durch Mikroembolien zur intravasalen Gerinnung, damit zum Verbrauch von Gerinnungsfaktoren und zur Gerinnungsstörung kommen (1504,1511). Gegen eine vorübergehende Hypoprothrombinämie kann Vitamin K nach einer Austauschtransfusion gegeben werden (1509). Eine disseminierte intravaskuläre Koagulation in der Folge einer Austauschtransfusion mit überwärmtem Blut wurde nur einmal berichtet (1503).
Der Abfall der Thrombozyten nach einer ATT ist die Regel (1506). Es kommt dabei allerdings nur in wenigen Fällen zu so niedrigen Werten, daß die Gefahr einer gesteigerten Blutungsneigung droht (1271). Ursache für diese etwa 5 bis 7 Tage anhaltende Thrombopenie dürfte der schnelle Abbau von Spenderthrombo-

zyten in der Konserve bzw. im Empfänger sein, insbesondere, da es sich praktisch immer um HLA-nichtidentische Transfusionen handelt. Bei einem besonders schweren Thrombozytensturz sollte auch an die seltene Möglichkeit der "Post-Transfusionspurpura" gedacht werden, bei der antithrombozytäre Antikörper gegen das Thrombozyten-Antigen Pl^{A1} nachgewiesen werden können (1506,1507). Ein solches Ereignis ist bei Neugeborenen bisher noch nicht beschrieben worden. Wird die ATT wegen einer bakteriellen Sepsis durchgeführt, so könnte die Thrombozytopenie vor und nach dem Austausch Zeichen der disseminierten intravasalen Gerinnung sein; dies läßt sich allerdings in den meisten Fällen von den oben genannten Ursachen der Thrombozytopenie nicht eindeutig abgrenzen.

4.5.7. Einfluß der Austauschtransfusion auf die Immunsysteme

Immunologische Untersuchungen der letzten 10 bis 20 Jahre haben gezeigt, daß das Neugeborene mit allen Fähigkeiten geboren wird, eine funktionierende spezifische und unspezifische, humorale und zelluläre Immunität aufzubauen (siehe Kapitel 2.). Daher kann und muß mit immunologischen Reaktionen auf die Austauschtransfusion gerechnet werden, umso mehr, wenn Antikörper und lebende Spenderzellen übertragen werden.

Untersuchungen der polymorphkernigen Granulozyten vor und nach ATT liegen von mehreren Untersuchergruppen vor (1657-1661). Sie konnten nachweisen, daß Frischblut-ATT zu einem Anstieg der segmentkernigen Granulozyten und in geringerem Maß der Eosinophilen führen (1657,1658). Diese Leukozytose ist für fünf bis acht Tage nachweisbar und resultiert mehr aus einer Mobilisierung körpereigener Granulozyten aus den Knochenmarkreserven als aus der Übertragung homologer Spendergranulozyten (1659). Im Gegenteil, meist liegen die absoluten Granulozytenzahlen am Ende der ATT niedriger als vor ATT; der Anstieg im peripheren Blut erfolgt dann erst reaktiv innerhalb Stunden nach der ATT (1657-1659).
Auf die potentiellen Gefahren bei der Übertragung antileukozytärer Antikörper (Leukoagglutinine) wurde schon an anderer Stelle hingewiesen (siehe Kapitel 4.5.3.); allerdings wurde das Erscheinungsbild der "pulmonalen Hypersensitivitätsreaktion" bei ATTen bei NG bisher nicht beschrieben.
Über quantitative und Funktionsverluste von Spendergranulozyten in Blutkon-

serven soll in den Kapiteln 5. und 6. ausführlicher gesprochen werden, da diese Fragestellung einen Teil unserer experimentellen Untersuchungen darstellt.

Die Halblebenszeit von Blutmonozyten wird mit etwa 3 Tagen angegeben (1657). Daher ist verständlich, daß mit Abschluß einer ATT beim NG, für die Frischblut von Erwachsenen verwendet wurde, der Monozytengehalt im Empfänger- und Spenderblut etwa ausgeglichen ist (1657). Das heißt, daß im Gegensatz zu den nur 6-8 Stunden überlebenden Granulozyten eine meßbare Anreicherung durch die ATT erzielt werden kann. Es liegen bisher keine Hinweise vor, daß die Übertragung homologer Monozyten zu Nebenwirkungen beim Empfänger geführt hätte.

Bei 4° C gelagertes ACD-Blut behält nach MILLER (67) über mindestens 10 Tage die Fähigkeit zur hämolytischen Aktivität (CH 50), verliert kaum an komplementvermittelter Immunadhärenz, erhält voll die chemische Konversion von C3, und auch der Gehalt an C3b sinkt nur auf etwa 90% der Anfangskonzentration. Untersucht man aber die komplement-vermittelten Funktionen von segmentkernigen Granulozyten (Phagozytose von Erythrozyten, von Hefepartikeln und die Chemotaxisfähigkeit), so hat die Lagerung von ACD-Blut zu erheblichen Funktionsverlusten geführt: die Chemotaxis fällt unter 75% der Ausgangswerte mit 4 Tage altem Blut; 8 Tage altes Konservenblut bringt nur noch etwa eine 25%ige Chemotaxisleistung. Die Phagozytose von Hefepartikeln geht schon mit 2 Tage altem Blut auf etwa 50% zurück und erreicht mit 10 Tage altem Blut Phagozytosewerte um 10% des Ausgangswertes (67,1653-1656).
Diese Nachteile ACD-konservierten Blutes werden in den Kapiteln 5. und 6. mit eigenen Untersuchungen verglichen und diskutiert.
Die quantitative Übertragung der verschiedenen Komplement-Komponenten mit dem Spenderblut hat bisher zu keinen nachgewiesenen Nebenwirkungen geführt.
Die Untersuchungen von NEJEDLA (1644,1648,1649) haben schon früh auf die niedrigen Komplementspiegel im Neugeborenen- bzw. Nabelschnurblut im Vergleich zu Erwachsenenblut hingewiesen. In der ersten Lebenswoche nach ATT stieg der Komplementspiegel dann an und war im Alter von 3 Monaten signifikant niedriger als bei nicht ausgetauschten Vergleichskindern. Allerdings stand diese Verminderung des Komplements nicht in Zusammenhang mit einer signifikant erhöhten Infektionsanfälligkeit der ATT-Kinder, so daß man nicht auf eine Nebenwirkung

der ATT für die Komplementfunktionen schließen kann.

Unter den Nebenwirkungen, die das B-Lymphozyten-System betreffen, muß man solche unterscheiden, die durch ein intaktes B-Zell-System über die Bildung von Antikörpern hervorgerufen werden und solchen Gefahren, die dem B-Zell-System selbst durch die Transfusion bzw. Austauschtransfusion drohen.
Die B-Zell- bzw. antikörper-vermittelten Reaktionen wurden schon bei den Nebenwirkungen auf die Granulozyten (siehe Kapitel 4.5.7.) und auf die Thrombozyten (siehe Kapitel 4.5.6.) erwähnt. Antikörperreaktionen mit Serumproteinen, dem HLA-System, dem erythrozytären System und den anderen Blutgruppensystemen werden ebenfalls gesondert abgehandelt (siehe Kapitel 4.5.11.); es handelt sich dabei um die Reaktionen und Zwischenfälle, die im engeren Sinn als Transfusionsreaktionen bezeichnet werden.
Alle Mitteilungen über Untersuchungen des B-Lymphozyten-Systems nach intrauteriner Transfusion (1650,1692) oder postnataler Austauschtransfusion beschränken sich auf die Bestimmung der Immunglobuline IgG, IgM und IgA, sowie verschiedener Antikörpertitrationen (1642-1652).
So konnte festgestellt werden, daß die IgG-Serumspiegel meist keine signifikante Änderung erfahren, solange es sich um reife Neugeborene handelt, die transplazentar die mütterlichen IgG-Antikörper quantitativ übertragen bekommen (1642-1644,1646-1652). Frühgeborene weisen einen umso niedrigeren IgG-Spiegel auf, je unreifer sie geboren werden. Demnach kann nach ATT bei Frühgeborenen auch mit einem Anstieg des IgG gerechnet werden.
Serum-IgA und -IgM fehlen beim Neugeborenen in den ersten Tagen fast noch völlig. Die ATT führt zu einem signifikanten Anstieg dieser beiden Proteine (siehe Kapitel 5.).
Übereinstimmend fanden NEJEDLA (1644,1648,1649) und MANTALENAKI-ASFI et al. (1642) im Verlauf der ersten 12 Monate nach der ATT einen Abfall des IgG und IgA unter die Normwerte nicht-ausgetauschter Kinder. Ebenso waren die Impfantikörpertiter auf Tetanus-, Pertussis- und Diphtherie-Antigene signifikant vermindert gegenüber Kontrollkindern gleichen Alters. Dagegen blieben die IgM-Spiegel bis zum Ende des 1. Lebensjahres bei den ausgetauschten Kindern höher als in der Vergleichsgruppe. Antikörpertiter gegen E.coli, die überwiegend zur IgM-Klasse gehören, waren dementsprechend höher als bei Kontrollkindern. Der supprimierende Rückkopplungsmechanismus passiv übertragener Antikörper der

IgG-Klasse ist experimentell nachgewiesen (siehe Kapitel 6.).
Der übernormale Anstieg der IgM-Produktion wird als Kompensationsmechanismus gedeutet.
Die verminderte Antikörperantwort auf Impfantigene muß als austauschbedingte Suppression der körpereigenen Antikörperproduktion angesehen werden und stellt damit eine Nebenwirkung der ATT auf das B-Lymphozyten-System dar. Nach allen vorliegenden Daten ist dieser Effekt aber nicht mit einer anhaltenden oder signifikant gesteigerten Infektionsanfälligkeit der ausgetauschten Kinder verbunden (1643,1644,1648,1649,1651).
Untersuchungen über die Veränderungen der B-Lymphozyten-Zahlen im peripheren Blut liegen bisher nicht vor und sind Teil der vorliegenden experimentellen Untersuchungen (siehe Kapitel 5.).

Es ist seit längerem bekannt, daß mütterliche Blutzellen, so auch Lymphozyten, in den fetalen Kreislauf gelangen können (1662-1692). Normalerweise scheint dieser Vorgang ohne Folgen für das Kind zu bleiben, auch wenn immunkompetente T-Lymphozyten in den immunologisch nicht ausgereiften fetalen Organismus gelangen (1693-1724). Obwohl sich dieser materno-fetale Transfer nur relativ selten abspielen dürfte, hat man in Einzelfällen mütterliche Lymphozyten (weiblicher Karyotyp bei einem männlichen Kind) noch Wochen bis Jahre nach der Geburt im peripheren Blut des Kindes wiederfinden können (1667,1670,1672,1677-1680,1682-1685,1689-1692).
Damit sind die mütterlichen, HLA-nichtidentischen Zellen vom Feten nicht als fremd erkannt und nicht eliminiert worden; für diesen Vorgang könnte man ebenso gut eine Immuntoleranz wie auch eine Immundefizienz des Feten zur Erklärung heranziehen.
Intrauterine Transfusionen zur Behandlung schwerer Fälle von Erythroblastosis fetalis führen dem fetalen Organismus Spenderlymphozyten in großer Zahl zu. Durch die ATT werden bis zu 90% der aktuell zirkulierenden Lymphozyten ausgetauscht, dies aber meist bei einem Neugeborenen oder Frühgeborenen.
Während man davon ausgehen kann, daß die spontanen materno-fetalen Lymphozytenübertragungen nur kleine Mengen darstellen, könnten die intrauterinen Transfusionen und postnatalen ATTen von immunologischen Reaktionen gefolgt sein. Dies würde sowohl bei Verwendung von Frischblut gelten, als auch bei Anwendung von ACD-Blutkonserven, da nach PETRAKIS und POLITIS (1681) mononukleäre Leu-

kozyten bei 4° C zwei bis drei Wochen lebend erhalten bleiben. Mehrere Autoren haben nach intrauterinen Transfusionen und Austauschtransfusionen Spenderlymphozyten im Blut der Empfänger nachweisen können (1662-1663,1665,1666,1669, 1672,1677,1682,1691). 2 bis 5% der Empfängerlymphozyten zeigten eindeutige serologische Charakteristika der Spendereigenschaften (1678,1566-1568).
Nach FISCHER (1673) konnte bei über 400 intrauterinen Transfusionen an über 200 Feten (von denen über 50% überlebten) in keinem Fall eine "graft-versus-host"-Reaktion beobachtet werden. TURNER et al. (1672) hatten bis 1973 bei 461 Schwangerschaften, die durch Rh-Sensibilisierung gefährdet waren, intrauterine Transfusionen durchgeführt. In keinem Fall wurde eine graft-versus-host-Reaktion festgestellt; 52% der Kinder kamen lebend zur Welt; 84 der 461 NG (= 18%) mußten auch postnatal noch mindestens einmal ausgetauscht werden, ebenfalls ohne den Hinweis auf Auslösung von "graft-versus-host"-Phänomenen. Eines der Kinder, das über 4 Jahre Spenderlymphozyten in seinem peripheren Blut aufwies, entwickelt im 4. Lebensjahr eine akute lymphatische Leukämie; bei einem zweiten Kind fand man zwischen Spender- und Empfängerlymphozyten eine in vivo Hybridisierung.
Obwohl demnach das Risiko einer "graft-versus-host"-Reaktion durch intrauterine Transfusionen und Austauschtransfusionen als äußerst gering angesehen werden kann, sind in Tabelle 26 die in der Literatur mitgeteilten Fälle von "gvh"-Reaktionen bei NG zusammengestellt. Die sicherste Möglichkeit, der Gefahr einer "gvh"-Reaktion auszuweichen, liegt in der Verwendung von bestrahltem Blut (1693-1723, 453). Bis zum jetzigen Zeitpunkt hat diese Empfehlung keine Allgemeingültigkeit, wohl vor allem wegen der insgesamt niedrigen Zahl beobachteter Komplikationen.
Aber auch Anzeichen einer chronisch ablaufenden "graft-versus-host"-Reaktion konnten von BALLOWITZ (1664) und in eigenen Nachuntersuchungen nicht nachgewiesen werden (2075) (siehe Kapitel 5.).
Spekulativ und unbewiesen sind die Überlegungen von SCHWARTZ geblieben, daß mit intrauterinen Transfusionen und ATTen immunologische Situationen geschaffen werden können, die chronischen "graft-versus-host"-Reaktionen oder einer Immuntoleranz entsprechen, zunächst klinisch nicht erkannt werden, und wie im Tiermodell den Weg zur Tumorentstehung oder Entstehung von Autoimmunkrankheiten ebnen (1704). Bedenkt man nämlich die Zahl der bisher durchgeführten ATTen, so müßte SCHWARTZ's Theorie statistisch belegbar gewesen sein.

Tabelle 26 : Zusammenstellung der in der Literatur mitgeteilten Fälle von "graft-versus-host"-Reaktionen bei Neugeborenen, im Zusammenhang mit intrauterinen Transfusionen und/oder postnatalen Austauschtransfusionen. (+ = verstorben; ? = keine ausreichenden Angaben; SCID = schwere kombinierte Immundefizienz)

Autoren, Referenz	Fallzahl	Transfusionsgeschehen	Grundkrankheit	Dauer der Erkrankung	Form der gvh-Reaktion	klinischer Verlauf	Diagnosesicherung
JULIUS et al. (1725)	1	materno-fetal	primärer Immundefekt	?	chronisch	+	klinisch-histologisch-pathologisch
GROGAN et al. (1671)	1	materno-fetal	SCID	9 Wochen	akut	+	klinisch-histologisch-pathologisch
KADOWAKI et al. (1667)	1	materno-fetal	SCID	16 Monate	chronisch	+	lymphozytärer Chimärismus (Karyotyp)
O'REILLY et al. (1700)	1	materno-fetal	SCID	4 Monate	chronisch	?	HLA-Typisierung
MORHENN and MAIBACH (1674)	1	materno-fetal	? SCID	8 Monate	chronisch	+	klinisch-histologisch-pathologisch
NAIMAN et al. (1669)	1	3x intrauterin und 6x ATT	Frühgeb. Rh-Inkomp.	13 Wochen	chronisch	+	lymphozytärer Chimärismus (Karyotyp)
PARKMAN et al. (1666)	2	intrauterin und ATT	Rh-Inkomp. Frühgeb.	12 Tage 19 Tage	akut akut	+ +	lymphozytärer Chimärismus (Karyotyp)
MARINI et al. (1726)	1	intrauterin und ATT	Rh-Inkomp.	?	? chronisch	+	lymphozytärer Chimärismus (Karyotyp)
BÖHM et al. (1665)	1	intrauterin und ATT	Frühgeb.	21 Tage	akut	+	pathologisch, HLA-Typisierung
JACOBI et al. (1662)	1	ATT	Rh-Inkomp.	20 Tage	akut	+	klinisch-histologisch-pathologisch
AMMANN et al. (1711)	1	ATT	Hyperbili. ? SCID	?	akut	?	HLA-Typisierung
HATHAWAY et al. (1668)	1	ATT	Rh-Inkomp. ? SCID	3,5 Monate	chronisch	+	klinisch-histologisch-pathologisch
Gesamt	13	5x materno-fetal 5x intrauterin + ATT 3x ATT			7x chronisch 6x akut		

Da aber auch "gvh"-Reaktionen nach Blut- oder Blutkomponenten-Behandlung erst in den letzten Jahren bei verschiedenen Formen primärer Immundefizienzen (Knochenmarktransplantation oder Bluttransfusionen bei schweren kombinierten Immundefekten) und sekundärer Immundefizienzen beobachtet und mitgeteilt wurden (Blut-, Knochenmark-, Granulozyten-, Thrombozyten-Übertragung bei Tumorpatienten, Leukämiepatienten u.a.) (1693-1723), soll die Aufmerksamkeit für NG mit ATTen für dieses Problem nicht vermindert werden.
Schon FOWLER et al. (1697) untersuchten immunologische Veränderungen bei NG nach ATT. Homologe Hauttransplantate wurden sehr schnell abgestoßen, wenn für die ATT Blut verwendet wurde, das 48 Stunden und länger gelagert hatte; Austausch mit Frischblut führte zu einem verlängerten Überleben des Hauttransplantates, das von dem ATT-Blutspender stammte. Die Autoren vermuteten eine Homotransplantat-Toleranzinduktion als Folge der ATT und als Ursache des langen Transplantatüberlebens.
Daß mit der ATT die Tuberkulin-Positivität des Blutspenders auf das NG übertragen werden kann, ist durch Untersuchungen von SCHLANGE (1694) bekannt und gibt einen zusätzlichen Beweis für die Auswirkungen auf das T-Lymphozytensystem des NG, auch wenn es sich hier eher um einen passiven Vorgang handelt, als um eine aktive Stimulation des körpereigenen T-Zell-Apparates. XANTHOU et al. (1696,1690), PRINDULL (1695) und andere Untersucher haben die quantitativen Lymphozytenverschiebungen durch die ATT beim NG untersucht und gefunden, daß die Absolutzahl der Lymphozyten, d.h. die Summe von B- und T-Lymphozyten, am Ende der ATT unter dem Ausgangswert liegt, dann aber schon ab dem ersten Tag nach der ATT schnell ansteigt, ein Maximum um den 5. bis 7. Tag erreicht und damit den Normalverbrauch erreicht, der für altersentsprechende Kinder gilt.
Über die Verteilung und zeitabhängige Kinetik der B- und T-Lymphozyten beim gesunden NG haben wir in Kapitel 2. berichtet. Welche Veränderungen eine ATT auf die Verteilung der Lymphozyten-Subpopulationen bewirkt, ist unseres Wissens bisher in der Literatur nicht berichtet. Wir haben entsprechende Untersuchungen durchgeführt und analysiert (siehe Kapitel 5.).
XANTHOU et al. (1690) konnten bei 6, wegen Hyperbilirubinämie ausgetauschten NG die Transformierbarkeit und in vitro DNS-Synthese unter dem Einfluß der mitogen wirksamen Substanz Phytohämagglutinin studieren. Die beobachtete Verbesserung dieser T-Lymphozyten-Funktion war zwar nicht signifikant von den Kontrollkindern unterschiedlich, wenn man unmittelbar nach der ATT untersuchte,

stieg dann aber wenige Tage nach der ATT noch weiter auf normale Werte an, d.h. auf Erwachsenen-Normalwerte. Die Autoren vermuten, daß die Verwendung von Frischblut für die ATT diesen Effekt noch deutlicher gesteigert hätte; bei den untersuchten Kindern war 48 Stunden altes Konservenblut verwendet worden.
Die durch "Killer"-Lymphozyten vermittelte Zytotoxizität, die sogenannte natürliche Zell-Toxizität und die Phytohämagglutinin-induzierte Zytotoxizität wurden ebenfalls von XANTHOU et al. (1690) bei NG nach ATT untersucht. Hier zeigte sich eine deutliche Funktionsverbesserung nach der ATT. Es kann aber vermutet werden, daß der posttransfusionelle Anstieg der Lymphozyten zu diesem Ergebnis beiträgt oder auch eine MLC-Reaktion zwischen Spender- und Empfänger-Lymphozyten in vivo. Zusammenfassend sind zur Zeit potentielle Gefahren und nachgewiesene Nebenwirkungen durch die ATT beim NG auf dessen T-Zellsystem als unwesentlich zu nennen. Da aber Langzeitbeobachtungen und spezifischere Untersuchungen (z.B. Verteilung von Helfer- und Suppressorzellen, Lymphokine) nach ATT bisher nicht vorliegen, kann ein endgültiges Urteil zu diesem Zeitpunkt noch nicht abgegeben werden. Der Eingriff in das komplexe immunologische System ist durch eine ATT beim NG erheblich.

4.5.8. Einfluß der Austauschtransfusion auf endokrine Systeme

Ausmaß und Ursachen endokrinologischer Veränderungen beim NG unter ATTen sind von mehreren Untersuchergruppen nachgewiesen worden (1539-1565). Im einzelnen waren die Ursachen der Serum-Hormonspiegel-Veränderungen zurückzuführen (a) auf Konservierungsmittel oder Antikoagulantien im verwendeten Spenderblut; (b) auf das Herauswaschen von Hormonen aus dem zirkulierenden Blut durch die Maßnahme der ATT selbst; (c) auf den Streß durch die venöse oder arterielle Gefäßkatheterisierung; (d) auf den Effekt der Temperatur des Austauschblutes.
Die mit ACD-Blut zugeführte Glukose führt zu einer Hyperglykämie und stimuliert dadurch die Sekretion von Insulin und Wachstumshormon (1549,1550,1553,1559-1564). In den meisten Fällen kommt es aber nicht zu einer bedenklichen Hypoglykämie; trotzdem gehören Blutzuckerspiegelbestimmungen während und nach einer ATT zu den Routinemaßnahmen der Austauschüberwachung.
Bei ATT über einen Arterienkatheter wird mehr Wachstumshormon ausgeschüttet als bei ATT über einen venösen Katheter; dies dürfte Ausdruck eines größeren Streß bei der arteriellen Manipulation sein (1550). Dafür spricht auch, daß

es gleichzeitig zu einer stärkeren Ausschüttung von ACTH und Glucocorticoiden kommt (1540,1546,1558).

Citrat, das ebenfalls mit ACD-Konserven übertragen wird (siehe auch Kapitel 4.5.9.), führt zu einem Abfall des Plasmaspiegels für ionisiertes Calcium (1554). Reaktiv kommt es zu einer Stimulation der Parathormonsekretion, damit zu einer kompensatorischen Mobilisierung von Kalzium und Phosphor (1542,1551, 1565).

Transfusionen mit Heparinblut umgehen die austauschbedingte Hypoglykämie, die mit ACD-Blut beschrieben ist. Dagegen wird nach Heparinblut-ATTen ein starker Anstieg der freien Fettsäuren beobachtet, von dem vermutet wurde, daß er zu einer kompetitiven Hemmung der Bilirubin-Eiweißbindung führen könnte (1577, 1641); dieser Vorgang hat aber keine klinische Bedeutung erlangt. Während der ATT werden die Schilddrüsenhormone aus dem Empfängerblut herausgewaschen (1541, 1544-1548,1552,1555,1556), aber ein normales Gleichgewicht zwischen den einzelnen Hormonanteilen stellt sich sehr schnell wieder ein, so daß sich keine klinischen Konsequenzen ergeben (1563,1564).

SPENNATI et al. konnten bei NG nach ATT eine erhöhte Synthese- und Ausschüttungsrate für Plasma-Renin feststellen (1557). Nach diesen Autoren scheint die Austauschrate (ml Blut pro kg Körpergewicht pro Minute) der entscheidende Faktor für diese Aktivierung im Renin-Angiotensin-System zu sein.

FRANGATOS et al. (1539) fanden dagegen bei NG-ATTen keine signifikanten Änderungen für die Angiotensin-I-Blutspiegel, wenn sie vor, während und nach der ATT ihre Messungen durchführten. So konnten auch keine signifikanten und anhaltenden Blutdruckänderungen während der ATTen nachgewiesen werden (1539, 1527).

Mit Ausnahme der durch das ACD-Blut induzierten Hypokalziämie und möglichen Hypoglykämie haben alle anderen beobachteten Veränderungen in den verschiedenen endokrin wirksamen Systemen durch die ATT beim NG zu keinen klinisch nachweisbaren Nebenwirkungen oder Gefahren geführt.

4.5.9. Einfluß der Austauschtransfusion auf die Serumelektrolyte und das Säure-Basen-Equilibrium

Dem für die ATT verwendeten Blut werden gerinnungshemmende und konservierende Substanzen unterschiedlicher Art beigefügt. Aus diesen Zusätzen ergeben sich qualitativ unterschiedliche Austauschblüter, die untereinander gewisse Vor- und Nachteile aufweisen. Am häufigsten wird derzeit Frischblut mit Heparin ungerinnbar gemacht oder es werden Blutkonserven mit ACD (Adenin-Citrat-Dextrose) versetzt, wodurch sie für mehrere Tage bis wenige Wochen lagerfähig werden. Da das zugefügte Heparin metabolisiert wird, eignet sich heparinisiertes Blut nicht zur Lagerung, sondern muß innerhalb Stunden verwendet werden (1595,1598,1616, 1619,1623,1638,1640).
Der Energiestoffwechsel der Erythrozyten wird während der Aufbereitung und Lagerung von Konservenblut erheblich beeinflußt (1576-1641). Es kommt zu einer Verschiebung des Kalium-Natrium-Quotienten im Erythrozyten, d.h. das Plasma wird hyperkaliämisch und hyponatriämisch (1585,1586,1599,1605,1608,1628). ACD-Konservenblut ist wegen des kalziumbindenden Effekts durch das beigefügte Zitrat zusätzlich hypokalzämisch. Daher kann es bei der ATT mit ACD-Blut zu erheblichen Verschiebungen im Elektrolythaushalt von NG kommen.
Kalium-Veränderungen: Mit der Lagerung von ACD-Blut steigt der Kaliumanteil des Plasma um etwa 1 mÄq/Liter Plasma/Tag (1621). Dieser Anteil kann bei ATT oder niereninsuffizienten Patienten zu Nebenwirkungen führen, insbesondere das Reizleitungsvermögen des Herzens beeinträchtigen (siehe Kapitel 4.5.1.). Der Plasma-Kaliumanstieg unter ATTen bei NG ist von MILLER et al. (1631) nachgewiesen worden; dabei besteht eine Korrelation mit dem Alter der verwendeten Blutkonserve. Bei manifester Hyperkaliämie werden Kalziuminfusionen und die Gabe von Insulin (drängt Kalium zurück in die Erythrozyten) therapeutisch eingesetzt; sinnvoller ist die Verwendung von Blut, das nicht älter als 4 Tage ist, wenn möglich jünger als 48 Stunden (1576,1593,1598,1604).
Kalziumveränderungen: Während einer ATT mit ACD-Blut sinkt die Kalziumionenkonzentration im Serum, erreicht aber kurz nach der ATT wieder Normalwerte (1578, 1580,1582,1583,1596). Der geringe Kalziumionen-Abfall kann durch den nachweisbaren Einstrom von Kalziumionen aus dem Extravasalraum ausgeglichen werden. Während bei Infusionen einer Kalziumglukonatlösung im Verlauf einer ATT die totale Kalziumkonzentration im Serum steigt, wird die Kalziumionenkonzentration

nicht beeinflußt. Bei sehr niedrigem Kalziumblutspiegel, wie er bei FG nicht selten angetroffen wird, scheinen Kalziumsalzinfusionen angezeigt zu sein.
Mit ACD-Konservenblut wird Zitrat in erheblichen Mengen transfundiert. Aus den Untersuchungen von WEXLER et al. (1633) und AMES et al. (1632) läßt sich ersehen, daß der Zitratspiegel während der ATT schnell ansteigt, insbesondere bei NG mit einer Erythroblastosis fetalis. NG mit funktionell reifer Leberfunktion können das transfundierte Zitrat schnell eliminieren, während bei eingeschränkter Leber- und Nierenfunktion mit deutlich verzögerter Elimination gerechnet werden muß. Es kann dann, vor allem bei gleichzeitig induzierter Hyperkaliämie, zu Herzrhythmusstörungen kommen (1519). Ob durch die Hypokalzämie Blutungen ausgelöst werden können, ist umstritten.
Natriumveränderungen: Über den Zusammenhang zwischen Hypernatriämie und intracraniellen Blutungen bei FG und NG ist berichtet worden (1626-1628). Widersprüchlich sind Beobachtungen über eine durch die ATT induzierte Hypernatriämie in Verbindung mit Hirnblutungen. Während DOYLE et al. einen solchen Zusammenhang annehmen (1626), ist er von STEELE et al. widerlegt worden (1628). KREUGER (1621) fand nach ATTen mit ACD-Blut eine signifikante Verminderung des Plasmachloridspiegels, sowie ein Ansteigen des Plasmaphosphatgehaltes, das er auf einen Einstrom aus dem Extravasalraum zurückführt. Die von einigen Autoren gemessenen Magnesiumspiegel scheinen keinen signifikanten Schwankungen durch die ATT zu unterliegen.
Erhöhte Kupferspiegel mit der Gefahr der intravasalen Hämolyse, der Erythrozytenagglutination, der kompetitiven Hemmung der Bilirubin-Eiweißbindung und der Toxizität für bestimmte Enzyme, konnte BLOMFIELD (1622) nach ATTen nachweisen, die mit einem bestimmten Austauschtransfusions-Besteck durchgeführt worden waren, das Kupferteile enthielt.
Veränderungen im Säure-Basen-Equilibrium: Der Überschuß an Zitrat-Ionen in ACD- oder CPD-Lösungen, die für die Blutkonservierung benutzt werden, sowie der Anfall an Milchsäure, die während der Blutlagerung von Erythrozyten abgegeben wird, führen zu einer erheblichen Ansäuerung des gelagerten Konservenblutes (1584,1585,1587,1589-1595,1597,1604). Daher haben verschiedene Autoren bei massiven Transfusionen oder ATTen die Gabe von alkalischen oder alkalisierenden Lösungen empfohlen (1591,1629). Es haben aber einige Studien gezeigt, daß die austauschbedingte Azidose relativ bald nach der ATT einer Alkalose weicht (1589-1595). Nur bei bestehender Hypotension, kann die Azidose bestehenbleiben.

Nach HERVEI et al. (1589) kommt es bei NG, die vor der ATT keine Azidose aufwiesen, nicht zu einer azidotischen Stoffwechselveränderung. Eine schon bestehende Azidose kann allerdings verstärkt werden, sowohl bei Reifgeborenen als auch bei FG. In diesen Fällen sind Kontrollen und Ausgleich bei nachgewiesenen Entgleisungen erforderlich. Die an die Azidose sich anschließende Alkalose scheint dadurch bedingt zu sein, daß die Zitrat-Ionen zu Bikarbonat metabolisiert werden.
Da nach diesen Ausführungen der Entscheidung, ob man Heparin- oder ACD- oder CPD-Konservenblut verwendet, große Bedeutung für die möglichen Nebenwirkungen zukommt, sind die wichtigsten Daten in Tabelle 27 nochmals gegenübergestellt.

4.5.10. Einfluß der Austauschtransfusion auf die Erythropoese, Plasma-, Erythrozytenvolumen, Hämoglobinmasse

Die Inzidenz von Echinozyten (1497), Veränderungen des Haptoglobinserumspiegels (1501), Heinzkörperbildung (1429), Ferritin-Serumspiegelveränderungen (1493), Nachweis von saurer Erythrozytenphosphatase (1498,1499) vor und nach ATTen bei NG sind nur einige der erythrozytenbezogenen Parameter, die in der Literatur mitgeteilt werden. Für diese veränderten Parameter sind aber weder Vor- noch Nachteile für das ausgetauschte NG nachgewiesen oder zu erwarten, so daß in diesem Zusammenhang auf diese Untersuchungen nicht näher eingegangen werden muß.
In einem Einzelfall hatte die unbeabsichtigte Verwendung von Sichelzell-Blut für eine ATT zum Tod des NG durch Erythrozyten-Sichelung geführt (1502). Ein solcher Zwischenfall darf als extreme Seltenheit angenommen werden.
In einer vergleichenden Untersuchung konnte EBBESEN (831) zeigen, daß die ATT im gleichen Maß zu einer Spätanämie der NG führen kann wie die Phototherapie zur Behandlung der Hyperbilirubinämie bei Rhesus-Inkompatibilität. Damit führt die ATT in dieser klinischen Situation nicht in gesteigertem Maß zu einer schwerwiegenden Anämie, die gelegentlich Transfusionen erforderlich machen kann. Der Einfluß der ATT auf erythropoetische Regulationsmechanismen ist nur ungenügend untersucht. ERSLEV und McKENNA fanden in drei erwachsenen Patienten, die wegen einer hereditären Sphärozytose ausgetauscht wurden, daß die Hämoglobinkonzentration konstant gehalten wurde, daß die Erythrozytenproduktion - gemessen am Serumeisen-Turnover und an Knochenmarkveränderungen - sich nicht

quantitativ oder qualitativ änderte (1500). Dieselben Autoren schreiben der Gewebsoxygenierung die Hauptrolle für die Regulation der Erythrozytenbildung zu. GAHR et al. beobachteten bei sechs NG, die wegen Erythroblastosis fetalis ausgetauscht werden mußten, daß in der zweiten Woche nach ATT die γ/α Ratio der entsprechenden Hämoglobin-Ketten anstieg, während sie bei gesunden NG abfiel (1494). Dieses gestörte Gleichgewicht in der Globin-Ketten-Synthese könnte durch eine gesteigerte γ-Kettensynthese bedingt sein und Ausdruck der verminderten Erythropoese sein, die entweder Folge der Zufuhr großer Mengen an HbA oder einer unbekannten, γ-Ketten-Synthese-stimulierenden Substanz sein könnte (1494).

Über die durch ATTen veränderten Parameter wie Hämoglobinmasse, Erythrozytenvolumen und Plasmavolumen liegen bisher keine Untersuchungen vor, die auf die Verwendung verschiedener Blutpräparationen (Frischblut, Konservenblut) Rücksicht nehmen. KREUGER und WRANNE haben die einzigen uns bekannten Studien an NG mit konzentriertem ACD-Blut vorgenommen (639) und gezeigt, daß die ATT zu einem Hämoglobinverlust führt, wenn das ausgetauschte NG nicht schon vor der ATT anämisch war; der Hb-Verlust betrug im Durchschnitt 1.6 g Hb pro kg Körpergewicht, d.h. mehr als 10% der vor ATT vorhandenen totalen Hb-Masse. Durch die Verwendung von ACD-Blut, das hypoosmolar ist und zu einer Überhydrierung der Erythrozyten führt, kommt es zu einem Abfall des Hämatokrit beim ausgetauschten Kind. Zu erklären ist diese Beobachtung durch den Flüssigkeitsausstrom aus den transfundierten Erythrozyten nach der ATT. Das Flüssigkeitsvolumen erhöht sich beim NG durch die ATT um etwa 25%. Dabei bleibt die durchschnittliche Hämoglobinkonzentration der Erythrozyten (MCHC) gleich, wenn man die Werte vor und nach ATT vergleicht. Damit führt die ATT mit ACD-Blut auch durch den Flüssigkeitszustrom aus den anfangs hyperhydrierten Erythrozyten zu einem Hb-Abfall durch die nachfolgende Dilution (639).

Durch die ATT wird dem NG mehr Plasma genommen als zugeführt. Der Flüssigkeitsverlust wird aber durch den erwähnten Erythrozyten-Flüssigkeitsausstrom kompensiert. Ein Verlust von Plasma in den Extravasalraum scheint nicht in nennenswertem Maß einzutreten (637-643).

Tabelle 27 : Gegenüberstellung der Vor- und Nachteile von heparinisiertem Frischblut oder Konservenblut für die Austauschtransfusion bei Neugeborenen, sowie Vergleich der wichtigsten Blutaufbereitungen im Hinblick auf die wichtigsten physiologischen Parameter und ihre Veränderungen.

Blutaufbereitung	Vorteile	Nachteile
Heparin-Frischblut	kein Zitrat, keine Hyperkaliämie, keine Dilution, leicht alkalisch,	muß innerhalb 24-48 Stunden verwendet werden
ACD-Konserven-Blut	Lagerfähigkeit	Hypokalzämie, Hyperkaliämie, metabolische Azidose, Zitrattoxizität, Dilution;
CPD-Konserven-Blut	Lagerfähigkeit weniger azidotisch als ACD-Blut, längere Überlebenszeit der Erythrozyten als mit ACD-Blut,	Zitrattoxizität, Dilution, Hypokalzämie, Hyperkaliämie;
Blutkonserve	Verfügbarkeit, Lagerfähigkeit	ATP vermindert, 2,3-DPG vermindert, verkürzte Überlebenszeit der Erythrozyten, Hyperkaliämie, alle Nachteile des ACD- oder CPD-Bluts (s. oben) Verlust von Serumproteinen mit kurzer Halbwertszeit (Komplement, Gerinnungsfaktoren u.a.)
Frischblut (z.B. "walking-donor")	Serumproteine und zelluläre Bestandteile des Bluts erhalten (Thrombozyten, Komplement-, Gerinnungsfaktoren u.a.)	Verfügbarkeit und Lagerfähigkeit eingeschränkt
Gefrorene Erythrozyten suspendiert in Albumin-Elektrolyt-Glukose-Lösung	Verfügbarkeit, kein Zitrat, keine Leukozyten, keine Isoagglutinine,	keine Thrombozyten, keine Plasmaproteine (Immunglobuline, Gerinnungsfaktoren, Komplement u.a.,außer Albumin)

4.5.11. Antigen-Antikörper-vermittelte Transfusionsreaktionen (Blutgruppensysteme, Serumproteine)

Bei jeder Bluttransfusion, so auch bei der ATT, wird der Empfänger mit einer Vielzahl antigener Determinanten exponiert, die in seinem Organismus nicht vorhanden sind. Aus dieser Situation kann die Bildung von spezifischen Antikörpern resultieren, gefolgt von potentiell gefährlichen Antigen-Antikörper-Reaktionen bei erneuter Exposition. Diese als Transfusionsreaktionen bezeichneten Ereignisse können sowohl auf Antigene an der Oberfläche transfundierter Zellen zurückzuführen sein (Erythrozyten, Thrombozyten, Leukozyten), wie auch ihre Ursache in der Antikörperbildung gegen fremde Serumproteine haben (1569-1575). Außer der Transfusionsreaktion schlechthin kann ein Nebeneffekt in der verkürzten Halbwertszeit transfundierter Blutzellen liegen.
Neben den Allo-Antikörpern, die bei jeder Transfusion im Empfängerorganismus gebildet werden können, spielen sicherlich auch Autoantikörper bei Transfusionsreaktionen eine Rolle (1574,1575), wie auch Reagine, d.h. IgE-Antikörper gegen heterophile Antigene (1574).
Über die Spezifität der gegen Erythrozyten gerichteten Auto- und Allo-Antikörper der verschiedenen Immunglobulinklassen ist wiederholt berichtet worden (1569-1575). Ob die ATT bei NG ein höheres oder niedrigeres Sensibilisierungsrisiko trägt als die Transfusionen in anderen Altersgruppen ist nicht sicher zu beantworten. Über die Sensibilisierung gegen Leukozyten und Thrombozyten und die daraus resultierenden Nebenwirkungen ist an anderer Stelle hingewiesen worden (siehe Kapitel 4.5.6.). Hämolytische Reaktionen wie bei Fehltransfusionen oder Transfusionsreaktionen können aber auch Ausdruck fehlerhafter Lagerung und Konservierung von Blut sein und durch starke Temperaturschwankungen oder 5 bis 10%ige Dextroselösungen verursacht sein.
Die Häufigkeit allergischer Reaktionen während und nach Transfusionen beträgt etwa 1 bis 3% (1570). Die betroffenen Patienten weisen meist eine Vorgeschichte mit allergischer Diathese auf. Selten kommt es zu schweren Auswirkungen mit Glottisödem oder asthmaähnlichen Beschwerden. BOBO et al. (1113) beobachteten bei 944 Bluttransfusionen, von denen 44 an Kinder verabreicht worden waren, 2 urtikarielle Reaktionen.
Der Mechanismus dieser Reaktionen läßt sich nach PERKINS (1574) dadurch erklären, daß es zur Antikörperbildung gegen antigene Determinanten menschlicher

Plasmaproteine kommt.

Die Isoantikörperbildung gegen IgG ist bei Transfusionen von klinischer Relevanz. Dabei richtet sich die Antikörperbildung, soweit dies bisher bekannt ist, gegen die genetisch determinierten Gm-Faktoren des IgG-Moleküls, nicht gegen die Inv-Faktoren. In der Literatur sind bisher 4 Fälle beschrieben, die anti-Gm-Antikörper aufwiesen und bei denen es zu Transfusionsreaktionen gekommen war (1468,1471-1476).

Lebensbedrohliche anaphylaktoide Reaktionen können bei Patienten oder klinisch gesunden Menschen mit einem IgA-Mangel nach Blut- oder Plasmagabe, sowie nach Immunglobulininjektionen auftreten (1458-1478).

Dieselben Reaktionen sind aber auch in wenigen Fällen bei Patienten ohne nachgewiesenen IgA-Mangel aufgetreten. Eine Allo-Antikörperbildung gegen die IgA-Determinanten A2m(1) und A2m(-1) wird als ursächlicher Mechanismus dieser Reaktionen angenommen (1458-1460). Möglicherweise können die Zwischenfälle durch die Verwendung gewaschener Erythrozyten oder von Plasma eines gesunden IgA-Mangel-Spenders umgangen werden.

Unseres Wissens sind beim NG oder nach ATT durch IgA-Antikörper-vermittelte Zwischenfälle bisher nicht beschrieben worden, obwohl das NG für Tage bis Wochen nach der Geburt einen physiologischen IgA-Mangel aufweist. Es ist andererseits der Nachweis gelungen, daß bereits bei Feten eine intrauterine Isoimmunisierung durch den Übertritt mütterlichen IgA's eintreten kann (1468). Normalerweise ist aber die Plazenta für IgA (und IgM) nicht durchlässig.

STIEHM und FUDENBERG berichten, daß 30% aller Kinder, die einer Transfusion oder Immunglobulinbehandlung unterzogen wurden, anti-Immunglobulin-Antikörper aufweisen, gegenüber 6% unbehandelter Kinder (1473). ALLEN und KUNKEL fanden bei der Serumuntersuchung von 24 polytransfundierten Kindern in 17 Fällen agglutinierende Antikörper gegen einen Gm-Faktor (1476).

Über die klinische Bedeutung dieser Antikörper besteht aber weiterhin Uneinigkeit; sicher ist, daß der alleinige Nachweis von Antikörpern gegen IgG-Faktoren oder IgA nicht zwingend mit Transfusionsreaktionen assoziiert sein muß.

Da die klinische Bedeutung dieser Antigen-Antikörper-Reaktionen bisher ungenügend erforscht ist, sind die in der Literatur mitgeteilten Fälle von Transfusionszwischenfällen bei IgA-Mangel in Tabelle 28 zusammengefaßt.

Reagine, d.h. IgE-Antikörper gegen Allergene, können ebenfalls an Transfusionsreaktionen beteiligt sein. So können durch eine Transfusion Nahrungsmittel-

allergene von einem Spender auf einen sensibilisierten Empfänger übertragen werden und in einer urtikariellen Reaktion resultieren (1569). Auch die umgekehrte Reaktion, der Transfer von Antikörpern auf einen allergen-tragenden Empfänger, kann in Nebenwirkungen, d.h. allergischen Reaktionen enden; dieser Zwischenfall ist allerdings extrem selten beobachtet worden. Die Verwendung gewaschener Erythrozyten umgeht solche potentiellen Nebenwirkungen. Speziell für das Neugeborenenalter scheinen Reaktionen vom Reagintyp (IgE) praktisch bedeutungslos zu sein, da dieses Immunsystem erst nach der Geburt sich allmählich funktionell aufbaut und ausweitet.
Die mit einer durch Mikroorganismen oder Pyrogene kontaminierte Transfusion ausgelösten Nebenwirkungen werden im Kapitel 4.5.12. abgehandelt.

4.5.12. Infektionsübertragung mit der Austauschtransfusion

Das für die ATT verwendete Blut kann mit bakteriellen Pyrogenen oder lebenden Infektionserregern kontaminiert sein und zu einer Reihe von transfusionsbedingten Nebenwirkungen führen (1351-1393).
Die klinischen Symptome, die durch pyrogene Substanzen hervorgerufen werden , sind denen sehr ähnlich, die nach der Reaktion von Leukozyten- oder Thrombozytenagglutininen auftreten (siehe Kapitel 4.5.3. und 4.5.6.): unmittelbar nach Beginn der Transfusion zeigt der Patient vermehrte Hautdurchblutung, Tachykardie, Husten, Engegefühl in der Brust; im Blutbild findet sich eine Neutropenie. 15 bis 60 Minuten nach Transfusionsbeginn folgt eine symptomlose Latenzzeit, dann steigt der diastolische Druck, Kopfschmerzen, Schüttelfrost und rascher Temperaturanstieg treten auf. 2 bis 3 Stunden später kommt zur Neutrophilie eine deutliche Linksverschiebung hinzu. Die Schwere des Krankheitsbildes variiert dann mit der Menge zugeführter pyrogener Substanzen (1388).
Mikroorganismen können bei einer Transfusion auf drei Wegen in den Empfängerorganismus gelangen: (1) über kontaminiertes Transfusionsbesteck; (2) über eine kontaminierte Blutkonserve; (3) über die Einstichstelle der Transfusionskanüle bzw. eines Katheters.
Besonders gefährlich sind endotoxin-produzierende, vorwiegend gram-negative Bakterien, wenn man die Sofortreaktionen zählt. Fieber, Blutdruckabfall und heftige Muskelschmerzen treten schon bei relativ geringen Transfusionsmengen etwa 20 Minuten nach Transfusionsbeginn auf (1351). HABIBI und SALMON (1388)

berichten von einer Letalität von 56% beim transfusionsbedingten bakteriellen Schock. DORTMANN et al. (1384) beobachteten bei 1784 ATTen bei 918 NG in 11 Fällen eine bakterielle Sepsis, von denen drei tödlich ausgingen. Dabei ist nicht ausreichend geklärt, ob nicht auch ATTen bei einer schon bestehenden Sepsis durchgeführt wurden.
Eine transitorische Bakteriämie dürfte sich nach NELSON et al. (1382) in etwa 10% aller ATTen ereignen. Dieselben Autoren beobachteten bei 81 ausgetauschten NG in 2 Fällen das Auftreten einer Sepsis nach ATT; beide Fälle waren aber erst mehrere Tage nach der ATT aufgetreten.
Organinfektionen wie Osteomyelitis (1393), Arthritis (1392), Endocarditis (1383) u.a. nach ATTen müssen als septisch-metastatische Komplikationen angesehen werden, treten aber nur in Ausnahmefällen auf.
In diesen Fällen wird der Infektionsweg eher über den verwendeten Nabelvenenkatheter als über kontaminierte Blutkonserven nachgewiesen (1382,1385,1386, 1387,1389,1390,1391).
Mit Bluttransfusionen, wie auch ATTen, können Bakterien, Viren, Rickettsien und Protozoen übertragen werden. Eine Übersicht der in der Literatur mitgeteilten transfusionsübertragenen Infektionen gibt Tabelle 29.
Die klinisch größte Bedeutung kommt der durch Hepatitis-Virus B oder -nonA-nonB hervorgerufenen Infektion zu (1351,1369-1381).
Die Inzidenzrate für die Posttransfusions-Hepatitis wird mit 0.1 - 1% bezogen auf transfundierte Bluteinheiten angegeben (1369-1381,1727). Es darf aber angenommen werden, daß eine verbesserte Suche nach Hepatitis-B- und Hepatitis-nonA-nonB-Antigenträgern diese Komplikationsrate weiter senken wird.
Alle weiteren transfusionsbedingten Virusinfektionen spielen zahlenmäßig nur eine untergeordnete Rolle (Epstein-Barr-Virus, Zytomegalie-Virus, Hepatitis-A-Virus)(1364,1352-1363,1727) oder stellen nur Einzelbeobachtungen dar (Röteln-, Masern-, Herpes simplex-, Coxsackie-, Adeno-, Colorado-Zeckenfieber-Virus) (1351,1727).
Für europäische Verhältnisse ist auch die Übertragung von parasitären Infektionen zu den Ausnahmefällen zu rechnen. Malaria (1365-1368), Toxoplasmose, Trypanosomiasis, Babesiosis, Kala-Azar, Filariasis sind die häufigsten der insgesamt extrem selten übertragenen Infektionen (1727).

Tabelle 28 : Anti-IgA-Antikörper und Transfusionsreaktionen bei Patienten mit IgA-Mangel (Literaturzusammenstellung)

Fallzahlen	Serum-IgA	anti-IgA-Antikörper	Klinisches Bild, Verlauf	Referenz
6	3 Ø 3 +	3 + 3 +	a.R. überlebt	VYAS et al. (1459) 1968
33	k.A.	25 +	a.R. überlebt	VYAS et al. (1460) 1969
1	Ø	+	a.R. überlebt	SCHMIDT et al. (1463) 1969
1	Ø	+	a.R. überlebt	MILLER et al. (1464) 1970
1	Ø	+	a.S. überlebt	BJERRUM, JERSILD (1462) 1971
4	4 Ø	4 +	a.S. überlebt	LEIKOLA et al. (1461) 1973
2	2 Ø	2 +	a.R. überlebt	KAMME et al. (1466) 1975
4	2 Ø 2 +	4 +	a.R. 1 exitus letalis 3 überlebt	PINEDA, TASWELL (1467) 1975
2	2 Ø	2 +	schwere a.R. überlebt	INVERNIZZI et al. (1470) 1975
6	6 Ø	1 + 5 Ø	keine Nebenwirkungen	KOISTINEN et al. (1469) 1978

+) Zeichenerklärungen: Ø = nicht nachweisbar; + = nachweisbar;
a.R. = anaphylaktoide Reaktionen; a.S. = anaphylaktischer Schock;
k.A. = keine Angaben

Tabelle 29 : Mikroorganismen, die durch Bluttransfusionen übertragen werden können. (+ = Erreger mit zahlenmäßig klinischer Relevanz). Literaturhinweise siehe Text.

Mikroorganismus
I. Bakterien
1. gram-positive
Corynebact.sp.
+) Staphylococcus sp.
2. gram-negative
Pseudomonas sp.
Enterobacteriaceae
3. Sonstige
Leptospira sp.
Treponema pallida
Brucella sp.
II. Viren
Hepatitis A
+) Hepatitis B
+) Hepatitis non-A,non-B
+) Zytomegalie
Epstein-Barr
Adeno-V.
Coxsackie-V.
Herpes simplex
Röteln
Masern
III. Parasiten
Mikrofilariae (Filariasis)
Plasmodium sp. (Malaria)
Babesia sp. (Piroplasmosis)
Toxoplasma gondii
Trypanosoma sp. (Chagas Krankheit)
Leishmania donovani (Kala-Azar)

4.5.13. Chromosomale Veränderungen nach Austauschtransfusionen

Von GALLE et al. (1566) wurden bei 6 NG Chromosomenanalysen vor ATT mit gegengeschlechtlichem Blut und in zunehmendem Abstand zum Austausch nach ATT durchgeführt. Die Untersuchung auf sekundäre Aberrationen nach ATT (und Phototherapie) ergab keinen Hinweis auf einen clastogenen Effekt der Therapie.

4.5.14. Störungen im Wärmehaushalt unter Austauschtransfusionen

ATTen werden mit Blut vorgenommen, das entweder spontan auf Raumtemperatur erwärmt wurde und durch Wärmevorrichtungen (Wasserbad, Wärmspirale) angewärmt wurde. Berichte über Nebenwirkungen beziehen sich fast ausschließlich auf die Verwendung von Blut, das Temperaturen unter 20° C aufwies (1535-1538).

4.5.15. Einfluß der Austauschtransfusion auf Serumspiegel von Therapeutika

Zu dieser wichtigen Fragestellung liegen nur wenige Untersuchungen vor (1394-1399). Viele der NG, die einer ATT unterzogen werden, erhalten oft eine medikamentöse Behandlung, wie z.B. Antibiotika, Herzglykoside u.a. Ob vor, während oder nach einer ATT Ausgleichsdosierungen für die entsprechenden Medikamente erforderlich sind, kann nur durch kontinuierliche Serumspiegelbestimmungen festgelegt werden.
Für Kanamycin fanden YAKATAN et al., daß nur 3% der gegebenen Dosis durch die ATT verlorengingen, so daß eine Dosiskorrektur nicht erforderlich ist (1394). Auch Plasma-Digoxinspiegel scheinen vor und nach ATT keine signifikanten Schwankungen zu erfahren (1395,1396), ebenso die in der Eliminationsphase gemessenen Theophyllinspiegel vor und nach einer ATT (1397). Dagegen kann Chloramphenicol quantitativ aus dem Blut entfernt werden, was vor allem für die Behandlung der Chloramphenicol-Überdosierung beim NG von klinischer Bedeutung ist (1398).

4.5.16. Gerichtsmedizinische Entscheidungen bei Bluttransfusionen

In Notfallsituationen ist die Einwilligung eines Patienten zu einer ATT und die Aufklärung über eventuelle Gefahren nicht erforderlich (1321-1323). Über das Vorgehen bei Patienten, die Zeugen Jehovas sind, liegen unterschiedliche Entscheidungen und Meinungen vor (1321-1322).

4.5.17. Langzeituntersuchungen nach Austauschtransfusionen und intrauterinen Bluttransfusionen

KNOBBE et al. (1349) konnten bei Nachuntersuchungen an Kindern zeigen, die vor 3 bis 15 Jahren intrauterine Transfusionen oder in der Vergleichsgruppe postnatale ATTen erhalten hatten, daß die intellektuelle, motorische und soziale Entwicklung der Kinder in beiden Gruppen keine signifikanten Unterschiede aufwies. Im Vergleich zu einer Gruppe unbehandelter Kinder wiesen Kinder mit intrauterinen Transfusionen im Durchschnitt höhere Intelligenzquotienten auf. BOUCHARLAT und RIVAL (1348) konnten 61 von 110 Kindern nachuntersuchen, bei denen in der NG-Periode wegen einer Rh-Inkompatibilität eine oder mehrere ATTen durchgeführt werden mußten. 46 von 61 Kindern hatten sich psychomotorisch und psychomental völlig normal entwickelt. Bei drei Kindern fand sich eine körperliche Retardierung, bei 4 Kindern ein isolierter Intelligenzdefekt, bei dreien neurologische Ausfälle (Hirnnervenausfälle, N.VIII), fünf Kinder waren schwer zerebral geschädigt.

Die geringe Zahl von Untersuchungen, die als Langzeitstudien bei ausgetauschten Neugeborenen durchgeführt wurden, werfen auch die Frage nach Spätauswirkungen durch die ATT auf, auf die es bis heute keine Antwort gibt.

Um nur einige der ungeklärten Fragen zu nennen: Entwicklung der gonadalen Funktion bei Kindern nach ATT in der Neonatalperiode? Frequenz von Tumor- und Leukämieerkrankungen bei ausgetauschten Kindern (Übertragung onkogener Viren? onkogener Substanzen?)? Erkrankungsfrequenz an Autoimmunerkrankungen?

4.5.18. Zusammenfassung der potentiellen Gefahren und nachgewiesenen Nebenwirkungen der Austauschtransfusion beim Neugeborenen

In Tabelle 30 sind die potentiellen Gefahren der ATT beim NG zusammengefaßt. Über die Notwendigkeit und Möglichkeiten der Prävention und Behandlung wird in der Diskussion (siehe Kapitel 6) ausführlich die Rede sein.

Tabelle 30 : Zusammenfassung der potentiellen Gefahren der Austauschtransfusion beim Neugeborenen.

Betroffenes System	Problem/Symptom/Krankheit	Klinische Relevanz	Prävention,Behandlung
(1) Herz-Kreislauf	Luft-,Thromboembolien, Pfortaderthrombose, Gefäßperforation, nekrotisierende Enterokolitis, Volumenbelastung, Rhythmusstörungen, Herzversagen	bei regelrechter Austauschtechnik seltene Komplikationen, außer bei primär bestehender kardiovaskulärer Belastung	bis auf nekrotisierende Enterokolitis weitgehend vermeidbare Komplikationen bzw. therapeutisch bei Kontrolle der ATT-Prozedur angehbar
(2) Nieren	Gefäßverschluß über Emboli oder Thrombose	sehr seltene Komplikation	vermeidbar bei Kontrolle der Katheterlage
(3) Lungen	pulmonale Hypersensitivitätsreaktion	sehr selten	Transfusion von Mikroaggregaten durch Anwendung von Filtern möglich
(4) Gastrointestinaltrakt	nekrotisierende Enterokolitis	Zusammenhang mit ATT nicht gesichert; potentielle Gefahr	Prävention nicht sicher möglich; Behandlung mit unterschiedlichem Erfolg
(5) Augen	retrolentale Fibroplasie	Zusammenhang mit ATT nicht gesichert	in den meisten Fällen durch strenge Kontrolle der 02-Therapie vermeidbar
(6) Gerinnungssystem	intravasale Gerinnung, Hypoprothrombinämie,	selten	vermeidbar bei Gabe von Vitamin K, bei dosierter Heparinisierung

Fortsetzung Tabelle 30 : Zusammenfassung der potentiellen Gefahren der Austauschtransfusion beim Neugeborenen.

Betroffenes System	Problem/Symptom/Krankheit	Klinische Relevanz	Prävention,Behandlung
(7) Endokrine Systeme	vermehrte Hormonausschüttungen (Insulin,Wachstumshormon,ACTH, Glukokortikoide), "wash-out"-Effekt auf Hormon (Schilddrüsenhormone)	bis auf transitorische Hypoglykämie ohne gesicherte klinische Relevanz	wird durch Blutzuckerspiegelbestimmungen wirksam kontrolliert und ausgleichbar
(8) Elektrolyte	Hyperkaliämie, Hypokalzämie, Hypochlorämie, Hyperphosphatämie	nur bei Verwendung von altem ACD-Blut und bei ungenügender Kontrolle relevant	durch Kalziumgaben erfolgreich zu verhindern;besser auch die Anwendung von heparinisiertem Frischblut
(9) Säure-Basen-Haushalt	Azidose	bei Verwendung von ACD-Konservenblut	durch Blutgaskontrollen und Pufferung der ACD-Konserven oder durch Verwendung von heparinisiertem Frischblut zu verhindern
(10) Erythrozyten	Auswirkungen auf Erythropoese	ungenügend untersucht	
(11) Leukozyten	Leukopherese	transitorisch	nicht erforderlich
(12) Thrombozyten	Thrombopenie, Posttransfusions Purpura	transitorisch; Antikörperbildung sehr selten	meist nicht erforderlich
(13) Wärmehaushalt	Unterkühlung	praktisch bedeutungslos	Anwärmen des Spenderbluts

Fortsetzung Tabelle 30 : Zusammenfassung der potentiellen Gefahren der Austauschtransfusion beim Neugeborenen.

Betroffenes System	Problem/Symptom/Krankheit	Klinische Relevanz	Prävention,Behandlung
(14) B-Zell-Immunsystem	Suppression der körpereigenen Antikörperbildung	transitorisch,ohne signifikante Steigerung der Infektionsanfälligkeit	scheinbar nicht erforderlich
(15) T-Zell-Immunsystem	graft-versus-host-Reaktion	extrem seltene Komplikation	Bestrahlen des Spenderblutes
(16) Komplementsystem	nicht bekannt	bisher nicht bekannt	
(17) "Transfusionsreaktionen"	im Blutgruppensystem mit Hämolyse	abnehmende Bedeutung	weitgehend zu vermeiden
	im Serumproteinsystem mit Antigen-Antikörperreaktionen unter anaphylaktoiden Reaktionen	seltene Komplikation	primär meist unvermeidbar
(18) Infektionsübertragung	Bakterien,Viren,Parasiten	für Hepatitis-Viren von abnehmender aber noch signifikanter Relevanz	mit besseren Nachweismethoden für Antigenträger weitgehend in Zukunft zu vermeiden

5. Experimenteller Teil

5.1. Material, Methoden, Patienten

5.1.1. Serumabhängige und intragranulozytäre Bakterienabtötung in vitro.

5.1.1.1. Material

Accupette Pipets 5µl,P4518-5	Date Diagnostics,USA
Aqua pro injectione,steril und pyrogenfrei	E.Braun,Melsungen
Ammoniumsulfat p.a.	E.Braun,Melsungen
Antibiotika-Agar No.11	E.Merck,Darmstadt
Bakterienfilter No.120-0020 0,20 micron membrane,plain	Nalge,USA
Base-Agar,Antibiotika-Agar No.5	E.Merck,Darmstadt
Biseko,Serumkonserve	Biotest-Serum-Institut,Frankfurt
Diaflo Ultrafiltrationsgerät	
Gamma-M-Konzentrat	Behringwerke,Marburg
Hank's buffered salt solution, pH7,3;steril und pyrogenfrei	Flow Laboratories,Bonn
Isotone Kochsalzlösung,steril und pyrogenfrei	Fresenius,Hamburg
Labofuge II	Heräus,Osterode
Liquemin, 25.000	Hoffmann-La Roche,Grenzach
Makrodex	Knoll AG,Ludwigshafen
Phosphate buffered saline without magnesium and calcium,sterile, pH 7,2	Flow Laboratories,Bonn
Plastikröhrchen 9 R(14/92)	Boll,München
Protein-Standard B (human) zur C3c-Bestimmung	Behringwerke,Marburg
Rinderserum ORKP 44/45	Behringwerke,Marburg
Rinder-Serumalbumin	Behringwerke,Marburg
Schura-Serumeiweißkonserve	Schura-Blutderivate,Krefeld
Seretin,Serumkonserve	Behringwerke,Marburg
Serratia marcescens (Patientenisolat)	Abteilung für Antimikrobielle Therapie und Infektionsimmunologie der Kinderklinik,München
Siliconized plastic tubes,No.2025, 15 x 125 mm,with screw caps	Falcon,USA

Siliconized plastic tubes,No.2027, 13 x 100 mm,with screw caps	Falcon,USA
Sörensen-Puffer pH 8,0:	
94.5 ml KH_2PO_4-Lösg.(9.178%)	
5.5 ml $NaHPO_4$-Lösg.(11.876%)	
Standard-Nähragar -I,No.7881	E.Merck,Darmstadt
Standard-Nährbouillon,No.7882	E.Merck,Darmstadt
Staphylococcus aureus (A 502)	Prof.P.G.Quie,Minneapolis,USA

5.1.1.2. Versuchsablauf, Auswertung

Um die Phagozytose und intrazelluläre Bakterienabtötung durch Granulozyten und die Opsonisierungsfähigkeit verschiedener Seren miteinander vergleichen zu können, wurden der direkte und indirekte Bakterizidie-Test durchgeführt. Kriterium für die Auswertung dieses Bakterizidie-Tests ist die Abtötung von Bakterien als Folge des auch in vivo ablaufenden Zusammenspiels von Serumfaktoren, Phagozytose und intragranulozytärer Bakterizidie.

Beim direkten Bakterizidie-Test stammen alle humoralen und zellulären Abwehrfaktoren von ein und derselben Versuchsperson. Aus technischen Gründen kann dieser Test bei NG nur dann durchgeführt werden, wenn z.B. bei einer ATT genügend große Blutmengen zur Verfügung gestellt werden können. Wichtig ist, daß ausreichend große Granulozytenmengen aus dem Blut isoliert werden können. Zudem muß der Test innerhalb 1 bis 2 Stunden nach der ATT durchgeführt werden, unter Rücksichtnahme auf die kurze in vitro Halblebenszeit der Granulozyten. Ein schnelles Prozessieren der Granulozyten scheiterte in den nachfolgend beschriebenen Versuchen z.T. auch daran, daß das Patientenserum erst in mehreren Schritten von den Antibiotika befreit werden mußte, die bei schon erfolgter Chemotherapie in dem ATT-Blut enthalten waren.

Bei dem indirekten Bakterizidie-Test stammen nur die Serumfaktoren von der zu untersuchenden Person. Ihre Funktion wird mit Indikator-Granulozyten von einer gesunden Kontrollperson ermittelt. Da die in vitro-Funktion der Neugeborenen-Granulozyten in zahlreichen Vorversuchen an ATT-Blutproben ermittelt werden konnte, war der indirekte Bakterizidie-Test zum Nachweis der serumabhängigen Funktionen, d.h. der Opsonisierungskapazität von besonderer Bedeutung.

Der Versuchsablauf ist schematisch in Tabelle 31 dargestellt.

Im Prinzip werden Testbakterien mit Granulozyten und Serum inkubiert und die Anzahl der in dem Versuchsansatz mit Patientenserum und -granulozyten überle-

benden Bakterien im Vergleich zu einem Ansatz mit Kontrollserum und -granulozyten bestimmt. Je mehr Bakterien in einer bestimmten Zeiteinheit abgetötet werden, desto besser sind die Opsonisierungskapazität des Serums und die intragranulozytäre Abtötung der Bakterien, desto besser ist die antibakterielle Bakterizidie der untersuchten Person für dieses antiinfektiöse Abwehrsystem.
Die Herstellung der Granulozytensuspension (siehe Tabelle 31), wie alle anderen Manipulationen, laufen unter streng sterilen Kautelen ab. Nach Blutentnahme von etwa 20 ml heparinisiertem (Venen- oder ATT-)Blut (5 E Liquemin/ml Blut) wird das Blut mit Macrodex im Verhältnis 1 : 3 (1 Teil Blut, 2 Teile Macrodex) vorsichtig vermischt und in silikonisierten Zylindern im Brutschrank bei 37° C zur Sedimentation inkubiert. Nach 30 bis 60 Minuten haben sich die Erythrozyten etwa auf die Hälfte des Gesamtvolumens abgesetzt. Der leukozytenreiche Überstand wird abpipettiert, in einem silikonisierten Zentrifugenglas dreimal gewaschen. Nach jedem Zentrifugationsvorgang wird auf einem Rüttler gut resuspendiert, um das Verklumpen von Granulozyten zu verhindern.
Der Überstand enthält überwiegend Lymphozyten, das Sediment überwiegend Granulozyten, Monozyten und vereinzelt Erythrozyten.
Nach dem dritten Waschvorgang wird das Sediment mit Hank'scher Lösung auf 5 ml aufgefüllt. Aus dieser Suspension wird die Granulozytenzählung nach einer Standardmethode vorgenommen, die Auszählung erfolgt mikroskopisch in einer Neubauerkammer. Die Granulozytensuspension wird zum interindividuellen Vergleich für die Versuchs- und die Kontrollperson auf gleiche Konzentration eingestellt. In unseren Versuchen wurde eine Granulozytensuspension von 5×10^6/ml Suspension zugrunde gelegt. Die Beimischung von Monozyten konnte vernachlässigt werden, sie betrug im Mittel 4% $\pm$ 2 der Leukozytensuspension. In jedem Fall lag die Granulozytenpopulation über 92%, nachgewiesen an gefärbten Differentialausstrichen. Im Trypanblau-Test wurden in allen Fällen über 95% lebende Granulozyten gefunden.
Bei der Herstellung der Bakteriensuspension wurden sowohl Staphylococcus aureus (Stamm A 502 oder S 10004; freundlicherweise zur Verfügung gestellt von Prof. Dr.P.G.Quie, Minneapolis, USA) als auch Serratia marcescens (Patientenisolat aus der Universitäts-Kinderklinik, München) als Testbakterien verwendet. Beide Erregerarten werden überwiegend durch serumabhängige und intragranulozytäre Mechanismen eliminiert. Im Gegensatz dazu werden andere Erreger vorwiegend durch humorale Mechanismen, wie spezifische Antikörper (E.coli, Klebsiellaspezies),

oder ausschließlich intraphagozytär abgetötet (z.B. Listeria monocytogenes), bzw. überwiegend über T-Zell-Mechanismen abgetötet (z.B. Pilze, einige Viren, Tuberkelbazillen u.a.). Der Testkeim wird am Vorabend des Versuchs in einer Standard-Nährbouillon frisch angesetzt und unter Standardbedingungen über Nacht bebrütet (ca. 15 Stunden bei 37° C, in 5 ml Nährbouillon). Am Versuchstag wird die gut bewachsene Nährbouillon dreimal gewaschen in physiologischer NaCl; nach der dritten Waschung Auffüllen auf 3 ml Volumen mit Hank'scher Lösung. Im Photometer wird die Bakterienlösung gegen Hank'sche Lösung bei 620 nm auf die optische Dichte von E = 0.6 Absorption eingestellt. 0.3 ml dieser Lösung werden mit 4.9 ml Hank'scher Lösung aufgefüllt. Das weitere Wachstum der Bakterien wird durch die Aufbewahrung im Eiswasserbad verhindert. Der Bakteriengehalt dieser Suspension liegt bei 5×10^6/ml.

Ein Pool- und ein Kontrollserum werden bei jedem Test als Bezugs- und Kontrollseren miteingesetzt.
Das Poolserum wird von 6 erwachsenen gesunden Spendern gewonnen, steril in Aliquots zu 0.5 ml bei -80° C eingefroren und in wöchentlichen Abständen auf seine hämolytische Aktivität (CH 50) untersucht. Am Versuchstag werden die benötigten Serummengen einmalig bei Raumtemperatur aufgetaut und mit Hank'scher Lösung auf 20% verdünnt. Nicht benötigte Seren werden nach dem Versuch verworfen.
Das Kontrollserum dagegen wurde am jeweiligen Versuchstag frisch von einem gesunden erwachsenen Freiwilligen frisch gewonnen.

Wenn ein durch ATT gewonnenes Patientenserum nicht am Versuchstag verwendet wurde, so wurde es wie ein Poolserum prozessiert (siehe oben).

Die folgenden Suspensionen kamen dann für den Versuchsansatz zur Verwendung:

(1) Leukozytensuspension des Patienten	(5×10^6 Granulozyten/ml)
(2) Leukozytensuspension der Kontrollperson	(5×10^6 Granulozyten/ml)
(3) Kontrollserum	(20%)
(4) Poolserum	(20%)
(5) Patientenserum	(20%)
(6) Phosphatpuffer (PBS)	
(7) Bakteriensuspension	(5×10^6 Bakterien/ml)

Demnach war das gewählte Verhältnis von Granulozyten zu Bakterien 1 : 1. Dieser Versuchsansatz entspricht mit Modifikationen dem von QUIE et al. (291) beschriebenen Vorgehen, das von den meisten Autoren übernommen wurde.

Granulozyten	Seren	Bakterien
Vortag	Abseren, Lagerung bei - 80° C, Auftauen bei Bedarf	Herstellung der Agarplatten Ansetzen der Testbakterien in Standard-Nährbouillon
Versuchstag		
Vorbereitung: Blutentnahme	Auftauen der Seren	Bakterienbouillon
Versuch : 15 ml Blut, heparinisiert, 2:1 mit Dextran vermischt	5 ml Kontrollblut, ohne Heparin, 30 Min. Sedimentation bei Zimmertemperatur	10 Min. bei 3000 U/Min. zentrifugieren; Überstand verwerfen. Mit 3 ml PBS waschen
30-60 Min. Sedimentation bei 37° C		10 Min. bei 3000U/Min. zentrifugieren
Überstand (Plasma und Leukozyten) abpipettieren, mit Hank's auf gleiches Volumen auffüllen, 10 Min. in Silikon-Röhrchen zentrifugieren	10 Min. bei 3000 U/Min. zentrifugieren	Mit Hank's auf 5 ml auffüllen
		Bei 620 nm und 0.6 A photometrieren und auf Normkonzentration einstellen
Leukozyten-Zählung (Standardmethode)	Überstand dekantieren, mit Hank's 1:5 verdünnen	
Herstellen einer Granulozyten-Suspension (5000/µl)		4.9 ml Hank's mit 0.3ml Bakteriensuspension vermischen, im Eiswasser aufbewahren
0.5 ml	0.4 ml 1.0 ml	0.1 ml
2 x 60 Min. im Brutschrank bei 37° C auf Rüttler inkubieren		
Zum Zeitpunkt 0, nach 60, (90) und 120 Minuten Aliquots (0.001 ml) entnehmen, mit 1.0 ml Aqua dest. auf Agarplatten ausplattieren Agarplatten über 24 h im Brutschrank bei 37° C inkubieren		
Nächster Tag Bakterienkolonien auszählen		

Tabelle 31: Schematische Darstellung eines Versuchsablaufs im Bakterizidie-Test (siehe auch Text).

Der Versuchsansatz ist in Tabelle 32 schematisch zusammengestellt.

Für die Versuchsansätze A bis M gelten folgende Erläuterungen:

Ansätze A bis F : Vergleich von Patienten- und Kontrollgranulozyten-Funktion, deren intrazelluläre Bakterienabtötung nach Phagozytose, in Abhängigkeit von unterschiedlichen vergleichbaren opsonisierenden Serumzusätzen;

Ansätze G bis I : Vergleich von Kontroll-, Pool- und Patientenserum ohne Zusatz von Granulozyten; Darstellung der ausschließlich serumbedingten Bakterizidie, abhängig von opsonisierenden Serumfaktoren, Serumzusätzen oder im Testserum enthaltenen Antibiotika;

Ansatz G : Nachweis oder Ausschluß einer Bakteriämie des Patienten oder einer testbedingten bakteriellen Kontamination, z.B. durch unsteriles Arbeiten;

Ansätze L bis M : Phagozytose und Bakterizidie der Granulozyten ohne Serumzusatz.

Alle Ansätze bestehen aus 1 ml Gesamtvolumen; fehlende Ansatzmengen, die sich aus den vorgeschriebenen Zusammenstellungen von Granulozyten- und/oder Serumsuspensionen ergeben können (siehe Tabelle 32), werden mit PBS ausgeglichen. Dieses Testvolumen wird in silikonisierte Röhrchen eingebracht, im Brutschrank bei 37° C mit konstanter Geschwindigkeit unter Standardbedingungen gerüttelt. Das Silikonisieren der Gebrauchsmaterialien verhindert die Adhärenz der Granulozyten an die Oberflächen der Röhrchen. Durch das Rütteln werden die Granulozyten zudem in gleichmäßiger Bewegung gehalten, eine Sedimentation wird verhindert und der beste Kontakt zwischen allen Testbestandteilen erreicht, da ja unter diesen in vitro-Bedingungen das Phänomen der Chemotaxis wegfällt.

Vor Einbringen in den Brutschrank (Zeitpunkt 0), sowie nach 60 und 120 Minuten werden jeweils 0.001 ml des Testansatzes mit einer Mikroliterpipette entnommen und zu 1 ml Aqua dest. gegeben. Das Aqua dest. führt zur Lyse der Granulozytenmembran, so daß auch intrazellulär überlebende Bakterien noch nachgewiesen werden können.

Von dieser jetzt 1000-fach verdünnten Suspension werden 0.05 ml auf einer Agarplatte ausplattiert. Die Auszählung der Bakterienkolonien erfolgt nach 24 Stunden Inkubation im Brutschrank unter Standardbedingungen. Jede, mit Hilfe eines elektronisch registrierenden Bakterienkolonie-Zählgerätes gezählte Kolonie entspricht nach den vorgenommenen Verdünnungsschritten 2×10^4 Bakterien.

Für die Anfangskonzentration (ko) zum Zeitpunkt 0 des Versuchs werden zwischen 200 und 250 Kolonien gezählt.

In Abbildung 6 ist das Prinzip eines solchen Versuchs graphisch dargestellt.

Tabelle 32 : Schematische Darstellung eines Versuchsansatzes des serumabhängigen und intragranulozytären Bakterienabtötungstestes in vitro.
Die Ansätze A bis M entsprechen den Teströhrchen, die mit den Granulozyten und/oder Serumproben und Bakterienlösungen von Patienten und Kontrollpersonen beschickt werden. Weitere Erläuterungen siehe Text.

Testansatz	Granulozyten $5x10^7$/ml (ml)	Bakterien $2x10^7$/ml (ml)	Serumproben 20%ig (ml)	Puffer PBS (ml)	Aqua dest. (ml)	Bakterien-Kolonie-Zählung
A	0.5 Patient	0.1	0.4 Pool	0.0	1.0	Entnahme von Aliquots zu den Zeitpunkten to (Versuchsbeginn), t1 (nach 60 Min.) und t2 (nach 120 Min.)
B	0.5 Patient	0.1	0.4 Kontr.	0.0	1.0	
C	0.5 Patient	0.1	0.4 Patient	0.0	1.0	
D	0.5 Patient	0.1	0.4 Pool	0.0	1.0	
E	0.5 Kontr.	0.1	0.4 Kontr.	0.0	1.0	
F	0.5 Kontr.	0.1	0.4 Patient	0.0	1.0	
G	0.0	0.1	0.4 Pool	0.5	1.0	
H	0.0	0.1	0.4 Kontr.	0.5	1.0	
I	0.0	0.1	0.4 Patient	0.5	1.0	
K	0.5 Patient	0.1	0.3 Patient	0.2	1.0	
L	0.5 Patient	0.1	0.0	0.4	1.0	
M	0.5 Kontr.	0.1	0.0	0.4	1.0	

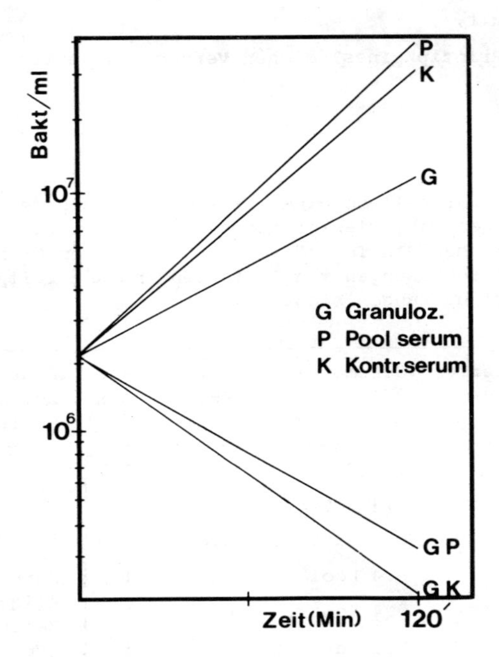

Abbildung 6 : Schematische Darstellung eines serumabhängigen und intragranulozytären Bakterienabtötungstests. Die Ab- oder Zunahme der Bakterienzahl ist halblogarithmisch dargestellt. Die Bestimmung der Bakterienmenge in den verschiedenen Testansätzen erfolgt zum Zeitpunkt to (Versuchsbeginn), t1 nach 60 Minuten und t2 nach 120 Minuten.
Werden der Bakteriensuspension nur Granulozyten (ohne Serumzugabe) oder nur Kontroll(K)- oder Patienten(P)-Seren in 20%iger Verdünnung zugegeben, so kommt es zu einer konstanten Vermehrung der Bakterien. Nur die Kombination von Serumfaktoren und Granulozyten führen zu einer signifikanten Abnahme der Bakterienzahlen in den Ansätzen. Für weitere Erläuterungen siehe Text.

5.1.1.3. Antibiotika-Elimination aus dem Testserum

Waren den Patienten vor Entnahme der Blutproben schon Antibiotika zur Behandlung einer Infektion verabreicht worden, so konnten die Phagozytose-Bakterizidieuntersuchungen durch die Serumkonzentrationen der Antibiotika beeinflußt werden, insbesondere dann, wenn der Bakterienteststamm gegenüber diesen Antibiotika empfindlich war. Man konnte in Vorversuchen nachweisen, daß die Bakterienzahl in den Versuchsansätzen, die antibiotikahaltiges Patientenserum enthielten, pro Zeiteinheit sehr schnell abnahm. In dem Testansatz mit Granulozyten und Patientenserum addierte sich zur Phagozytoseleistung der Granulozyten die bakterizide oder bakteriostatische Wirkung der Antibiotika. So konnte bei Inkubation von Serum mit Bakterien aus der Abtötungskurve der Bakterien im Vergleich zu sicher antibiotikafreien Seren sehr schnell auf eine Antibiotikakonzentration in Patientenseren geschlossen werden.
Es wurde daher mit den folgenden Methoden versucht, den Einfluß der Antibiotika auf den Versuchsansatz auszuschalten:
(1) Elimination der Antibiotika durch Ultrafiltration,
(2) Globulinfällung mit Ammoniumsulfat,
(3) Serum-Dialyse,
(4) Verwendung resistenter Bakterienteststämme.

Um die Wertigkeit der verschiedenen Methoden zur Antibiotika-Elimination aus dem Serum vergleichen zu können, wurde ein Oxacillin-haltiges Serum bekannter Serumaktivität als Standardserum verwendet (freundlicherweise von Prof.Dr.Dr. D.ADAM, Universitäts-Kinderklinik, München, zur Verfügung gestellt). Die Proteinbindungskapazität von Oxacillin beträgt etwa 90% (1729).

(1) Ultrafiltration

Bei der Ultrafiltration wird das antibiotikahaltige Serum unter einem Stickstoffdruck von 4 bar durch eine Membran gepreßt, deren Poren Moleküle mit einem Molekulargewicht (MG) kleiner als 50.000 passieren lassen. Zurückgehalten werden also alle immunologisch für den Versuchsansatz wichtigen Serumproteine, wie Komplementfaktoren (MG 110.000 bis 240.000) (362), Immunglobuline (MG 150.000 bis 900.000) und auch Albumin (MG 69.000), welches den Hauptteil der eiweißgebundenen Antibiotikafraktion trägt.

Zur Herabsetzung der Proteinbindung der Antibiotika nach dem Massenwirkungsgesetz wird das Serum 20-fach mit Phosphatpuffer verdünnt:

$$K_{eq} = 1 = \frac{[P] \times [A]}{[PA]}$$

nach 20-facher Verdünnung, vor Gleichgewichtseinstellung:

$$= \frac{[P/20] \times [A/20]}{[PA/20]}$$

nach Gleichgewichtseinstellung:

$$K_{eq} = 1 = \frac{[P/14] \times [A/14]}{[PA/200]}$$

K_{eq} = Gleichgewichtskonstante
[P] = ursprüngliche Proteinkonzentration
[A] = Konzentration an freiem Antibiotikum
[PA] = Konzentration an eiweißgebundenem Antibiotikum

So ist beispielsweise bei einer ursprünglichen Proteinbindung von 50% nach 20-facher Verdünnung und Gleichgewichtseinstellung zwischen Protein und freiem Antibiotikum einerseits und gebundenem Antibiotikum andererseits der Anteil des gebundenen Antibiotikum nur noch 1/4 der des ungebundenen, also ca. 7%. Das ungebundene Antibiotikum kann theoretisch eliminiert werden, d.h. bei zweimaliger Filtration verbliebe ein Rest von weniger als 1%.
Der einzelne Filtrationsvorgang beträgt rund eine Stunde und wird im Kühlraum bei 4-6° C durchgeführt.

(2) Globulinfällung mit Ammoniumsulfat (1730)

Auch bei der Fällungsmethode wird das Serum zur Herabsetzung der Antibiotikum-Protein-Bindung 20-fach mit Phosphatpuffer verdünnt und 10 Minuten im Kühlraum (4-6° C) zur Gleichgewichtseinstellung auf dem Magnetrührer gerührt. Anschließend werden zu 10 ml Lösung (0.5 ml Serum und 9.5 ml Phosphatpuffer) 3.9 gr Ammoniumsulfat (60% Sättigung) im Laufe einer Stunde hinzugefügt. Bei dieser Ammoniumsulfatkonzentration wird nur ein Teil der Albumine, aber der größte Teil der Gammaglobuline gefällt. Die Lösung wird weitere 10 Minuten im Kühlraum

gerührt und anschließend bei 5.000 U/Min. zentrifugiert und der Überstand verworfen. Der Niederschlag wird in 0.5 ml Hanks'scher Lösung aufgenommen und gelöst.
Der Fällungsvorgang wird anschließend wiederholt.
Auch mit dieser Methode verbleiben theoretisch nur 1 % des Antibiotikums im Restserum.

(3) Serum-Dialyse

Bei der Dialyse diffundieren kleinere Moleküle aus dem das Serum enthaltende Kompartiment durch die semipermeable Dialysemembran in die Pufferlösung. Gemäß dem Massenwirkungsgesetz läßt sich auf diese Weise die Konzentration des gebundenen Antibiotikum vermindern, je nach dem Volumen des Puffers. Das Gleichgewicht wird weiter verschoben zu einer noch geringeren Antibiotikaserumkonzentration, wenn nicht gegen Puffer, sondern gegen eine antibiotikabindende Lösung dialysiert wird, z.B. gegen Rinderserum-Albumin-Lösung.
Zur besseren Handhabung (Pipettieren etc.) wird das Serum (0.5 ml) auf 2.5 ml mit Phosphatpuffer verdünnt und im Dialyseschlauch 48 Stunden lang im Kühlraum gegen 250 ml 5%ige Rinderserum-Albumin-Lösung in Phosphatpuffer gerührt.

(4) Verwendung resistenter Bakterienteststämme

Zur Züchtung resistenter Bakterien wurden 15 ml Standard-I-Nähragar schräg in eine Petrischale gegossen und erstarren lassen, dann mit 15 ml Standard-I-Nähragar, dem eine feste Antibiotika-Konzentration zugesetzt worden war, überschichtet, so daß insgesamt wieder eine waagrechte Agaroberfläche resultierte (siehe Abbildung 7). Die Bakterien mit der größten Resistenz gegen das eingegebene Antibiotikum wuchsen in Kolonien an der Stelle, die aufgrund der größten Dicke antibiotikahaltigen Agars die größte Antibiotikakonzentration aufwies. Diese Bakterien wurden zwischenzeitlich auf Blutagar überimpft und kultiviert. In weiteren Passagen wurden die Antibiotikakonzentrationen im Versuchsansatz gesteigert. Verwendet wurden die in der Klinik bei der Behandlung von Neugeboreneninfektionen am häufigsten eingesetzten Antibiotikakombinationen:

Kombination I : Aminoglykoside (Sisomycin, Tobramycin, Amikacin) und Cephalosporine (Cefalothin, Cefamandol, Cefuroxim)

Kombination II : Aminoglykoside oder Cephalosporine mit anderen Antibiotika wie Ampicillin, Penicillin G, Oxacillin, Lincomycin, Chloramphenicol

Kombination III : weder Aminoglykoside noch Cephalosporine, sondern nur Antibiotika, die unter Kombination II als "andere Antibiotika" bezeichnet wurden.

Im standardisierten Blättchen-Agardiffusionstest wurden die so vorbereiteten Bakterienstämme auf ihre antibakterielle Resistenz untersucht (siehe Abbildung 8) (731).

Für jeden Granulozyten-Bakterizidietest wurden die zur Verwendung kommenden Bakterienstämme mit dem antibiotikahaltigen Testserum auf ihr Resistenzverhalten gesondert untersucht.

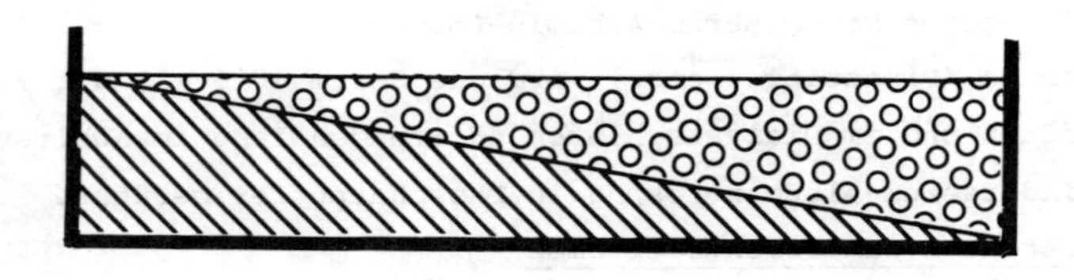

Abbildung 7 : Methodische Darstellung der Züchtung antibiotikaresistenter Bakterienstämme. Für Einzelheiten siehe Text.

Staphylococcus aureus (S 10805)

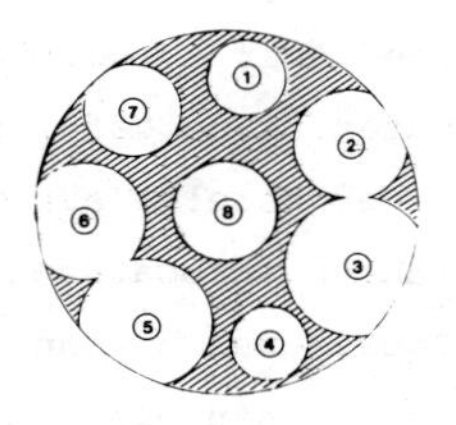

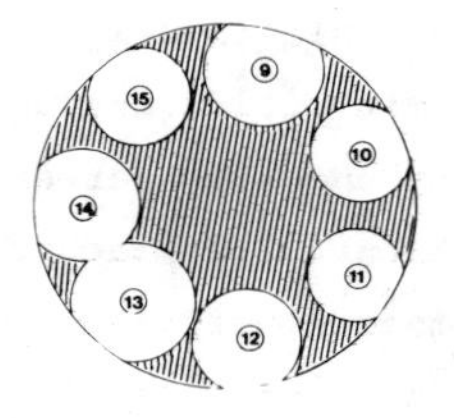

Serratia marcescens

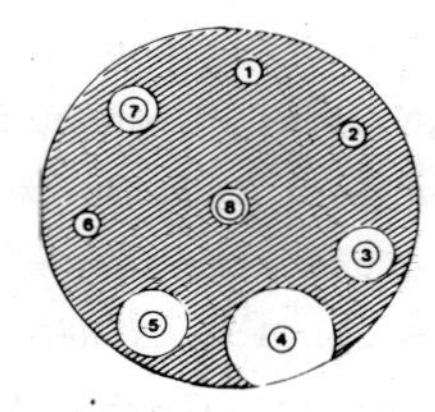

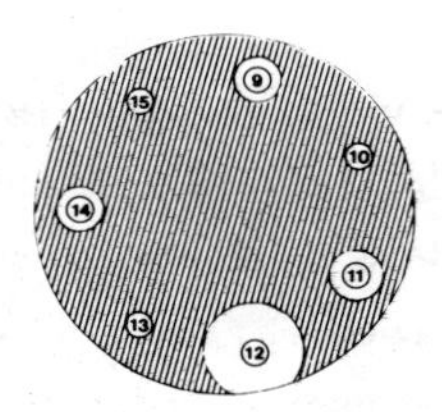

Abbildung 8 : Resistenztestungsergebnisse im Blättchen-Agardiffusionstest für einen Stamm Staphylococcus aureus (S 10.805) und Serratia marcescens nach der unter Abbildung 7 beschriebenen Methode der Resistenzzüchtung im antibiotikahaltigen Agar. Nur der Serratia-Stamm war auf Resistenz gezüchtet worden, der Staphylokokken-Stamm dient zum Vergleich der Hemmhofgrößen.

Staphylococcus aureus		Serratia marcescens	
1	Lincomycin	1	Ampicillin
2	Cotrimazol	2	Carbenicillin
3	Penicillin (10 IE)	3	Cotrimazol
4	Cloxacillin	4	Nalidixinsäure
5	Tetracyclin	5	Flavomycin
6	Chloramphenicol	6	Chloramphenicol
7	Erythromycin	7	Clindamycin
8	Penicillin (1 IE)	8	Tetracyclin
9	Amikacin	9	Amikacin
10	Tobramycin	10	Tobramycin
11	Sisomycin	11	Sisomycin
12	Netilmicin	12	Netilmicin
13	Cefuroxim	13	Cefuroxim
14	Azlocillin	14	Azlocillin
15	Cefamandol	15	Cefamandol

In einem Hemmhoftest wurden zusätzlich die Antibiotika-Konzentrationen im Serum vor und nach den Eliminationsversuchen bestimmt. Träger ist ein 2-Schichten-Agar, bestehend aus einem Base-Agar und einem Antibiotikum-Agar, dem 2% Sarcina lutea zugefügt werden. Die in dem erstarrten Agar ausgestanzten Löcher von 1 cm Durchmesser werden mit 0.1 ml des verdünnten Serum gefüllt. Es werden Verdünnungen von 1:500, 1:250 und 1:10 verwendet, hergestellt aus Rinderserum und Sörensen-Puffer im Verhältnis 1:2. Nach 24 Stunden Inkubation werden die Durchmesser der Hemmhöfe gemessen, mit einer Eichkurve aus bekannten Antibiotika-Konzentrationen verglichen und so die Konzentrationen bestimmt.
In Vorversuchen wurden Serratia marcescens-Stämme getestet, die nach den beschriebenen Methoden zur Antibiotika-Resistenz gezüchtet worden waren. In Abbildung 9 ist ein typisches Versuchsergebnis abgebildet. Demnach ist der Einfluß des antibiotikahaltigen Patientenserum auf den Teststamm Serratia marcescens nicht mehr nachweisbar, die Bakterien können sich unter dem alleinigen Einfluß des Patientenserum vermehren, während der Staphylokokken-Stamm durch das antibiotikahaltige Patientenserum in seinem Wachstum gehemmt wird, weil der Staphylokokken-Stamm gegenüber den verwendeten Antibiotika (13 mg Tobramycin und 180 mg Cefuroxim wurden unmittelbar vor der ATT dem Patienten als Bolusinjektion intravenös verabreicht) nicht zur Resistenz gezüchtet worden war.

5.1.2. Quantitative Serumproteinbestimmungen

Die Serumkonzentrationen von IgG, IgM, IgA und C3 wurden mit Hilfe von kommerziell verfügbaren Tri-Partigen-Immundiffusionsplatten nach der Methode der einfachen radialen Immundiffusion von MANCINI bestimmt (1730). Zur Herstellung einer Eichkurve werden drei käufliche Standardseren unterschiedlicher, aber bestimmter Proteinkonzentration verwendet. Die Meßwerte der Patientenseren werden in die Eichkurven eingetragen und der Serumwert abgelesen.
Quantitative Serumproteinbestimmungen wurden vor allem mit folgenden Fragestellungen durchgeführt:

(1) Vergleich der Werte vor und nach ATT (bei operierten wie auch nicht operierten NG und FG)
(2) Vergleich der Werte bei Kontrollpatienten ohne Sepsis und/oder ohne ATT
(3) Überprüfung der Proteinkonzentrationen vor und nach Antibiotika-Eliminationsversuchen

(4) Überprüfung der Proteinkonzentrationen nach unterschiedlicher Lagerdauer und Lagertemperatur verschiedener Serumproben

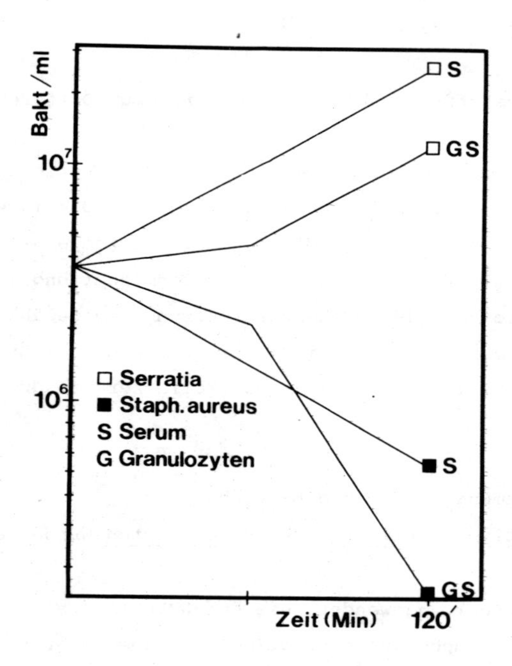

Abbildung 9: Beispiel eines Bakterizidieversuchs mit antibiotikahaltigem Patientenserum nach einer Austauschtransfusion. Der Patient hatte kurz vor der Austauschtransfusion Tobramycin und Cefuroxim i.v. erhalten. Der Bakterienstamm Serratia marcescens war nach der beschriebenen Methode auf Resistenz gegenüber den verwendeten Antibiotika gezüchtet worden. Im Vergleich dazu war der Staphylokokken-Stamm unbehandelt, d.h. antibiotika-empfindlich belassen worden. Der Serratia-Teststamm wird durch die im Serum vorhandenen Antibiotika-Konzentrationen in seinem spontanen Wachstum nicht gehindert, während die alleinige Serum- oder Granulozytenzugabe zum Staphylokokken-Stamm zu einer signifikanten Abtötung innerhalb 120 Minuten führt.

Seit 1978 wurden die Serumproteinbestimmungen (IgG, IgA, IgM, C3 und C4) zunehmend nach der Methode der Laser-Nephelometrie durchgeführt (Herrn Priv. Doz.Dr.BIDLINGMAIER sei an dieser Stelle für die Durchführung der Untersuchungen im Klinisch-chemischen Labor der Universitäts-Kinderklinik herzlich gedankt).
Die elektrophoretische Trennung der Serumproteine wurde auf Azetatfolie nach Standardmethoden durchgeführt (1730).

5.1.3. Die Trypanblau-Farbstoff-Ausschlußmethode wurde zur Differenzierung

vitaler und abgestorbener Granulozyten verwendet. Zu 0.5 ml Zellsuspension (Zellkonzentration 1-2 x 10^5 Zellen/ml) wurden 0.1 ml einer 0.4%igen Trypanblau-Lösung gegeben und vermischt. Nach 5 Minuten bei Raumtemperatur wird die Suspension in einer Leukozytenpipette aufgezogen, durchmischt und in der Neubauer-Kammer unter dem Mikroskop (400-fache Vergrößerung) ausgezählt. Lebensfähige Granulozyten nehmen den Farbstoff nicht auf, während tote Granulozyten den Farbstoff über die geschädigte Membran in das Zellinnere eindringen lassen (1730).

5.1.4. Quantitative Bestimmung der T- und B-Lymphozyten
5.1.4.1. Für die quantitative Bestimmung der T-Lymphozyten wurde der Spontan-

rosetten-Test (auch E-Rosetten) angewendet, wie bei WYBRAN et al. beschrieben (1732). Eine hochgereinigte Lymphozytenpopulation wird aus Heparinblut durch Dichtegradientenzentrifugation über Ficoll erhalten. Die Zentrifugation erfolgt bei 600 g über 40 Minuten bei Zimmertemperatur. Die Lymphozyten sammeln sich in einem weißen Schichtring über der Trennlösung, sie werden mit der Pasteurpipette abgesaugt und dreimal bei Zimmertemperatur in Eagle's Basalmedium gewaschen. Zweimal wird bei 600 g, zuletzt bei 200 g zentrifugiert.
Die Lymphozytenkonzentration wird auf 3 Millionen Zellen/ml Eagle's Medium (pH 7,4) eingestellt. Die Schafserythrozyten werden in einer 0.5%igen Eagle's Medium Suspension verwendet, nachdem sie dreimal in 0.15 M NaCl-Lösung gewaschen wurden.
Gleiche Volumenteile (z.B. 0.5 ml) der beiden Zellsuspensionen werden in einem 10 ml-Zentrifugenglas zusammengegeben und homogen vermischt. Das Verhältnis

Lymphozyten zu Schaferythrozyten beträgt etwa 1:30. Dieses Zellgemisch wird 5 Minuten bei 200 g und Raumtemperatur zentrifugiert, dann über ca. 18 Stunden (über Nacht) bei 4° C aufbewahrt. Das Zellsediment wird dann durch vorsichtiges Schwenken des Zentrifugenglases vollständig resuspendiert. Ein Tropfen der Suspension wird in eine Zählkammer gegeben ohne heftiges Pipettieren. Es werden mindestens 200 Lymphozyten mikroskopisch ausgezählt und der prozentuale Anteil rosettenbildender Zellen ermittelt. Als rosettenbildende Lymphozyten gelten Zellen mit mehr als 3 an der Oberfläche haftenden Schaferythrozyten.

5.1.4.2. Für die quantitative Bestimmung der B-Lymphozyten wurde anfangs die

EAC-Rosetten-Technik, später der Nachweis von Membran-gebundenen Immunglobulinen mit Hilfe der Immunfluoreszenz verwendet (1733).
Mit der EAC-Rosetten-Technik werden Komplementrezeptoren an der Oberfläche mononukleärer Zellen indirekt sichtbar gemacht. Durch Ambozeptor sensibilisierte Erythrozyten, die komplementbeladen sind, werden an die Membran mononukleärer Zellen mit Komplementrezeptoren gebunden, wodurch Rosetten entstehen.
Die Gewinnung der Lymphozyten erfolgt wie für die E-Rosetten beschrieben (siehe 5.1.4.1.).
Von gewaschenen Schaferythrozyten wird eine 5%ige Eagle's Medium-Lösung hergestellt. Diese Erythrozyten-Lösung wird zur Sensibilisierung der Schaferythrozyten mit einem gleichen Volumen des verdünnten Ambozeptors (inaktiviertes Hämolysin vom Kaninchen gegen Hammelerythrozyten in subagglutinierender Konzentration) vermischt und 30 Minuten bei 37° C im Wasserbad inkubiert, während dieser Inkubation mehrmals aufgeschüttelt, dann zweimal in isotoner Pufferlösung gewaschen und mit Eagle's Medium auf 5% eingestellt.
Als Komplement wird frisches Mausserum in einer Verdünnung mit Eagle's Medium 1:10 verwendet. 1 ml der 5%igen EA-Suspension wird mit 1 ml verdünntem Mausserum vermischt, 30 Minuten bei 37° C inkubiert, dreimal in PBS gewaschen und mit Eagle Medium auf 0.5% eingestellt. Zur Kontrolle der Komplementaktivität wird hitze-inaktiviertes Mausserum (30 Minuten bei 56° C) in gleicher Verdünnung beim EAC-Test verwendet.
0.5 ml der 0.5%igen EAC-Suspension werden in einem 10 ml-Zentrifugenglas mit 0.5 ml der Lymphozytensuspension gemischt, 15 Minuten im Wasserbad bei 37° C inkubiert, zwischenzeitlich aufgeschüttelt, dann bei 200 g für 5 Minuten zentri-

fugiert und anschließend durch vorsichtiges Schwenken resuspendiert. Ohne heftiges Pipettieren wird 1 Tropfen der Zellmischung in eine Zählkammer gegeben und mikroskopisch das prozentuale Verhältnis rosettenbildender zu nicht-rosettenbildenden Zellen ausgezählt. So werden 200 Zellen ausgezählt; als Rosetten zählen Anlagerungen von mindestens 3 Erythrozyten. Die Kontamination mit potentiell rosettenbildenden Monozyten wird durch die Inkubation mit Latexpartikeln nachgewiesen. Latexpartikel-phagozytierende mononukleäre Zellen werden den EAC-Rosetten nicht zugezählt, sie sind allerdings in unseren Lymphozytenpopulationen nur in einem Prozentsatz von etwa 1-3% nachweisbar gewesen.

5.1.4.3. Die Membranimmunfluoreszenz zur quantitativen Bestimmung von

B-Lymphozyten wurde nach standardisierten Methoden (1733) und mit Hilfe kommerziell verfügbarer Antiseren durchgeführt (FITC-konjugierte Anti-Ig-Seren, antihuman vom Kaninchen für die direkte und indirekte Technik; zusätzlich Antikaninchen-Gammaglobulin-FITC-konjugiert für die indirekte Technik).

5.1.5. Antibakterielle Antikörpertiterbestimmung mit der indirekten Hämagglutination

Zur Bestimmung antibakterieller Antikörper gegen ein Spektrum gram-negativer Bakterien wurde als modifizierte Mikromethode die indirekte Hämagglutination nach NETER angewendet (1734,1735). Dabei werden Testerythrozyten mit den 0-Antigenen verschiedener Bakterien, wie E.coli, Proteus, Klebsiella und Pseudomonas aeruginosa beladen und mit dem Patientenserum inkubiert. Bei Anwesenheit von spezifischen Antikörpern erfolgt Agglutination. Die nach ANDERSEN (1736) verwendeten polyvalenten Mischantigene bestanden aus den Serotypen 01, 02, 04, 06, 07, 08, 018 und 075 für E.coli, für Klebsiella aus den Stämmen K1, K2, K3, K4, K8, K10 und K26, das Proteus-Mischantigen aus den Stämmen P22F16, P25F181, P29F27, P32F30, P34F62, P19U8, P8X2, P1X19, P38P73 und P11XK, während das Pseudomonas aeruginosa-Mischantigen aus 40 phagentypisierten Patientenstämmen bestand (1737). Antigenträger waren menschliche Erythrozyten der Blutgruppe 0 Rh positiv. Da mit der indirekten Hämagglutination überwiegend IgM-Titer bestimmt werden, gegen mütterliche IgG-Antikörper in die Bestimmung nicht ein, wie sich aus den sehr niedrigen Titerwerten aus Nabelschnurblut gesunder Neugeborener ablesen läßt (1738).

5.1.6. Gerinnungsphysiologische Untersuchungen

Die Gerinnungsuntersuchungen wurden in Zusammenarbeit mit dem Gerinnungslabor der Universitäts-Kinderklinik München (Dr.H.J.KLOSE) durchgeführt. Bestimmt wurden Einzelfaktoraktivitäten (Faktor II, V, VII, VIII, IX, X und XIII), sowie Quick-Wert, Plasmathrombinzeit, partielle Thrombinzeit und Fibrinogen, darüber hinaus weitere Gerinnungsproteine wie Plasminogen, Antithrombin III-Aktivität über chromogene Substrate (Fa. Boehringer, Mannheim) und Antithrombin (immunologische Bestimmungsmethode).
Zur Anwendung kamen Standardmethoden (1271,1272,1274).

5.1.7. Statistische Auswertung

Für die statistische Aufwertung der Granulozytenfunktionsuntersuchungen wurde der Wilcoxon-Test für Paardifferenzen verwendet (1739).
(Wir möchten an dieser Stelle den Mitarbeitern des Instituts für Medizinische Informationsverarbeitung, Statistik und Biomathematik der Universität München, Direktor Prof.Dr.K.ÜBERLA, für die Unterstützung danken).
Bei den Untersuchungen von Sepsisfällen vor und nach ATT, wie auch bei den Patientenseren vor und nach Antibiotikaelimination handelt es sich um paarige Stichproben, d.h. daß "Nichtbehandlung" und "Behandlung" an der gleichen Versuchsperson bzw. am gleichen Serum durchgeführt wurden. Man geht von der Nullhypothese aus, die besagt, daß zwischen den Vergleichswerten kein Unterschied besteht. Diese Hypothese wird abgelehnt, wenn sie mit einer Irrtumswahrscheinlichkeit von 1% ($a \leq 0.01$) nicht zutrifft. Eine statistische Auffälligkeit liegt vor, wenn die Nullhypothese mit einer Irrtumswahrscheinlichkeit von 5% ($a \leq 0.05$) abgelehnt werden kann. Beim Wilcoxon-Test ist einerseits das Vorkommen des Fehlers 2. Art möglich, nämlich die Beibehaltung der Nullhypothese bei tatsächlicher Differenz der Werte, andererseits setzt er keine Normalverteilung voraus. Eine Normalverteilung war in unseren durch viele Faktoren selektierten Patientenkollektiven von vornherein nicht gegeben und nicht zu erwarten. Die Differenzen der Phagozytosequotienten werden bei der statistischen Auswertung nach dem Absolutbetrag geordnet. Die Summe der Ränge der negativen (selteneren) Differenzen wird als Prüfmaß (Rangsumme) verwendet und muß kleiner bzw. gleich sein dem kritischen Wert, der der Anzahl der Versuchspersonen bzw. -seren zugeordnet ist.

Für andere Untersuchungsergebnisse (z.B. Vergleich der Serumproteinänderungen vor und nach ATT) wurde der Student's t-Test angewendet (1739). In allen Fällen wird auf die verwendete statistische Methode im Text bzw. in den Legenden der Tabellen hingewiesen.

5.1.8. Patienten, Kontrollpersonen, Austausch-Blutspender

An der Kinderklinik der Universität München wurden die ersten ATTen bei NG-Sepsis im Jahre 1968 durchgeführt (595,596,775).
Ab 1970 fand diese Maßnahme auch Eingang in die Kinderchirurgische Klinik der Universität München. (Wir möchten Herrn Prof.Dr.W.CH.HECKER und seinen Mitarbeitern an dieser Stelle für ihre Unterstützung und Zusammenarbeit herzlich danken.)
In einer ersten Übersicht konnten wir von 1968 bis Ende 1975 243 ATTen bei NG auswerten: davon waren 31 wegen einer NG-Sepsis durchgeführt worden, die anderen 212 wegen Hyperbilirubinämien, überwiegend durch Blutgruppeninkompatibilitäten bedingt (775).
In demselben Zeitraum waren weitere 88 NG-Sepsisfälle behandelt worden, aber nicht mit einer ATT. Damit waren etwa 15 NG pro Jahr an einer Sepsis erkrankt.

Diese Fallzahlen müssen auf durchschnittlich 250 bis 300 pädiatrisch versorgte NG-Risiko-Kinder pro Jahr bezogen werden. Die Sepsisrate von etwa 5% entspricht demnach den für NG-Risikokinder angegebenen Zahlen in der Literatur (siehe Kapitel 1. und 3.).
Nach einer letzten Auswertung haben sich auch in den Jahren 1976 bis Mitte 1980 die Morbiditätsziffern für die NG-Sepsis an den beiden genannten Kliniken nicht grundlegend verändert (1740).
Auf Verschiebungen im Spektrum der Sepsiserreger und Änderungen in der Mortalitätsrate wird an anderer Stelle eingegangen (siehe Kapitel 3.).
Für die vorliegenden experimentellen und klinischen Ergebnisse wurden Patienten sowohl aus der pädiatrischen wie auch der kinderchirurgischen Klinik untersucht.

5.1.8.1. Kinderchirurgische Patienten

5.1.8.1.1. Patienten mit Austauschtransfusion nach postoperativer Sepsis

Bei diesen kinderchirurgischen Patienten handelt es sich um FG, NG und junge Säuglinge. In allen Fällen bestand die Indikation zu einem chirurgischen Eingriff wegen einer angeborenen Mißbildung, die in den meisten Fällen lebensbedrohlich war. Der Großteil der Patienten wurde innerhalb der ersten 24 Stunden operiert. Die wichtigsten klinischen Daten sind in Tabelle 33 zusammengefaßt. Granulozytenfunktionsuntersuchungen wurden von 1974 bis 1980 an kinderchirurgischen Patienten durchgeführt.
In allen Fällen wurde postoperativ, nach einem unterschiedlich langen Intervall, eine bakterielle Sepsis diagnostiziert. Das Überwiegen gram-negativer Sepsiserreger, die Geschlechtsverteilung in der Patientengruppe, die Art des operativen Eingriffs und der Zeitpunkt der Sepsisdiagnose sind ebenso in Tabelle 33 aufgeführt, wie das Geburtsgewicht und der Zeitpunkt der ATT. In den Fällen Nr. 04, 06, 08, 09 und 10 wurde die ATT wegen Verschlechterung des Zustandes der Kinder oder wegen eines Erregerwechsels (Fall Nr. 10) wiederholt.
Die Indikation zur ATT wurde aufgrund hämatologischer Kriterien (Leukozytensturz oder -anstieg mit zunehmender Linksverschiebung; Thrombozytensturz), mikrobiologischen Nachweises einer Infektion und/oder aufgrund der klinischen Verschlechterung des Allgemeinzustandes des Patienten trotz antibiotischer Behandlung gestellt. Keines der Kinder wurde allein wegen eines positiven bakteriologischen Befundes einer ATT zugeführt. In jedem Fall wurden zusätzlich hämatologische und/oder klinische Hinweise gefordert, um die Indikation zu einer ATT zu stellen.
In der Zeit von 1970 bis 1975, wie auch von 1975 bis 1980, wurden weitere kinderchirurgische Patienten wegen NG-Sepsis ausgetauscht (781,773). Aus labortechnischen Gründen konnte aber nicht in allen Fällen eine Untersuchung der Granulozytenfunktionen vor und nach ATT vorgenommen werden.
In allen Fällen wurde die postoperative Sepsis mit einer antibiotischen Kombinationsbehandlung angegangen. Im Großteil der Fälle (18 von 21) war die antibiotische Behandlung Stunden bis Tage vor der ATT begonnen worden. In 3 Fällen erfolgten ATT und antibiotische Primärbehandlung simultan, weil der Beginn der Sepsis so foudroyant einsetzte, daß man sich sofort auch für eine ATT entschloß.

Tabelle 33 : Klinische Daten von 21 kinderchirurgischen Patienten mit postoperativer Sepsis, behandelt mit Austauschtransfusion. (G = Geschlecht; SSW = Schwangerschaftswoche bei Geburt; m = männlich; f = weiblich)

Patient (Lfd.Nr.)	G	geboren	Geb.-Gewicht	SSW	Operat.-zeitpunkt	Datum der ATT	Grund-krankheit	Art der Operation	Sepsis-erreger
B.H.(01)	m	04.04.75	3220 g	40.	04.04.75	11.04.75	Ösophagus-atresie	Anastomose	E.coli
H.H.(02)	m	07.08.75	2900 g	38.	08.08.75	12.08.75	Dünndarm-atresie	Resektion	E.coli
B.-.(03)	m	30.12.76	3140 g	40.	31.12.76	02.01.77	Ösophagus-atresie	Anastomose	Salmonellen Gruppe B
G.S.(04)	f	24.11.76	3170 g	40.	26.11.76	26.11.76 28.11.76	Dünndarm-atresie	Resektion	Streptokokken Gruppe B
H.M.(05)	f	02.03.77	3200 g	40.	13.03.77	12.03.77	Megacolon congenitum	Resektion	nicht isoliert
H.T.(06)	f	04.09.76	2100 g	32.	04.09.76	13.10.76 12.11.76	Colon-atresie	Anus praeter	Ps.aeruginosa
M.A.(07)	m	08.12.76	2800 g	38.	08.12.76	08.01.77	Gastro-schisis	Resektion, Anus praeter	Enterobacter cloacae
O.-.(08)	m	20.01.77	1550 g	29.	24.01.77	25.01.77 05.02.77	Darm-perforat.	Resektion	E.coli Candida albicans
S.M.(09)	m	31.01.77	2620 g	34.	01.02.77	02.02.77 03.02.77	Dünndarm-atresie	Resektion	E.coli
S.A.(10)	m	08.04.76	3000 g	38.	10.10.76	24.10.76 26.10.76	Anal-atresie	Sigmoid-resektion	Serratia marcescens
W.T.(11)	m	22.09.76	1650 g	32.	22.09.76	01.10.76	Ösophagus-atresie	Gastro-stomie	Staph.aureus
Y.M.(12)	m	30.10.76	3710 g	40.	07.01.77	10.01.77	Megacolon congenitum	Anus praeter	Salmonellen Gruppe B

Fortsetzung Tabelle 33 : Klinische Daten von 21 kinderchirurgischen Patienten mit postoperativer Sepsis, behandelt mit Austauschtransfusion. (G = Geschlecht; SSW = Schwangerschaftswoche bei Geburt; m = männlich; f = weiblich)

Patient (Lfd.Nr.)	G	geboren	Geb.-Gewicht	SSW	Operat.-zeitpunkt	Datum der ATT	Grund-krankheit	Art der Operation	Sepsis-erreger
M.W.(13)	m	24.06.77	2900 g	39.	24.06.77	28.06.77	Anal-atresie	Anus praeter	E.coli
M.M.(14)	f	02.02.78	3000 g	39.	03.02.78	07.02.78	Anal-atresie	Anus praeter	Klebsiella
Ö.S.(15)	f	06.05.78	2800 g	38.	06.05.78	16.05.78	Zwerch-fellhernie	Hernien-verschluß	Streptokokken Gruppe D
B.F.(16)	m	13.11.78	3210 g	40.	14.11.78	16.11.78	Dünndarm-stenose	Anus praeter	E.coli, Streptok.Gruppe D
K.H.(17)	f	13.12.78	1570 g	31.	13.12.78	20.12.78	Anal-atresie	Anus praeter	Staph.aureus
C.A.(18)	m	04.02.79	2490 g	35.	05.02.79	13.02.79	Ösophagus-atresie	Ösophago-gastrostomie	Streptokokken Gruppe A
D.W.(19)	m	17.07.79	2620 g	35.	17.07.79	29.07.79	Dünndarm-atresie	Resektion	E.coli
E.F.(20)	f	21.08.79	3090 g	40.	22.08.79	24.08.79	Anal-atresie	Anus praeter	E.coli
P.-.(21)	m	03.01.80	2910 g	38.	05.01.80	05.01.80	Mekonium-ileus	Anus praeter	E.coli

5.1.8.1.2. Kinderchirurgische Kontrollpatienten ohne postoperative Sepsis und ohne Austauschtransfusion.

Eine kontrollierte Studie mit der Gegenüberstellung zweier Patientengruppen mit postoperativer Sepsis, die mit oder ohne ATT behandelt worden wären, war aufgrund der heterogenen Patientengruppen, der niedrigen Fallzahlen und vor allem auch aus ethischen Gründen nicht durchgeführt worden. Aus diesem Grund wurden als Kontrollpatienten Kinder untersucht, die in etwa derselben Altersgruppe und zur gleichen Zeit wie die ATT-Kinder einer Operation unterzogen werden mußten, aber keine Sepsis entwickelten und daher auch nicht ausgetauscht werden mußten. Verglichen wurden sowohl die experimentellen Ergebnisse mit den NG mit postoperativer Sepsis, als auch die Granulozytenfunktionsänderungen unter dem Einfluß perioperativer Maßnahmen, so vor allem Anästhesie und Operation selbst.
In Tabelle 34 sind die wichtigsten klinischen Daten der Patienten dieser kinderchirurgischen Kontrollgruppe zusammengefaßt. Es soll darauf hingewiesen werden, daß die meisten der Kinder keine NG, sondern überwiegend junge Säuglinge waren. Die für die Untersuchung der Granulozytenfunktionen erforderlichen Blutmengen konnten aber im allgemeinen bei NG nicht entnommen werden, außer wenn im Anschluß an die Blutabnahme sofort eine ohnehin erforderliche Bluttransfusion erfolgte.

5.1.8.1.3. Erwachsene Kontrollpersonen

Es handelt sich bei den erwachsenen Kontrollpersonen um insgesamt 7 gesunde Laborangehörige, von denen vor allem die Kontrollgranulozyten für den indirekten Granulozyten-Bakterienabtötungstest gewonnen wurden, sowie das als Kontrollserum bezeichnete, komplementaktive Vollserum. Wiederholte Granulozytenfunktionsuntersuchungen, sowie Bestimmungen der Serumproteine, der B- und T-Lymphozyten hatten gezeigt, daß die Ergebnisse bei diesen Personen in den Normalbereich der für diese Methoden in unserem Labor erhobenen Normalwerte fielen und gut reproduzierbar waren. Die wichtigsten Untersuchungsergebnisse sind im Kapitel 5.2. zusammengefaßt.

Tabelle 34 : Klinische Daten von 19 kinderchirurgischen Kontrollpatienten, die postoperativ nicht an bakteriellen Infektionen erkrankten und keiner Austauschtransfusion unterzogen wurden. (G = Geschlecht; m = männlich; f = weiblich; Mo. = Monate; Li-Ki-Gaumenspalte = Lippen-Kiefer-Gaumenspalte)

Patient (Lfd.Nr.)	Alter bei Operation	G	geboren	Datum der Operation	Grundkrankheit
A.S.(01)	3 Mo.	f	13.01.77	19.03.77	Lippenspalte
B.V.(02)	7 Mo.	m	19.08.76	27.04.77	Li-Ki-Gaumenspalte
B.A.(03)	3 Mo.	m	08.12.76	05.03.77	Ileus
G.K.(04)	5 Mo.	m	12.01.77	03.06.77	Li-Ki-Gaumenspalte
H.F.(05)	1 Mo.	m	12.06.76	13.06.77	Lymphangiom
H.U.(06)	2 Mo.	m	13.04.77	13.06.77	Leistenhernie
K.C.(07)	3 Mo.	f	04.12.77	23.03.77	Hiatushernie
K.M.(08)	8 Mo.	m	09.09.78	04.05.79	Lymphangiom
M.M.(09)	4 Mo.	m	12.12.78	26.04.79	Lippenspalte
M.A.(10)	8 Mo.	m	11.10.78	13.06.79	Lymphangiom
M.C.(11)	3 Mo.	m	06.03.77	21.06.77	Li-Ki-Gaumenspalte
R.F.(12)	3 Mo.	m	19.01.79	02.05.79	Hydrocele testis
R.G.(13)	3 Mo.	f	28.02.79	25.05.79	Lippenspalte
S.R.(14)	2 Mo.	m	23.02.78	02.03.78	Lippenspalte
T.W.(15)	4 Mo.	m	13.12.78	25.04.79	Lippenspalte
W.T.(16)	2 Mo.	f	07.01.80	31.03.80	Nabelhernie,Leistenh.
Z.A.(17)	7 Mo.	f	13.08.79	02.05.80	Leistenhernie bds.
Z.F.(18)	2 Mo.	m	29.01.80	02.04.80	Meningomyelocele
Z.C.(19)	24 Std.	f	14.04.80	15.04.80	Teratom

5.1.8.1.4. Postoperative Sepsisfälle unter kinderchirurgischen Neugeborenen, behandelt ohne Austauschtransfusion.

Bei den Kindern, die als NG postoperativ eine Sepsis entwickelten und nicht mit ATT behandelt wurden, handelt es sich vor allem um Patienten der Jahrgänge 1970 bis 1975. Aber auch bis 1980 wurden immer wieder solche Patienten nur antibiotisch behandelt, entweder weil die Indikation zur ATT nicht oder zu spät gestellt wurde. Wie schon erwähnt (siehe 5.1.8.1.2.), wurden bei diesen Kindern keine Granulozytenfunktionsuntersuchungen durchgeführt, so daß für diese Patientengruppe vor allem die infektionsbedingte Letalitätsrate für den Vergleich mit den ausgetauschten Neugeborenen von Interesse ist (773,781).

5.1.8.1.5. Spenderblut für Austauschtransfusionen

Das Blut für die ATTen stammte von verschiedenen Spendern und war durch verschiedene Zusätze ungerinnbar bzw. konservierungsfähig gemacht worden.

Definitionsgemäß war Warmblut weniger als 12 Stunden nach der Blutentnahme verwendet worden (1324). In den meisten Fällen handelte es sich um Hausspender, deren Blut mit 100 bis 200 E Heparin pro 100 ml Blut versetzt worden war. Diese Spender unterliegen in unserer Klinik einer regelmäßigen Kontrolle, um die Übertragung von Hepatitis-B-Infektionen weitestgehend auszuschließen (sogenanntes Hepatitis-Suchprogramm, Suche nach Hepatitis-Antigen; Bestimmung der Serumtransaminasen). Nur in Ausnahmefällen mußte Warmblut aus Blutbanken bestellt werden, wenn ein Hausspender z.B. für eine seltene Blutgruppe nicht zur Verfügung stand.
Bei Frischblut handelte es sich um ACD-Konservenblut, das 12 bis 72 Stunden nach der Blutentnahme verwendet wurde (1324).
Als Konservenblut wird ausschließlich ACD-Blut bezeichnet, das erst 72 Stunden und später nach der Blutentnahme zur Verwendung kam (1324).
In Tabelle 35 ist zusammengestellt, welche Spenderblüter für die ATTen der kinderchirurgischen Patienten zur Anwendung kamen.

5.1.8.2. Pädiatrische Patienten
5.1.8.2.1. Patienten mit Neugeborenen-Sepsis und Austauschtransfusion

Bei den pädiatrischen Patienten, deren Blut im Verlauf einer ATT gewonnen wurde und auf austauschbedingte Veränderungen der Granulozytenfunktion und anderer immunologischer Parameter untersucht wurde, handelt es sich um NG und FG.
Alle Patienten befanden sich in stationärer Behandlung. Die wichtigsten klinischen Daten sind in Tabelle 36 zusammengefaßt.
In 12 Fällen stammte das Untersuchungsmaterial von NG der Neugeborenenabteilung des Krankenhauses Harlaching-München (wir danken Herrn Dr.P.MAYSER und seinen Mitarbeitern sehr herzlich für das Interesse und die großzügige Unterstützung unserer Untersuchungen).
Die Untersuchungen an den genannten NG erstreckten sich von 1975 bis 1980.
In dieser Zeit konnte aus labortechnischen und personellen Gründen nur ein Teil

der Kinder mit NG-Sepsis und ATT untersucht werden.

Als Indikationen für die ATT kamen dieselben Kriterien in Betracht wie schon unter 5.1.8.1.1. für die kinderchirurgischen Patienten erörtert. In allen Fällen wurde die bakterielle Sepsis auch antimikrobiell behandelt.. Bei vier Patienten fielen der Beginn der antibiotischen Behandlung und der ATT zeitlich zusammen.

Tabelle 35 : Angaben über die Herkunft der Spenderblüter, die für 21 kinderchirurgische Patienten mit Neugeborenen-Sepsis zur Austauschtransfusion zur Anwendung kamen. Patienten-Bezeichnungen und lfd.-Nr. entsprechen den Angaben in Tabelle 33.

Patient (Lfd.Nr.)	Anzahl der ATTEN	Konserven-blut-Nr.	Hausspender No. I - X	Alter des ATT-Blutes
B.H.(01)	1 ATT		I,III	Warmblut
H.H.(02)	1 ATT		II	Warmblut
B.-.(03)	1 ATT		I,II	Warmblut
G.S.(04)	1.ATT	954 335		Warmblut
	2.ATT	822 981		Frischblut
H.M.(05)	1.ATT	105 922		Warmblut
	2.ATT	804 836		Frischblut
H.T.(06)	1.ATT	820 042		Frischblut
	2.ATT	822 278		Frischblut
M.A.(07)	1 ATT		III	Warmblut
O.-.(08)	1.ATT	900 348		Frischblut
	2.ATT		IV	Warmblut
S.M.(09)	1.ATT		II	Warmblut
	2.ATT		V	Warmblut
S.A.(10)	1.ATT		V	Warmblut
	2.ATT	953 046		Warmblut
W.T.(11)	1 ATT	802 440		keine Angaben
Y.M.(12)	1 ATT		VI	Warmblut
M.W.(13)	1 ATT	957 260	VII	Frisch-Warmblut
M.M.(14)	1 ATT		I	Warmblut
Ö.S.(15)	1 ATT	966 963		Frischblut
B.F.(16)	1 ATT		IV	Warmblut
K.H.(17)	1 ATT		IV	Warmblut
C.A.(18)	1 ATT		VIII	Warmblut
D.W.(19)	1 ATT		IX	Warmblut
E.F.(20)	1 ATT		VII	Warmblut
P.-.(21)	1 ATT		X	Warmblut

Tabelle 36 : Klinische Daten von 24 pädiatrischen Patienten, die wegen einer Neugeborenensepsis antibiotisch und mit einer Austauschtransfusion behandelt worden waren. (G = Geschlecht; f = weiblich; m = männlich; SSW = Schwangerschaftswoche bei Geburt; dys = dystrophes Neugeborenes)

Patient (Lfd.Nr.)	G	geboren	Geb.-Gewicht	SSW	Datum der ATT	Grund-krankheit	Sepsis-erreger	klin. Verlauf
H.H.(01)	m	20.11.75	3010 g	40.	26.11.75	Asphyxie	E.coli	lebt
F.R.(02)	m	27.10.75	1670 g	31.	30.10.75	FG	E.coli	lebt
F.F.(03)	m	01.02.76	1890 g	35.	07.02.76	FG,dys.	Ps.aeruginosa	verstorben
K.F.(04)	f	19.03.76	2020 g	36.	22.03.76	FG	St.aureus	lebt
Ö.B.(05)	m	17.06.76	1570 g	30.	29.06.76	FG	E.coli	verstorben
I.-.(06)	m	24.10.76	960 g	28.	25.10.76	FG,dys.	kein Isolat	verstorben
Z.K.(07)	f	14.12.76	950 g	27.	14.01.77	FG,dys.	Candida albicans	lebt
A.A.(08)	f	11.01.77	1450 g	31.	13.01.77	FG,dys.	E.coli	lebt
A.L.(09)	f	16.03.77	1160 g	29.	16.03.77	FG	Klebsiella	lebt
S.V.(10)	f	12.01.77	1000 g	27.	20.01.77	FG,dys.	E.coli	verstorben
B.K.(11)	f	21.03.77	1080 g	32.	01.04.77	FG,dys.	kein Isolat	verstorben
M.X.(12)	m	25.03.77	2540 g	36.	28.03.77	FG	S.epidermidis	verstorben
S.-.(13)	m	21.10.77	1080 g	27.	01.11.77	FG,dys.	E.coli(Liquor)	lebt
P.J.(14)	f	04.01.78	2150 g	34.	06.01.78	FG,M.Down	Klebsiella	lebt
W.K.(15)	f	27.05.78	1870 g	35.	01.06.78	FG,dys.	Serratia marc.	lebt
S.E.(16)	f	07.10.78	1110 g	28.	23.10.78	FG	Strept.Gruppe B	verstorben
E.J.(17)	m	02.03.79	1550 g	32.	07.03.79	FG	E.coli	lebt
M.K.(18)	f	02.06.79	3110 g	40.	06.06.79	Asphyxie	St.epidermidis	lebt
C.S.(19)	m	17.06.79	2820 g	36.	17.06.79	FG	St.aureus	lebt
D.V.(20)	f	16.05.79	2800 g	38.	16.05.79	FG	Strept.Gruppe D	lebt
G.A.(21)	m	09.11.79	980 g	27.	11.11.79	FG	E.coli	verstorben
J.B.(22)	m	23.01.80	1570 g	31.	29.01.80	FG	Strept.Gruppe B	lebt
F.A.(23)	m	24.03.80	1900 g	34.	27.03.80	FG	Strept.Gruppe B	lebt
R.P.(24)	f	26.05.80	3120 g	40.	27.05.80	Asphyxie	Strept.Gruppe B	verstorben
A.E.(25)	m	09.07.80	2790 g	36.	09.07.80	FG	E.coli	lebt

5.1.8.2.2. Pädiatrische Kontrollpatienten ohne Sepsis und ohne Austauschtransfusion

Bei 24 gesunden NG, bei 12 pränatal dystrophen Kindern und nicht an einer Infektion erkrankten FG konnten wir Granulozyten-Funktionsuntersuchungen durchführen. Es handelte sich dabei entweder um gesunde NG der II. Frauenklinik der Universität München (Direktor: Prof.Dr.RICHTER, der uns bei unserer Arbeit dankenswerterweise unterstützte), oder um dystrophe Kinder und FG der eigenen Klinik, bei denen das Blut zusammen mit einer Routineabnahme gewonnen werden konnte, ohne daß zuvor Blut oder Blutderivate transfundiert worden waren (siehe Tabellen 37, 38).

5.1.8.2.3. Pädiatrische Kontrollpatienten mit Austauschtransfusion und ohne Sepsis

Seit 1973/74 hätten wir die ersten Granulozyten-Funktionsuntersuchungen mit dem ATT-Blut von NG durchgeführt, die wegen einer Hyperbilirubinämie einem Austausch unterzogen worden waren. Im Großteil der Fälle handelte es sich um Hyperbilirubinämien wegen eines Morbus hämolyticus neonatorum. In einigen Fällen war die ATT bei sehr unreifen FG, meist mit einem Geburtsgewicht unter 1200 g, zur versuchsweisen Beeinflussung eines schweren Atemnotsyndroms bei Surfactant-Mangel durchgeführt worden (siehe Tabelle 39).

5.1.8.2.4. Spenderblut für Austauschtransfusionen

Wie schon bei den kinderchirurgischen Patienten beschrieben stammte auch das Austauschblut für die pädiatrischen NG-Sepsisfälle von verschiedenen Spendern.

In 19 Fällen wurde heparinisiertes Warmblut, 3 mal ACD-Frischblut und für drei ATTen ACD-Konservenblut verwendet.

Tabelle 37 : Klinische Daten von 24 gesunden Neugeborenen (ohne Infektionsanamnese, ohne Austauschtransfusion). (G = Geschlecht; m = männlich; f = weiblich, SSW = Gestationsalter bei der Geburt)

Patient (Lfd.Nr.)	geboren	Geburtsgewicht	SSW	G	Datum der Untersuchung
N.V.(01)	12.11.76	4050 g	40	m	12.11.76
M.M.(02)	02.11.76	3550 g	40	f	02.11.76
B.H.(03)	17.11.76	3800 g	39	f	17.11.76
L.P.(04)	19.12.76	3290 g	40	f	19.12.76
E.G.(05)	09.01.77	4000 g	40	m	09.01.77
E.P.(06)	14.03.77	2980 g	40	m	15.03.77
F.P.(07)	17.03.77	3270 g	39	f	18.03.77
M.B.(08)	24.05.77	3290 g	40	m	24.05.77
D.P.(09)	27.05.77	3750 g	40	m	28.05.77
V.K.(10)	28.09.77	3140 g	41	m	29.09.77
Z.K.(11)	29.09.77	3700 g	40	m	30.09.77
F.M.(12)	24.05.77	3390 g	40	f	27.05.77
H.K.(13)	07.06.77	3010 g	40	f	10.06.77
V.V.(14)	09.10.77	3510 g	40	f	12.10.77
Ö.Y.(15)	02.02.78	2990 g	39	m	10.02.78
T.W.(16)	23.04.78	3430 g	41	f	27.04.78
H.H.(17)	23.06.78	3330 g	40	m	29.06.78
K.R.(18)	30.10.78	3600 g	40	m	04.11.78
D.Z.(19)	07.02.79	3000 g	40	f	16.02.79
E.F.(20)	30.10.79	3440 g	39	f	08.11.79
B.S.(21)	08.11.79	3120 g	39	m	12.11.79
E.E.(22)	17.01.80	4020 g	40	f	22.01.80
E.M.(23)	17.04.80	3780 g	40	f	25.04.80
K.T.(24)	18.04.80	3300 g	41	f	21.04.80

Tabelle 38: Klinische Daten von 12 pränatal dystrophen Neugeborenen und Frühgeborenen ohne Infektionsanamnese und ohne Austauschtransfusion. (G = Geschlecht; m = männlich; f = weiblich; SSW = Gestationsalter bei Geburt)

Patient (Lfd.Nr.)	geboren	Geburts-gewicht	SSW	G	Datum der Blutentnahme
X.P.(01)	17.11.76	2850 g	40	f	18.11.76
P.K.(02)	13.11.77	1900 g	37	f	20.11.,23.11.77
B.J.(03)	22.11.77	2550 g	40	m	23.11.,26.11.77
K.H.(04)	22.11.77	2290 g	40	f	23.11.,26.11.77
D.W.(05)	01.12.78	2840 g	40	f	02.12.78
A.C.(06)	27.11.78	1500 g	30	m	01.12.78
I.O.(07)	04.04.79	1530 g	32	m	04.04.,10.04.79
L.M.(08)	29.11.79	1570 g	34	m	01.12.79
M.N.(09)	03.11.79	1500 g	31	f	12.11.79
S.B.(10)	29.11.79	2200 g	39	f	30.11.,09.12.79
B.F.(11)	21.11.79	1300 g	31	m	09.12.79
E.W.(12)	13.05.80	2180 g	35	f	20.05.80

Tabelle 39 : Klinische Daten von 13 Neugeborenen und Frühgeborenen, die aus verschiedenen Indikationen einer Austauschtransfusion unterworfen wurden, ohne an einer Infektion erkrankt zu sein. (G = Geschlecht; m = männlich; f = weiblich; SSW = Schwangerschaftsalter bei Geburt)

Patient (Lfd.Nr.)	geboren	Geb.-Gewicht	SSW	Datum der ATT	Indikation zur ATT	Grund-krankheit
A.B.(01)	28.11.76	2400 g	38.	12.01.77	Sepsisverdacht	hypoplast.li.Ventrikel
D.K.(02)	20.11.76	2720 g	37.	26.11.76	idiop.Hyperbili.	FG,Idiopath.Hyperbili.
F.J.(03)	07.12.76	2400 g	37.	15.12.76	Thrombopenie	FG,Thrombopenie
J.Z.(04)	18.03.77	3000 g	40.	19.03.77	Hyperbilirubin.	Rh-Inkompatibilität
K.L.(05)	26.01.78	3180 g	40.	01.02.78	idiop.Hyperbili.	M.Down,idiopath.Hyperbili.
A.F.(06)	10.01.79	2600 g	36.	10.01.79	Hyperbilirubin.	AO-Inkompatibilität
T.U.(07)	31.12.78	650 g	30.	10.01.79	Atemnotsyndrom	FG,fetales Alkoholsynd.
B.C.(08)	11.03.79	1900 g	34.	21.03.79	Anurie	Vitium cordis,FG
S.G.(09)	19.04.79	800 g	28.	20.04.79	Atemnotsyndrom	FG,Atemnotsyndrom
G.I.(10)	28.06.79	2840 g	39.	28.06.79	Hyperbilirubin.	Rh-Inkompatibilität
U.A.(11)	21.04.80	3200 g	40.	22.04.80	Hyperbilirubin.	AO-Inkompatibilität
U.U.(12)	22.06.80	2210 g	35.	22.06.80	Hyperbilirubin.	Rh-Inkompatibilität
N.R.(13)	13.05.80	1980 g	37.	13.05.80	Hyperbilirubin.	Rh-Inkompatibilität

5.2. Ergebnisse

5.2.1. Elimination der Antibiotika

Bei den durch ATT behandelten Patienten mit einer NG-Sepsis handelte es sich mit wenigen Ausnahmen um antibiotisch anbehandelte Kinder. Es war daher erforderlich, den durch anwesende Antibiotika vorhandenen antimikrobiellen Effekt in den Testseren der Patienten zu eliminieren oder zu neutralisieren (siehe auch Kapitel 5.1.1.3.).

5.2.1.1. Ultrafiltration

Es läßt sich errechnen, daß nach Ultrafiltration der Seren noch eine Antibiotika-Konzentration von annähernd 7%, nach zweimaliger Passage von etwa 1% der Ausgangskonzentration vorhanden ist (siehe auch Kapitel 5.1.1.3.).
Nach dieser Behandlung beträgt die γ-Globulin-Konzentration im Serum noch 54 bis 76% der ursprünglichen Konzentration (siehe Tabellen 40 und 41), wodurch die Serumbakterizidie im Vergleich zu einem unbehandelten Vergleichsserum auf etwa 80% absinkt (siehe Tabelle 42).
Die tatsächlich gemessene Antibiotika-Konzentration beträgt aber nach zweimaligem Ultrafiltrieren noch etwa 14% der Ausgangskonzentration (siehe Tabelle 10). Damit sinkt die Antibiotika-Konzentration bei wiederholter Ultrafiltration nicht im vorausberechneten Umfang, sondern in geringem Maß. Diese Tatsache kann u.a. durch die über 50%ige Proteinbindung der entsprechenden Antibiotika bedingt sein. Wie unter Kapitel 5.1.1.3. erwähnt, war in diesen Versuchen das Antibiotikum Oxacillin verwendet worden.
Weitere Störfaktoren bei der Ultrafiltration sind die Adsorption von Proteinen an die Filtermembran, die Zunahme der Eiweißkonzentration (ein Effekt, der dem Verdünnungseffekt entgegengesetzt gerichtet ist) und der Siebeffekt durch eine Schicht von Eiweißmolekülen an der Filteroberfläche (1741). Außerdem scheint durch den versuchsbedingt erforderlichen Stickstoffdruck von 4 bar an der Filtermembranoberfläche eine teilweise Denaturierung von Proteinen zu erfolgen (1741).

Tabelle 40 : Veränderungen der Serumproteinkonzentrationen nach zweimaliger Ultrafiltration. Bestimmung der Relativ-Prozent-Verteilung mittels Serumeiweißelektrophorese. Die Angaben sind Mittelwerte aus drei Filtrationsversuchen mit 5 verschiedenen Erwachsenenseren.

Serumprotein-fraktionen	Konzentration vor Ultrafiltration	Konzentration nach Ultrafiltration
Albumin	60.0% ± 4.4	64.0% ± 5.0
α1-Globuline	3.3% ± 0.2	2.9% ± 0.1
α2-Globuline	9.7% ± 0.4	10.7% ± 0.9
β -Globuline	14.7% ± 0.9	10.9% ± 1.1
γ -Globuline	12.3% ± 1.4	11.4% ± 1.4

Tabelle 41 : Veränderungen der Immunglobulinkonzentrationen nach zweimaliger Ultrafiltration. Bestimmung der Serumkonzentrationen für IgG, IgA und IgM mittels der radialen Immundiffusion. Die Meßwerte sind Mittelwerte aus drei Filtrationsversuchen an 5 verschiedenen Erwachsenenseren.

Immunglobulin-klasse	Serumkonzentration vor Ultrafiltration (in mg/dl)	Serumkonzentration nach Ultrafiltration	Endkonzentration (in % der Ausgangskonzentrat.)
IgG	1.220 (± 260)	920 (± 220)	76 %
IgA	212 (± 55)	148 (± 22)	72 %
IgM	134 (± 26)	72 (± 22)	54 %

Tabelle 42 : Veränderungen der Serumkonzentrationen an freiem Antibiotikum (Oxacillin) nach zweimaliger Ultrafiltration. Bestimmung der Serumkonzentration mittels Agarplatten-Diffusionsmethode (1731). Die angegebenen Werte sind Mittelwerte aus drei Filtrationsversuchen an 5 verschiedenen Erwachsenenseren.

Filtrations-sequenzen	Serum-Antibiotikum-Konzentration (in µg/ml Serum)	Endkonzentration des Antibiotikum im Serum (in % des Ausgangswertes)
Ausgangswert	225.0 (± 72)	100 %
nach 1.Filtration	45.0 (± 9)	20 %
nach 2.Filtration	3.2 (± 0.6)	14 %
nach 3.Filtration	1.6 (± 0.5)	7 %

Tabelle 43 : Serumabhängige und intragranulozytäre Bakterienabtötung im indirekten Bakterizidietest (Granulozyten und Serum stammen von zwei verschiedenen Testpersonen). Veränderungen nach wiederholter Ultrafiltration des Testserums. Die angegebenen Werte sind Mittelwerte aus drei Bakterizidieversuchen mit zwei verschiedenen Erwachsenenseren. (to = Bakterienkolonien bei Versuchsbeginn; t2 = Bakterienkolonienzahl nach 120 Minuten Versuchsablauf)

Ultrafiltrierte Serumzusätze	Bakterienkolonien zum Zeitpunkt to	Bakterienkolonien zum Zeitpunkt t2	Bakterienabtötung (in % des Ausgangswertes zum Zeitpunkt to)
Ausgangsserum	240 (± 60)	11 (± 9)	100 %
nach 2.Filtration	190 (± 45)	41 (± 9)	82 %
nach 3.Filtration	200 (± 47)	70 (± 8)	68 %

5.2.1.2. Globulinfällung mit Ammoniumsulfat

Die Veränderungen der Serumproteinzusammensetzung sind in Tabelle 44 und Tabelle 45 zusammengefaßt.
Der Anstieg der γ-Globulinfraktion in der serumelektrophoretischen Auftrennung ist vorgetäuscht durch denaturierte Proteine, die nach der Eiweißfällung unter elektrophoretischen Bedingungen nicht oder verlangsamt im Feld der γ-Globuline wandern und sich bei der photometrischen Auswertung zur Extinktion der γ-Globuline addieren. Dies konnten wir in einigen immunelektrophoretischen Auftrennungen der durch Fällung behandelten Seren nachweisen. Hinzu kommt, daß die etwa 50%ige Reduktion des Albumingehaltes zu einem Anstieg der in Relativprozent angegebenen nicht-gefällten Globulinfraktionen führt, ohne daß es zu einer absoluten Konzentrationszunahme kommen muß.
Der Vergleich der Antibiotika-Konzentrationen vor und nach Ammoniumsulfat-Eiweißfällung ergab Werte, die so hoch waren, daß sie außerhalb des aus der Eichkurve sich ergebenden Meßbereichs lagen. Diese Beobachtung konnten wir auch bei dreimaliger Testung machen und führen sie am ehesten auf die antimikrobielle Wirksamkeit restlichen Ammoniumsulfats zurück.
Im serumabhängigen und granulozytären Bakterienabtötungstest werden diese Ammoniumsulfatbeimischungen im Versuchsansatz scheinbar soweit verdünnt, daß sie nicht mehr zum Tragen kommen (siehe Tabelle 46).

Tabelle 44 : Veränderungen der Serumproteinkonzentrationen nach Globulinfällung mittels Ammoniumsulfat. Die Bestimmung der Serumeiweißkonzentrationen erfolgte in Relativprozenten nach elektrophoretischer Auftrennung. Die angegebenen Werte sind Mittelwerte aus drei Fällungsexperimenten mit fünf verschiedenen Erwachsenenseren.

Serumprotein-Fraktionen	Proteinkonzentration vor Fällung (in Relativprozent)	Proteinkonzentration nach der Fällung	Endkonzentration (in % des Ausgangswertes)
Albumin	60.0 % (± 11)	32.8 % (± 11)	55 %
α1-Globulin	3.3 % (± 0.4)	3.3 % (± 0.3)	100 %
α2-Globulin	9.7 % (± 0.9)	10.6 % (± 0.9)	109 %
β -Globulin	14.7 % (± 1.7)	16.7 % (± 2.2)	113 %
γ -Globulin	12.3 % (± 1.8)	33.3 % (± 3.7)	271 %

Tabelle 45 : Veränderungen der Immunglobulinkonzentrationen nach Ammoniumsulfat-Eiweißfällung. Die Bestimmung der Immunglobulinklassen erfolgte mit der radialen Immundiffusion. Die angegebenen Werte sind Mittelwerte aus drei Fällungsexperimenten mit fünf verschiedenen Erwachsenenseren.

Immunglobulin-Klasse	Serumkonzentration vor Fällung (in mg/dl)	Serumkonzentration nach Fällung (in mg/dl)	Endkonzentration (in % vom Ausgangswert)
IgG	1.220 (± 260)	410 (± 85)	38 %
IgA	212 (± 55)	56 (± 19)	28 %
IgM	134 (± 26)	28 (± 11)	20 %

Tabelle 46 : Serumabhängige und intragranulozytäre Bakterienabtötung im indirekten Bakterizidietest; Veränderungen im Testergebnis nach Ammoniumsulfat-Fällung der Testseren. Die angegebenen Werte sind Mittelwerte aus drei Bakterizidieversuchen mit drei verschiedenen Erwachsenenseren.
(to = Bakterienkoloniezahl bei Versuchsbeginn; t2 = Bakterienkoloniezahl nach 120 Minuten Versuchsablauf und bei Versuchsabschluß). Wird dem Versuchsansatz kein Serum zugegeben, so verfünffacht sich die Ausgangszahl der Bakterienkolonien.

Versuchsansatz Nr.	Bakterienkolonien-Anzahl vor Fällung		nach Fällung		Bakterizidieeffekt vor Fällung (in % des Ausgangswertes)	Bakterienzunahme nach Fällung (in % des Ausgangswertes)
	to	t2	to	t2		
Nr. 1	174	52	190	300	+ 70 %	- 173 %
Nr. 2	158	64	161	302	+ 60 %	- 79 %
Nr. 3	160	40	160	320	+ 75 %	- 200 %

5.2.1.3. Serum-Dialyse

Nach 48 Stunden Dialyse ergibt sich ein Immunglobulinverlust von 8 bis 22% der Ausgangskonzentrationen (siehe Tabelle 47). Da die Konzentrationen ab dem 6-Stundenwert nicht mehr signifikant abnehmen, kann angenommen werden, daß die dann noch auftretenden Wertschwankungen auf Pipettierverluste bei der Handhabung der Seren zurückzuführen sind.
Nicht-dialysiertes Serum enthielt nach einer Lagerzeit von 20 Stunden unter konstanten Kühlraumbedingungen (4 bis 6° C) noch 80% der Ausgangskonzentrationen.
Das nicht-dialysierte Serum, das den Serumproben der Tabelle 48 entspricht, wies nach 45 Stunden bei 4° C noch 88% der Antibiotika-Ausgangskonzentrationen auf.

Die Dissoziation des Antibiotikum erfolgt nicht gemäß einer Reaktion 1. Ordnung, also einer einfachen Exponentialfunktion. Es lassen sich graphisch zwei Komponenten trennen, deren Eliminationshalbwertszeiten bei beiden Dialyseversuchen sehr gut übereinstimmen (siehe Abbildungen 10 und 11).

Tabelle 47 : Abhängigkeit der Immunglobulin-Serumkonzentrationen (Bestimmung durch radiale Immundiffusion) von der Dialysedauer. Ergebnisse als Mittelwerte der Dialyse dreier Erwachsenenseren.

Dialyse-dauer	IgG		IgA		IgM	
	(mg/dl)	Relativ-%	(mg/dl)	Relativ-%	(mg/dl)	Relativ-%
vor Dialyse	920 (±120)	100 %	212 (±77)	100 %	91 (±22)	100 %
6 h	840 (±102)	91 %	190 (±83)	90 %	80 (±24)	90 %
12 h	840 (±131)	91 %	170 (±83)	85 %	72 (±19)	78 %
20 h	840 (± 91)	91 %	180 (±62)	85 %	72 (±19)	78 %
48 h	850 (±100)	92 %	175 (±60)	83 %	72 (±27)	78 %

Tabelle 48 : Abhängigkeit der abfallenden Antibiotika-Serumkonzentrationen von der Dialysedauer. Bestimmung der Antibiotikakonzentrationen in zwei Erwachsenenseren mittels Hemmhoftest. Die Werte des zweiten Serum in Klammern.

Dialyse-dauer	Antibiotikakonzentration im Serum (in µg/ml)	Antibiotika-Endkonzentration (in % der Ausgangswerte)
vor Dialyse	355 (375)	100 % (100 %)
2 h	250 (243)	56 % (65 %)
5 h	149 (-)	42 % (--)
6 h	130 (-)	36 % (--)
8 h	95 (120)	27 % (32 %)
12 h	87 (90)	26 % (24 %)
20 h	50 (-)	14 % (--)
24 h	(53)	(14 %)
32 h	(35)	(9 %)
40 h	(26)	(7 %)
45 h	(19)	(5 %)

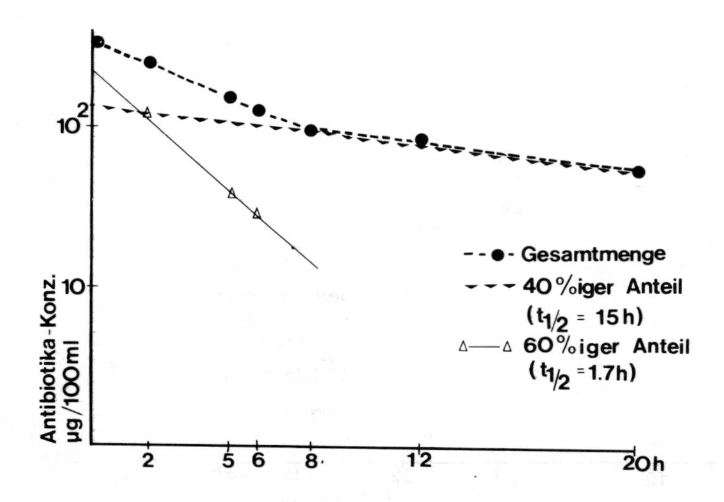

Abbildung 10: Berechnung der Eliminationshalbwertszeiten für Antibiotika unter Dialysebedingungen. Die experimentellen Daten entsprechen den Dialyseversuchen der Tabelle 48. Die Antibiotikakonzentrationen sind halblogarithmisch gegen die Dialysezeitpunkte aufgetragen. Die Halbwertszeiten für die Antibiotika-Elimination berechnen sich auf 1.7 und 15 Stunden. Der Anteil der Komponente mit der längeren Halbwertszeit an der gesamten Antibiotikakonzentration wird graphisch ermittelt, indem der lineare, flache Kurventeil bis zur Ordinate durchgezogen wird. Die Meßpunkte für die Kurve mit der kürzeren Halbwertszeit errechnen sich dann durch Subtraktion der einzelnen Punkte auf der graphisch ermittelten flachen Kurve, welche beide Komponenten enthält (1728).

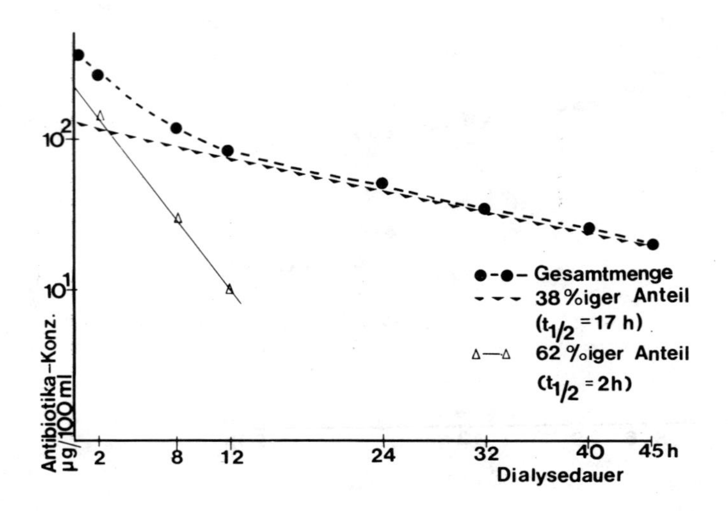

Abbildung 11 : Berechnung der Eliminationshalbwertszeiten für das in Tabelle 48 in Klammern aufgeführte Serum unter Dialyseeinwirkung. Zur Erklärung siehe Legende Abbildung 10 . Die Halbwertszeiten der beiden Komponenten betragen 2 und 17 Stunden.

GOLDBAUM und SMITH hatten schon bei Untersuchungen der Bindungskapazität von Barbituraten an Serumproteine zwei verschiedene Dissoziationskonstanten beschrieben (1742). Es ließe sich aber auch das unterschiedliche Eliminationsverhalten durch das relativ schnelle Ausdiffundieren von freiem Antibiotikum durch die Dialysiermembran, gefolgt von einer sehr viel langsameren Gleichgewichtseinstellung des proteingebundenen Antibiotikum erklären.
Für die Dialysierversuche wurde mit Oxacillin ein Antibiotikum mit einer sehr hohen Proteinbindung (ca. 90%) (1729) verwendet, während die bei NG-Infektionen eingesetzten Antibiotika (Aminoglykoside, β-Lactam-Antibiotika) im allgemeinen eine geringere Serumeiweißbindung aufweisen (1729). Aus diesem Grund darf geschlossen werden, daß die Elimination durch Dialyse bei den Testseren schneller vor sich geht bzw. der verbliebene Antibiotika-Anteil nach 48 Stunden Dialyse noch geringer ist als mit Oxacillin (1743).
Dies wird durch die in Tabelle 49 zusammengefaßten Granulozytenfunktionsuntersuchungen bestätigt. Der Vergleich nicht-dialysierter mit dialysierten Seren ergibt nämlich keine signifikanten Unterschiede im serumabhängigen Bakterienabtötungstest, d.h. daß weder verbliebene Antibiotikakonzentrationen zu einer nicht-granulozytären Bakterienabtötung geführt haben und daß andererseits die für Phagozytose und Bakterienabtötung erforderlichen Serumproteine(Opsonine) durch den Dialysevorgang in ihrer Qualität und Quantität nicht signifikant beeinträchtigt wurden.

5.2.1.4. Antibiotika-Elimination und Granulozytenfunktionstest

Da die Testseren nach Globulinfällung nur noch eine Immunglobulinkonzentration von 20 bis 38% der Ausgangskonzentration aufwiesen, was im Bakterizidietest zu einer Vermehrung der Bakterienkolonien auf 179 bis 273% der Einsaat zum Zeitpunkt Null führte, konnte diese Methode zur Antibiotika-Elimination nicht verwendet werden.
Bei der Ultrafiltration wurde ein Immunglobulinverlust von 24 bis 46% des Ausgangswertes und eine Reduktion des Bakterienabtötungsquotienten von 100 auf 82% nach zweimaliger Filtration gemessen. Demgegenüber wiesen die dialysierten Seren nur einen Immunglobulinverlust von 8 bis 22% nach 48 Stunden Dialysierdauer und eine Verminderung des Abtötungsquotienten um nur 11% auf.
Daher wurden für die Granulozytenfunktionsuntersuchungen dialysierte Seren ver-

wendet. Parallel dazu wurden neben dem Testbakterium S.aureus auch resistente Stämme von Serratia marcescens eingesetzt, wodurch zusätzlich eine direkte Wirkung verbliebener Antibiotika ausgeschlossen werden konnte.

Tabelle 49: Serumabhängige und granulozytäre Bakterienabtötung im indirekten Bakterizidietest. Veränderungen im Testergebnis nach Dialyse des Testserum im Vergleich zu nicht-dialysierten Pool- und einzelnen Erwachsenen-Kontrollseren. Die angegebenen Werte sind Mittelwerte aus drei Bakterizidietesten mit drei verschiedenen Oxacillin-haltigen Testseren. (to = Bakterienkoloniezahl zum Zeitpunkt 0 des Versuchs; t2 = Bakterienkoloniezahl nach 120 Minuten Versuchsablauf). Wird dem Versuchsansatz kein Serum zugefügt, so verfünffacht sich die Ausgangszahl der Bakterien.

Dialysedauer des Testserum	Poolserum		Kontrollserum		Testseren vor Dialyse		Testseren nach Dialyse		Bakterizidiequotient (in % des Ausgangswertes)
(in Std.)	to	t2	to	t2	to	t2	to	t2	
0	244	22	254	22	240	11			= 100 %
12 h	244	22	254	22	240	11	243	26	94 %
24 h	244	22	254	22	240	11	223	26	93 %
48 h	244	22	254	22	240	11	259	38	90 %

5.2.2. Abhängigkeit der Granulozytenfunktion von der Lagerdauer von Serumproben und Granulozytensuspensionen.

Da für die Behandlung der NG-Sepsis durch ATT Austauschblüter verschiedener Zubereitung verwendet wurden (siehe Kapitel 5.1.8.), mußte in Voruntersuchungen ermittelt werden, welchen meßbaren Effekt die Lagerdauer und Herstellung der Austauschblüter auf deren immunologische Effektivität haben.

5.2.2.1. Einfluß der Lagerdauer auf Immunglobulin- und Komplementkonzentrationen im Serum

Unter standardisierten Bedingungen wurde frisch gewonnenes Serum bei 4 bis 6° C im Kühlraum aufbewahrt. Nach bestimmten Zeitintervallen wurden Aliquots entnommen und mittels radialer Immundiffusion auf ihren Gehalt an Immunglobulinen und der Komplementkomponenten C3 und C4 untersucht (siehe Tabelle 50). Dieselben Untersuchungen wurden an steril bei 20° C aufbewahrten Serumproben derselben Spender durchgeführt.
Die Ergebnisse zeigen, daß die katabole Rate bzw. biologische Halbwertszeit bei 20° C, wenn auch geringfügig, beschleunigt ist gegenüber der Serumaufbewahrung bei 4° C.

Tabelle 50: Einfluß von Lagerdauer und -temperatur auf den Serumgehalt an Immunglobulinen und Komplementkomponenten unter standardisierten Bedingungen. Bestimmung der quantitativen Serumproteinkonzentrationen mittels radialer Immundiffusion. Die Werte entsprechen den Mittelwerten aus fünf gleichzeitig untersuchten Erwachsenenseren.

Lagerdauer (in Std.)	IgG (in mg/dl)	IgM (in mg/dl)	IgA (in mg/dl)	C3c (in mg/dl)	C4 (in mg/dl)
Lagerung bei 20° C:					
0 h	970 ± 240	118 ± 44	132 ± 44	81 ± 16	14 ± 2
24 h	940 ± 235	118 ± 39	142 ± 51	90 ± 12	14 ± 4
64 h	750 ± 255	110 ± 22	100 ± 42	10 ± 12	2 ± 2
Lagerung bei 4° C:					
0 h	970 ± 240	118 ± 44	132 ± 44	81 ± 16	14 ± 2
24 h	1000 ± 265	118 ± 48	132 ± 39	90 ± 12	12 ± 3
64 h	1050 ± 223	118 ± 40	132 ± 40	90 ± 12	8 ± 4

5.2.2.2. Einfluß der Lagerdauer auf serumabhängige und granulozytäre Bakterizidie.

Da bei der ATT mit Warmblut oft einige Stunden vergehen, bis der Austausch nach der Spender-Blutabnahme erfolgen kann und der Austausch selbst auch noch 1 bis 2 Stunden dauern kann, kommt der Bestimmung des Einflußes der Lagerdauer des Blutes auf die Bakterizidieeigenschaften eine praktische Bedeutung zu. Da Frisch- und Konservenblut bis zur Anwendung bei der ATT im Kühlschrank bei 4° C aufbewahrt werden, können diese Blutarten miteinander verglichen werden.

5.2.2.2.1. Verlust der granulozytären Bakterizidie durch Lagerung

Die Ergebnisse dieser Untersuchungen sind in Tabelle 51 und den Abbildungen 12 und 13 dargestellt.
Während der Lagerzeit nimmt einerseits die Zahl der lebensfähigen Granulozyten im Blut, gemessen mit der Trypanblaumethode, ab (siehe Tabelle 51). Andererseits wird unabhängig davon im Bakterizidietest eine Verminderung der Phagozytose- und Bakterienabtötungsleistung der Granulozyten ermittelt, wenn man die Granulozytenzahl im Versuchsansatz auf konstante Zahlen einstellt.
Die Gesamteinbuße an granulozytärer Abwehrleistung durch die Lagerung des Blutes ergibt sich aus dem Produkt der anteilmäßigen Granulozytenzahl (ausgedrückt in Prozent des Ausgangswertes) und dem verbleibenden Abtötungsquotienten.
Die Färbbarkeit der Granulozyten mit Trypanblau als Maß der irreversiblen Zellschädigung bleibt bei den Lagerungsversuchen zu allen Zeitpunkten unter 10% der Gesamtgranulozytenzahl zu diesem Zeitpunkt. Dies läßt darauf schließen, daß die geschädigten Granulozyten entweder sehr schnell aus dem Stadium der Trypanblau-Anfärbbarkeit (Membranschädigung) in das Stadium der Zellyse übergehen und nicht mehr nachweisbar sind, oder daß sie eine stärkere Fähigkeit zur Adhäsion an die Glaswand der Aufbewahrungsgefäße erwerben. Wir sind dieser Frage im Zusammenhang unserer Untersuchungen allerdings nicht weiter nachgegangen.

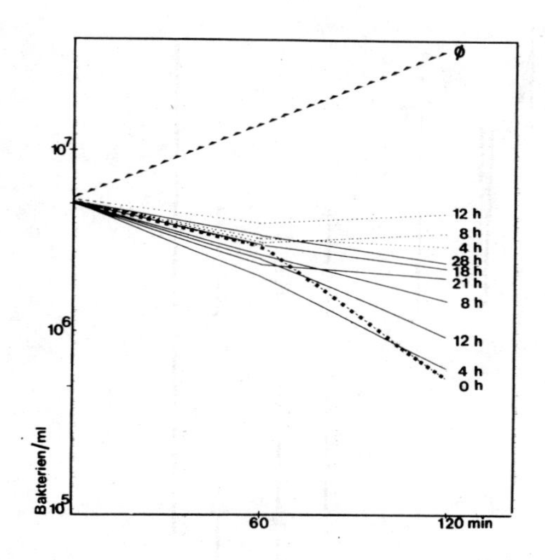

Abbildung 12: Verlust des granulozytären Bakterizidieeffekts nach unterschiedlichen Lagerzeiten bei 20° C. Untersuchungen mit ACD-Zusatz (durchgezogene Linien) und ohne ACD-Zusatz (unterbrochene Linien). Die Linie mit der Bezeichnung "Ø" entspricht dem Bakterienwachstum ohne den Zusatz von Granulozyten oder opsinisierendem Serum. Die Werte dieser Kurven entsprechen denen in Tabelle 51.

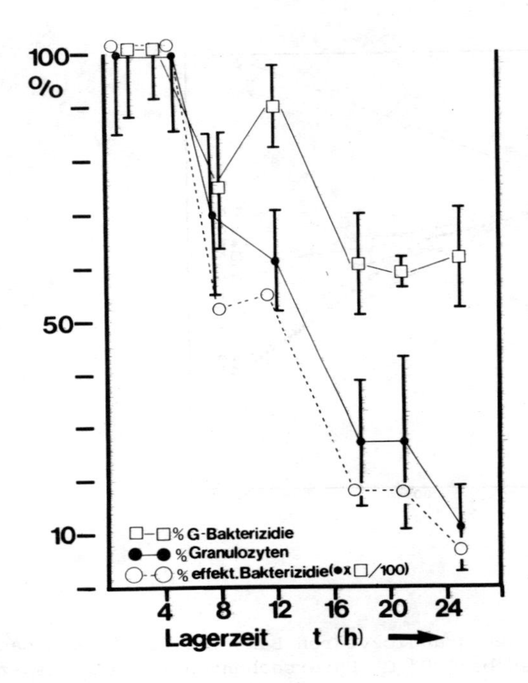

Abbildung 13: Verlust des granulozytären Bakterizidieeffekts unter dem Einfluß der Lagerdauer bei 20° C. Die Kurven entsprechen den Werten in Tabelle 51 für Granulozytensuspensionen mit ACD-Zusatz.
(G-Bakterizidie = granulozytäre Bakterizidie in % des Ausgangswertes; Granulozyten = Granulozytenzahl in % des Ausgangswertes; effekt. Bakterizidie = gesamte Bakterizidiefähigkeit in % des Ausgangswertes).
Die Werte sind Mittelwerte mit Standardabweichung aus vier Versuchsansätzen mit dem Blut eines Erwachsenen und nach Zusatz eines opsonisierenden komplementaktiven Vollserums.

Tabelle 51 : Abhängigkeit der granulozytären Bakterizidie von der Lagerdauer der Granulozyten bei Raumtemperatur (20° C). Die Granulozyten wurden mit oder ohne ACD-Zusatz als Vollblut gelagert. Die Phagozytose- und Bakterienabtötungsfähigkeit der Granulozyten wurde im Bakterizidietest ermittelt, unter Zugabe eines frischen komplementaktiven Vollserums.
(Q = Phagozytosequotient, d.h. Phagozytoseeffekt in % zum Ausgangswert zum Zeitpunkt Null des Versuchs; Z = Granulozytenzahl in % des Ausgangswertes; P = gesamte Bakterizidiefähigkeit in % des Ausgangswertes).
Die Werte sind Mittelwerte aus vier Versuchsansätzen mit dem Blut eines Erwachsenen.

Lagerdauer (in Std.) (bei 20° C)	granulozytäre Bakterizidie					
	mit ACD-Zusatz			ohne ACD-Zusatz		
	Q	Z	P	Q	Z	P
0 h	100%	100%	100%	100%	100%	100%
4 h	100%	100%	100%	40% (±15)	60% (±15)	24%
8 h	75% (±16)	70% (±10)	53%	36% (±11)	20% (±10)	16%
12 h	90% (± 7)	81% (±17)	72%	24% (±11)	40% (± 3)	10%
18 h	50% (±19)	25% (± 8)	13%			
21 h	59% (±11)	24% (± 8)	14%			
26 h	54% (±21)	12% (± 8)	8%			

5.2.2.2.2. Veränderungen der serumabhängigen Bakterizidie durch Lagerung

Drei verschiedene Erwachsenenseren wurden unter "Blutbankbedingungen" im Kühlraum bei 4° C und vergleichsweise bei 20° C bis zu 64 Stunden aufbewahrt. In Tabelle 52 sind die Einflüsse der Lagerzeiten und -temperaturen als Mittelwerte der Einzelversuche zusammengefaßt. Die Kontrollgranulozyten für den Bakterizidietest stammten von einer erwachsenen Kontrollperson. Die Ergebnisse zeigen (siehe Abbildung 14), daß bei Lagerung bei 4° C bis zu 64 Stunden nur ein geringer Bakterizidieverlust zu erwarten ist, während das bei Raumtemperatur gelagerte Serum kontinuierlich an bakterizider Aktivität verliert. Dieser rasche Abfall dürfte am ehesten dem schnellen Verlust der Komplementkomponenten C3 und C4 entsprechen (siehe Tabelle 50).

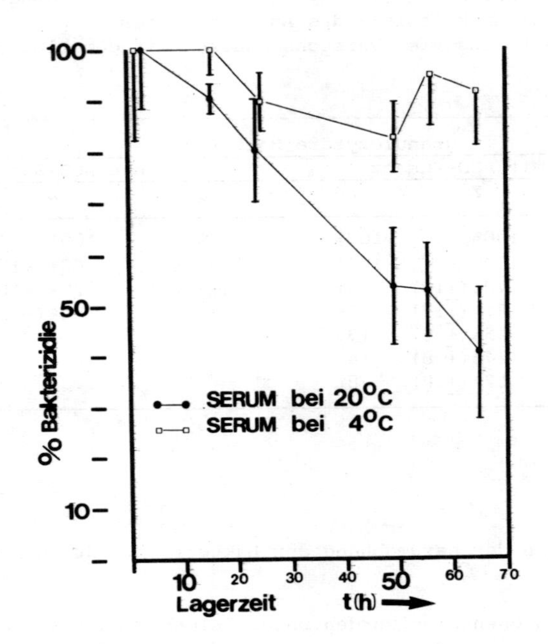

Abbildung 14: Verlust des serumabhängigen Bakterizidie-Effekts unter dem Einfluß der Lagerdauer und Lagertemperatur des Testserums. Die Kurven entsprechen den Werten der Tabelle 52 und sind Mittelwerte aus drei Versuchsansätzen mit drei verschiedenen Erwachsenenseren. Die Kontrollgranulozyten stammen von einem gesunden Erwachsenen.

Tabelle 52 : Veränderungen der serumabhängigen Bakterizidie dreier Erwachsenenseren in Abhängigkeit von Lagertemperatur und Lagerdauer. Der Bakterizidiequotient (in %) bezeichnet die Abnahme der Bakterien im Vergleich zur Bakterieneinsaat zum Zeitpunkt Null des Versuchs. Die Granulozyten für den Bakterizidietest stammen von einer gesunden Kontrollperson. Die Werte sind Mittelwerte von drei Testansätzen.

Lagerdauer (in Std.)	Bakterizidie (bei 4° C) (in %)	Bakterizidie (bei 20° C) (in %)
0 h	100 (±20)	100 (±17)
6 h	96 (± 4)	98 (± 7)
16 h	100 (± 5)	91 (± 8)
24 h	90 (± 7)	83 (±11)
48 h	83 (± 7)	54 (±11)
56 h	95 (± 9)	53 (±10)
64 h	92 (±13)	41 (± 4)

5.2.3. Untersuchungsergebnisse bei kinderchirurgischen Patienten

5.2.3.1. Abhängigkeit des Bakterienwachstums und der Bakterienabtötung von der Zeit.

Da beim Bakterizidietest pro Versuchsansatz nur drei Meßdaten ermittelt werden, nämlich die Bakterien-Anfangskonzentration ko, die Konzentration nach 60 Minuten (k1) und die nach 120 Minuten (k2), ist eine mathematische Berechnung der Kurvenfunktion nicht möglich. Andererseits können wegen der kurzen in vitro-Überlebenszeit der Granulozyten von etwa 6 Stunden keine Messungen zu späteren Zeitpunkten erfolgen. Und schließlich ist die Abtötung der Testbakterien im erfaßten Zeitraum von 2 Stunden in den meisten Fällen so weit fortgeschritten, daß spätere Bakterienzahlbestimmungen bei kleinen Zahlen großen Schwankungen unterworfen wären, und somit eine signifikant reproduzierbare Methode nicht mehr gewährleistet wäre.

5.2.3.2. Bakterienwachstum in Abwesenheit bakterizider Zusätze (Granulozyten und/oder Serum).

Unter den gewählten Testbedingungen verläuft die Wachstumskurve der Bakterien exponentiell; die Bakterienzahl verdoppelt sich bei 37° C innerhalb 40 Minuten um etwa das Doppelte der Ausgangszahl.
Die Bakterieneinsaat zum Zeitpunkt Null wurde von uns auf etwa 200 bis 250 Bakterienkolonien, d.h. eine Bakterienzahl von 4 bis 5 x 10^6/ml eingestellt (siehe auch Kapitel 5.1.1.2.). Ohne den Zusatz von Granulozyten und/oder einem frischen opsonisierungsfähigen, d.h. komplementaktiven Testserum kann sich die Bakterienzahl innerhalb 120 Minuten auf das 4 bis 5fache vermehren.

5.2.3.3. Bakterizidie von Serratia marcescens und Staphylococcus aureus mit Kontrollgranulozyten und verschiedenen Serumzusätzen.

In den meisten Versuchsansätzen wurde zusätzlich zum Staphylokokken-Teststamm auch der Serratia marcescens-Stamm verwendet. Bei der üblichen halblogarithmischen Auftragung der Bakterizidierate im Testansatz mit Kontrollgranulozyten und Seren verschiedener Herkunft ergeben sich mit den Erwachsenenseren (Kontroll-, Pool- und Spenderserum) Abtötungskurven wie in den Abbildungen 15 bis 21 dargestellt.

Zu den Untersuchungsergebnissen der Abbildungen 15 bis 20 sind in Abbildung 21 die Kontrollkurven der Bakterienabtötung dargestellt. Es wurde diese getrennte Darstellung gewählt, um die Abbildungen übersichtlicher zu halten.

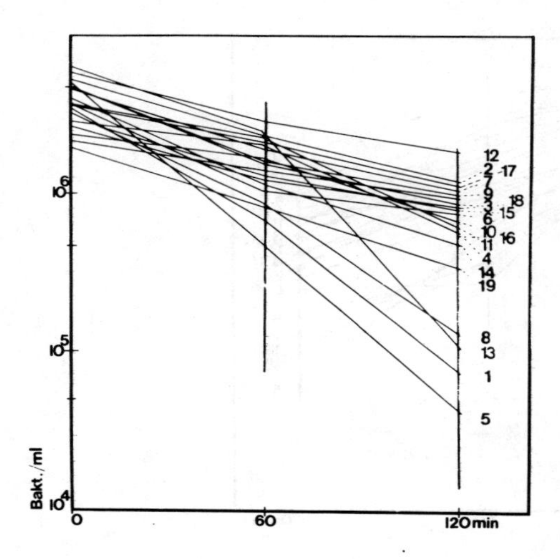

Abbildung 15 : Abtötungskinetik von Serratia marcescens als Testbakterium durch Kontrollgranulozyten und Kontrollserum. Die numerierten Linien entsprechen je einer Kontrollperson. Die Bakterienzahlen sind halblogarithmisch gegen die Zeit des Versuchsablaufs aufgetragen.

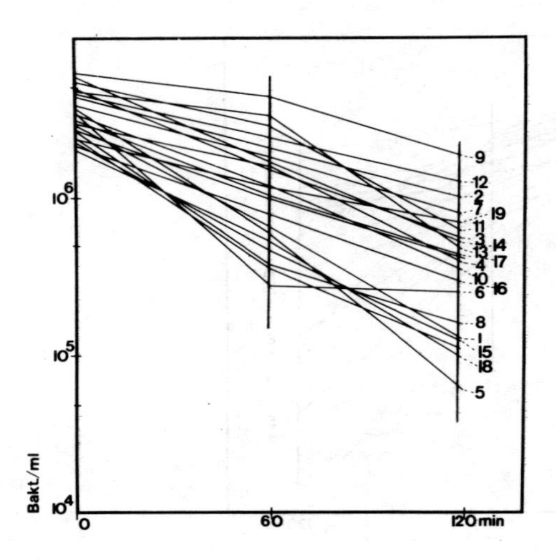

Abbildung 16: Abtötungskinetik von Serratia marcescens Testbakterien durch Kontrollgranulozyten und Poolserum (siehe Kapitel 5.1.1.2.).
Weitere Erklärungen siehe Abbildung 15.

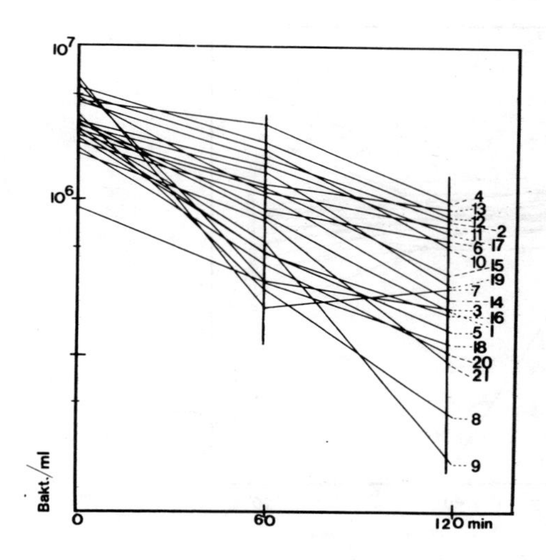

Abbildung 17: Abtötungskinetik von Serratia marcescens Testbakterien durch Kontrollgranulozyten und Spenderserum (Serum von Blutspendern für Austauschtransfusionen, siehe Kapitel 5.1.1.2.).
Weitere Ergänzungen siehe Abbildung 15.

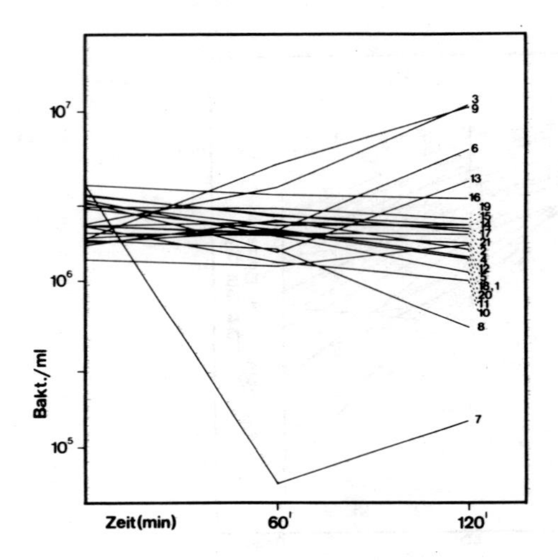

Abbildung 18: Abtötungskinetik von Serratia marcescens Testbakterien durch Kontrollgranulozyten und undialysiertes Patientenserum vor Austauschtransfusion. Für Patient Nr. 7 konnte nachträglich festgestellt werden, daß die im Serum vorhandenen Antibiotika gegenüber dem Teststamm Serratia marcescens wirksam waren, wodurch die hohe Abtötungsrate zu erklären ist. Weitere Ergänzungen siehe Abbildung 15.

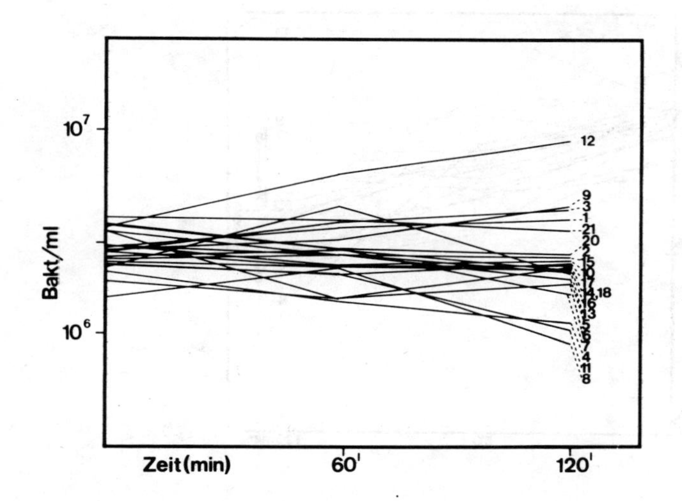

Abbildung 19: Abtötungskinetik von Serratia marcescens Testbakterien durch Kontrollgranulozyten und dialysiertes Patientenserum vor Austauschtransfusion.
Weitere Ergänzungen siehe Abbildung 15.

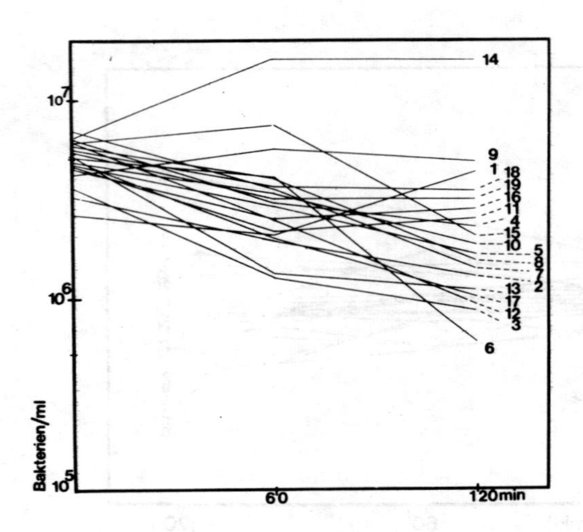

Abbildung 20: Abtötungskinetik von Serratia marcescens Testbakterien durch Kontrollgranulozyten und Seren von kinderchirurgischen Kontrollpatienten (ohne postoperative Sepsis und ohne Austauschtransfusion; siehe Kapitel 5.1.1.2.) Weitere Texterklärungen siehe Abbildung 15.

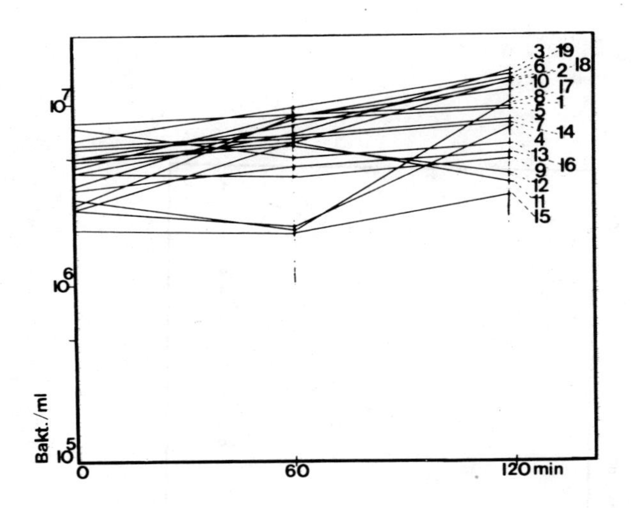

Abbildung 21: Abtötungs- bzw. Bakterienwachstumskurve von Serratia marcescens als Testbakterium durch Kontrollgranulozyten ohne Serumzusatz.
Wie in den Abbildungen 15 bis 20 entsprechen die Kurvenziffern den patientenbezogenen Versuchsansätzen.

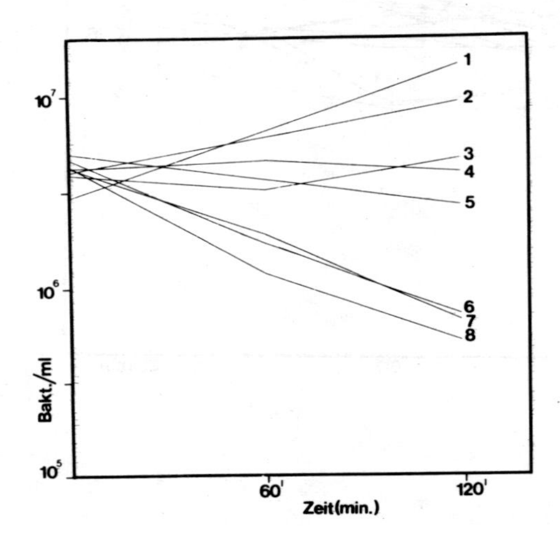

Abbildung 22: Mittelwertberechnete Bakterienabtötungskurven der verschiedenen Testgruppen: Serratia marcescens als Testbakterien-Stamm, mit Kontrollgranulozyten und unterschiedlichen Serumzusätzen.

(1 = spontanes Bakterienwachstum ohne Zusatz von Granulozyten und Serum;
2 = Bakterien mit Kontrollgranulozyten, ohne Serumzusatz;
3 = Bakterien, Kontrollgranulozyten und undialysierte Patientenseren vor Austauschtransfusion;
4 = Bakterien, Kontrollgranulozyten und dialysierte Patientenseren vor Austauschtransfusion;
5 = Bakterien, Kontrollgranulozyten und Serum von kinderchirurgischen Patienten ohne Sepsis und ohne Austauschtransfusion;
6 = Bakterien, Kontrollgranulozyten und autologes Kontrollserum;
7 = Bakterien, Kontrollgranulozyten und Poolserum;
8 = Bakterien, Kontrollgranulozyten und Serum von Blutspendern für die Austauschtransfusion).

5.2.3.4. Serumproteinveränderungen durch die Austauschtransfusion bei kinderchirurgischen Patienten mit postoperativer Sepsis.

Die Immunglobulin- und Komplementkonzentrationen im Serum der Blutspender für die ATTen variieren innerhalb des altersabhängig stark variierenden Normbereichs. Entsprechende Schwankungen finden sich im Serum der Patienten nach ATT (siehe Tabelle 53).
Die Veränderungen der spezifischen antibakteriellen Antikörper durch die ATT mit Erwachsenenserum werden in Kapitel 5.2.5. abgehandelt.
Auch die große Schwankungsbreite der Patientenseren vor ATT sind Ausdruck der altersabhängigen Normwerte, was besonders für sehr unreife Frühgeborene von Bedeutung ist, da in diesen Fällen auch der Transfer mütterlicher IgG-Antikörper über die Plazenta noch nicht abgeschlossen ist.
Vereinzelt hohe IgM- und/oder IgA-Serumkonzentrationen bei den Patienten vor der ATT können wir nicht auf materno-fetale Transfusionen vor oder unter der Geburt zurückführen, da Untersuchungen auf mütterliche Erythrozyten im NG-Blut nicht erfolgt sind. Auch isolierte IgM-Erhöhungen bei den NG können wir nicht mit Sicherheit auf das postoperative Infektionsgeschehen oder eine schon intrauterin erworbene Infektion zurückführen, da der Nachweis spezifischer, am besten homologer Antikörper zum sicheren Beweis erforderlich gewesen wären, was aber in diesen Fällen nicht erfolgt ist.
Bei den chirurgischen Kontrollpatienten ohne Sepsis und ATT fallen postoperativ häufig beschriebene Abweichungen der Serum-Immunglobuline auf (1744).
Da die Kinetik der Veränderungen bekannt ist, haben wir keine systematischen Verlaufskontrollen durchgeführt, aber in den untersuchten Fällen den Abfall von IgG, IgA und IgM nachgewiesen, wie auch den innerhalb weniger Tage erfolgenden Wiederanstieg dieser Serumproteine, der z.T. die Ausgangswerte beträchtlich übersteigen kann (siehe Tabelle 54 ; siehe Kapitel 6.).
Die Komplement-Konzentrationen für C3 und C4 liegen vor der ATT im Normbereich für die Altersgruppen. Der postoperative Anstieg bei den kinderchirurgischen Kontrollpatienten ist bekannt und wird als unspezifische Entzündungsreaktion gedeutet (330).

Tabelle 53: Serumproteinveränderungen (Immunglobuline und Komplementkomponenten) durch die Austauschtransfusion bei 21 kinderchirurgischen Patienten mit postoperativer Sepsis. Die Patientenbezeichnungen entsprechen denen in Tabelle 33. (+ = auffallend hohe Konzentrationen; (-) = auffallend niedrige Konzentrationen).

Patient (Lfd.Nr.)		IgG (mg/dl)	IgM (mg/dl)	IgA (mg/dl)	C3 (mg/dl)	Auffallende Serumkonzentrationen							
						vor ATT				nach ATT			
						IgG	IgM	IgA	C3	IgG	IgM	IgA	C3
B.H.(01)	vor ATT	820	39	17	45		+						
	nach ATT	850	89	132	92						+	+	+
	Spender	960	111	218	117								
H.H.(02)	vor ATT	810	20	12	32								
	nach ATT	890	73	109	92						+	+	+
	Spender	1170	120	157	118								
B.-.(03)	vor ATT	490	0	0	45	-							
	nach ATT	1080	117	76	93					+	+	+	+
	Spender	1570	155	152	108								
G.S.(04)	vor ATT	990	5	5	52								
	nach ATT	1110	92	111	89						+	+	+
	Spender	1340	124	163	110								
H.M.(05)	vor ATT	800	53	57	60	-	+	+					
	nach ATT	840	81	152	63						+	+	+
	Spender	920	87	183	102								
H.T.(06)	vor ATT	820	109	37	63		+						
	nach ATT	870	107	167	90							+	+
	Spender	820	233	188	90								
M.A.(07)	vor ATT	850	45	72	99		+	+	+				
	nach ATT	1080	109	188	105					+	+	+	
	Spender	1780	214	356	138							+	
O.-.(08)	vor ATT	760	11	95	18			+	-				
	nach ATT	1040	90	159	57					+	+	+	+
	Spender	1480	138	199	119								

Fortsetzung Tabelle 53 : Serumproteinveränderungen durch die Austauschtransfusion bei 21 kinderchirurgischen Patienten mit postoperativer Sepsis.

Patient (Lfd.Nr.)		IgG (mg/dl)	IgM (mg/dl)	IgA (mg/dl)	C3 (mg/dl)	Auffallende Serumkonzentrationen vor ATT				Auffallende Serumkonzentrationen nach ATT			
						IgG	IgM	IgA	C3	IgG	IgM	IgA	C3
S.M. (09)	vor ATT	580	0	16	57								
	nach ATT	1130	11	74	60					+		+	
	Spender	1490	74	165	96								
S.A. (10)	vor ATT	1140	44	22	53								
	nach ATT	1100	86	104	63						+	+	
	Spender	1240	111	189	100								
W.T. (11)	vor ATT	590	0	5	21								
	nach ATT	890	56	73	57					+	+	+	+
	Spender	1470	133	172	110								
Y.M. (12)	vor ATT	1040	37	55	24				-				
	nach ATT	1230	111	59	66					+	+		+
	Spender	1430	210	159	113								
M.W. (13)	vor ATT	580	41	71	39	-	+	+					
	nach ATT	910	139	111	69					+	+	+	+
	Spender	1230	189	188	124								
M.M. (14)	vor ATT	970	29	5	42								
	nach ATT	970	74	89	59						+	+	+
	Spender	1120	156	195	95								
Ö.S. (15)	vor ATT	1280	35	29	55								
	nach ATT	1240	92	94	68						+	+	+
	Spender	1330	154	186	102								
B.F. (16)	vor ATT	790	14	8	32								
	nach ATT	880	88	86	69						+	+	+
	Spender	1010	144	159	98								

Fortsetzung Tabelle 53 : Serumproteinveränderungen durch die Austauschtransfusion bei 21 kinderchirurgischen Patienten mit postoperativer Sepsis.

Patient (Lfd.Nr.)		IgG (mg/dl)	IgM (mg/dl)	IgA (mg/dl)	C3 (mg/dl)	Auffallende Serumkonzentrationen vor ATT				nach ATT			
						IgG	IgM	IgA	C3	IgG	IgM	IgA	C3
K.H.(17)	vor ATT	550	20	20	55								
	nach ATT	890	72	92	79					+	+	+	+
	Spender	1360	115	150	122								
C.A.(18)	vor ATT	660	48	19	44								
	nach ATT	1100	88	82	49					+	+	+	
	Spender	1690	147	189	95								
D.W.(19)	vor ATT	870	25	28	68								
	nach ATT	990	80	76	66						+	+	+
	Spender	1330	112	100	88								
E.F.(20)	vor ATT	1330	5	10	62								
	nach ATT	1300	40	64	62						+	+	
	Spender	1440	95	125	90								
P.-.(21)	vor ATT	1050	0	0	39								
	nach ATT	1130	62	87	52						+	+	+
	Spender	1420	122	135	110								

5.2.3.5. Serumabhängige und granulozytäre Bakterizidie bei kinderchirurgischen Patienten vor und nach Austauschtransfusion (indirekter Bakterizidietest).

Der Verlauf der Bakterienabtötungskurve innerhalb zweier Stunden nach Messung der Bakterienanfangskonzentration ist die Resultante mehrerer, gleichzeitig ablaufender Prozesse, die in komplexer Weise miteinander verbunden sind, nämlich des exponentiellen Anwachsens der Bakterienzahl, der Bakterienabtötung durch humorale und zelluläre Faktoren, der physiologischen Halblebenszeit der Granulozyten per se und unter Phagozytosebedingungen.
Um die Untersuchungsergebnisse miteinander vergleichen zu können, wurde jeweils aus den Anfangs- und Endkonzentrationen der Bakterienkolonien zum Zeitpunkt to und t2 ein Abtötungsquotient ermittelt und in % des Bakterienzahl-Ausgangswertes angegeben.

$$Q = \frac{ko - k2}{ko} \times 100$$

ko = Bakterienanfangskonzentration (Zahl pro ml Testansatz)
k2 = Bakterienendkonzentration
Q = Abtötungs- oder Bakterizidiequotient

Die Ergebnisse bei 21 kinderchirurgischen Patienten mit postoperativer Sepsis sind in den Tabellen 54 bis 55 und den Abbildungen 23 bis 26 dargestellt. Dabei wurden dialysierte und nicht-dialysierte Patientenseren getrennt untersucht, sowie die Bakterizidiequotienten vor und nach ATT miteinander verglichen.
Daß der Abtötungsquotient in allen Fällen nach der ATT im Vergleich zur Situation vor der ATT verbessert ist, zeigt die statistische Auswertung der Werte in Tabelle 55 , in der die Untersuchungen mit dialysierten Patientenseren vor und nach ATT aufgeführt sind.
Im Wilcoxon-Test wurden die dialysierten mit den undialysierten Patientenseren und deren Abtötungsquotienten verglichen.
Für die dialysierten Patientenseren ist der statistische Unterschied vor und nach ATT hochsignifikant: $a \leq 0.001$; dasselbe trifft auch für die undialysierten Seren zu.

Nur der Vergleich zwischen undialysierten und dialysierten Patientenseren zeigt keine statistische Auffälligkeit. Die Rangsumme der negativen Zahlen ist 40, der kritische Wert für $a \leq 0.05$ ist 8.
Es wird jedoch der Trend deutlich, daß die dialysierten Seren einen z.T. sehr viel höheren Abtötungsquotienten aufweisen als die undialysierten Seren. Dies kommt auch beim Vergleich der Mittelwerte der Abtötungsquotienten von dialysierten und undialysierten Seren zum Ausdruck (siehe Tabellen 54 und 55).

5.2.3.6. Abtötungsquotienten bei kinderchirurgischen Patienten vor und nach einer zweiten Austauschtransfusion

Bei 6 kinderchirurgischen Patienten wurde eine zweite ATT vorgenommen, da sich die klinische Situation innerhalb weniger Stunden nach der ersten ATT wieder erheblich verschlechtert hatte (siehe auch Kapitel 5.1.8.1.1.).
Die Bakterienabtötungskurven sind in den Abbildungen 27 bis 28 dargestellt, die Abtötungsraten und -quotienten in den Tabellen 56 bis 58 . Die Gegenüberstellung der Abtötungsquotienten der Patientenseren nach der ersten ATT und vor der zweiten ATT zeigen, daß die klinische Verschlechterung der zweifach ausgetauschten Patienten nicht immer auf eine meßbar verschlechterte serumabhängige Bakterizidie zurückzuführen ist (siehe Tabelle
In Tabelle 56 fällt bei Patient No. 6 auf, daß die Wiederholung der ATT nicht zu einer Verbesserung der Bakterizidie geführt hat. Dies ist aber möglicherweise auf das Alter des Spenderblutes zurückzuführen, das in diesem Fall bis zur Verwendung für ein Warmblut überdurchschnittlich lang bei Raumtemperatur gelagert worden war. Diese Vermutung wird durch die auffallend ungünstigen ko- und k2-Werte für das Spenderserum unterstützt (siehe Tabelle 56).
Bei den Patientenseren vor ATT (siehe Tabelle 57) fällt weiterhin auf, daß vor der zweiten ATT eine insgesamt bessere Bakterizidie-Kapazität nachgewiesen werden kann, als mit den Patientenseren vor der ersten ATT. Eine Ausnahme macht Patient No. 6, bei welchem auch schon Verlaufskontrollen der Bakterizidie, die zwischen der ersten und zweiten ATT durchgeführt worden waren (siehe Kapitel 5.2.3.7.), eine Verschlechterung der Immunantwort in vitro gezeigt hatten. Da nur einige Patienten einer zweiten ATT zugeführt werden mußten und somit die Anzahl der getesteten Patientenseren niedrig ist (n = 6), können aus diesen Ergebnissen noch keine allgemeingültigen Rückschlüsse auf die Immun-

Tabelle 54 : Bakterizidieraten durch Kontrollgranulozyten und Bakterien-Abtötungsquotienten bei 21 kinderchirurgischen Patienten mit postoperativer Sepsis. Testansatz mit Serratia marcescens, undialysierten Patientenseren vor und nach Austauschtransfusion. Die mit (-) angegebenen Abtötungsquotienten weisen auf einen Bakterienzuwachs in % des Ausgangswertes hin.

Patient (Lfd.Nr.)	Bakterienkolonien						Bakterizidiequotient (in %)	
	vor ATT			nach ATT			vor ATT	nach ATT
	ko	k1	k2	ko	k1	k2		
B.H.(01)	165	188	158	197	78	50	4	75
H.H.(02)	196	176	170	202	110	72	13	64
B.-.(03)	200	305	650	246	64	20	- 220	92
G.S.(04)	175	170	150	120	109	21	14	83
H.M.(05)	145	210	131	147	95	28	10	81
H.T.(06)	154	180	400	143	47	64	- 160	55
M.A.(07)	300	4	12	301	37	2	93	99
O.-.(08)	156	135	37	168	8	1	76	99
S.M.(09)	160	360	600	156	240	8	- 275	95
S.A.(10)	196	100	50	200	148	14	83	93
W.T.(11)	268	169	72	186	25	20	73	93
Y.M.(12)	105	91	143	132	7	5	- 36	96
M.W.(13)	263	128	312	240	74	29	- 57	88
M.M.(14)	256	196	199	239	90	37	22	84
Ö.S.(15)	282	222	197	277	107	65	30	76
B.F.(16)	305	279	269	295	124	55	11	98
K.H.(17)	198	208	189	214	92	37	4	97
C.A.(18)	245	186	112	276	135	89	54	97
D.W.(19)	245	242	212	229	129	89	3	96
E.F.(20)	195	186	109	217	140	69	44	68
P.-.(21)	278	227	184	269	169	70	34	74
Mittelwert	214	189	207	212	97	40	- 8	86
Standard-abweichung	(±57)	(±76)	(±166)	(±55)	(±56)	(±29)	(± 73)	(± 13)

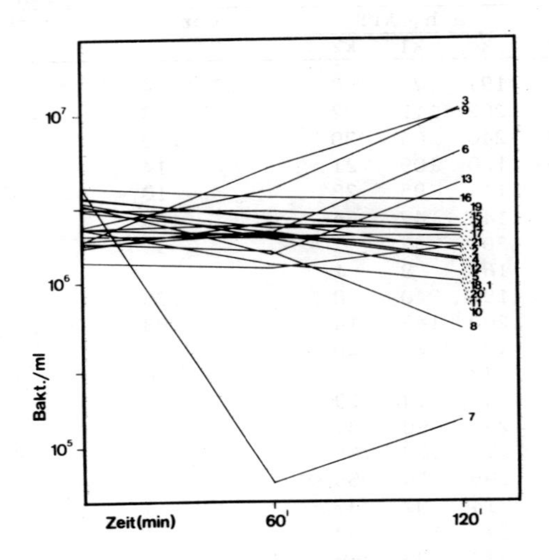

Abbildung 23: Abtötungskurven bei 21 kinderchirurgischen Patienten mit postoperativer Sepsis. Im Testansatz Serratia marcescens, undialysierte Patientenseren vor Austauschtransfusion. Siehe auch Tabelle 54. Für Patient No. 7 erwies sich der Serratia-Stamm als empfindlich gegenüber den im Serum vorhandenen Antibiotika.

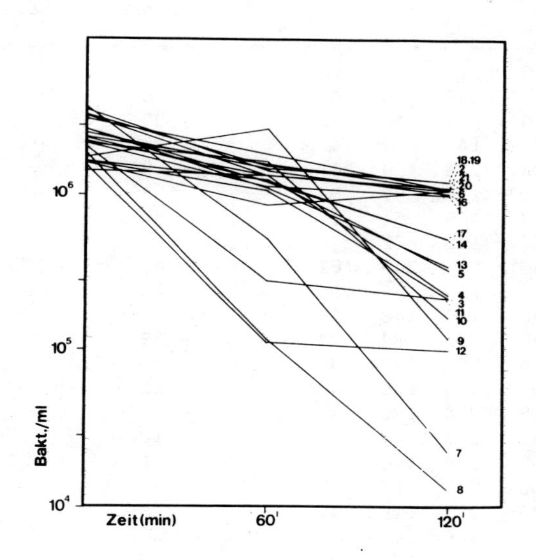

Abbildung 24: Abtötungskurven bei 21 kinderchirurgischen Patienten mit postoperativer Sepsis. Im Testansatz Serratia marcescens, undialysierte Patientenseren nach Austauschtransfusion. Siehe auch Tabelle 54.

Tabelle 55: Bakterizidieraten und Bakterien-Abtötungsquotienten bei 21 kinderchirurgischen Patienten mit postoperativer Sepsis. Im Testansatz Serratia marcescens, dialysierte Patientenseren vor und nach Austauschtransfusion.
*) das Vorzeichen (-) bedeutet Bakterienwachstum im Testablauf.

Patient (Lfd.Nr.)	Bakterienkolonien						Bakterizidiequotient (in %)	
	vor ATT			nach ATT			vor ATT	nach ATT
	ko	k1	k2	ko	k1	k2		
B.H.(01)	240	281	300	274	117	50	- 25*)	82
H.H.(02)	215	225	220	239	79	45	- 2	81
B.-.(03)	230	291	320	274	117	50	- 39	82
G.S.(04)	185	120	75	147	109	42	59	72
H.M.(05)	199	328	184	215	160	61	8	72
H.T.(06)	165	126	160	158	97	53	3	67
M.A.(07)	287	239	137	109	51	17	52	95
O.-.(08)	130	194	48	146	32	8	63	95
S.M.(09)	235	260	330	281	240	62	- 40	88
S.A.(10)	203	183	209	239	69	109	70	90
W.T.(11)	200	184	60	160	148	16	3	54
Y.M.(12)	284	400	480	205	84	24	- 69	88
M.W.(13)	273	225	219	267	127	33	20	88
M.M.(14)	217	232	192	244	139	42	11	83
Ö.S.(15)	244	202	215	274	186	44	12	84
B.F.(16)	209	196	189	222	107	86	10	61
K.H.(17)	226	198	202	248	146	18	11	93
C.A.(18)	273	228	200	259	157	49	27	81
D.W.(19)	242	225	173	273	116	49	28	82
E.F.(20)	286	238	233	269	142	57	20	79
P.-.(21)	303	297	278	289	159	67	8	77
Mittelwert	231	232	211	228	123	47	28	81
Standardabweichung	(±44)	(±64)	(±98)	(±54)	(±47)	(±24)	(± 23)	(± 11)

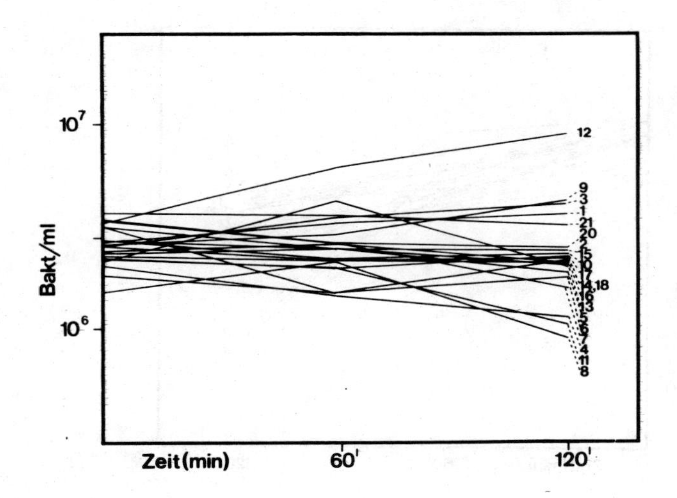

Abbildung 25 : Abtötungskurven bei 21 kinderchirurgischen Patienten mit postoperativer Sepsis. Im Testansatz Serratia marcescens, dialysierte Patientenseren vor Austauschtransfusion. Siehe auch Tabelle 55.

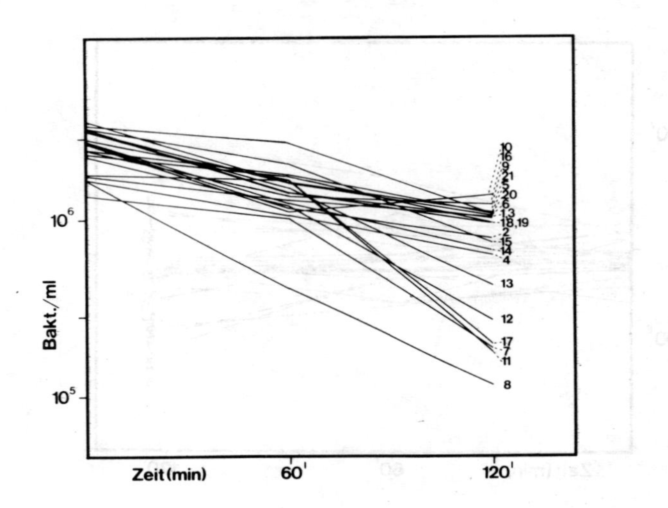

Abbildung 26 : Abtötungskurven bei 21 kinderchirurgischen Patienten mit postoperativer Sepsis. Im Testansatz Serratia marcescens, dialysierte Patientenseren nach Austauschtransfusion. Siehe auch Tabelle 55.

situation der Patienten vor einer zweiten ATT gezogen werden. Es bleibt daher die Frage offen, worin der therapeutische Effekt einer Wiederholung der ATT liegt, ob es nicht primär eine weitere Ausschwemmung von Endotoxin und/oder Infektionserregern bei Vorliegen eines bakteriellen Streuherdes (z.B. Venenkatheter) ist und weniger eine Substitution immunologischer Faktoren.

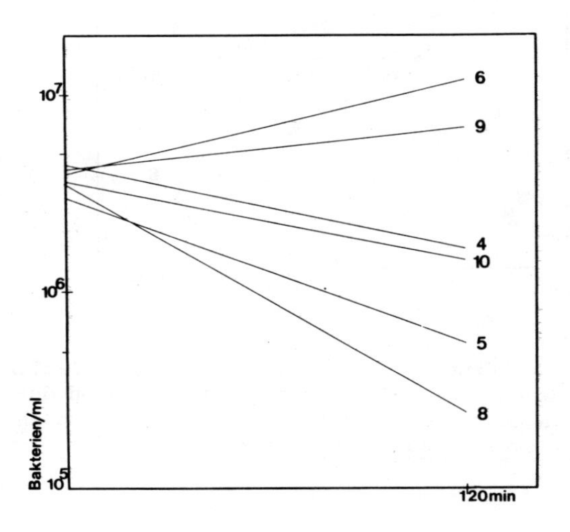

Abbildung 27: Abtötungskurven von 6 kinderchirurgischen Patienten mit postoperativer Sepsis, bei denen eine zweite Austauschtransfusion durchgeführt wurde. Im Testansatz Serratia marcescens, Kontrollgranulozyten und undialysierte Patientenseren vor der zweiten Austauschtransfusion.

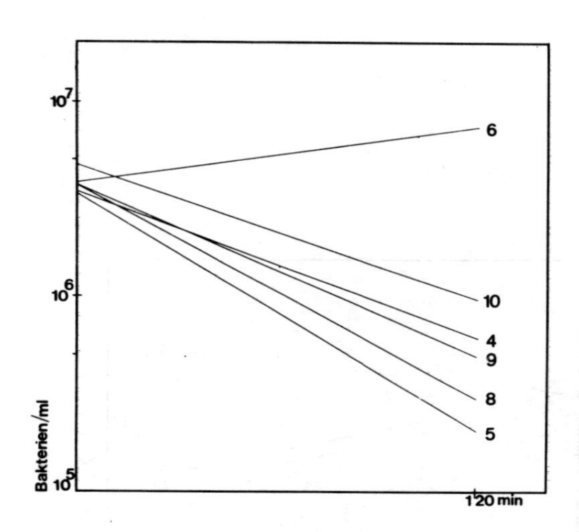

Abbildung 28: Abtötungskurven von 6 kinderchirurgischen Patienten mit postoperativer Sepsis, bei denen eine zweite Austauschtransfusion durchgeführt wurde. Im Testansatz Serratia marcescens, Kontrollgranulozyten und undialysierte Patientenseren nach der zweiten Austauschtransfusion.

Tabelle 56: Abtötungsraten von 6 kinderchirurgischen Patienten mit postoperativer Sepsis, vor und nach einer zweiten Austauschtransfusion (ko = Bakterienkolonien zum Versuchszeitpunkt Null; k2 = Bakterienkolonien zum Zeitpunkt nach 120 Minuten).

Patient (Lfd.Nr.)	undialysierte Seren				dialysierte Seren				Spenderseren		Poolserum		Kontrollserum	
	vor ATT		nach ATT		vor ATT		nach ATT							
	ko	k2	ko	k2	ko	k2	ko	k2	ko	k2	ko	k2	ko	k2
G.S.(04)	220	84	170	30	217	108	245	71	319	5	223	52	250	74
H.M.(05)	147	28	168	10	200	120	218	129	250	10	187	3	291	1
H.T.(06)	170	560	181	360	143	450	125	300	206	360	189	13	170	1
O.-.(08)	156	12	185	15	146	12	130	17	170	12	187	3	291	1
S.M.(09)	205	320	201	25	220	208	298	79	314	20	158	16	215	34
S.A.(10)	178	72	240	46	178	44	236	76	240	46	184	92	239	45
Mittelwert	179	179	191	81	184	167	196	112	242	72	205	30	242	26
Standardabweichung	±28	±217	±27	±138	±34	±158	±53	±99	±58	±141	±44	±35	±46	±30

Tabelle 57: Abtötungsquotienten [$Q = \frac{ko - k2}{ko} \times 100$] von 6 kinderchirurgischen Patienten mit postoperativer Sepsis, vor und nach einer zweiten Austauschtransfusion.

Patient (Lfd.Nr.)	undialysierte Seren		dialysierte Seren		Spender-seren (%)	Pool-serum (%)	Kontroll-serum (%)
	vor ATT (%)	nach ATT (%)	vor ATT (%)	nach ATT (%)			
G.S.(04)	62	82	50	71	98	77	70
H.M.(05)	81	94	40	41	96	98	100
H.T.(06)	-229	-119	-218	-140	-75	93	79
O.-.(08)	92	92	92	97	93	98	100
S.M.(09)	56	88	6	60	82	68	91
S.A.(10)	60	82	75	68		90	84
Mittelwert	1.7	41	7.2	38	67	87	87
Standard-abweichung	±124	±117	±114	± 89	±70	±13	±12

Tabelle 58 : Änderung der serumabhängigen Bakterien-Abtötungsquotienten bei 6 kinderchirurgischen Patienten mit postoperativer Sepsis, bei denen zwei Austauschtransfusionen durchgeführt wurden. Verglichen werden die Werte nach der ersten und vor der zweiten Austauschtransfusion.

Patient (Lfd.Nr.)	Bakterien-Abtötungsquotienten (in %)			
	Undialysierte Seren		Dialysierte Seren	
	nach 1. ATT	vor 2. ATT	nach 1. ATT	vor 2. ATT
G.S.(04)	83	62	72	50
H.M.(05)	81	81	72	40
O.-.(08)	99	92	95	92
S.M.(09)	95	56	88	6
S.A.(10)	93	60	90	75
Mittelwert	90	48	83	53
Standard-abweichung	± 8	± 60	± 10	± 33

5.2.3.7. Bakterizidie-Verlaufskontrollen bei kinderchirurgischen Patienten mit postoperativer Sepsis und Austauschtransfusion.

Mit Ausnahme des Patienten No. 6 wiesen 7 der überlebenden und nachuntersuchten kinderchirurgischen Patienten mit postoperativer Sepsis und ATT innerhalb des ersten und zweiten Monats nach der ATT bessere Ergebnisse im Bakterizidie-Test auf als vor der ersten ATT. Drei Patienten konnten noch über 3 Monate, zwei weitere über 4 Monate kontrolliert werden und zeigten jetzt auch im Vergleich zu den chirurgischen Kontrollpatienten (Säuglinge derselben Altersgruppe; siehe Kapitel 5.2.4.) bessere Ergebnisse bei der in vitro-Testung ihrer Granulozytenfunktion.
Die wichtigsten Daten der Verlaufskontrollen sind in Tabelle 59 zusammengefaßt.

Tabelle 59: Bakterizidie-Verlaufskontrollen über 1 bis 4 Monate nach einer ersten Austauschtransfusion bei 7 kinderchirurgischen Patienten mit postoperativer Sepsis. Vergleich mit der Bakterizidie-Kapazität vor der ersten Austauschtransfusion.

Patient (Lfd.Nr.)	ATT-No.	Zeitraum zwischen Operation und ATT	Bakterien-Abtötungsquotienten (in %)						
					Spender-	Verlaufskontrollen (nach ATT)			
			vor 1. ATT	nach 1. ATT	serum	1. Mo.	2. Mo.	3. Mo.	4. Mo.
			(%)	(%)	(%)	(%)	(%)	(%)	(%)
G.S.(04)	1	50 h	59	72	97				
	2	100 h	50	71	98	77	43		66
H.T.(06)	1	30 d	3	67	68	-110	-337		
M.A.(07)	1	30 d	52	95	95	95	96		86
S.M.(09)	1	30 d	-40	88	88				
	2	31 d	6	60	94	57	91	85	
S.A.(10)	1	6 d	70	90	90				
		7 d	75	68	82	99		62	86
W.T.(11)	1	9 d	73	93	86	91		87	
Y.M.(12)	1	3 d	- 3	54	99	62	45		

5.2.3.8. Ergebnisse des direkten Bakterizidie-Tests bei kinderchirurgischen Patienten mit postoperativer Sepsis und Austauschtransfusion.

Da insgesamt nur 2 der kinderchirurgischen Patienten mit postoperativer Sepsis und Austauschtransfusion mit eigenen Granulozyten und autologem Serum im direkten Bakterizidietest untersucht werden konnten, erlauben die vorliegenden Ergebnisse keine allgemeingültigen Rückschlüsse.
Da zum Zeitpunkt der Versuchsdurchführung weder eine Antibiotika-Eliminierung aus dem Patientenserum, noch eine Verwendung antibiotika-resistenter Serratia marcescens-Testbakterien möglich war, konnte das autologe Serum nicht mituntersucht werden. Aus diesen Gründen wurde nur die Patienten-Granulozytenfunktion in Kombination mit dem Kontrollserum geprüft.
Bei Patient No. 4 konnte nach der ATT keine Verbesserung der Bakterizidie durch die ATT festgestellt werden, bei Patient No. 6 wurde durch das Spenderblut die Fähigkeit zur Bakterienabtötung eher noch verschlechtert (siehe Tabelle 60).

Die Bakterizidie-Wirkung des Patientenblutes vor ATT war durchschnittlich um 20% niedriger als die des Erwachsenen-Kontrollblutes.

Tabelle 60 : Vergleich der Abtötungsquotienten von Patientengranulozyten und Kontrollseren vor und nach Austauschtransfusion mit verschiedenen Serum- und Granulozyten-Kombinationen. Staphylococcus aureus als Testbakterium.

Patient (Lfd.Nr.)	Kontroll-granulozyten	Patienten-granulozyten		Spender-granulozyten
	im Versuchsansatz mit:			
	Kontrollserum	Kontrollserum		Spenderserum
		vor ATT	nach ATT	
G.S.(04)	78 %	57 %	60 %	85 %
H.T.(06)	86 %	69 %	-454 %	-236 %

Tabelle 63 : Statistische Berechnungen mit Hilfe des Wilcoxon-Testes. Vergleich der Bakterien-Abtötungsquotienten vor und nach Operation bei 19 kinderchirurgischen Kontrollpatienten.
Bei Herausnahme von Patient No. 14 ergibt sich eine Rangzahlensumme von 37, der kritische Wert für n = 18 bei einer Irrtumswahrscheinlichkeit von = 0.05 ist 40. Das Ergebnis ist damit statistisch auffällig.

Patient (Lfd.Nr.)	Bakterien-Abtötungsquotient präoperativ (%)	postoperativ (%)	Differenz (%)	Rangzahlen (+)	(-)
A.S.(01)	7	81	74	14	
B.V.(02)	60	79	19	9	
B.A.(03)	77	42	-35		11
G.K.(04)	64	72	8	3.3	
H.F.(05)	63	62	- 1		1
H.U.(06)	88	75	-13		7
K.C.(07)	82	73	- 9		4
K.M.(08)	78	88	10	4.5	
M.M.(09)	-13	34	47	13	
M.A.(10)	63	46	-17		7.5
M.C.(11)	48	38	-10		4.5
R.F.(12)	83	80	- 3		2
R.G.(13)	77	90	13	6	
S.R.(14)	-123	-528	405		15
T.W.(15)	68	76	8	3.3	
W.T.(16)	42	59	17	7.5	
Z.A.(17)	77	85	8	3.3	
Z.F.(18)	43	73	30	10	
Z.C.(19)	51	86	36	12	

5.2.3.9. Immunologische Befunde bei kinderchirurgischen Kontrollpatienten vor und nach Operation.

Veränderungen der Immunglobulinkonzentrationen nach einem operativen Eingriff sind seit einiger Zeit wiederholt beschrieben worden (1744). So wurde auch bei unseren kinderchirurgischen Kontrollpatienten postoperativ ein IgG-Abfall, in geringerem Maß auch ein IgA- und IgM-Abfall im Serum gefunden, der aber für IgA und IgM innerhalb weniger Tage über einen "rebound"-Effekt sehr schnell zu einem überschießenden Ausgleich kommen kann. In Tabelle 61 sind die wichtigsten Untersuchungsergebnisse zusammengestellt.

Tabelle 61 : Immunglobulinkonzentrationen im Serum von 19 kinderchirurgischen Kontrollpatienten. Bestimmung innerhalb 1 bis 3 Tagen vor und nach Operation. (N = Normalwert)

Patientengruppe (Lfd.Nr.)	Serum - IgG (mg/dl) vor Op.	Serum - IgG (mg/dl) nach Op.	Serum - IgM (mg/dl) vor Op.	Serum - IgM (mg/dl) nach Op.	Serum - IgA (mg/dl) vor Op.	Serum - IgA (mg/dl) nach Op.	Steigende(+)und fallende(-) postoperative Tendenzen IgG	IgM	IgA
Neugeborene:	N: 1000(± 200)		N: 17(± 5)		N: 1.0(± 1)				
Z.C.(19)	1300	1000	1.0	16	0.0	2.0	-	++	+
Säuglinge(<3Mo)	N: 430(± 120)		N: 44(±20)		N: 17 (±10)				
A.S.(01)	480	440	42	42	5.0	5.0	-	0	0
K.C.(07)	450	400	54	56	6.0	2.0	-	+	-
R.F.(12)	600	340	61	31	5.0	6.0	-	-	+
R.G.(13)	490	410	40	52	8.0	8.0	-	+	0
S.R.(14)	670	500	38	46	5.0	7.0	-	+	+
W.T.(16)	690	510	42	44	6.0	6.0	-	+	0
Z.F.(18)	700	590	28	30	5.0	5.0	-	+	0
B.A.(03)	550	480	22	22	5.0	8.0	-	0	+
H.F.(05)	920	810	15	25	0.0	5.0	-	+	+
H.U.(06)	660	610	18	18	5.0	5.0	-	0	0
M.C.(11)	510	490	42	52	12.0	12.0	-	+	0
Säuglinge(4-6Mo)	N: 425(±180)		N: 48(±17)		N: 28 (±18)				
M.M.(09)	420	350	42	44	18	18	-	+	0
G.K.(04)	480	460	46	58	22	24	-	+	+
T.W.(15)	390	380	38	40	12	28	-	+	+
Säuglinge(7-12Mo)	N: 660(±220)		N: 60(±21)		N: 40 (±18)				
B.V.(02)	490	430	42	42	35	45	-	0	+
K.M.(08)	720	600	59	84	42	39	-	+	-
M.A.(10)	620	490	62	71	53	63	-	+	+
Z.A.(17)	690	650	65	65	42	44	-	0	+

Tabelle 62: Vergleich der Bakterien-Abtötungsraten bei 19 kinderchirurgischen Kontrollpatienten vor und nach Operation mit der Serumbakterizidie von Pool- und Erwachsenenkontrollseren. Die mit (-) bezeichneten Werte bedeuten einen Bakterienzuwachs in Prozent des Ausgangswertes. (Q = Abtötungsquotient)

Patient (Lfd.Nr.)	Pool-Serum				Kontroll-Serum				Serum der Kontroll-Patienten							
									präoperativ				postoperativ			
	Bakterien-kolonien			Q	Bakterien-kolonien			Q	Bakterien-kolonien			Q	Bakterien-kolonien			Q
	ko	k1	k2	(%)	ko	k1	k2	(%)	ko	k1	k2	(%)	ko	k1	k2	(%)
A.S.(01)	198	156	23	88	238	230	24	93	130	109	212	7	170	42	32	81
B.V.(02)				88				93	160	90	64	60	212	66	44	79
B.A.(03)				88				93	180	62	42	77	172	234	100	42
G.K.(04)	200	123	52	74	313	105	38	88	313	150	113	64	239	105	66	72
H.F.(05)				74				88	231	143	86	63	200	76	76	62
H.U.(06)				74				88	250	198	29	88	289	128	72	75
K.C.(07)	290	155	61	78	260	79	37	87	353	175	64	82	289	296	77	73
K.M.(08)	235	208	117	50	217	44	21	93	276	197	65	78	301	202	35	88
M.M.(09)				88				93	210	273	238	-13	303	303	200	34
M.A.(10)				74				88	239	170	88	63	242	360	130	46
M.C.(11)				74				88	230	112	118	48	180	400	112	38
R.F.(12)				78				87	300	129	50	83	321	51	62	80
R.G.(13)				78				87	260	63	60	77	300	94	28	90
S.R.(14)				78				87	322	786	720	-123	274	703	720	-52
T.W.(15)				78				87	295	360	93	68	320	114	77	76
W.T.(16)				74				88	219	125	128	42	262	125	107	59
Z.A.(17)				78				87	262	94	57	77	220	28	32	85
Z.F.(18)				88				93	277	182	157	43	282	183	76	73
Z.C.(19)				88				93	267	161	132	51	279	104	40	86
Mittelwert									251	185	128	50	256	176	158	49
Standard-abweichung									±58	160	152	±42	±50	165	369	±90

Für insgesamt 19 Kontrollpatienten wurde die in vitro-Bakterienabtötung vor und nach einem operativen Eingriff untersucht. Tabelle 62 und 63 zeigen, daß die durch die Operation bedingte Verschlechterung der Bakterizidie gering ist und nach dem Wilcoxon-Test auch nur eine statistische "Auffälligkeit", nicht aber einen statistischen Unterschied ergibt (Tabelle 63).

5.2.4. Untersuchungsergebnisse bei pädiatrischen Patienten.

Die wichtigsten klinischen Daten der pädiatrischen Patienten und Kontrollpatienten sind in Kapitel 5.1.8.2. zusammengefaßt.

5.2.4.1. Untersuchungsergebnisse bei Neugeborenen mit Sepsis und Austauschtransfusion.

Die Bakterizidie-Ergebnisse bei 25 NG mit Sepsis und ATT, zusammen mit den Kontrolluntersuchungen an den Blutspender-Granulozyten und -seren, sowie den erwachsenen Kontrollpersonen sind in Tabelle 64 zusammengefaßt. Die sich aus diesen Werten ergebenden Bakterienabtötungskurven sind in Abbildung 29 dargestellt, die statistischen Vergleiche der Untersuchungsergebnisse vor und nach ATT in Tabelle 65.

Bei 21 der 25 getesteten Patienten lag vor der ATT im Vergleich zu den Erwachsenen-Kontrollen ein Bakterizidiedefizit vor. Nach der ATT zeigten alle Patientenseren einen eindeutigen Anstieg der bakteriziden Kapazität. Daraus erklärt sich auch die signifikante Unterscheidung zwischen den Ergebnissen vor und nach ATT (siehe Tabelle 65).

In Tabelle 66 sind die Ergebnisse der quantitativen Serumproteinbestimmungen an 25 Patienten und den 14 für die ATT verwendeten Blutspendern zusammengestellt und statistisch ausgewertet. Hier wird, wie schon bei den kinderchirurgischen Patienten deutlich, daß die ATT vor allem zu einem signifikanten Anstieg von IgM, IgA und der Komplementkomponente C3 führt (siehe Abbildung 30). Bei 23 der 25 Patienten lagen die IgM-, IgA- und C3-Konzentrationen vor der ATT unter den Werten nach ATT. Ein Zusammenhang zwischen der verbesserten Bakterizidie und den angestiegenen Serumproteinen kann zumindest als Teilfaktor angenommen werden.

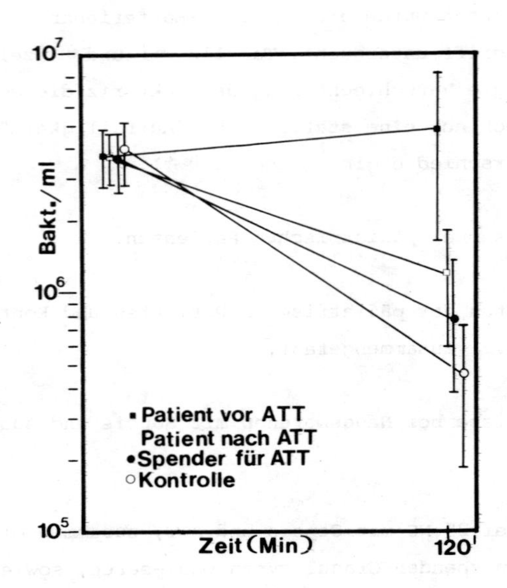

Abbildung 29 : Bakterienabtötungskurven (Mittelwerte und Standardabweichung) von 25 Neugeborenen mit Sepsis, vor und nach Austauschtransfusion, im Vergleich zu den Blutspender-Kontrollen und erwachsenen Kontrollpersonen. Im Ansatz Serratia marcescens Testbakterien und Kontrollgranulozyten mit den verschiedenen Serumzusätzen (indirekter Bakterizidietest, siehe Kapitel 5.1.1.2.).

Tabelle 64: Bakterizidieergebnisse von 25 Neugeborenen mit Sepsis, vor und nach Austauschtransfusion, im Vergleich zu den Ergebnissen bei Blutspendern für die Austauschtransfusion und erwachsenen Kontrollpersonen. (St.A. = Standardabweichung; ko = Bakterienkolonien zum Zeitpunkt Null; k2 = Bakterienkolonien nach 120 Minuten).

Patienten- und Kontroll-gruppen	Bakterienkolonien (Mittelwerte)				Bakterizidie-Differenz		Bakterizidiequotient (in %)	
	ko	(St.-A.)	k2	(St.A.)	(ko - k2)	(St.A.)	Q	(St.A.)
Patienten vor ATT (n = 25)	211	(± 73)	245	(± 152)	34	(± 48)	+ 21*)	(± 89)
Patienten nach ATT (n = 25)	201	(± 71)	76	(± 44)	-125	(± 62)	- 42*)	(± 67)
ATT-Blutspender (n = 14)	213	(± 87)	37	(± 26)	-166	(± 88)	- 81	(± 13)
Kontrollpersonen (n = 16)	202	(± 59)	21	(± 9)	-181	(± 56)	- 90	(± 5)

*) (-) bedeutet Bakterienzahlabnahme, (+) Bakterienwachstum

Tabelle 65 : Statistische Auswertung der Bakterizidie-Untersuchungsergebnisse in Tabelle 64 . Die Zahlenangaben entsprechen den p-Werten im Student's t-Test.

	Patienten vor ATT	Patienten nach ATT	ATT-Blutspender	Kontrollpersonen
Patienten vor ATT (n = 25)		< 0.001	< 0.001	< 0.001
Patienten nach ATT (n = 25)	< 0.001		< 0.05	< 0.01
ATT-Blutspender (n = 14)	< 0.001	< 0.05		< 0.05
Kontrollpersonen (n = 16)	< 0.001	< 0.01	< 0.05	

Berechnungen mit dem Student's t-Test ergeben eine statistisch signifikante Unterscheidung der Serumproteinwerte vor und nach ATT für IgA und IgM ($p \leq 0.001$) und für C3 ($p \leq 0.05$). Dagegen ändern sich die IgG-Konzentrationen durch die ATT nicht in signifikanter Weise.

Tabelle 66 : Serumproteinbestimmungen bei 25 Neugeborenen mit Sepsis und Austauschtransfusion. Vergleich der Werte vor und nach Austauschtransfusion mit den Konzentrationen in den Spenderblütern für die Austauschtransfusionen. Konzentrationsangaben in mg/dl.

Patient (Lfd.Nr.)	vor ATT				nach ATT				ATT-Blutspender			
	IgG	IgM	IgA	C3	IgG	IgM	IgA	C3	IgG	IgM	IgA	C3
H.H.(01)	330	56	46	3	760	123	106	30	1220	153	146	30
F.R.(02)	440	109	52	10	740	169	185	44	875	238	272	56
F.F.(03)	365	24	61	10	620	75	131	52	640	83	153	62
K.F.(04)	365	4	0	6	660	41	144	36	680	56	193	52
Ö.B.(05)	120	46	15	10	365	109	132	25	465	128	165	30
I.-.(06)	140	14	19	0	285	29	156	10	920	56	247	30
Z.K.(07)	1370	128	2	67	775	123	145	72	785	112	216	72
A.A.(08)	180	29	16	36	620	128	118	26	1220	186	186	46
A.L.(09)	480	45	18	35	660	78	98	54	990	112	168	99
S.V.(10)	465	4	5	3	570	109	61	13	760	161	83	25
B.K.(11)	510	50	38	12	900	96	111	32	990	112	168	99
M.X.(12)	150	4	0	30	620	82	92	30	740	112	263	30
S.-.(13)	1320	0	5	36	1180	99	60	60	825	131	106	66
P.J.(14)	485	8	36	4	780	78	112	46	930	123	167	62
W.K.(15)	480	40	27	39	580	81	118	68	610	93	160	68
S.E.(16)	200	0	0	35	580	80	87	64	880	144	154	109
E.J.(17)	330	10	8	27	590	66	79	70	920	129	170	102
M.K.(18)	1200	25	10	18	1030	76	90	59	1000	137	190	92
C.S.(19)	880	9	9	29	890	69	71	45	1030	96	165	99
D.V.(20)	920	12	9	32	1110	58	59	70	1140	95	118	121
G.A.(21)	210	0	0	16	690	68	71	48	980	102	154	89
J.B.(22)	420	0	0	12	880	60	90	35	1430	100	135	100
F.A.(23)	600	11	0	20	780	52	44	44	950	89	88	111
R.P.(24)	1050	19	5	29	1050	87	69	60	970	175	189	77
A.E.(25)	780	8	8	11	820	55	57	39	1260	101	119	44
Mittelwerte	552	26	16	21	741	84	99	45	928	121	167	71
Standard-abweichung	(±373)	(±33)	(±18)	(±16)	(±214)	(±31)	(±36)	(±18)	(±220)	(±40)	(±48)	(±30)

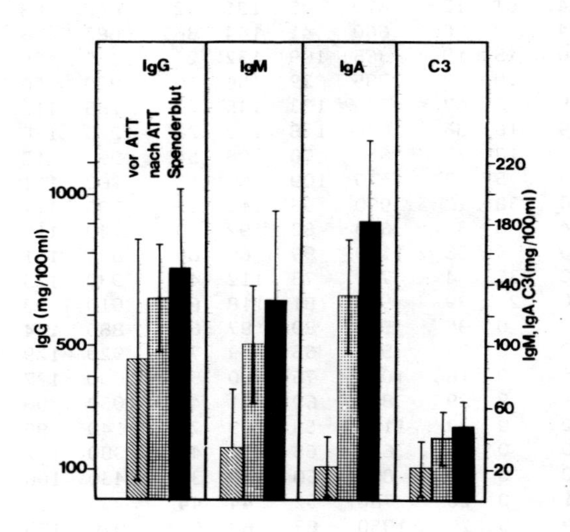

Abbildung 30 : Serumproteinbestimmungen bei 25 Neugeborenen mit Sepsis, vor und nach Austauschtransfusion im Vergleich zu den Proteinkonzentrationen im Serum der Blutspender für die Austauschtransfusionen. Die Konzentrationen sind als Mittelwerte mit Standardabweichungen angegeben (siehe Tabelle 66).

5.2.4.2. Bakterizidie-Verlaufskontrollen bei Neugeborenen mit Sepsis und Austauschtransfusionen.

Drei Patienten konnten nach ATT wegen NG-Sepsis wiederholt durch Bakterizidieuntersuchungen kontrolliert werden.

Patient No. 1 (siehe Tabelle 36)

In Abbildung 31 ist das Ergebnis der Bakterizidie-Verlaufskontrollen zusammengestellt. Innerhalb 13 Tagen nach der ATT konnten bei dem Patienten drei indirekte Bakterizidie-Tests durchgeführt werden, die zwar für die serumabhängige Granulozytenfunktion eine abfallende Tendenz zeigen, dies aber nicht in signifikanter Form.

Nach der ATT war die IgG-Konzentration abgesunken, IgM, IgA und C3 waren angestiegen. Der ganz geringe Abfall von IgM, IgA und C3 geht der abfallenden Tendenz des Bakterizidievermögens parallel (Abbildung 32).

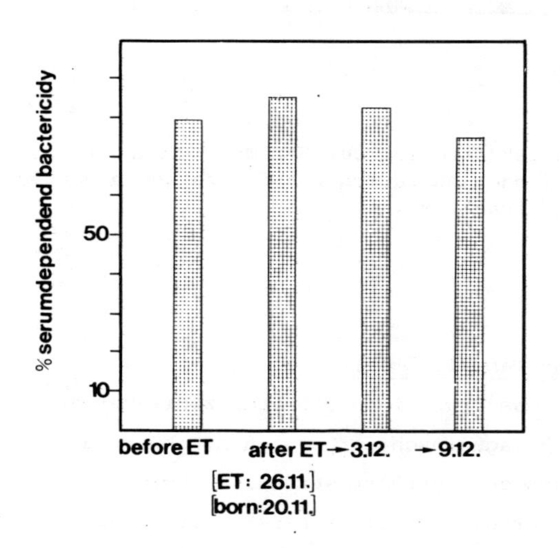

Abbildung 31 : Prozentuale Abnahme der serumabhängigen Bakterizidie bei Patient No. 1 (siehe Text) bei drei Kontrolluntersuchungen innerhalb 13 Tagen nach der Austauschtransfusion.

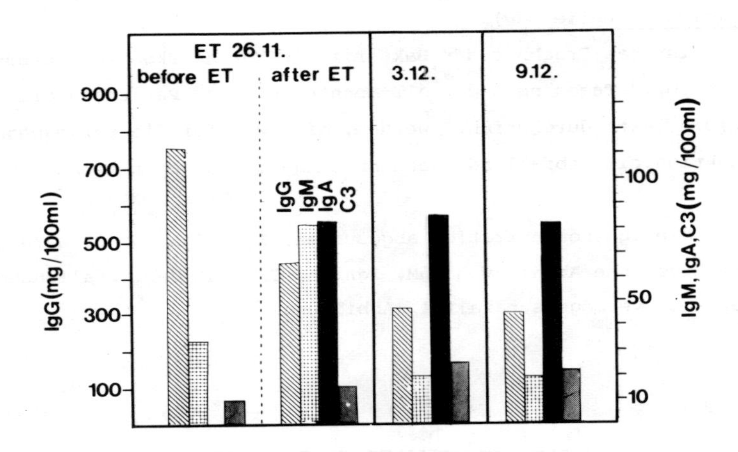

Abbildung 32: Verlaufskontrollen der Serumproteinänderungen (IgG, IgA, IgM, C3) bei Patient No. 1 nach Austauschtransfusion wegen Neugeborenen-Sepsis. Nähere Erläuterungen siehe Text.

Patient No. 11 (siehe Tabelle 36)

In Abbildung 33 ist das Ergebnis der Bakterizidie-Verlaufskontrollen zusammengestellt. Innerhalb 5 Tagen nach der ersten ATT konnten bei dem Patienten drei Kontrolluntersuchungen durchgeführt werden; es kommt allerdings hinzu, daß wegen einer Verschlechterung der klinischen Situation auch eine zweite ATT durchgeführt wurde (siehe Kapitel 5.2.4.9.). Die nach der ersten ATT verbesserten Bakterizidiewerte fallen bis zur zweiten ATT ab, werden durch die zweite ATT nochmals verbessert und sinken bis zur Kontrolluntersuchung nochmals ab.

Die Serumimmunglobuline werden durch die erste ATT sehr stark angereichert (siehe Abbildung 34), C3 fällt gleichzeitig geringfügig ab. Auch die zweite ATT führt nochmals zu einem, wenn auch geringeren, Anstieg der Serumproteine; diesmal steigt auch C3 stark an. Bei der Kontrolle 3 Tage nach der zweiten ATT waren die Immunglobuline wieder deutlich abgesunken, was auf einer möglicherweise infektionsbedingt gesteigerten Katabolismusrate beruht. Der gleichzeitige C3-Anstieg dürfte Ausdruck der infektionsabhängigen Aktivierung sein.

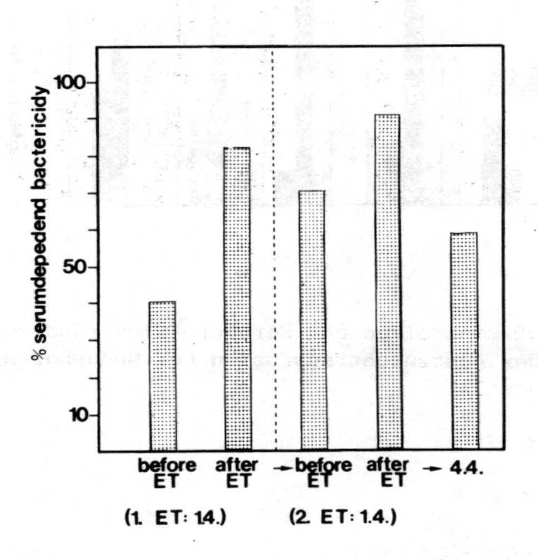

Abbildung 33: Prozentuale Veränderungen der serumabhängigen Bakterizidie bei Patient No. 11 nach zweimaliger Austauschtransfusion bei Neugeborenen-Sepsis. Ergebnisse der Kontrolluntersuchungen innerhalb 5 Tagen nach der ersten Austauschtransfusion.

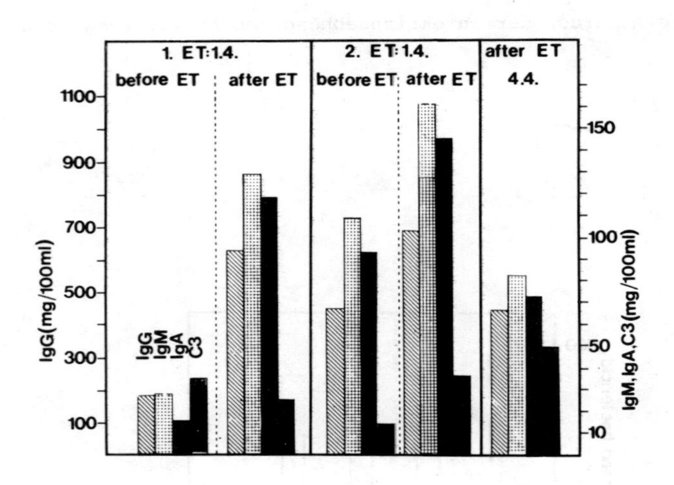

Abbildung 34 : Verlaufskontrollen der Serumproteinveränderungen bei Patient No. 11 nach zweimaliger Austauschtransfusion bei Neugeborenen-Sepsis. Erläuterungen siehe Text.

Patient No. 07 (siehe Tabelle 36)

Bei Patient No. 07 erfolgte die ATT bei einer NG-Sepsis, von der sich später herausstellte, daß der Erreger Candida albicans war. Innerhalb 78 Tagen nach der ATT konnten 6 Bakterizidie-Verlaufskontrollen durchgeführt werden, deren Ergebnisse in Abbildung 35 zusammengestellt sind.

Vor der ATT zeigt die serumabhängige Granulozytenfunktion ein schlechtes funktionelles Ergebnis, es kommt statt zur Bakterienabtötung zum Bakterienwachstum. Die ATT bringt eine signifikante Besserung, die aber kontinuierlich innerhalb der nächsten Wochen wieder verloren geht. Dies entspricht auch dem kontinuierlichen Abfall der Serumproteinkonzentrationen, die nach der ATT signifikant angehoben worden waren (siehe Abbildung 36). Wie noch zu diskutieren sein wird, können diese Abfälle ihre Ursache in der negativen Rückkopplung der passiv übertragenen Immunglobuline auf die körpereigene Produktion haben. Dies ist aber nur eine mögliche Erklärung für dieses Phänomen (siehe Diskussion, Kapitel 6.).

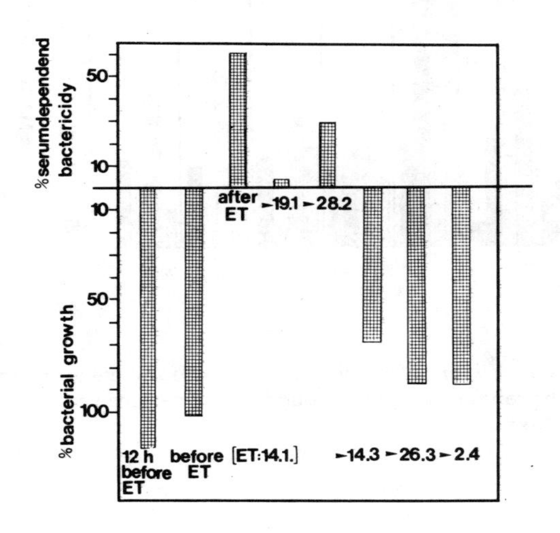

Abbildung 35: Prozentuale Veränderungen der serumabhängigen Bakterizidie bei Patient No. 07 nach Austauschtransfusion wegen Neugeborenen-Sepsis. Ergebnisse von Kontrolluntersuchungen innerhalb 78 Tagen nach der Austauschtransfusion.

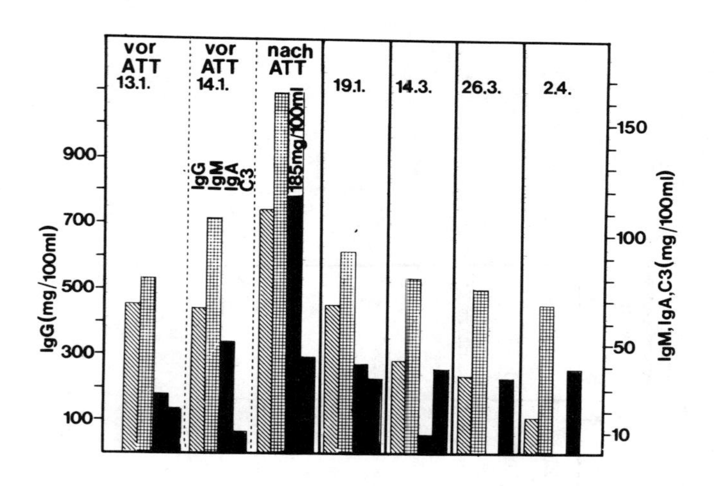

Abbildung 36 : Verlaufskontrollen der Serumproteinveränderungen bei Patient No. 07 nach Austauschtransfusion bei Neugeborenen-Sepsis. Erläuterungen siehe Text.

5.2.4.3. Bakterizidie-Untersuchungen bei Neugeborenen mit Austauschtransfusionen aus anderen Indikationen als Neugeborenen-Sepsis.

Die wichtigsten klinischen Daten dieser Patientengruppe sind in Tabelle 39 zusammengestellt.
Da vor allem auch aus ethischen Gründen NG mit Sepsis, die nicht durch eine ATT behandelt wurden, als Kontrollpatienten nicht in Frage kamen, mußten die Bakterizidie-Ergebnisse mit Patienten derselben Altersgruppe verglichen werden, die

aus anderen Indikationen einer ATT unterzogen wurden. So kamen NG mit Blutgruppen-Inkompatibilitäten und Hyperbilirubinämie zur Untersuchung, von denen Austauschblut vor und nach ATT zur Verfügung stand.
Die Ergebnisse der Bakterizidie-Untersuchungen sind in Abbildung 37 zusammengestellt. Auch hier zeigt sich der positive Effekt der ATT auf die serumabhängige Granulozytenfunktion in dieser Altersgruppe. Die Einzelwerte, Mittelwerte und statistischen Auswertungen sind in den Tabellen 67 und 68 aufgeführt.

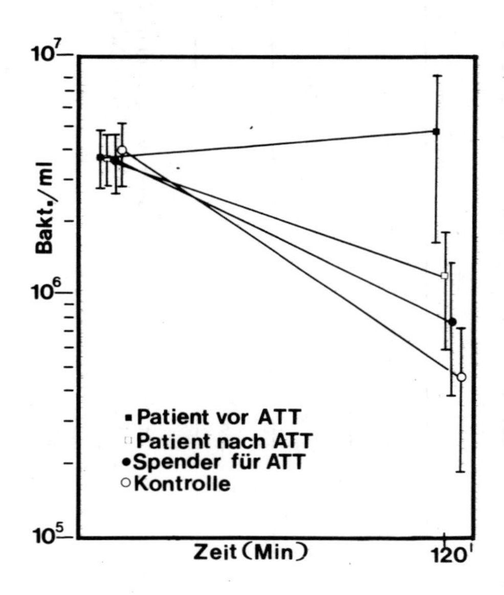

Abbildung 37 : Bakterienabtötungskurven (Mittelwerte und Standardabweichung) von 13 Neugeborenen mit Austauschtransfusionen aus verschiedenen Indikationen, außer Neugeborenensepsis. Es werden die Werte vor und nach Austauschtransfusion mit denen der Blutspender und erwachsener Kontrollpersonen verglichen. Im Ansatz Serratia marcescens als Testbakterium.

Tabelle 67 : Bakterizidie-Ergebnisse von 13 Neugeborenen mit Austauschtransfusionen wegen verschiedener Indikationen, außer Neugeborenen-Infektionen, im Vergleich zu den Ergebnissen bei Blutspendern für die Austauschtransfusion und erwachsenen Kontrollpersonen. (St.A. = Standardabweichung; ko = Bakterienkolonien zum Zeitpunkt Null des Bakterizidieversuchs; k2 = Bakterienkolonien nach 120 Minuten; Q = Bakteriziediedifferenz in % des Ausgangswertes nach 120 Minuten)

Patienten- und Kontroll-gruppen	Bakterienkolonien (Mittelwerte)				Bakterizidie-Differenz		Bakterizidie-Differenz (in %)	
	ko	(St.A.)	k2	(St.A.)	(ko - k2)	(St.A.)	Q	(St.A.)
Patienten vor ATT (n = 13)	187	(± 51)	247	(± 166)	52	(± 181)	+ 37 *)	(± 94)
Patienten nach ATT (n = 13)	184	(± 44)	60	(± 30)	-132	(± 46)	- 67 *)	(± 15)
ATT-Blutspender (n = 13)	181	(± 51)	39	(± 20)	-141	(± 50)	- 77	(± 13)
Kontrollpersonen (n = 13)	200	(± 57)	23	(± 14)	-177	(± 57)	- 88	(± 11)

*) das Vorzeichen (-) bedeutet Bakterienabtötung bei erfolgreicher Verbesserung der Bakterizidie durch die Austauschtransfusion; das Vorzeichen (+) bedeutet Bakterienwachstum, d.h. unzureichende Bakterizidie

Tabelle 68 : Statistische Auswertung der Bakterizidie-Untersuchungsergebnisse aus Tabelle 67 durch den Student's t-Test.

	Patienten vor ATT	Patienten nach ATT	ATT-Blutspender	Kontroll-personen
Patienten vor ATT (n = 13)		$p \leq 0.001$	$p \leq 0.001$	$p \leq 0.001$
Patienten nach ATT (n = 13)	$p \leq 0.001$		$p \geq 0.05$	$p \leq 0.001$
ATT-Blutspender (n = 13)	$p \leq 0.001$	$p \geq 0.05$		$p \geq 0.05$
Kontrollpersonen (n = 13)	$p \leq 0.001$	$p \leq 0.001$	$p \geq 0.05$	

Der Wilcoxon-Test für verbundene Stichproben ergab für die Versuchsansätze Granulozyten mit Patientenseren vor und nach ATT einen statistisch signifikanten Unterschied auf dem 0.1% Niveau (p=0.001).

Auch für diese Patientengruppen wurden wieder die Serumkonzentrationen vor und nach ATT, sowohl bei den Patienten als auch bei den Blutspendern für die ATTen bestimmt. Die Ergebnisse sind in Tabelle 69 zusammengestellt und in Tabelle 70 statistisch ausgewertet. Die Mittelwerte mit Standardabweichungen sind in Abbildung 38 aufgetragen und zeigen die statistisch signifikanten Anstiege für IgG, IgA, IgM und C3 für die Patienten durch den Effekt der ATT. Da in dieser Patientengruppe ein relativ großer Anteil sehr junger FG enthalten ist, wird auch der Anstieg des IgG verständlich.

Tabelle 69: Serumproteinbestimmungen bei 13 Neugeborenen vor und nach Austauschtransfusion. Vergleich der Werte mit den Konzentrationen in den Spenderblütern für die Austauschtransfusionen. Angegeben sind die Mittelwerte mit Standardabweichungen; Konzentrationsangaben in mg/dl.

Patient	vor ATT				nach ATT				ATT-Blutspender			
(Lfd.Nr.)	IgG	IgM	IgA	C3	IgG	IgM	IgA	C3	IgG	IgM	IgA	C3
A.B.(01)	260	56	33	6	465	69	46	44	620	123	52	46
D.K.(02)	760	34	0	10	440	82	83	16	665	109	124	71
F.J.(03)	180	14	33	44	640	42	42	46	920	83	171	56
J.Z.(04)	465	4	15	6	875	83	247	61	920	109	298	72
K.L.(05)	369	0	14	52	790	148	206	84	1095	266	206	88
A.F.(06)	1010	0	0	52	760	68	112	44	730	121	189	99
T.U.(07)	205	14	22	14	640	75	198	32	1190	149	214	54
B.C.(08)	450	40	18	12	880	63	93	35	1140	80	132	48
S.G.(09)	110	23	3	10	845	129	231	52	1320	176	316	77
G.I.(10)	145	19	26	25	790	92	132	62	1010	136	145	74
U.A.(11)	740	0	0	41	790	35	146	54	1050	57	291	62
U.U.(12)	625	0	12	25	970	78	118	60	1010	106	158	68
N.R.(13)	280	0	0	58	410	35	106	73	910	57	132	76
Mittelwerte	430	16	14	27	715	77	135	51	921	121	187	70
Standard-abweichung (±)	279	18	13	20	181	33	67	18	270	56	78	19

Tabelle 70: Signifikanzberechnungen für die Konzentrationsänderungen der Serumproteine durch die Austauschtransfusion mit Spenderblut bei 13 Neugeborenen mit Austauschtransfusion und ohne Sepsis. Die p-Werte entsprechen den Ergebnissen des Student's t-Test-Berechnungen.

Patienten- und Kontrollgruppen	IgG	IgM	IgA	C3
Patienten vor ATT/ Patienten nach ATT	$p \leq 0.01$	$p \leq 0.001$	$p \leq 0.001$	$p \leq 0.001$
Patienten vor ATT/ Blutspender	$p \leq 0.001$	$p \leq 0.001$	$p \leq 0.001$	$p \leq 0.001$
Patienten nach ATT/ Blutspender	$p \geq 0.05$	$p \geq 0.05$	$p \geq 0.05$	$p \geq 0.05$

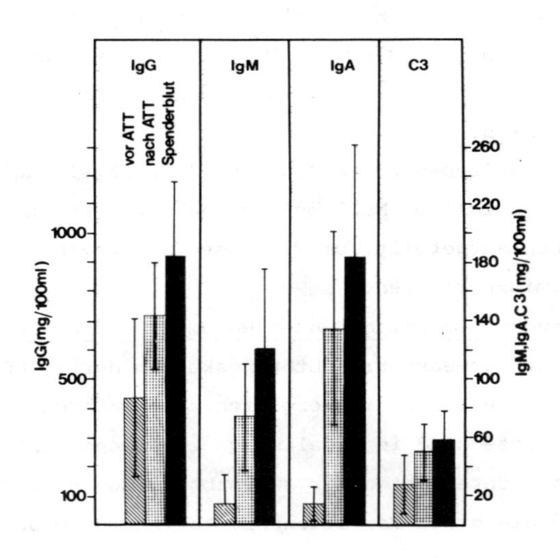

Abbildung 38 : Serumproteinbestimmungen bei 13 Neugeborenen mit Austauschtransfusion aus anderen Indikationen als einer Neugeborenen-Sepsis, im Vergleich zu den Serumproteinkonzentrationen der Blutspender für die Austauschtransfusionen. Die Konzentrationen sind als Mittelwerte mit Standardabweichungen angegeben (siehe Tabelle 69).

5.2.4.4. Bakterizidie-Untersuchungen bei gesunden Neugeborenen

24 gesunde NG, deren klinische Daten in Tabelle 37 zusammengefaßt sind, konnten als Vergleichsgruppe Bakterizidie-Untersuchungen unterzogen werden. Aus ethischen Gründen war es nämlich undenkbar, daß man gesunde NG einer ATT unterwarf, um so eine statistisch akzeptable Kontrollgruppe für die wegen NG-Sepsis ausgetauschten NG zu haben.
Immer wenn bei NG venöse Blutabnahmen erforderlich waren, wurde gleichzeitig Blut für indirekte Bakterizidie-Tests gewonnen.
Ein direkter Bakterizidie-Test bei dieser Altersgruppe verbot sich ebenfalls aus ethischen Gründen, da für die gleichzeitige Untersuchung von NG-Granulozyten mit dem autologen Serum zu große Blutmengen (10 bis 12 ml pro Patient) erforderlich gewesen wären.
Da innerhalb der ersten Lebenswoche ein schneller physiologischer Anstieg der Immunglobuline IgM und IgA von Null bei der Geburt eintritt, wurden die 24 NG in zwei Altersgruppen aufgeteilt, um Einflüsse dieser Immunglobulinveränderungen gegebenenfalls mitzuerfassen.

Bakterizidie-Untersuchungen bei gesunden NG am 1. und 2. Lebenstag

In Abbildung 39 sind die Bakterienabtötungskurven der 11 NG als Mittelwert mit Standardabweichung dargestellt, im Vergleich zu erwachsenen Kontrollpersonen. Die Einzeltestergebnisse sind in Tabelle 71 zusammengefaßt. Die Ergebnisse zeigen den signifikanten Unterschied der serumabhängigen Bakterizidie zwischen NG und Erwachsenen und die große Variationsbreite innerhalb der NG-Gruppe.
Ein Zusammenhang zwischen Bakterizidie und Serumproteinkonzentration ließ sich für die NG-Untersuchungen statistisch nicht sichern. Dies könnte eine Erklärung darin finden, daß bei einer Zahl der NG schon am ersten oder zweiten Lebenstag eine hohe IgM- und/oder IgA-Konzentration nachzuweisen war (siehe Tabelle 72
Besonders hoch sind auch die Mittelwerte für C3, verglichen mit den Mittelwerten der NG, die wegen einer Sepsis einer ATT unterzogen worden waren (siehe Tabelle 73).
Die Opsonisierungsfähigkeit der Seren gesunder NG lag statistisch signifikant höher als die der NG mit Sepsis ($p \leq 0.001$). Erst nach der ATT ergab sich für beide NG-Gruppen kein signifikanter Unterschied mehr.

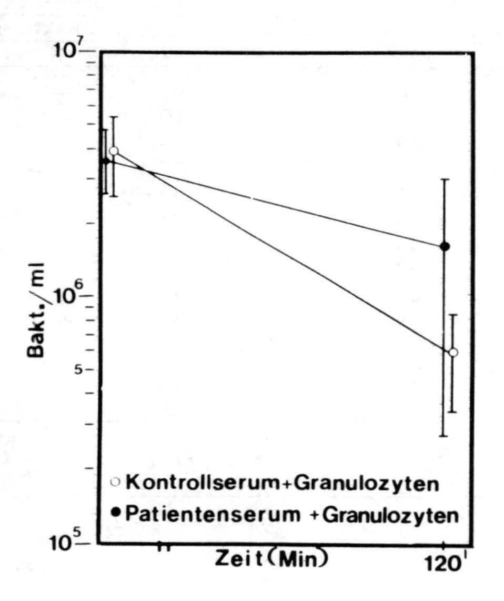

Abbildung 39 : Bakterienabtötungskurven (Mittelwerte und Standardabweichung) von 11 gesunden Neugeborenen (1. bis 2. Lebenstag), im Vergleich zu 11 erwachsenen Kontrollpersonen.

Tabelle 71 : Bakterizidie-Ergebnisse bei 11 gesunden Neugeborenen am 1. und 2. Lebenstag (ko = Bakterienzahl zum Zeitpunkt Null des Versuchs; k2 = Bakterienzahl nach 120 Minuten; (k2 - ko) = Bakteriendifferenz)

Patient (Lfd.Nr.)	Bakterienkol.-Zahl		Bakterizidie-Differenz	Kontroll-Personen-Bakterizidie		
	ko	k2	(in %)	ko	k2	Bakt.-Differenz (in %)
N.V.(01)	259	232	10	257	45	83
M.M.(02)	132	40	70	146	10	93
B.H.(03)	240	52	78	336	44	87
L.P.(04)	152	53	65	134	37	72
E.G.(05)	291	197	23	257	45	83
E.P.(06)	189	84	56	228	23	90
F.P.(07)	131	75	43	137	7	95
M.B.(08)	186	33	82	228	23	90
D.P.(09)	165	61	63	184	36	82
V.K.(10)	184	62	66	125	31	75
Z.K.(11)	115	15	87	134	31	77
Mittelwert	186	82	58	197	30	84
Standardabweichung	(±56)	(±69)	(±24)	(±69)	(±13)	(± 7)

Tabelle 72: Serumproteinbestimmungen bei 11 gesunden Neugeborenen am 1. und 2. Lebenstag, mit Mittelwerten und Standardabweichung. Angaben in mg/dl.

Patient (Lfd.Nr.)	IgG	IgA	IgM	C3
N.V.(01)	1010	0	52	58
M.M.(02)	790	0	2	6
B.H.(03)	970	0	0	54
L.P.(04)	825	0	12	37
E.G.(05)	880	5	0	26
E.P.(06)	1270	0	5	9
F.P.(07)	960	0	10	22
M.B.(08)	1360	0	5	17
D.P.(09)	920	6	0	19
V.K.(10)	920	10	0	28
Z.K.(11)	1110	0	15	20
Mittelwert	1001	2	10	27
Standardabweichung	(±179)	(±3)	(±15)	(±17)

Tabelle 73: Vergleich der Serumprotein-Mittelwerte der gesunden Neugeborenen am 1. und 2. Lebenstag, der Neugeborenen mit Sepsis (vor Austauschtransfusion) und der Neugeborenen mit Austauschtransfusionen aus anderen Indikationen als Infektionen. Angaben in mg/dl.

Patienten-gruppen	IgG	IgA	IgM	C3
gesunde NG	1001	2	10	27
NG-Sepsis vor ATT	552	16	26	21
NG mit ATT ohne Sepsis	430	14	16	27

Bakterizidie-Untersuchungen bei gesunden NG zwischen dem 3. und 9. Lebenstag

In dieser Gruppe wurden 13 gesunde NG untersucht, deren klinische Daten in Tabelle 37 aufgeführt sind.

In Abbildung 40 sind die Bakterienabtötungskurven (Mittelwert mit Standardabweichung) dargestellt, im Vergleich zu gesunden erwachsenen Kontrollpersonen. Ohne sichere signifikante Unterschiede kommen diese Abtötungskurven denen der NG am 1. und 2. Lebenstag sehr nah, zeigen aber weiterhin im Vergleich zu den Erwachsenen eine Differenz zugunsten der Erwachsenen. Die Einzelergebnisse der Bakterizidietests sind in Tabelle 74 zusammengefaßt.

Die Serumproteinbestimmungen bei den NG sind in Tabelle 75 aufgezeigt. Wie Abbildung 41 darstellen soll, ergeben sich im Vergleich zwischen NG am 1. und 2. Lebenstag, sowie NG am 3. bis 9. Lebenstag keine signifikanten Unterschiede.

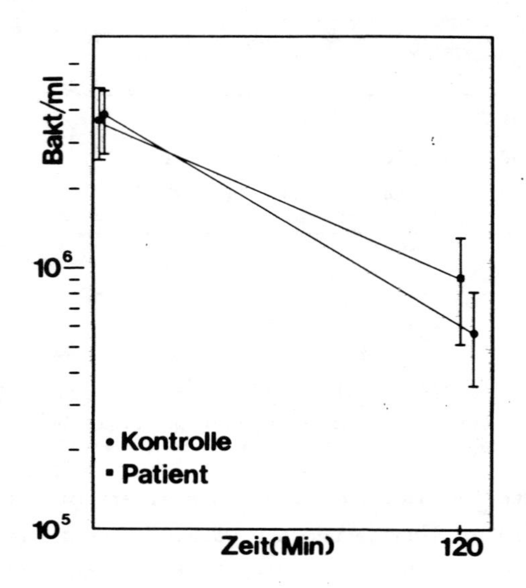

Abbildung 40 : Bakterienabtötungskurven von 13 gesunden Neugeborenen am 3. bis 9. Lebenstag (Mittelwerte und Standardabweichung) im Vergleich zu 13 erwachsenen Kontrollpersonen.

Tabelle 74 : Bakterizidie-Ergebnisse bei 13 gesunden Neugeborenen im Alter zwischen 3. und 9. Lebenstag, im Vergleich zu erwachsenen Kontrollpersonen. (k = Bakterienzahl zum Zeitpunkt Null des Versuchs; k2 = Bakterienzahl nach 120 Minuten; (k2 - ko = Bakteriendifferenz)

Patient (Lfd.Nr.)	Bakterienkol.-Zahl		Bakterizidie-Differenz	Kontroll-Personen-Bakterizidie		
						Bakterizidie-Diff.
	ko	k2	(in %)	ko	k2	(in %)
F.M. (12)	187	86	64	181	34	81
H.K. (13)	242	48	80	231	44	81
V.V. (14)	179	41	76	168	32	81
Ö.Y. (15)	184	40	78	228	23	90
T.W. (16)	126	76	40	101	40	70
H.H. (17)	124	65	48	124	41	67
K.R. (18)	119	51	57	146	10	93
D.Z. (19)	161	22	86	228	23	90
E.F. (20)	243	32	87	228	23	90
B.S. (21)	157	29	82	146	10	93
E.E. (22)	264	20	92	248	26	87
E.M. (23)	275	36	87	248	26	87
K.T. (24)	142	43	69	134	37	72
Mittelwert	184	44	73	186	29	83
Standard-abweichung	(± 55)	(±20)	(±16)	(±52)	(±11)	(± 9)

Tabelle 75 : Serumproteinbestimmungen bei 13 gesunden Neugeborenen im Alter zwischen 3. und 9. Lebenstag, mit Mittelwerten und Standardabweichung. Angaben in mg/dl.

Patient (Lfd.Nr.)	IgG	IgA	IgM	C3
F.M. (12)	840	2	6	48
H.K. (13)	930	0	10	25
V.V. (14)	990	5	0	39
Ö.Y. (15)	790	0	16	62
T.W. (16)	1110	8	8	44
H.H. (17)	1210	5	0	44
K.R. (18)	900	10	5	49
D.Z. (19)	890	0	0	39
E.F. (20)	770	11	14	28
B.S. (21)	1250	8	7	17
E.E. (22)	1290	12	15	45
E.M. (23)	910	10	14	34
K.T. (24)	920	20	11	27
Mittelwert	985	7	8	39
Standard-abweichung	(±174)	(±6)	(±6)	(±12)

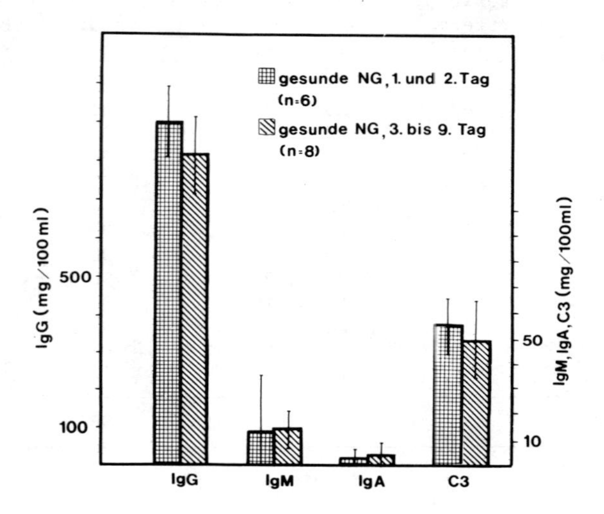

Abbildung 41 : Vergleich der Serumproteinkonzentrationen von 11 gesunden Neugeborenen am 1. und 2. Lebenstag, mit 13 Neugeborenen am 3. bis 9. Lebenstag; Mittelwerte mit Standardabweichungen.

5.2.4.5. Bakterizidie-Untersuchungen bei pränatal dystrophen Neugeborenen und Frühgeborenen ohne Austauschtransfusion und Infektionskrankheiten.

12 pränatal dystrophe NG und FG, deren klinische Daten in Tabelle 38 zusammengefaßt sind, konnten als Kontrollpatienten auf ihre serumabhängige Bakterizidie untersucht werden, um Einflüsse des Gestationsalters und Geburtsgewichts im Vergleich zu gesunden NG und NG mit Sepsis und ATT feststellen zu können.
Die Ergebnisse der Bakterizidie-Untersuchungen im indirekten Test sind in Abbildung 42 und Tabelle 76 zusammengefaßt, jeweils im Vergleich zu einem Kollektiv gesunder Erwachsener.

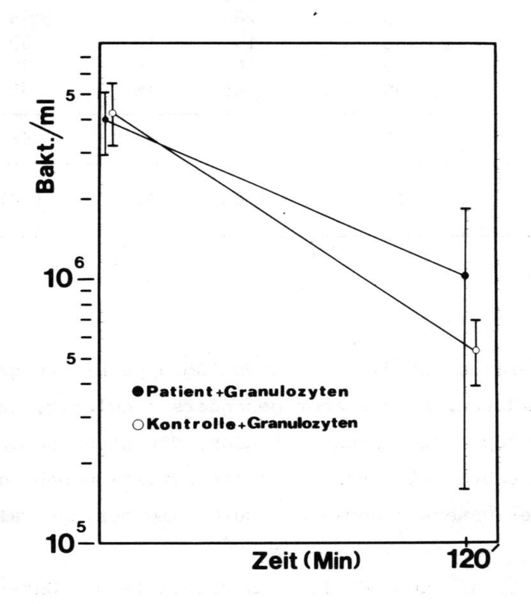

Abbildung 42 : Bakterienabtötungskurven von 12 pränatal dystrophen Neugeborenen und Frühgeborenen ohne Infektionen und ohne Austauschtransfusion, im Vergleich zu erwachsenen Kontrollpersonen.

Tabelle 76 : Bakterizidie-Ergebnisse bei 12 pränatal dystrophen und Frühgeborenen (Mittelwerte und Standardabweichung) im Vergleich zu erwachsenen Kontrollpersonen. (ko = Bakterienzahl zum Zeitpunkt Null des Versuchsablaufs; k2 = Bakterienzahl nach 120 Minuten; Bakterizidiedifferenz = k2 - ko)

Patient (Lfd.Nr.)	Bakterienkol.-Zahl		Bakterizidie-Differenz	Kontrollpersonen-Bakterizidie		
	ko	k2	(in %)	ko	k2	Bakteriz.-Differ. (in %)
X.P.(01)	204	44	78	228	23	90
P.K.(02)	166	45	73	184	32	83
B.J.(03)	121	25	79	134	27	80
K.H.(04)	222	65	71	226	42	81
D.W.(05)	142	56	61	184	34	82
A.C.(06)	255	75	71	257	25	90
I.O.(07)	276	43	84	286	24	92
L.M.(08)	274	53	80	296	36	88
M.N.(09)	229	57	75	284	34	88
S.B.(10)	118	196	- 66	146	16	89
B.F.(11)	107	76	29	106	16	85
E.W.(12)	280	12	96	248	16	93
Mittelwert	200	62	72	215	27	86
Standard-abweichung	(±66)	(±46)	(±16)	(±64)	(±9)	(±4)

Angesichts der großen Heterogenität dieser Patientengruppe hätten größere Fallzahlen untersucht werden müssen. Es war aber besonders schwierig, in dieser Alters- und Geburtsgewicht-Gruppe Patienten zu finden, die nicht schon mit Serum-Derivaten wegen einer schlechten klinischen Ausgangssituation behandelt worden wären. Die Aussagekraft der Untersuchungen ist durch die geringe Fallzahl als beschränkt anzusehen.
Schon in Abbildung 42 fällt die ungewöhnliche Streubreite der Untersuchungsergebnisse dieser Patienten mit den erwachsenen Kontrollpersonen auf, die ihren Hauptgrund in der großen Streubreite der Serumproteinkonzentrationen (siehe Tabelle 77) und damit verbundenen opsonisierenden Aktivität der Serumproben hat.
Statistisch signifikante Unterschiede lassen sich weder im Vergleich zu den erwachsenen Kontrollpersonen noch zu den gesunden NG ermitteln.

Tabelle 77 : Serumproteinkonzentrationen bei 12 pränatal dystrophen Neugeborenen und Frühgeborenen, mit Mittelwerten und Standardabweichung. Angaben in mg/dl.

Patient (Lfd.Nr.)	IgG	IgA	IgM	C3
X.P.(01)	1010	10	0	45
P.K.(02)	980	0	10	46
B.J.(03)	1120	5	18	56
K.H.(04)	525	4	0	38
D.W.(05)	1000	0	22	22
A.C.(06)	880	0	35	35
I.O.(07)	280	0	2	24
L.M.(08)	300	0	0	18
M.N.(09)	430	0	28	48
S.B.(10)	1095	12	56	48
B.F.(11)	360	4	34	47
E.W.(12)	620	0	11	18
Mittelwert	717	3	18	37
Standard-abweichung	(± 329)	(±4)	(±18)	(±13)

5.2.4.6. Bakterizidie-Untersuchungen bei Neugeborenen und Frühgeborenen ohne Sepsis und Austauschtransfusion, unter dem Einfluß von Serumgaben.

NG und FG, die postpartal "kardiorespiratorische Adaptationsprobleme" zeigten, erhielten routinemäßig innerhalb der ersten 4 bis 24 Stunden nach der Geburt eine Infusion einer kommerziell verfügbaren Serumeiweißkonserve. Das verwendete Präparat (Biseko^R) wurde in einer Dosierung von 10 ml/kg Körpergewicht infundiert.
Da bekannt war, daß diese Präparation IgG, IgA und IgM in immunologisch relevanten Mengen enthielt, untersuchten wir den Einfluß dieser Infusionen auf das serumabhängige Bakterizidieverhalten von insgesamt 10 NG, davon drei termingeborenen NG und 7 FG (31. bis 33. Schwangerschaftswoche, Geburtsgewicht zwischen 1300 und 1970 g). Vor Seruminfusion erhielten wir Nabelschnurblut zur Untersuchung, nach der Serumgabe wurde Blut verwendet, das bei einer klinisch indizier-

ten Untersuchung innerhalb der 3 ersten Lebenstage mit abgenommen werden konnte.

In Abbildung 43 und Tabellen 78 und 79 sind die Bakterizidiewerte und Bakterienabtötungskurven im Vergleich zu erwachsenen Kontrollpersonen dargestellt.

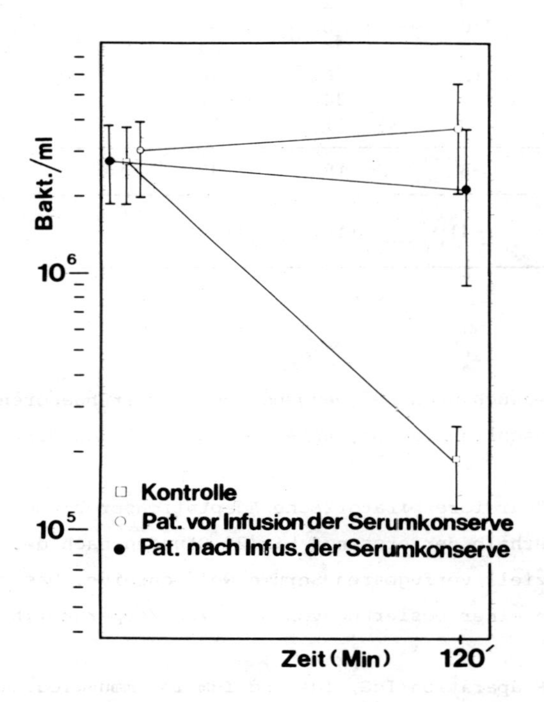

Abbildung 43 : Bakterienabtötungskurven von 10 Neugeborenen und Frühgeborenen vor und nach Serumeiweißinfusion im Vergleich zu erwachsenen Kontrollpersonen.

Die Ergebnisse zeigen, daß die Bakterizidie zwar in der serumbehandelten Patientengruppe verbessert wird, daß die Unterschiede zu den nichtbehandelten NG aber nicht signifikant sind. Es bleibt dagegen der Unterschied zwischen der Bakterizidie der NG und der erwachsenen Kontrollpersonen signifikant.
Bestimmt man die Serumproteinkonzentrationen für IgG, IgA, IgM und C3, so zeigen sich für die NG mit Seruminfusionen signifikante Unterschiede vor und nach den Serumgaben für die Konzentrationen von IgA ($p \leq 0.05$) und IgM ($p \leq 0.01$). Aber auch die Serumgaben führen im NG-Serum nicht zu den Normalwerten erwachsener Kontrollpersonen. Es ist wichtig, darauf hinzuweisen, daß bei NG, die am Termin geboren wurden, die IgG-Serumkonzentrationen im Mittelwert höher liegen als in der Serumeiweißkonserve (siehe Tabelle 80).

Tabelle 78 : Bakterizidie-Ergebnisse bei 7 Neugeborenen und Frühgeborenen (Mittelwerte und Standardabweichungen) vor Serumeiweißkonserven-Infusion (Biseko[R]) im Vergleich zu erwachsenen Kontrollpersonen. (ko = Bakterienzahl zum Zeitpunkt Null des Versuchs; k2 = Bakterienzahl nach 120 Minuten; Bakterizidiedifferenz = k2 - ko)

Patient (Lfd.Nr.)	Bakterienkol.-Zahl		Bakterizidie-differenz	Kontrollpersonen-Bakterizidie		
						Bakteriz.-Differ.
	ko	k2	(in %)	ko	k2	(in %)
H.L.(01)	110	152	- 53 *)	106	8	92
F.J.(02)	248	350	- 41	242	11	95
B.K.(03)	107	154	- 44	137	7	95
M.P.(04)	174	244	- 40	137	7	95
B.H.(05)	118	196	- 66	186	16	85
D.P.(06)	131	101	23	108	8	92
F.D.(07)	159	112	- 30	137	7	95
Mittelwert	150	187	- 27	139	9	93
Standard-abweichung	(± 50)	(± 87)	(± 38)	(± 48)	(±3)	(±4)

*) das Vorzeichen (-) bedeutet Zunahme der Bakterienzahl

Tabelle 79 : Bakterizidie-Ergebnisse bei 7 Neugeborenen und Frühgeborenen nach Serumeiweißkonserven-Infusion (Biseko[R]) im Vergleich zu erwachsenen Kontrollpersonen. Zeichenerklärungen siehe Tabelle 78 .

Patient (Lfd.Nr.)	Bakterienkol.-Zahl		Bakterizidie-differenz	Kontrollpersonen-Bakterizidie		
	ko	k2	(in %)	ko	k2	Bakteriz.-Differ. (in %)
H.L.(01)	85	104	- 22	106	8	92
F.J.(02)	235	254	- 11	242	11	95
B.K.(03)	149	34	77	137	7	95
M.P.(04)	130	89	32	137	7	95
B.H.(05)	107	127	- 19	186	16	85
D.P.(06)	123	87	30	108	8	92
F.D.(07)	146	98	33	137	7	95
Mittelwert	139	113	17	139	9	93
Standard-abweichung	(± 48)	(±68)	(±36)	(±48)	(±3)	(±4)

Tabelle 80 : Serumproteinbestimmungen bei 7 Neugeborenen vor und nach Seruminfusion, bei erwachsenen Kontrollpersonen und in den Serumeiweißkonserven (Biseko[R]). Angaben der Mittelwerte und Standardabweichungen; Serummengenbezeichnung in mg/dl.

Patienten-Kontroll-gruppen	IgG	IgA	IgM	C3
Patienten vor Serumgabe	453 (±101)	3.0 (± 5)	4.0 (± 7)	39 (±17)
Patienten nach Serumgabe	582 (± 96)	14 (± 9)	38 (±19)	48 (±17)
erwachsene Kontrollen	1230 (±260)	233 (±59)	136 (±61)	101 (±22)
gesunde Neugeborene	1090 (±285)	1.0 (± 1)	14 (± 5)	49 (±27)
Biseko[R] (Lot Nr. 1030)	820 (±190)	185 (±64)	75 (±28)	0

5.2.4.7. Bakterizidie-Verlaufskontrollen bei drei Frühgeborenen ohne Infektion und Austauschtransfusion, die eine Seruminfusion erhalten hatten.

Über einen Zeitraum von drei bis sechs Wochen konnten drei Patienten, die weder an einer Infektion erkrankt waren, noch einer ATT unterzogen werden mußten, wiederholt auf ihre serumabhängige Bakterizidie unter dem möglichen Einfluß von Serumgaben untersucht werden. Für die Untersuchungen wurden jeweils die Granulozyten der gleichen erwachsenen Kontrollperson mit den Patientenseren im Ansatz verwendet.

Ein FG männlichen Geschlechts (Geburtsgewicht 1760 g, geboren in der 31. SSW) wurde wegen eines idiopathischen Atemnotsyndroms stationär aufgenommen, das durch konservative Maßnahmen und ohne künstliche Beatmung zu behandeln war. In Abbildung 44 sind die Bakterizidieergebnisse über einen Zeitraum von 20 Tagen zusammengefaßt. Es soll darauf hingewiesen werden, daß es unter den Gegebenheiten nicht zu einer Bakterienabtötung, sondern zu einer Zunahme der Bakterien in den 120 Minuten des Versuchsablaufs gekommen ist. Die Infusion einer Serum-Konserve (Biseko^{R}) in einer Dosis von 10 ml/kg Körpergewicht führte vorübergehend zu einer nachweisbaren Besserung der Bakterizidieverhältnisse (siehe auch Kapitel 5.2.4.8.). In der Beobachtungszeit sinken auch die Serumkonzentrationen für IgG kontinuierlich ab; nach kurzem Anstieg des IgM unter dem Einfluß der IgM-haltigen Serumkonserve kommt es aber auch für dieses Protein dann zu einem Abfall bis auf 10 mg/dl (siehe Abbildung 45); die Werte für IgA verändern sich wenig, die C3-Konzentration steigt an. Trotzdem ist es bei diesem Risikokind nicht zu einer bakteriellen Infektion gekommen; wegen der Entlassung waren weitere Untersuchungen nicht möglich.

Ein weiteres FG wurde durch Schnittentbindung in der 31. SSW mit einem Geburtsgewicht von 1970 g geboren; der weitere klinische Verlauf war unauffällig. Über einen Zeitraum von 3 Wochen konnten bei klinisch erforderlichen Blutabnahmen auch Seren für Bakterizidieuntersuchungen gewonnen werden. Die Ergebnisse sind in Abbildung 46 dargestellt und zeigen diesmal nach anfänglich schlechter serumabhängiger Bakterizidie am 1. Lebenstag einen kontinuierlichen Anstieg dieser Kapazität; vor allem ist in zeitlichem Zusammenhang mit einer Seruminfusion eine Verbesserung zu bemerken. In diesem Fall hält auch der Anstieg der Serum-

proteine, d.h. der drei Immunglobulinklassen IgG, IgA und IgM, sowie der Komplementkomponente C3 an (siehe Abbildung 47).
Auch diese Beobachtung kann nur als Einzelfall gewertet werden und läßt keine allgemeingültigen Rückschlüsse auf den Zusammenhang zwischen Serumbakterizidie und Serumproteinkonzentration zu.

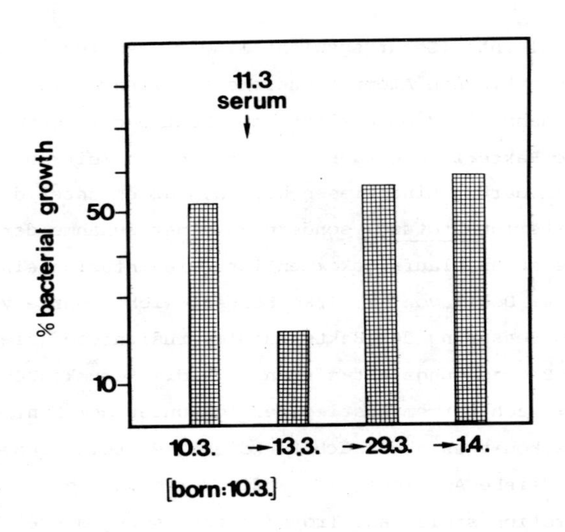

Abbildung 44 : Darstellung des Bakterienwachstums unter den Bedingungen eines indirekten Bakterizidietests mit Patientenserum und Kontrollgranulozyten. Die Applikation einer Serumkonserve führt zu einer vorübergehenden Verbesserung der bakteriziden Serumeffektivität (siehe Text).

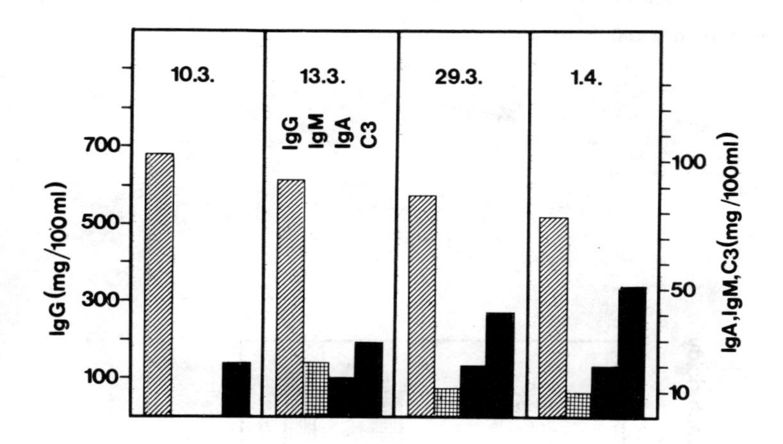

Abbildung 45 : Veränderungen der Serumproteinkonzentrationen bei einem Frühgeborenen im Untersuchungszeitraum von 20 Tagen. Zwischen dem 10.3. und 13.3. war eine Serumeiweißkonserve (Biseko[R]) infundiert worden. (Siehe Text).

Ein weiteres FG wurde in der 31. SSW mit einem Geburtsgewicht von 1720 g geboren; der Blasensprung war 8 Tage vor der Geburt erfolgt, ohne daß es bei dem Kind zu einer Infektion gekommen wäre.
Im Ablauf von 4 Wochen konnten 6 Bakterizidieuntersuchungen durchgeführt werden, die in Abbildung 48 aufgetragen sind. Wiederum zeigt sich nach einer für FG typisch schlechten Bakterizidie eine Verbesserung innerhalb 4 Tagen nach der Geburt. In diese Zeit fällt auch wieder eine Serumgabe (10 ml/kg KG). In den darauffolgenden 27 Tagen sinkt die Bakterizidierate von 77% (8.3.) auf 47% (5.4.), ohne allerdings auf die schlechten Ausgangswerte zurückzufallen. Der

Verlauf der Serumkonzentrationen ist in Abbildung 49 abzulesen: der wohl durch die Serumkonserve anfänglich erzielte Anstieg von IgG, IgM und IgA geht allmählich verloren; nur die C3-Werte steigen kontinuierlich an, was angesichts der kurzen Halbwertszeit dieser Proteine von wenigen Tagen im Serum (1 - 2 Tage) nicht auf die Serumgabe zurückzuführen sein kann.

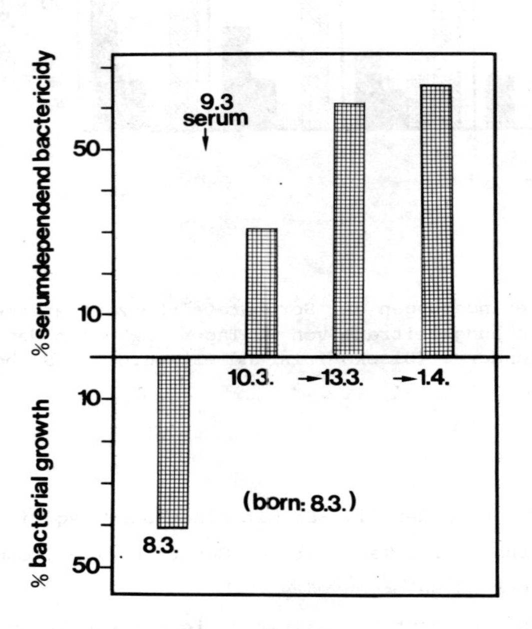

Abbildung 46 : Bakterienwachstum und Bakterizidie unter den Bedingungen eines indirekten Bakterizidietests mit Patientenserum und Kontrollgranulozyten. Eine Verbesserung der Bakterizidie steht in zeitlichem Zusammenhang mit der Serumgabe.
Im Gegensatz zu Abbildung 44 ist in den Abbildungen 46 und 48 das Bakterienwachstum graphisch nach unten aufgetragen und die serumabhängige Bakterienabtötung nach oben.

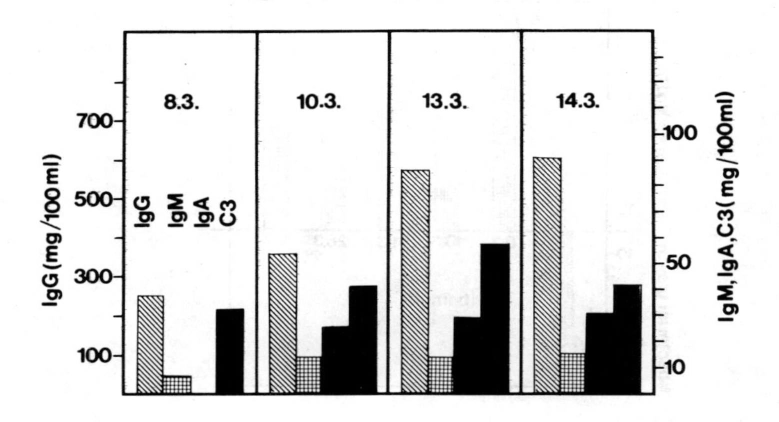

Abbildung 47 : Veränderungen der Serumproteinkonzentrationen bei einem Frühgeborenen im Untersuchungszeitraum von 36 Tagen und nach Gabe einer Seruminfusion (Biseko^{R}) am 9.3. (siehe Text).

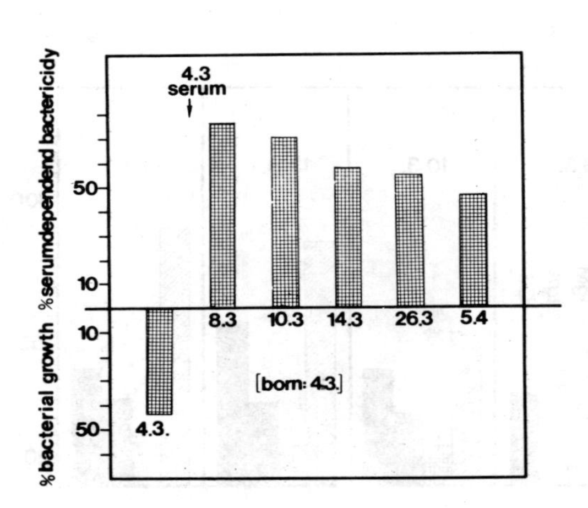

Abbildung 48: Veränderungen der serumabhängigen Bakterizidie bei einem Frühgeborenen über einen Zeitraum von 31 Tagen. Zwischen dem 4.3. und 8.3. wurde einmalig eine Serumeiweißkonserve (Biseko^{R}) in einer Dosierung von 10 ml/kg Körpergewicht gegeben.

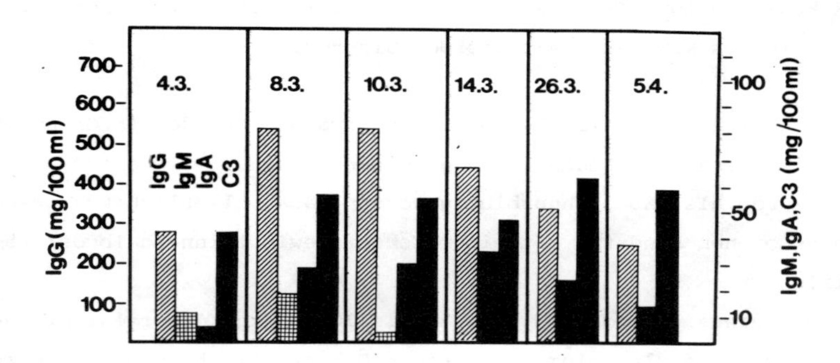

Abbildung 49 : Veränderungen der Serumproteinkonzentrationen bei einem Frühgeborenen über einen Zeitraum von 32 Tagen und nach Gabe einer Serumeiweißkonserve (Biseko®) zwischen dem 4.3. und 8.3., in einer Dosierung von 10 ml/kg Körpergewicht (siehe Text).

5.2.4.8. Bakterizidie-Untersuchungen an Neugeborenen-Seren mit in vitro-Veränderungen der Serumproteine.

Um den Einfluß der Serumeiweißgaben auf die serumabhängige Bakterizidie bei NG näher zu untersuchen, führten wir die folgenden in vitro-Studien durch:
(1) in vitro Zufuhr von therapeutischen Dosen kommerziell verfügbarer Serumeiweiß-Präparate;
(2) Untersuchung an hitze-inaktiviertem NG-Serum (Dekomplementation) und Versuch der Rekonstitution mit verschiedenen Serumproteinen (IgM, Serumeiweißkonserven, frisches komplementaktives Normalserum).

Als Kontrollperson diente für alle Versuche ein Erwachsener, dessen Granulozyten und Serum unter bekannten Bedingungen gewonnen wurden.
Das Blut der NG wurde als Nabelschnurblut gewonnen, ausschließlich von gesunden, am Termin geborenen Kindern, mit einem Geburtsgewicht innerhalb der 25- und 75-Perzentilen.
Da das Blutvolumen eines gesunden NG etwa 80 bis 100 ml/kg Körpergewicht beträgt, konnte das gesamte Blutvolumen bei einem Geburtsgewicht von 3000 g auf etwa 300 ml veranschlagt werden. Da die Infusionsmenge an Serumeiweißpräparaten 10 ml/kg Körpergewicht betrug, errechnete sich die Einzel- und Tagesdosis für ein NG auf 30 ml. Daher wurden in vitro zu 1 ml NG-Serum (bzw. Kontrollserum) je 0.1 ml des Serumpräparates hinzugegeben. Die korpuskulären Blutbestandteile werden bei dieser Berechnung allerdings außer Acht gelassen. In Vorversuchen hatten die Bakterizidie-Kurven keine signifikante Unterschiede ergeben, wenn in einem Dosis-Wirkungsversuch die halbe oder doppelte Serumeiweiß-Konzentration verwendet wurde.
Die Ergebnisse bei 4 NG und einer Kontrollperson sind in Abbildung 50 und Tabelle 81 zusammengestellt und zeigen durch die Serumzufuhr zwar eine Verbesserung der Bakterizidieverhältnisse bei den NG, während bei der Kontrollperson das Ergebnis nach Serumeiweißzugabe verschlechtert erscheint. Allerdings sind beide Ergebnisse nicht signifikant unterschiedlich.
Da die Bedeutung der Komplementkomponenten für die Opsonisierung von Bakterien unbestritten ist (siehe Kapitel 2.2.1.3.), wollten wir mit den folgenden Untersuchungen dem Einfluß des Komplements auf die serumabhängige Bakterizidie in unserem in vitro Modell nachgehen.

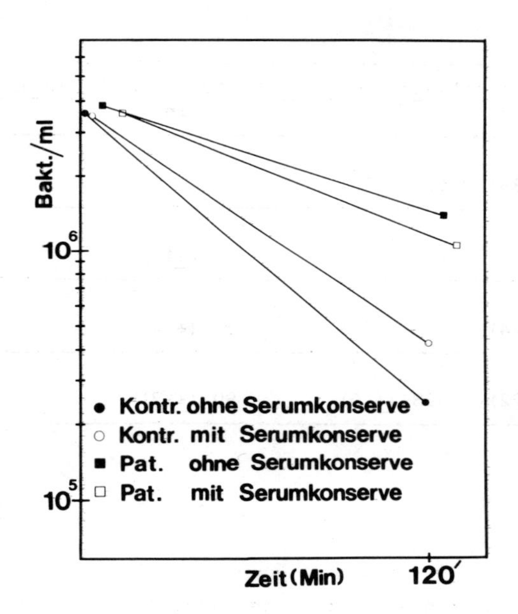

Abbildung 50 : Mittelwert der Bakterizidiekurven von 4 gesunden Neugeborenen und einer erwachsenen Kontrollperson vor und nach in vitro Zugabe einer Serumeiweißpräparation (Biseko[R]).

Tabelle 81 : Bakterizidie-Ergebnisse bei 4 Neugeborenen und einer erwachsenen Kontrollperson vor und nach in vitro Zugabe einer Serumeiweißpräparation (Biseko[R]). Angabe der Mittelwerte und Standardabweichungen. [ko = Bakterienzahl zu Versuchsbeginn; k2 = Bakterienzahl bei Versuchsabschluß nach 120 Minuten; k2 - ko = Bakterizidiedifferenz (in %)]. Konzentrationen im Biseko[R] siehe Tabelle .

Neugeborene, Kontrolle	Bakterienkolonien-Zahl ko	k2	Bakterizidiedifferenz (in %)
Neugeborene vor Serumzugabe	195 (±39)	177 (±38)	9 (±15)
Neugeborene nach Serumzugabe	190 (±44)	165 (±33)	13 (±15)
Kontrolle vor Serumzugabe	188 (±24)	16 (± 4)	92 (± 4)
Kontrolle nach Serumzugabe	186 (±22)	38 (± 5)	80 (± 7)

Tabelle 82 : Bakterizidie-Ergebnisse bei 10 gesunden Neugeborenen und 10 erwachsenen Kontrollpersonen vor und nach Hitzeinaktivierung der autologen Serumzusätze.

Neugeborene, Kontrollen	Bakterienkolonien-Zahl ko	k2	Bakterizidiedifferenz (in %)
Neugeborene vor dekomplem.	208 (±31)	122 (±31)	41 (±10)
Neugeborene nach dekomplem.	210 (±21)	206 (±42)	2 (±12)
Kontrollen vor dekomplem.	190 (±20)	44 (±43)	77 (±18)
Kontrollen nach dekomplem.	199 (±29)	231 (±69)	- 16 (±32) *)

*) das Vorzeichen (-) bedeutet Bakterienwachstum nach 120 Minuten

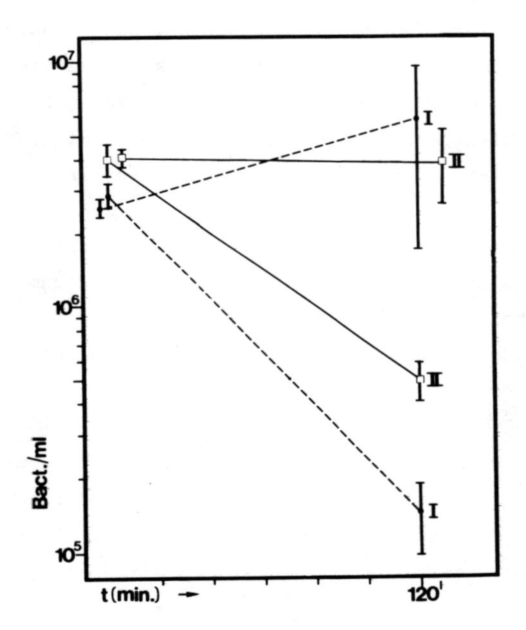

Abbildung 51 : Bakterizidiekurven von 10 gesunden Neugeborenen und 10 erwachsenen Kontrollpersonen vor und nach Hitzeinaktivierung des autologen Serum. (I = Erwachsenen-Bakterizidiekurven; II = Neugeborenen-Bakterizidiekurven). Für weitere Erläuterungen siehe Text.

Wie in Abbildung 51 dargestellt, führte die Hitzeinaktivierung von frischem Erwachsenenserum (30 Minuten bei 56° C) zu einem völligen Verlust der serumabhängigen Bakterizidie; die verwendeten Granulozyten stammten von dem Spender des Serum, d.h. es handelt sich um ein autologes System.
Das NG-Serum stammt von 10 gesunden NG, die zwischen 1 und 8 Tagen alt waren zum Zeitpunkt der Blutabnahme. Auch hier führt das Dekomplementieren zu einem Verlust an Bakterizidie, so daß es vom Zeitpunkt ko des Versuchs (Versuchsbeginn zum Zeitpunkt Null) bis zum Zeitpunkt k2 (nach 120 Minuten Versuchsablauf) nur noch zu einer unbedeutenden Verringerung der Bakterienzahl kommt (siehe Tabelle 82).
Die von uns bestimmten Komplementkomponenten C3 und C4 fielen von den Mittelwerten von 26 mg/dl für C3 und 4 mg/dl für C4 bei den NG auf unmeßbar niedrige Werte für beide Serumproteine.
Die Hitzeinaktivierung änderte dagegen nichts an den Immunglobulinkonzentrationen, die sich im Rahmen der altersentsprechenden Normalwerte für NG bewegten.

In weiterführenden Untersuchungen versuchten wir, den Opsonisierungs- und Bakterizidieverlust durch Hitzeinaktivierung zu kompensieren oder teilweise auszugleichen, indem wir "therapeutische" Dosen eines IgM-angereicherten Immunglobulinpräparates (Gamma-M-Konzentrat[R], Behringwerke) in vitro zu den verschiedenen Testansätzen hinzugaben. Desgleichen kamen weitere Serumeiweißkonserven zum Versuch, die von verschiedenen Herstellern stammten und unterschiedliche Konzentrationen der Serumproteine aufwiesen.
Die Versuchsergebnisse der Bakterizidie-Tests sind in den Abbildungen 52 bis 57 dargestellt. Dabei ist vor allem das Ergebnis in den Abbildungen 52 und 52a bemerkenswert. Die mit einem komplementaktiven Erwachsenenserum erzielte Bakterizidie liegt innerhalb der Streubreite der Normalwerte für diesen Test.
Fügt man einem solchen Serum Gamma-M-Konzentrat[R] hinzu, so kommt es zu einer fast völligen Aufhebung der bakteriziden Fähigkeit des Serum. Auch ein hitzeinaktiviertes Serum (Kurve IV), dem dieses Präparat beigegeben wurde oder die alleinige Verwendung von Gamma-M-Konzentrat[R] erzielen keine meßbare Bakterizidie.
Wie in Abbildung 53 zu sehen, bleibt diese Bakterizidie-Inhibition bei der Zugabe der Serumeiweißkonserve Biseko[R] aus. Dasselbe gilt, wenn die Präparate anderer Hersteller (Schura-Serumeiweißkonserve[R], Seretin[R]) in vitro untersucht

werden (siehe Abbildungen 53 bis 57).
Gibt man dieselben Serumeiweiß-Volumina (0.1 ml auf 1.0 ml Patientenserum) zu Nabelschnurseren von gesunden NG, so kommt es mit den Präparaten Biseko^R (Abbildung 54) zu einer sehr deutlichen Inhibition zum Zeitpunkt k2 (nach 120 Minuten), zu einer deutlich geringeren Inhibition mit dem Präparat Schura-Serumeiweißkonserve^R (Abbildung 55), zur geringsten bzw. zu keiner Inhibition mit dem Präparat Seretin^R(Abbildungen 56 und 57).
Allen kommerziell verfügbaren Serumeiweißpräparaten ist gemeinsam, daß sie den Bakterizidieverlust eines Normalserums durch Hitzeinaktivierung nicht ausgleichen können und daß sie das gute Bakterizidieverhalten eines komplementaktiven Normalserums nicht mehr meßbar verbessern können. Desgleichen erreichen alle drei Präparate in vitro, wenn man sie als einzige Serumzugabe zu den Granulozyten hinzufügt, keine ausreichende Bakterizidie, in den meisten Fällen kommt es innerhalb 120 Minuten Versuchsablauf zu einem Anwachsen und einer Vermehrung der Bakterienzahl.
Eine sichere Erklärung für den inhibitorischen Effekt des Gamma-M-Konzentrates und der Serumeiweißpräparate zusammen mit NG-Seren haben wir nicht finden können. Wir haben allerdings in Einzelfällen eine Agglutination der Testgranulozyten beobachten können, die möglicherweise einen optimalen Kontakt zwischen Granulozytenmembran und Bakterienoberfläche verhindern kann. Weitere Untersuchungen zur Klärung dieses Phänomens sind erforderlich.

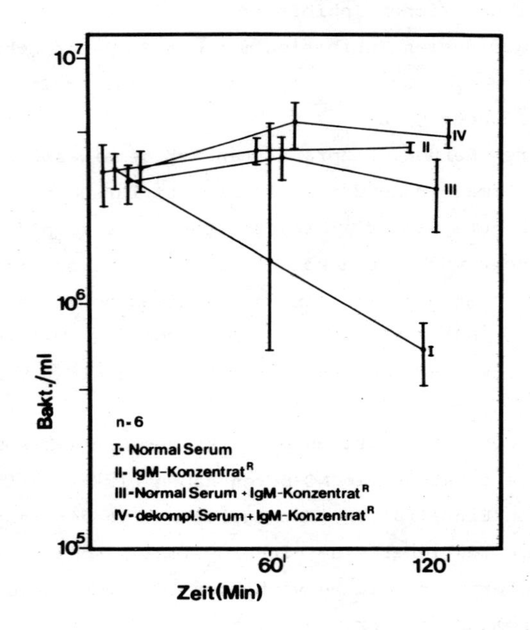

Abbildung 52 : Bakterienabtötungskurven mit Normalserum und Gamma-M-Konzentrat^{R} in verschiedenen Testansätzen mit Kontrollgranulozyten und Staphylococcus aureus.

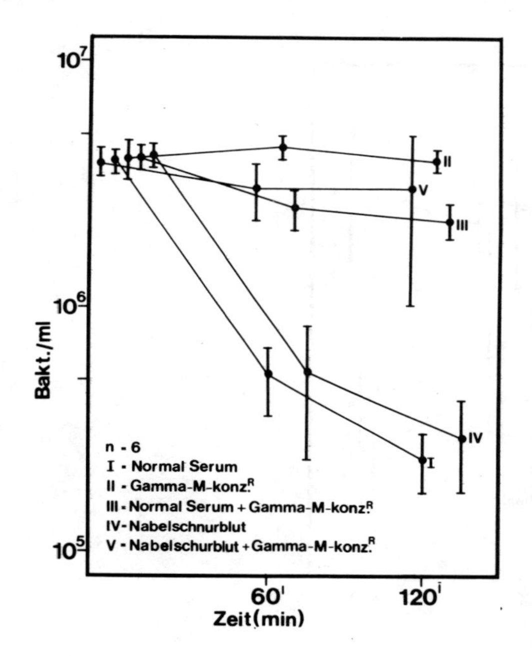

Abbildung 52a: Bakterienabtötungskurven mit verschiedenen Seren und Serumkombinationen in vitro, in den Testansätzen mit Kontrollgranulozyten und dem Bakterienteststamm Staphylococcus aureus (A 502).

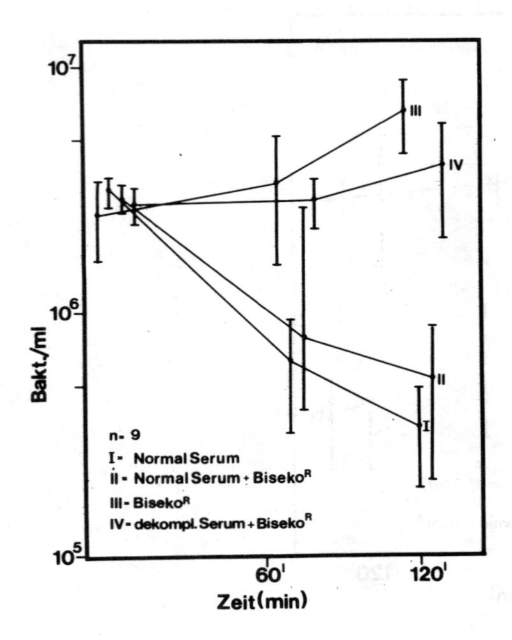

Abbildung 53 : Bakterienabtötungskurven von Normalserum, Biseko^R und Serumkombinationen, zusammen im Testansatz mit Kontrollgranulozyten und dem Bakterienstamm Staphylococcus aureus (A 502).

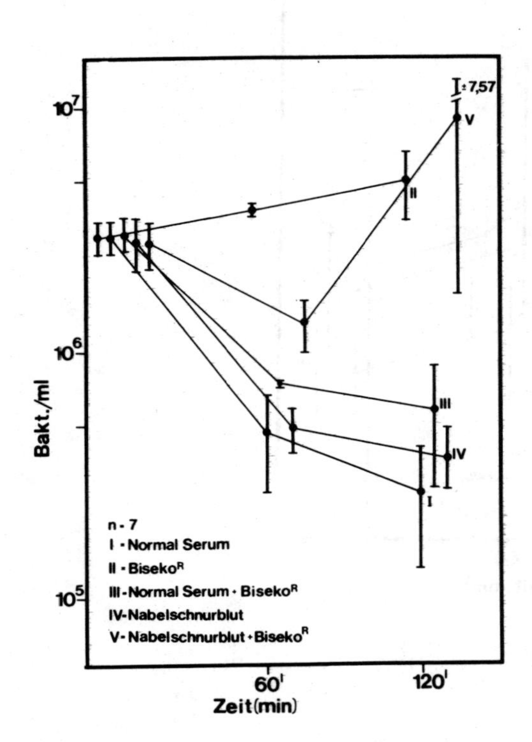

Abbildung 54 : Bakterienabtötungskurven verschiedener Seren und Serumkombinationen im indirekten Bakterizidietest mit Kontrollgranulozyten und Staphylococcus aureus als Testbakterienstamm.

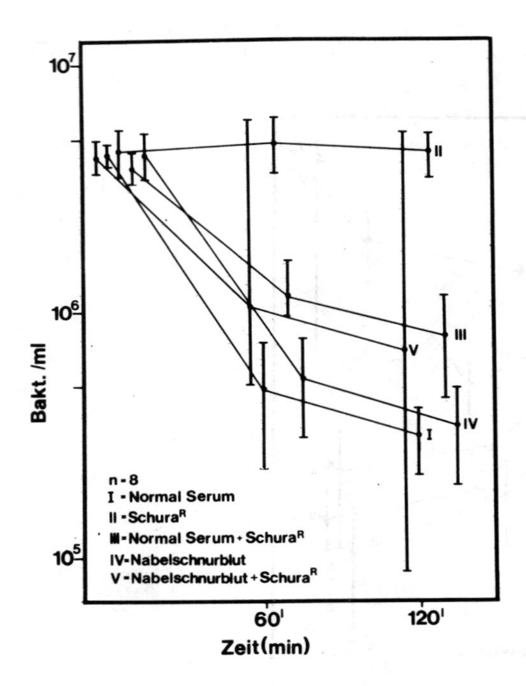

Abbildung 55 : Bakterienabtötungskurven verschiedener Seren und Serumkombinationen im Testansatz mit Kontrollgranulozyten und Staphylococcus aureus (A 502)

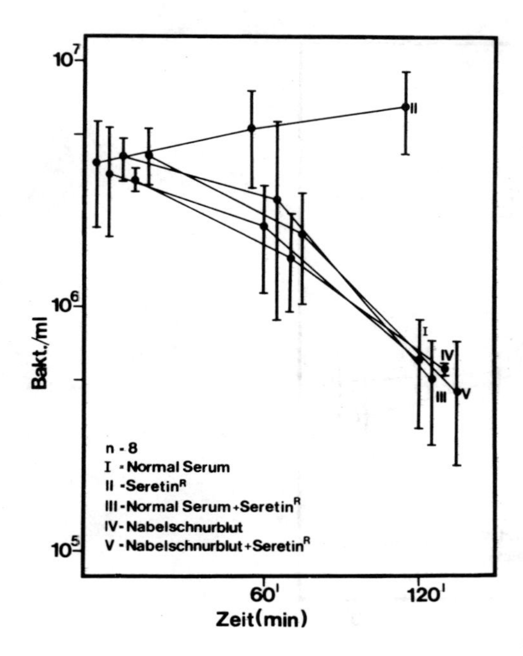

Abbildung 56 : Bakterienabtötungskurven verschiedener Seren und Serumkombinationen zusammen mit Kontrollgranulozyten und dem Testbakterium Staphylococcus aureus.

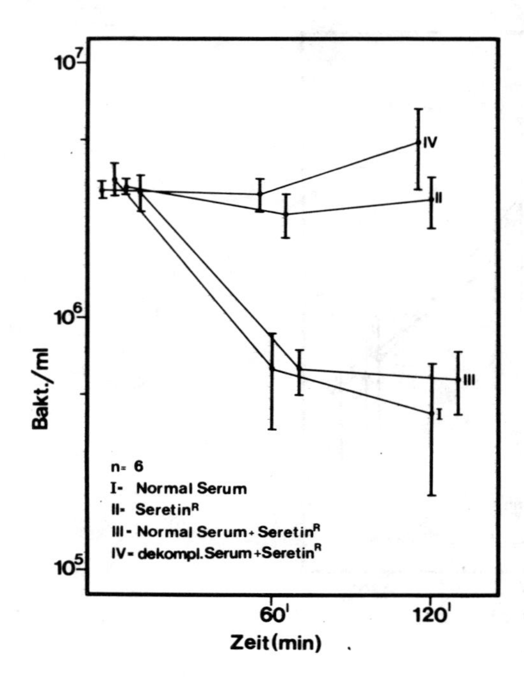

Abbildung 57 : Bakterienabtötungskurven verschiedener Seren und Serumkombinationen im Ansatz mit Kontrollgranulozyten und Staphylococcus aureus (A 502) im Testansatz. Erläuterungen siehe Text.

5.2.4.9. Bakterizidie-Untersuchungen an Neugeborenen-Seren nach wiederholter Austauschtransfusion.

Bei 8 Patienten mußte aufgrund unzureichender klinischer Besserung nach der ersten ATT eine zweite ATT (in einem Fall auch eine dritte ATT) durchgeführt werden. Zunächst war empirisch festgestellt worden, daß der Infektionsverlauf in Einzelfällen durch eine wiederholte ATT noch beeinflußt werden konnte, soweit dies klinisch zu beurteilen war. Ähnliche Beobachtungen liegen jetzt auch in der Literatur vor (759).
In dieser Patientengruppe von 8 Kindern befanden sich drei reife NG, ein FG und vier pränatal dystrophe NG.
Die Ergebnisse der Bakterizidie-Untersuchungen sind in Tabelle 83 und Abbildung 58 zusammengefaßt.
Da Patient No. 06 im Q-Test als "Ausreißer" nachgewiesen werden konnte, wurde er weder in der graphischen noch in der statistischen Auswertung berücksichtigt.
In diesem Fall wurde der Wilcoxon-Test für verbundene Stichproben nicht angewandt, da die Anzahl der Probanden an der Grenze der für den Wilcoxon-Test erforderlichen Stichprobenzahl lag. Die statistischen Ergebnisse sind in Tabelle 84 dargestellt. Demnach besteht ein signifikanter Unterschied von $p < 0.05$ bei den Serumproben der Patienten vor und nach ATT, ein $p < 0.01$ bei dem Vergleich Patientenserum vor ATT zu Spenderserum und Patientenserum vor ATT zu Kontrollserum.
Insgesamt zeigen die statistischen Auswertungen, daß eine deutlichere Beziehung zwischen ATT und verbesserter Bakterizidie für die erste ATT bei NG-Patienten bestand (siehe Kapitel 5.2.4.1.).
Bei den wiederholt ausgetauschten Kindern wurde dreimal Frischblut, dreimal Warmblut und zweimal Konservenblut verwendet, das über 48 Stunden alt war. Bei der geringen Patientenzahl war ein Zusammenhang zwischen Bakterizidieergebnis und Art des verwendeten Austauschblutes nicht nachweisbar.
Die Ergebnisse der Serumproteinbestimmungen für die verschiedenen Serumproben von Patienten und Blutspendern für die ATT sind in Tabelle 85 und Abbildung 59 aufgetragen, die dazugehörigen statistischen Vergleiche in Tabelle 86.

Tabelle 83 : Bakterizidie-Ergebnisse von 8 Neugeborenen und Frühgeborenen mit wiederholten Austauschtransfusionen wegen Neugeborenen-Sepsis im Vergleich zu den Blutspendern für die Austauschtransfusion und zu erwachsenen Kontrollpersonen. (ko = Mittelwert der Bakterienzahl bei Versuchsbeginn; k2 = Mittelwert der Bakterienzahl bei Versuchsabschluß nach 120 Minuten; σ = Standardabweichung; Q = Bakterizidie-Differenz in % des Ausgangswertes ko)

Patienten- und Kontroll-gruppen	Bakterienkolonien (Mittelwerte)				Bakterizidie-Differenz		Bakterizidie-Differenz	
	ko	(σ)	k2	(σ)	(ko - k2)	(σ)	Q (in %)	(σ)
Patienten vor ATT (n = 8)	151	(±28)	127	(±101)	30	(±107)	9	(±73)
Patienten nach ATT (n = 8)	160	(±39)	61	(± 65)	103	(± 70)	61	(±34)
ATT-Blutspender (n = 8)	165	(±41)	88	(±137)	77	(±130)	55	(±61)
Kontrollpersonen (n = 8)	179	(±47)	18	(± 9)	160	(± 51)	88	(± 8)

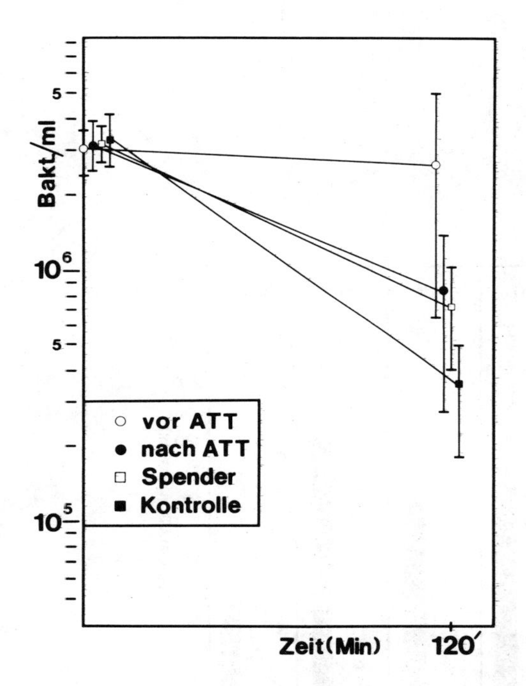

Abbildung 58 : Bakterienabtötungskurven von 8 Neugeborenen und Frühgeborenen vor und nach wiederholter Austauschtransfusion wegen Neugeborenen-Sepsis, im Vergleich zu den Blutspendern für die Austauschtransfusion und erwachsenen Kontrollpersonen.

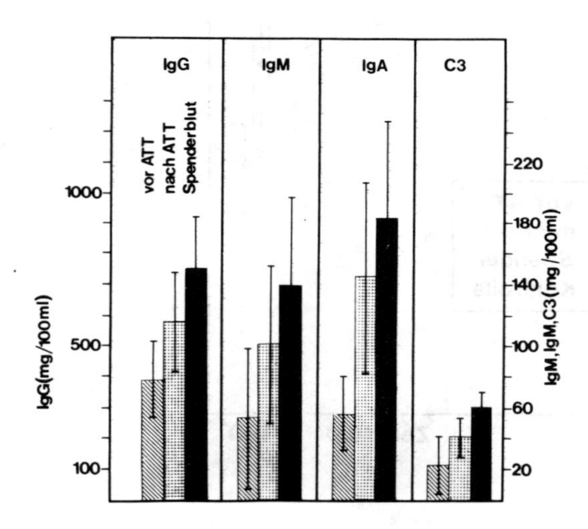

Abbildung 59 : Serumproteinkonzentrationen bei 8 Neugeborenen und Frühgeborenen vor und nach wiederholter Austauschtransfusion bei Neugeborenen-Sepsis, im Vergleich zum Spenderblut für die Austauschtransfusion. Konzentrationsangaben in mg/dl.

Tabelle 84: Signifikanzberechnungen der Bakterizidie-Ergebnisse bei 8 Neugeborenen und Frühgeborenen vor und nach wiederholter Austauschtransfusion wegen Neugeborenen-Sepsis, im Vergleich zu Blutspendern und Kontrollpersonen. Zur Anwendung kam der Student's t-Test.

	Pat. vor ATT	Pat. nach ATT	Blutspender	Kontrollen
Patienten vor ATT		$p \leq 0.05$	$p \leq 0.01$	$p \leq 0.01$
Patienten nach ATT	$p \leq 0.05$		$p \geq 0.05$	$p \geq 0.05$
Blutspender	$p \leq 0.01$	$p \geq 0.05$		$p \geq 0.05$
Kontrollen	$p \leq 0.01$	$p \geq 0.05$	$p \geq 0.05$	

Tabelle 85: Serumproteinkonzentrationen bei 8 Neugeborenen und Frühgeborenen vor und nach wiederholter Austauschtransfusion wegen Neugeborenen-Sepsis und bei den Blutspendern für die Austauschtransfusion. Konzentrationsangaben in mg/dl. (σ = Standardabweichung)

Patient (Lfd.Nr.)	vor ATT				nach ATT				ATT-Blutspender			
	IgG	IgM	IgA	C3	IgG	IgM	IgA	C3	IgG	IgM	IgA	C3
A.F.(01)	530	143	81	54	580	156	112	58	940	165	132	58
H.P.(02)	260	10	50	4	374	68	264	48	510	107	305	68
K.S.(03)	205	20	27	12	360	40	57	19	580	107	106	73
J.J.(04)	460	35	58	14	640	149	160	34	740	181	190	48
J.J.(04)	480	45	37	12	790	52	160	41	840	57	206	46
H.B.(05)	340	14	47	48	640	81	112	52	760	118	138	58
E.F.(06)	530	135	118	62	580	107	93	44	640	57	48	28
G.S.(07)	380	54	56	23	580	101	144	41	755	140	182	61
M.X.(08)	440	109	94	14	680	161	145	36	1015	238	200	72
Mittelwert	388	54	56	23	581	101	144	41	756	139	183	60
σ (±)	122	52	24	20	160	53	64	13	170	60	66	11

Tabelle 86 : Signifikanzberechnungen für die Serumproteinveränderungen bei 8 Neugeborenen und Frühgeborenen vor und nach wiederholter Austauschtransfusion wegen Neugeborenen-Sepsis und bei den 8 Austauschtransfusions-Blutspendern. Zur Anwendung kam der Student's t-Test.

	IgG	IgM	IgA	C3
Patienten vor ATT/ Patienten nach ATT	$p \leq 0.05$	$p \geq 0.05$	$p \leq 0.01$	$p \geq 0.05$
Patienten vor ATT/ ATT-Blutspender	$p \leq 0.01$	$p \leq 0.05$	$p \leq 0.01$	$p \leq 0.01$
Patienten nach ATT/ ATT-Blutspender	$p \geq 0.05$	$p \geq 0.05$	$p \geq 0.05$	$p \geq 0.05$

5.2.4.10. Direkter Bakterizidietest bei drei Neugeborenen mit Austauschtransfusion und Sepsis.

Bei drei NG mit einer Sepsis war es möglich, vor und nach der ATT einen direkten Bakterizidietest durchzuführen, d.h. in einem autologen System die Patientengranulozyten mit dem Patientenserum zu testen.
Der erste Patient war ein reifes männliches NG, bei dem am 2. Lebenstag eine E.coli-Sepsis ohne Meningitis diagnostiziert wurde. Die Untersuchungsergebnisse vor und nach ATT sind in den Abbildungen 60 und 61 zusammengefaßt dargestellt, im Vergleich zu dem ATT-Blutspender und einer gesunden erwachsenen Kontrollperson. Die ATT wurde mit heparinisiertem Warmblut durchgeführt.
Wie die Ergebnisse vor ATT zeigen, ist das autologe System aus Patientengranulozyten und -serum schwächer bakterizid wirksam als alle anderen Kombinationen, bei denen Kontrollgranulozyten und Erwachsenenseren verwendet wurden. Aber auch Patientengranulozyten mit Erwachsenenserum erreichen noch nicht ganz das Bakterizidieverhalten von Kontrollgranulozyten und -serum. Vor allem beweist sich in diesen Untersuchungen, daß das Patientenserum in Kombination mit Erwachsenengranulozyten eine erheblich schlechtere opsonisierende Funktion besitzt.
Obwohl diese Verhältnisse durch die ATT verbessert werden, wird doch die volle

Bakterienabtötungskapazität der Kontrollgranulozyten mit Kontrollserum nicht ganz erreicht.

Für den zweiten Patienten, ein ebenfalls männliches reifes NG, bei dem eine B-Streptokokkensepsis schon am 1. Lebenstag diagnostiziert und durch eine ATT mitbehandelt wurde, ergeben sich prinzipiell die gleichen Untersuchungsergebnisse. In Abbildung 62 und 63 wird zusätzlich deutlich, daß die alleinige Serum- oder alleinige Granulozytenzugabe zu den Testbakterien das Anwachsen und Vermehren der Bakterien nicht hemmen können.

Bei dem dritten Patienten, einem 1680 g FG, das am 4. Lebenstag an einer E.coli-Sepsis erkrankte, die durch eine Meningitis kompliziert war, wurde ebenfalls zusätzlich zur antibiotischen Behandlung eine ATT mit Warmblut durchgeführt. Hier zeigen schon die Abtötungskurven vor ATT, daß die Kombination von Patientengranulozyten mit Patientenserum noch schlechter zu einer Bakterienabtötung führt als bei den beiden am Termin geborenen NG (Fall No. 1 und No. 2). Umso besser kommt der positive Effekt der ATT in den Untersuchungsergebnissen nach ATT zum Vorschein (siehe Abbildung 64 und 65).

5.2.5. Bakterielle Antikörpertiter bei Neugeborenen-Sepsis und Austauschtransfusionen.

Bis 1978 hatten wir gemeinsam mit MUNTEAN et al. (1738) bei 172 unausgewählten NG der pädiatrischen und kinderchirurgischen Intensivstationen unserer Klinik Antikörpertiter gegen polyvalente Mischantigene von E.coli, Klebsiella, Pseudomonas aeruginosa und Proteusspezies bestimmt. Bis Juli 1980 hat sich die Zahl der untersuchten NG und FG auf über 250 erhöht, da bei jedem neu aufgenommenen NG systematisch eine Blutkultur und Antikörpertiter(AKT)-Untersuchungen gegen das genannte Spektrum gram-negativer Erreger durchgeführt werden.

Das Gestationsalter der untersuchten Patienten schwankte zwischen 27 und 42 Wochen. Ausgewertet wurden die AKT von 172 NG, die in folgende Gruppen eingeteilt wurden:

(1) Infektion unwahrscheinlich (n = 120)
(2) Infektion möglich (n = 25)
(3) Sepsis wahrscheinlich (n = 12)
(4) Sepsis gesichert (n = 15)

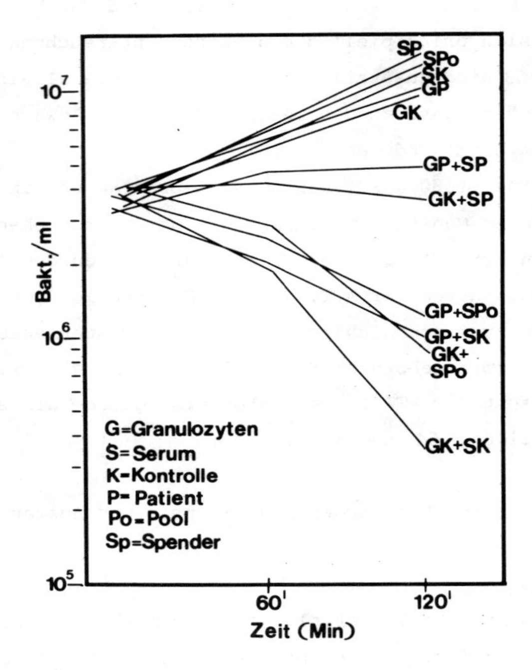

Abbildung 60 : Direkter Bakterizidietest bei einem Neugeborenen mit Sepsis. Ergebnisse vor Austauschtransfusion im Vergleich zu erwachsenen Kontrollpersonen und Austauschtransfusion-Blutspender.

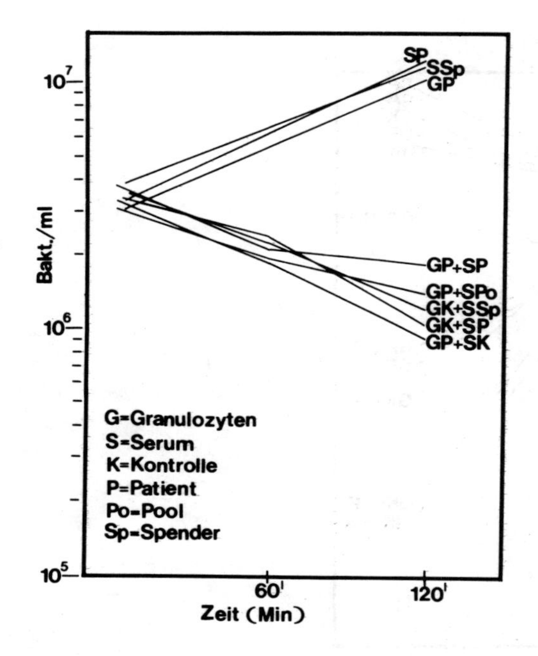

Abbildung 61: Direkter Bakterizidietest bei dem Neugeborenen der Abbildung 60 Ergebnisse nach Austauschtransfusion.

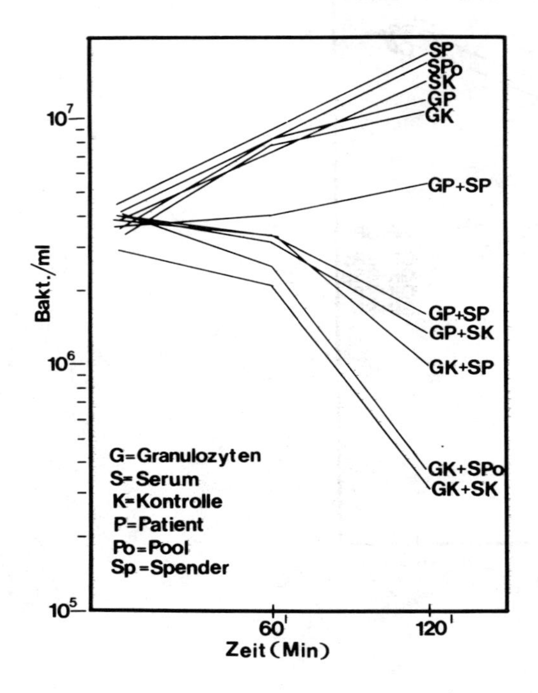

Abbildung 62 : Direkter Bakterizidietest bei einem Neugeborenen mit Sepsis vor Austauschtransfusion. Im Text Patient No. 2.

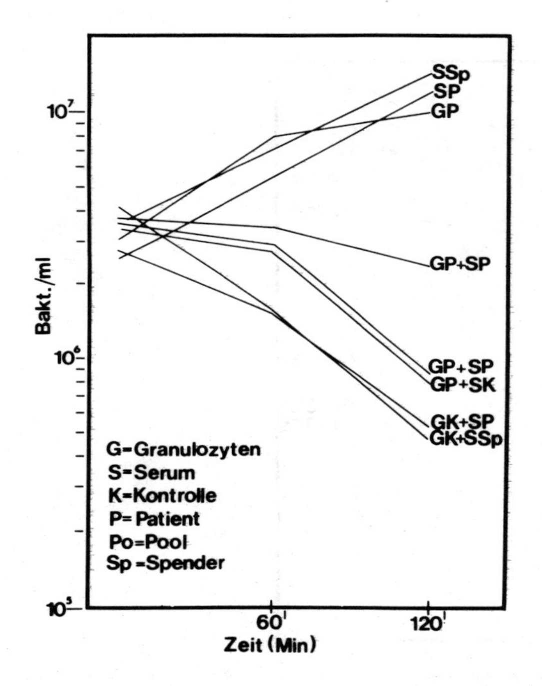

Abbildung 63: Direkter Bakterizidietest bei einem Neugeborenen mit Sepsis nach Austauschtransfusion. Siehe auch Abbildung 62 und Text.

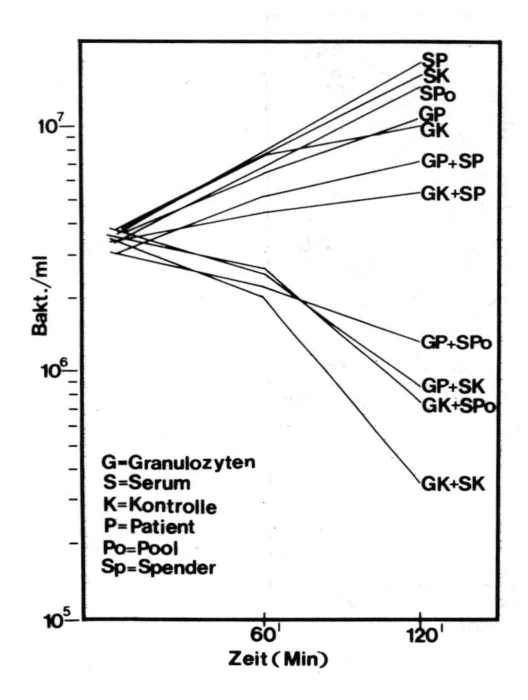

Abbildung 64 : Direkter Bakterizidietest bei einem Frühgeborenen mit Sepsis vor Austauschtransfusion. Im Text Patient No. 3.

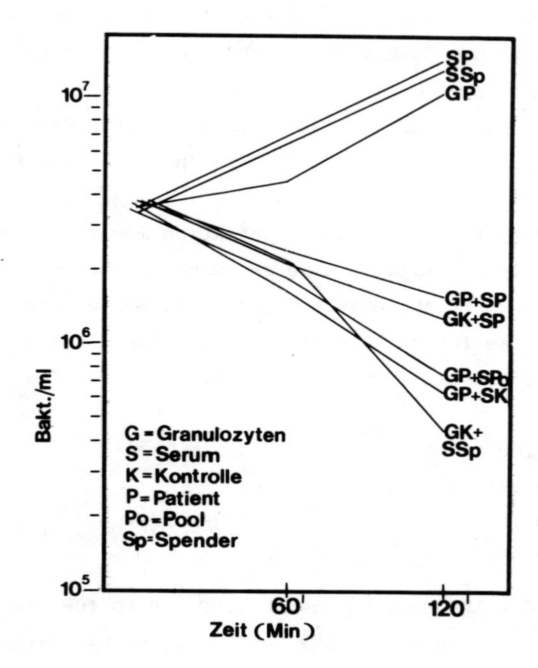

Abbildung 65 : Direkter Bakterizidietest bei einem Frühgeborenen mit Sepsis nach Austauschtransfusion. Siehe Abbildung 64 und Text.

Einen signifikanten AKT-Anstieg von mehr als drei Titerstufen bzw. außerhalb des 2σ-Bereichs der "Normaltiter" für NG fanden wir bei 6 von 8 NG mit E.coli-Sepsis, bei 4 NG mit Klebsiella-Sepsis, bei einem NG mit einer Ps.aeruginosa-Sepsis und bei zwei Fällen von Serratia marcescens-Sepsis, wobei das Phänomen der Kreuzreaktivität mit E.coli- und Klebsiella-Mischantigen ausgenutzt werden konnte.

In der Gruppe "Sepsis wahrscheinlich" konnte bakteriologisch kein Erreger nachgewiesen werden. Acht der zwölf untersuchten Kinder wiesen einen signifikanten Titeranstieg auf.

Nur eins der 25 untersuchten NG mit der Diagnose "Infektion möglich" wies einen über die Norm erhöhten AKT gegen E.coli auf, ohne daß eine Infektion klinisch, hämatologisch, bakteriologisch oder laborchemisch gesichert werden konnte.

Die 120 NG ohne Verdacht auf eine Infektion stellten das Kollektiv der "Normalwerte" für diese Altersgruppe. Als Mittelwerte der Titerstufen für die einzelnen Erreger ergaben sich:

E.coli	1.58	(σ = 1.00)
Klebsiellen	1.08	(σ = 0.34)
Proteus	1.04	(σ = 0.19)
Ps.aeruginosa	1.16	(σ = 0.70)

Der damit nachgewiesene Wert der AKT-Bestimmungen bei NG und FG für diagnostische Zwecke führte uns zu Untersuchungen der AKT-Veränderungen bei Patienten dieser Altersgruppe unter dem Einfluß einer ATT. Wir gingen dabei der Frage nach, ob bestimmte Blutspender oder Blutzubereitungen einen höheren AKT-Anstieg durch die ATT erzielen.

Da mit der Eigenproduktion des Immunglobulins IgM auch die AKT gegen die genannten Bakterien schon innerhalb der ersten Lebenswochen und -monate ansteigen, wahrscheinlich als Ausdruck der Besiedlung des Darms (1734-1738), wählten wir für unsere Verlaufskontrollen vor und nach ATT nur NG und FG aus, die innerhalb der sieben ersten Lebenstage ausgetauscht werden mußten. In Tabelle 88 sind die Ergebnisse von 20 Patienten und den ATT-Blutspendern zusammengefaßt; davon waren 14 Kinder wegen einer Sepsis und 6 wegen einer Blutgruppeninkompatibilität mit Hyperbilirubinämie ausgetauscht worden.

Untersucht wurde je eine Blutprobe des NG, die als erste und als letzte im Verlauf des Austausches gewonnen wurde.

In Voruntersuchungen waren für diese Methode der AKT-Bestimmung (siehe Kapitel 5.1.5.) die in Tabelle 87 aufgezeichneten Normaltiter für verschiedene Altersgruppen ermittelt worden (1737).

Tabelle 87 : Normaltiter nach Altersgruppen und für verschiedene gram-negative Erreger, bestimmt mit der indirekten Hämagglutination nach NETER (1734).
In jede Altersgruppe gehen mindestens 100 klinisch gesunde Personen ein (1737).

Altersgruppe	E.coli	Klebsiella	Proteus	Ps.aeruginosa
Nabelschnurblut	1 : 40	1 : 20	1 : 10	1 : 10
1.-28. Lebenstag	1 : 20	1 : 10	1 : 10	1 : 10
2.- 3. Lebensmonat	1 : 40	1 : 40	1 : 20	1 : 40
3.- 6. Lebensmonat	1 : 80	1 : 40	1 : 20	1 : 40
6.-12. Lebensmonat	1 : 160	1 : 80	1 : 40	1 : 20
1.- 3. Lebensjahr	1 : 160	1 : 160	1 : 80	1 : 20
3.- 6. Lebensjahr	1 : 320	1 : 160	1 : 160	1 : 80
über 6.Lebensjahr	1 : 640	1 : 160	1 : 160	1 : 160

Wie die Untersuchungsergebnisse zeigen, kommt es in allen Fällen zu einem signifikanten AKT-Anstieg für alle Erregergruppen, wenn Frischblut für die ATT verwendet wurde. Dieser Anstieg ist direkt von der Titerhöhe beim Blutspender abhängig.
Auffallend war, daß die Titer der Warmblutspender, bei denen es sich ausschließlich um Klinikpersonal handelte, z.T. deutlich über den Normaltitern der Tabelle 87 lagen. Es ist anzunehmen, daß diese Beobachtung auf die erhöhte Exposition mit den genannten Erregern zurückzuführen ist; allerdings steht die endgültige Beweisführung für diese Annahme aus.
Die Fallzahl der untersuchten Patienten ist zu gering, um festzustellen, ob der größere Anstieg der antibakteriellen AKT durch die ATT in den Fällen einer NG-Sepsis zu besseren klinischen Ergebnissen führt.

Tabelle 88 : Klinische Daten und reziproke Antikörpertiter vor und nach Austauschtransfusion bei 20 Neugeborenen, die wegen Sepsis (n = 14) oder Blutgruppeninkompatibilität (n = 6) innerhalb der ersten Lebenswoche ausgetauscht wurden, im Vergleich zu den Austausch-Blutspendern. (SSW = Gestationsalter bei Geburt in Schwangerschaftswochen)

Patienten (Lfd.Nr.) und ATT-Blutspender		Antikörpertiter E.coli	Klebs.	Proteus	Ps.aer.	(a) Geb.-Gew. (b) SSW (c) Alter b. ATT	Diagnose	Art des ATT-Blutes
(01)	vor ATT	10	10	10	10	(a) 3250 g	Sepsis	Warmblut
	Spender	1280	320	320	640	(b) 40.	(E.coli)	(Hausspender)
	nach ATT	640	160	160	160	(c) 3 Tage		
(02)	vor ATT	10	20	10	10	(a) 2980 g	Sepsis	Warmblut
	Spender	2560	320	160	160	(b) 39.	(E.coli)	(Hausspender)
	nach ATT	640	160	80	80	(c) 3 Tage		
(03)	vor ATT	<10	<10	10	<10	(a) 1690 g	Sepsis	Warmblut
	Spender	1280	160	320	320	(b) 31.	(Klebs.)	(Hausspender)
	nach ATT	640	160	160	320	(c) 5 Tage		
(04)	vor ATT	20	20	10	20	(a) 3440 g	Sepsis	Warmblut
	Spender	5120	640	640	640	(b) 40.	(B-Strept.)	(Hausspender)
	nach ATT	1280	640	320	320	(c) 6 Tage		
(05)	vor ATT	40	10	20	10	(a) 2500 g	Sepsis	Warmblut
	Spender	1280	1280	320	640	(b) 37.	(Ps.aer.)	(Hausspender)
	nach ATT	640	320	320	320	(c) 6 Tage		
(06)	vor ATT	10	<10	10	<10	(a) 1940 g	Sepsis	Frischblut
	Spender	320	160	160	80	(b) 33.	(E.coli)	(ACD-Konserve)
	nach ATT	160	160	80	40	(c) 2 Tage		
(07)	vor ATT	40	10	<10	20	(a) 3270 g	Sepsis	Frischblut
	Spender	5120	320	320	640	(b) 41.	(E.coli)	(Hausspender)
	nach ATT	2560	320	160	160	(c) 7 Tage		

Fortsetzung Tabelle 88

Patienten (Lfd.Nr.) und ATT-Blutspender		Antikörpertiter E.coli	Klebs.	Proteus	Ps.aer.	(a) Geb.-Gew. (b) SSW (c) Alter b. ATT	Diagnose	Art des ATT-Blutes
(08)	vor ATT	10	20	20	<10	(a) 1510 g	Sepsis	Frischblut
	Spender	10.240	640	1280	1280	(b) 29.	(S.aureus)	(Hausspender)
	nach ATT	5.120	640	320	640	(c) 3 Tage		
(09)	vor ATT	20	10	20	10	(a) 2870 g	Sepsis	Frischblut
	Spender	640	10	20	40	(b) 37.	(B-Strept.)	(ACD-Konserve)
	nach ATT	640	10	10	20	(c) 4 Tage		
(10)	vor ATT	80	20	20	20	(a) 3610 g	Sepsis	Warmblut
	Spender	5.120	1280	320	320	(b) 40.	(E.coli)	(Hausspender)
	nach ATT	1.280	640	320	160	(c) 7 Tage		
(11)	vor ATT	40	20	40	10	(a) 2440 g	Sepsis	Warmblut
	Spender	1.280	640	640	640	(b) 36.	(Serratia)	(Hausspender)
	nach ATT	640	160	320	640	(c) 5 Tage		
(12)	vor ATT	10	10	10	<10	(a) 1820 g	Sepsis	Warmblut
	Spender	1.280	320	640	320	(b) 33.	(E.coli)	(Hausspender)
	nach ATT	320	320	320	160	(c) 1 Tag		
(13)	vor ATT	40	10	<10	10	(a) 3400 g	Sepsis	Warmblut
	Spender	640	40	160	160	(b) 40.	(Salmon.)	(Hausspender)
	nach ATT	640	40	40	160	(c) 1 Tag		
(14)	vor ATT	20	10	10	10	(a) 3040 g	Sepsis	Frischblut
	Spender	160	320	80	80	(b) 40.	(E.coli)	(ACD-Konserve)
	nach ATT	160	160	80	160	(c) 2 Tage		
(15)	vor ATT	40	40	80	10	(a) 3910 g	Rh-Inkomp.	Frischblut
	Spender	160	160	80	160	(b) 40.		(ACD-Konserve)
	nach ATT	80	40	20	160	(c) 1 Tag		

Fortsetzung und Schluß Tabelle 88

Patienten (Lfd.Nr.) und ATT-Blutspender		Antikörpertiter E.coli	Klebs.	Proteus	Ps.aer.	(a) Geb.-Gew. (b) SSW (c) Alter b. ATT	Diagnose	Art des ATT-Blutes
(16)	vor ATT	10	<10	<10	<10	(a) 2830 g	Rh-Inkomp.	Konservenblut
	Spender	160	160	80	40	(b) 38.		(ACD-Konserve)
	nach ATT	160	160	160	20	(c) 1 Tag		
(17)	vor ATT	80	20	10	20	(a) 3040 g	AO-Inkomp.	Konservenblut
	Spender	320	40	20	80	(b) 41.		(ACD-Konserve)
	nach ATT	160	40	40	40	(c) 1 Tag		
(18)	vor ATT	20	10	10	40	(a) 3070 g	Rh-Inkomp.	Frischblut
	Spender	160	160	80	160	(b) 40.		(ACD-Konserve)
	nach ATT	80	40	80	40	(c) 1 Tag		
(19)	vor ATT	10	<10	<10	<10	(a) 2410 g	Rh-Inkomp.	Frischblut
	Spender	320	160	80	80	(b) 35.		(ACD-Konserve)
	nach ATT	160	40	20	20	(c) 1 Tag		
(20)	vor ATT	10	20	20	20	(a) 2990 g	Rh-Inkomp.	Frischblut
	Spender	640	80	80	40	(b) 39.		(ACD-Konserve)
	nach ATT	160	80	80	80	(c) 1 Tag		

5.2.6. Quantitative B- und T-Lymphozytenbestimmung bei Neugeborenen vor und nach Austauschtransfusion.

Bei 22 NG und FG, die wegen Sepsis oder Rhesus-Inkompatibilität mit Hyperbilirubinämie einer ATT unterzogen wurden, haben wir quantitative Bestimmungen der B- und T-Lymphozyten nach den genannten Methoden (siehe Kapitel 5.1.4.) durchgeführt.
Für EAC-Rosetten liegen die Normalwerte für unser Labor (ermittelt an 350 Erwachsenen und 400 Kindern aller Altersgruppen) bei 18% ± 8; für E-Rosetten liegen die Normalwerte bei 59% ± 13 und wurden an denselben Personen ermittelt, für die auch die EAC-Rosetten bestimmt wurden.
Die 22 Patienten teilen sich auf in 13 termingeborene Kinder, die im Alter zwischen 1. und 7. Lebenstag ausgetauscht wurden, sowie 9 FG mit einem mittleren Geburtsgewicht von 2680 g, einem mittleren Gestationsalter von 35 SSW.
Insgesamt wurden 10 Jungen und 12 Mädchen untersucht; von den 22 Patienten waren 17 wegen einer Sepsis und 5 wegen einer Rhesus-Inkompatibilität mit Hyperbilirubinämie ausgetauscht worden. Warmblut von Hausspendern wurde bei allen Sepsis-Patienten verwendet, bei den Kindern mit Rhesus-Inkompatibilität ausschließlich ACD-Frischblut in Konserven.
Der Untersuchungszeitraum erstreckte sich vom Tag der ATT bis zum maximal 29. Tag nach der ATT. Allerdings nahm die Patientenzahl in diesem Zeitraum bis auf 15 Kinder kontinuierlich ab.
Da bei den 22 untersuchten NG keine Abweichungen in der absoluten Lymphozytenzahl im peripheren Blut nachweisbar war, konnten die Rosettenzahlen in Prozent angegeben werden und mußten nicht auf Absolutzahlen umgerechnet werden.
Da sich bei der Bestimmung der B-Lymphozyten mit der Methode des immunfluoreszenzoptischen Nachweises von Membran-Immunglobulinen keine signifikanten Unterschiede zu den EAC-Bestimmungen ergaben, haben wir die Angaben der EAC-Werte ausgewählt.
Wie die Abbildungen 66 und 67 zeigen, ergeben sich in keinem Untersuchungsintervall signifikante Abweichungen von den Normalwerten, obwohl in Einzelfällen Einzelwerte aus dem Normbereich gering herausfallen konnten. Bei sofortigen Kontrolluntersuchungen solcher Patienten ergab sich aber, daß ein abweichender Wert immer methodisch bedingt war und sich nicht als pathologisch erniedrigt bestätigen ließ.

Noch wichtiger wären Langzeitkontrollen bei ausgetauschten Kindern, die aber aus vielen Gründen nicht möglich waren, um so eventuelle Auswirkungen im Sinne der chronischen "graft-versus-host"-Reaktion nachweisen oder ausschließen zu können.

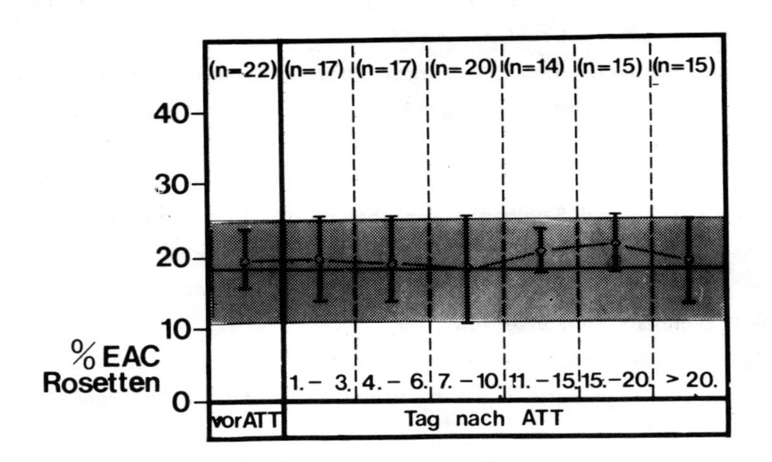

Abbildung 66 : Quantitative Bestimmung der B-Lymphozyten mit der EAC-Rosettenmethode bei 22 Neugeborenen über einen Zeitraum von maximal 29 Tagen. Die dunkl Zone entspricht den altersabhängigen Normalwerten mit Mittelwert und Standardabweichung (2σ). Erläuterungen siehe Text.

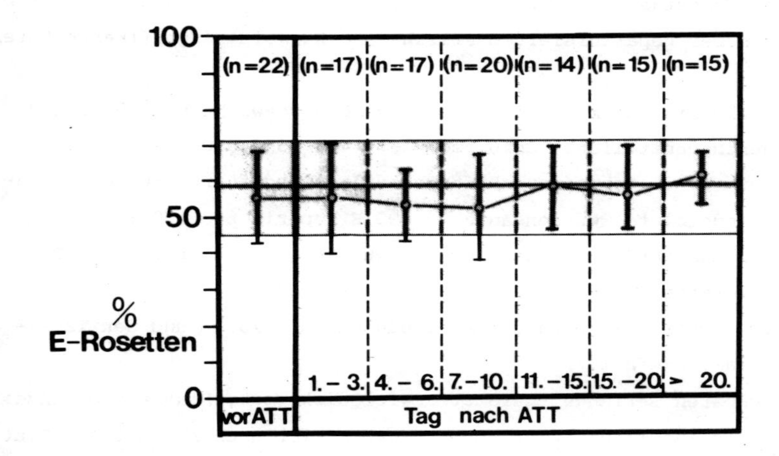

Abbildung 67: Quantitative Bestimmung der T-Lymphozyten mit der E-Rosettenmethode bei 22 Neugeborenen über einen Zeitraum von maximal 29 Tagen. Die dunkle Zone entspricht den altersabhängigen Normalwerten mit Mittelwert und Standardabweichung (2σ). Erläuterungen siehe Text.

5.2.7. Gerinnungsphysiologische Untersuchungen bei Neugeborenen vor und nach Austauschtransfusion.

Gemeinsam mit KLOSE et al. (1272-1274) haben wir bei 22 NG und FG vor und nach ATT wegen einer Sepsis die Änderung plasmatischer Gerinnungsparameter untersuchen können. Dabei war vor allem von Interesse, welchen Einfluß die Zubereitung des Blutes auf die Hämostase bei den ausgetauschten NG haben wird, d.h. ob ACD-Konservenblut gegenüber heparinisiertem Frisch- und Warmblut signifikante Unterschiede aufweist.
Die ATT wurde mit 150 bis 180 ml Vollblut pro kg Körpergewicht bei 15 NG und 7 FG (mit einem durchschnittlichen Geburtsgewicht von 2390 g und einem mittleren Gestationsalter von 35 Schwangerschaftswochen) durchgeführt. Für die Heparinisierung des Spenderblutes wurden anfangs 300 E Heparin pro 100 ml verwendet; die Blutproben zur Gerinnungsuntersuchung wurden von der ersten ATT-Blutprobe vor und der letzten Probe nach Austausch entnommen.
Die Untersuchungsergebnisse sind in den Abbildungen 68 bis 72 und den Tabellen 58 bis 59 zusammengefaßt.
Für die einfach meßbaren Gerinnungsparameter wie Quick-Wert, Plasmathrombinzeit, partielle Thromboplastinzeit und Fibrinogen ergaben sich nach ATT mit ACD-Blut Werte, die sich der Erwachsenen-Norm näherten, bzw. im Erwachsenen-Normbereich lagen. Im Vergleich dazu ergaben sich nach ATT mit Heparinblut für Quick-Wert, Plasmathrombinzeit und partielle Thromboplastinzeit nicht mehr meßbar verlängerte Gerinnungszeiten. Die Fibrinogenkonzentrationen waren den Werten nach ATT mit ACD-Blut vergleichbar. Es führte demnach die ATT mit Heparinblut (300 E/ 100 ml Spenderblut) zu einer Aufhebung der Gerinnungsfähigkeit des Blutes, somit zu einer potentiellen Gefährdung für das FG oder NG.
Bei einigen Patienten wurde die Dauer dieses Überheparinisierungseffektes nach ATT überprüft. Hier fand sich, daß die herabgesetzte plasmatische Gerinnungsfähigkeit über mehrere Stunden, in einem Extremfall bis zu 18 Stunden, andauern kann. Nach diesen Untersuchungsergebnissen wurde die Heparindosis auf 200 E/ 100 ml Spenderblut gesenkt und festgestellt, daß bei dieser Dosierung kein Überheparinisierungseffekt mehr erzielt wurde.
Unabhängig von der Wahl des Antikoagulans steigen die Gerinnungsaktivitäten der einzelnen plasmatischen Gerinnungsfaktoren von Faktor II bis Faktor XIII im Gegensatz zu den erwähnten einfach meßbaren Gerinnungsparametern sowohl nach

ACD- als auch nach Heparinblut-ATT gleichermaßen signifikant an (Tabelle 89).
Keinen Anstieg nach ATT zeigt allein die Faktor VIII-Aktivität, die bei den untersuchten NG und FG im Mittelwert als einziger plasmatischer Gerinnungsfaktor schon im Bereich der Erwachsenennorm liegt und bei reifen NG sogar signifikant erhöht ist, wie wir in gemeinsamen Untersuchungen mit MUNTEAN et al. feststellen konnten (1274).

Damit ist offensichtlich, daß die ATT eine geeignete Maßnahme zur Substitution von Gerinnungsfaktoren ist, die bei schweren Verbrauchsreaktionen in der Neonatalperiode lebensrettend sein könnte.

An weiteren Gerinnungsproteinen wurden vor und nach ATT Plasminogen und Antithrombin III immunologisch bestimmt, darüber hinaus die Antithrombin-III-Aktivität über chromogene Substrate (siehe Kapitel 5.1.6.). In Übereinstimmung mit der Literatur (1271) fand sich die Plasminogenkonzentration vor der ATT gegenüber der Erwachsenennorm deutlich erniedrigt und nähert sich nach der ATT dem Erwachsenenwert.

Von größerer Bedeutung ist die Blutspiegeländerung für das Antithrombin III als wichtigstem Thrombinantagonist und unabdingbar notwendigem Heparin-Cofaktor; so kann beispielsweise eine Heparinwirkung bei üblicher Dosierung nicht sicher erwartet werden, wenn die Plasma-Antithrombin-III-Werte erniedrigt sind.

Für diesen Faktor und seine gemessene Aktivität fanden wir vor ATT bei NG und FG in den ersten Lebenstagen extrem niedrige Werte, die wiederum durch die ATT mit ACD- oder Heparinblut dem Erwachsenenbereich nahe kommen (Tabelle 90).

Da für die vorliegenden Untersuchungen ACD-Konservenblut nur als Frischblut verwendet wurde, können wir über den ATT-Effekt mit älterem Konservenblut keine Aussagen machen.

Tabelle 89 : Einzelfaktoraktivität vor und nach Austauschtransfusion mit ACD- oder Heparinblut bei 22 Neugeborenen mit Sepsis. Mittelwerte und Standardabweichungen. Angabe der Werte in %.

Faktor-Aktivität	F.II	F.V	F.VII	F.VIII	F.IX	F.X	F.XIII
vor ATT	31.6	46.5	26.9	111.4 *)	52.7	24.5	40.4
($\pm$ SD)	17.9	27.4	13.6	47.1	29.7	14.9	20.6
nach ATT	67.4	70.5	58.8	102.9 *)	77.7	55.2	75.8
($\pm$ SD)	21.6	31.4	23.0	33.5	30.7	26.9	32.7

*) nicht signifikant ($p \geq 0.05$)

Tabelle 90 : Plasminogen-, Antithrombin-III-Konzentrationen und Antithrombin-III-Aktivitäten bei 22 Neugeborenen und Frühgeborenen vor und nach Austauschtransfusion wegen Neugeborenen-Sepsis. Austauschtransfusion mit Heparin- oder ACD-Frischblut durchgeführt. Angaben der Mittelwerte und Standardabweichungen (SD).

	Plasminogen-Konzentration (in mg%)	Antithrombin-III-Konzentration (in mg%)	Antithrombin-III-Aktivität (I.U./ml)
vor ATT	3.47	10.84	3.78
($\pm$ SD)	1.88	4.02	4.19
nach ATT	8.17	18.16	12.00
($\pm$ SD)	2.98	6.23	3.55

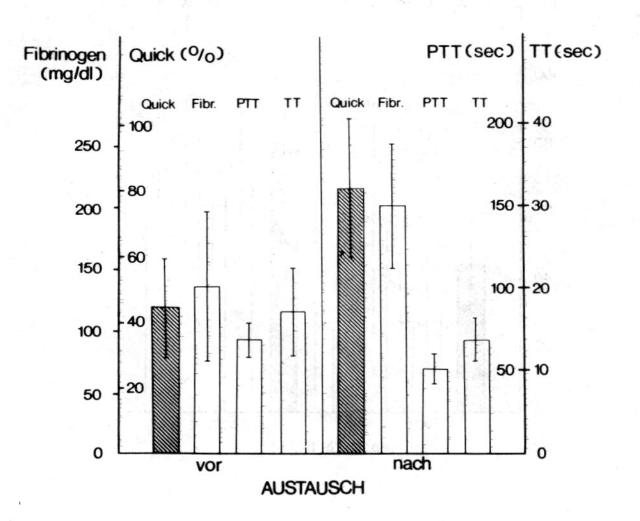

Abbildung 68 : Verhalten der einfachen Gerinnungsparameter (Quickwert, Fibrinogen, partielle Thromboplastinzeit [PTT] und Thrombinzeit [TT]) vor und nach Austauschtransfusion mit ACD-Frischblut bei 22 Neugeborenen und Frühgeborenen mit Sepsis.

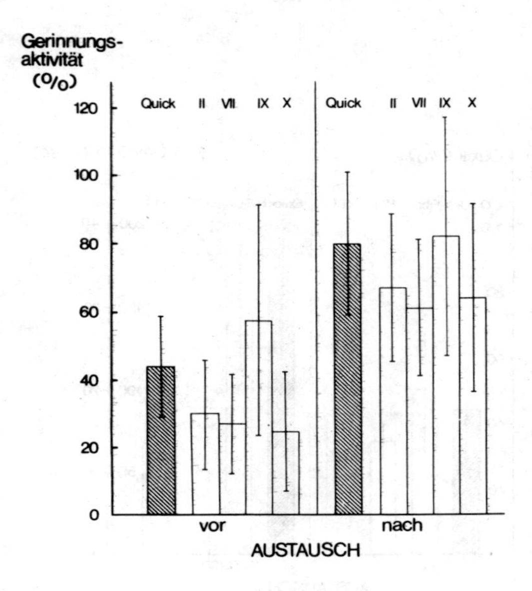

Abbildung 69 : Verhalten von Quick-Wert und den einzelnen Faktoren des Prothrombin-Komplexes (F.II, VII, IX und X) vor und nach Austauschtransfusion mit ACD-Blut bei 22 Neugeborenen und Frühgeborenen mit Sepsis.

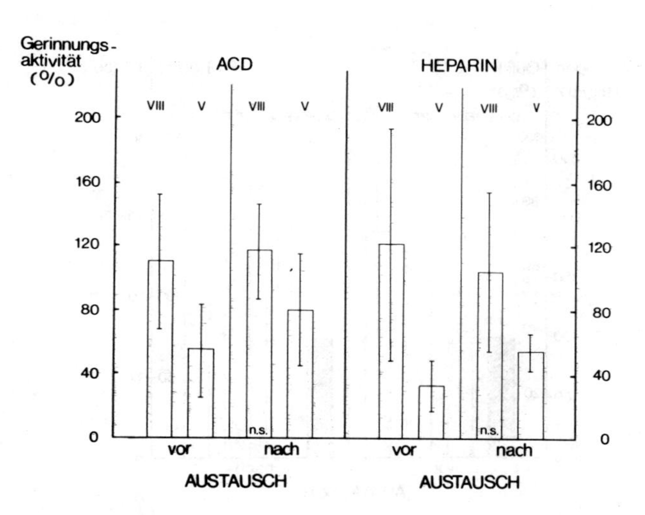

Abbildung 70 : Verhalten der Gerinnungsfaktoren V und VIII vor und nach Austauschtransfusion mit ACD-Blut (linke Bildhälfte) und Heparinblut (rechte Bildhälfte) bei 22 Neugeborenen und Frühgeborenen mit Sepsis.

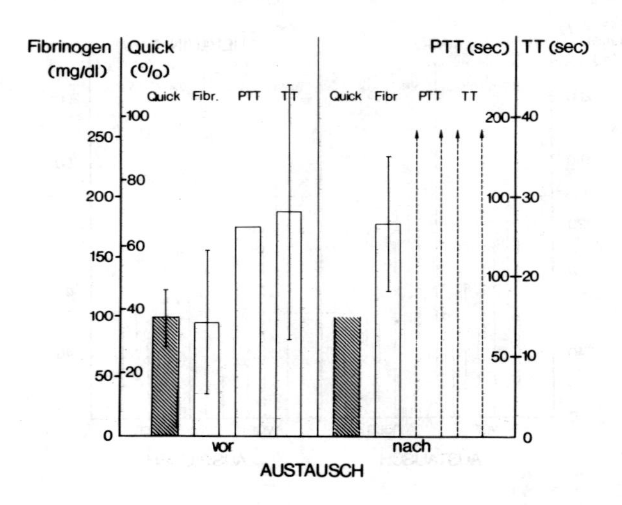

Abbildung 71 : Verhalten der einfachen Gerinnungsparameter (Quick-Wert, Fibrinogen, partielle Thromboplastinzeit [PTT] und Thrombinzeit [TT]) vor und nach Austauschtransfusion mit Heparinblut (300 E/100 ml Spenderblut) bei 22 Neugeborenen und Frühgeborenen mit Sepsis.

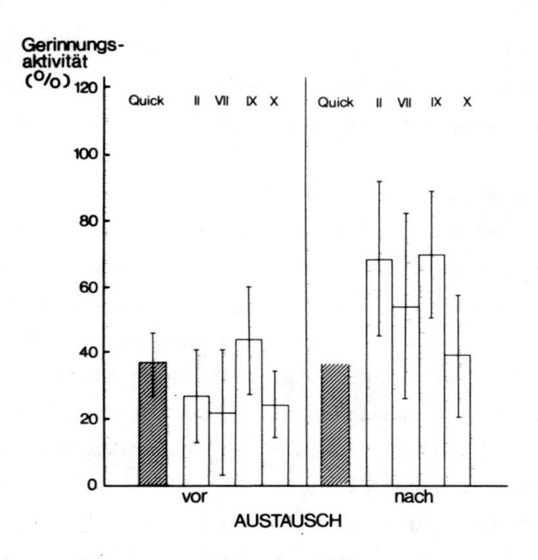

Abbildung 72 : Verhalten von Quick-Wert und den einzelnen Faktoren des Prothrombin-Komplexes (F.II, VII, IX und X) vor und nach Austauschtransfusion mit Heparinblut (300 E/100 ml Spenderblut) bei 22 Neugeborenen und Frühgeborenen mit Sepsis.

6. Diskussion

Mit den verbesserten Überlebensaussichten für NG, insbesondere für sehr unreife Frühgeborene, haben die NG-Infektionen unter den perinatalen Morbiditäts- und Mortalitätsursachen an klinischer Bedeutung gewonnen (siehe Kapitel 1. und 3.).
Entstehung und Verlauf dieser Infektionen werden von verschiedenen ätiopathogenetischen Faktoren beeinflußt, die miteinander in komplexer Weise verbunden sind und in schnellem Ablauf in einen "circulus vitiosus" einmünden können: Die gesteigerte Infektionsexposition bei Risiko-NG zusammen mit der erhöhten Infektionsdisposition, die vor allem auf eine Unreife immunologischer Abwehrmechanismen zurückzuführen ist, resultieren in einer hohen Sepsismorbidität, die für diese Altersgruppe kennzeichnend ist. Die immunologische Unreife bedingt zusätzlich eine verlangsamt anlaufende, uncharakteristisch ausgeprägte oder auch fehlende Infektionsreaktion. Das Fehlen klinischer Infektionszeichen verhindert oft eine frühzeitig einsetzende mikrobiologische Diagnostik und damit den rechtzeitigen Einsatz der antimikrobiellen Therapie. Der verspätete Behandlungsbeginn kann aber gerade bei dem abwehrschwachen NG-Organismus zu einem unaufholbaren Vorsprung im Infektionsablauf und zu einer ungestörten Infektionsausbreitung führen, weil die Barrierenfunktion der infizierten Organe ungenügend ausgebildet ist, und mit dieser systemischen Infektionsausbreitung schließt sich der "circulus vitiosus".
Bis heute sind die Behandlungsergebnisse der NG-Sepsis unbefriedigend geblieben. Weder die Chemotherapie, die das Erregerspektrum der bakteriellen Infektionen lückenlos erreichen kann, noch die verbesserten Maßnahmen der Intensivbehandlung haben diese Situation innerhalb der letzten 5 bis 10 Jahre grundlegend ändern können.
Versuche, die diagnostischen Maßnahmen zur Frühentdeckung einer NG-Sepsis zu verbessern, haben bisher ebenfalls keine entscheidende Änderung gebracht. Es bleibt abzuwarten, ob der Nachweis bakterieller Antigene im Patientenserum, so wie es für den Liquor mit der Gegenstromelektrophorese gelingt, einen diagnostischen Fortschritt bringen wird (siehe Kapitel 3.).
Zu den Versuchen, die diagnostische Technik zu verbessern, kamen auch neue Überlegungen zur Erweiterung des therapeutischen Vorgehens. Konsequenterweise

wurden immunologische Maßnahmen in die Behandlungsprotokolle aufgenommen. Die gewählten immuntherapeutischen Maßnahmen konnten aber nur Teilfunktionen des NG-Immunsystems ausgleichen und somit noch keine überzeugenden Erfolge erzielen (siehe Tabelle 91).
Zu den in Tabelle 91 aufgeführten Behandlungsversuchen wird in den Kapiteln 6.6. und 6.7. ausführlicher Stellung genommen.

Nach theoretischen Überlegungen und ersten klinischen Zufallsbefunden war zu erwarten, daß eine ATT mit frischem EW-Blut am umfassendsten das NG-Immunsystem substituieren könnte, soweit zelluläre und serumabhängige Funktionen betroffen sind (52,595,596).

Dieser Frage sollte in der vorliegenden Arbeit nachgegangen werden, unter besonderer Berücksichtigung der folgenden Problemkreise:

(1) läßt sich experimentell eine Beeinflussung der Immunsysteme des NG durch die ATT nachweisen?
(2) welches sind die nachgewiesenen und potentiellen Gefahren einer ATT, wie hoch ist ihr Risiko gegenüber dem therapeutischen Effekt, und wie kann man diesen Gefahren begegnen?
(3) nach welchen Kriterien wird die Indikation zur ATT bei einer NG-Sepsis gestellt?
(4) nach welchen Kriterien (Spenderwahl, Technik, Kontrolle der ATT) wird die ATT durchgeführt?
(5) welche klinischen Ergebnisse wurden bisher mit der ATT bei der NG-Sepsis erzielt?
(6) welche Alternativen oder die ATT unterstützenden Maßnahmen bieten sich bei der Prophylaxe oder Behandlung der NG-Sepsis an?

Tabelle 91: Schematische Darstellung der immuntherapeutischen Auswirkungen verschiedener Behandlungsversuche der bakteriellen Neugeborenen-Sepsis. Literatur und Ergänzungen siehe Text.
(i.m. = intramuskulär; i.v. = intravenös; + = Therapieeffekt; Ø = kein Therapieeffekt;
? = fraglicher Therapieeffekt)

Therapie	IgG (i.m.)	IgG (i.v.)	IgM (i.m.)	IgM (i.v.)	Frisch-plasma	Granulo-zyten	Transfer-Faktor	Austausch transfusion
B-Zell-System	Ø	Ø	Ø	?/+	+	Ø	Ø	+
T-Zell-System	Ø	Ø	Ø	Ø	Ø	Ø	Ø/?/+	?/+
Granulo-zyten	Ø	Ø	Ø	Ø	Ø	+	Ø	+
Komplement-System	Ø	Ø	Ø	Ø	+	Ø	Ø	+
Mono-zyten	Ø	Ø	Ø	Ø	Ø	?	Ø	?

6.1. Beeinflussung der Immunsysteme des Neugeborenen durch die Austauschtransfusion

Die experimentellen Daten der vorliegenden Arbeit sollten den Nachweis erbringen, ob und in welchem Ausmaß immunologische Funktionen des NG durch die ATT mit EW-Blut beeinflußt werden können. Dazu wurden die folgenden immunologischen Untersuchungen durchgeführt:

(1) serumabhängige und intragranulozytäre Bakterienabtötung in vitro;
(2) quantitative Serumproteinbestimmungen (Immunglobuline, Komplementkomponenten);
(3) quantitative Bestimmung der B- und T-Lymphozyten im peripheren Blut;
(4) antibakterielle Antikörper gegen ein Spektrum gramnegativer und grampositiver Bakterien.

Diese Untersuchungen wurden an gesunden reifen NG, an FG ohne eine weitere angeborene Grundkrankheit (z.B. Mißbildung), an NG und FG mit Blutgruppeninkompatibilitäten, an NG und FG mit bakterieller Sepsis, sowie an NG und FG mit postoperativer bakterieller Sepsis durchgeführt. Wurde aus einer der genannten Indikationen eine ATT vorgenommen, so wurden Blutproben vom Patienten (Serum, Granulozyten, Lymphozyten) vor und nach ATT mit denen vom Blutspender für die ATT und einer gesunden Kontrollperson untereinander verglichen.

6.1.1. Untersuchungen an kinderchirurgischen Patienten (siehe Kapitel 5.2.3.)

Die serumabhängige und granulozytäre Bakterizidie wurde an 21 kinderchirurgischen Patienten mit postoperativer bakterieller Sepsis bestimmt. Dabei wurden die Abtötungsquotienten vor und nach ATT mit frischem EW-Blut verglichen (siehe Kapitel 5.2.3.5.). Im Wilcoxon-Test ergab sich eine hochsignifikante Verbesserung der in vitro gemessenen Abwehrleistung ($\alpha < 0.001$). Durch die Standardisierung der Versuchsbedingungen und die regelmäßig durchgeführten Kontrollen, läßt sich die Verbesserung der Bakterizidie nach der ATT nur auf serumabhängige Faktoren zurückführen, da in Vorversuchen und mit dem direkten Bakterizidietest unter Verwendung von Patientengranulozyten festgestellt worden war, daß die NG-Granulozyten eine den EW-Granulozyten vergleichbare Aktivität erbringen (siehe Kapitel 5.2.4.). Nur bei sehr unreifen FG (<30. SSW)

finden sich in Einzelfällen intragranulozytäre Abtötungsraten, die unter dem EW-Vergleichswert liegen.
In der Literatur ist bisher nicht von analogen Untersuchungen an NG mit postoperativer Sepsis und ATT berichtet worden (754,781). Bei der Interpretation der Ergebnisse gilt die Einschränkung, daß die in-vitro- mit den in-vivo-Verhältnissen nur bedingt verglichen werden können. Im Organismus beginnt bei einer Infektion die Leukozytenmigration von der Blutbahn in das Gewebe etwa 30 Minuten nach Infektionsbeginn; die Wanderungsgeschwindigkeit im Gewebe beträgt 3 bis 8 mm pro Stunde. Im Gegensatz zu den in-vitro-Bedingungen kann also in-vivo deutlich zwischen einer humoralen Früh- und einer zellulären Spätphase unterschieden werden (248,298).
In-vitro ist der Reaktionsablauf auf das Volumen von 1 ml Zell- und Bakteriensuspension beschränkt. Zusätzlich nimmt die Zahl der Granulozyten und Bakterien proportional zur Phagozytose ab, während im Organismus phagozytierende Zellen (und im Falle einer Sepsis auch bakterielle Erreger) nachströmen.
Die bei EW zu beobachtenden Abtötungsraten im Sinne einer logarithmischen Funktion dürften Ausdruck der abnehmenden Zell- und Bakterienzahlen sein, wobei schon zu einem frühen Zeitpunkt ein großer Teil der Testbakterien abgetötet wird (t/2 etwa bei 60 Minuten). Im Gegensatz dazu beträgt die Halbwertszeit der Bakterienabtötung bei gesunden Säuglingen etwa 120 Minuten , und bei NG mit Sepsis nimmt die Bakterienkonzentration nach 60 Minuten allmählich wieder zu. Auch aus diesen Befunden läßt sich ableiten, daß die unterschiedliche Bakterienabtötungskapazität bei NG und EW auf serumabhängigen Faktoren beruht, da in den Versuchsansätzen Indikatorgranulozyten von erwachsenen Kontrollpersonen verwendet werden (siehe Kapitel 5.1.1.2.).
Bei 6 kinderchirurgischen Patienten wurde eine zweite ATT vorgenommen, da sich die klinische Situation innerhalb weniger Stunden nach der ersten ATT wieder erheblich verschlechtert hatte. Die Untersuchungsergebnisse der Bakterizidie zeigen, daß die klinische Verschlechterung dieser Patienten nicht immer auf eine Verschlechterung der Bakterizidieverhältnisse zurückzuführen ist. Zu dieser wichtigen Fragestellung wird zusammen mit den pädiatrischen Neugeborenenfällen ausführlicher Stellung genommen (siehe Kapitel 6.1.2.).
Verlaufskontrollen bis zu 4 Monaten nach der ATT zeigten bei insgesamt 6 kinderchirurgischen Patienten, die wegen einer Sepsis mit ATT behandelt worden waren, daß es zu einem allmählichen weiteren Anstieg der Serumbakterizidieak-

tivität kommt. Dies ist auf die physiologische Zunahme der Immunglobuline vom IgM-Typ, sowie auf den Anstieg der wichtigsten Komplementkomponenten im Serum zurückzuführen. Wenn auch nur an kleinen Fallzahlen festzustellen, so war doch der einheitliche Trend eindeutig, daß die ATT nicht zu einer Suppression der Entwicklung körpereigener Bakterizidiemechanismen geführt hat.

Die durch die ATT hervorgerufenen Serumproteinveränderungen bei den kinderchirurgischen Patienten entsprechen den zu erwartenden Ergebnissen: bei sehr unreifen FG wird durch die ATT auch der IgG-Spiegel signifikant angehoben; die IgM-Werte werden bei praktisch allen Patienten signifikant über die Ausgangswerte angehoben, was für das IgA und die Komplementkomponente C3 analog gilt. Hier finden sich Endkonzentrationen, die aufgrund der Dilutionsvorgänge zwischen den Ausgangswerten und denen im Spenderserum liegen.

Das postoperative Sepsisrisiko wird beim NG mit über 50 % angegeben (44-46,48), was vor allem für FG mit schweren Mißbildungen gilt. Zur Unreife des Patienten kommt die iatrogen induzierte Keimverschleppung (z.B. bei Eröffnung des kontaminierten Darmtraktes), sowie der immunsuppressive Effekt der Operation selbst und der Narkose hinzu.

Die immunsuppressiven Effekte längerdauernder Operationen und verschiedener Narkosearten wurden in zahlreichen Studien belegt (781,1746-1764). Aufgrund unterschiedlicher immunologischer Untersuchungsmethoden konnten jedoch keine statistisch vergleichbaren Ergebnisse ermittelt werden. In Tabelle 92 sind die Daten einer Studie von RYHÄNEN an Patienten verschiedener Altersgruppen, u.a. auch Neugeborener, zusammengefaßt.

Zusammenfassend sei festgestellt, daß die postoperative NG-Sepsis ein hohes Morbiditäts- und Mortalitätsrisiko aufweist. Die frühzeitige Infektionsdiagnose und rechtzeitige antimikrobielle Therapie sind durch die immunologisch bedingte uncharakteristische Infektionsreaktion erschwert. Intensivmaßnahmen, Operation und Narkose erhöhen die Infektionsexposition und -disposition in dieser Patientengruppe. Wir halten daher beim jetzigen Kenntnisstand und aufgrund unserer Untersuchungsergebnisse die ATT für eine sinnvolle, unterstützende Maßnahme der Sepsisbehandlung, wenn sie frühzeitig durchgeführt wird und bei ungenügendem klinischen Ansprechen innerhalb Stunden nach der ersten ATT wiederholt wird (zu den Fragen der Durchführung, Spenderwahl, Prophylaxe und klinischen Ergebnisse siehe Kapitel 6.4.,6.5.,6.6.).

Tabelle 92: Postoperative Veränderungen in den Immunsystemen von Patienten verschiedener Altersgruppen (nach 1752).
(+ = Anstieg; - = Abfall)

Immunparameter	Veränderung	statistische Signifikanz	Zeitpunkt der postoperativen Untersuchung (in Stunden)
Leukozytenzahl (Granulozyten und Monozyten)	+	$p < 0.001$	2, 18
Lymphozytenzahl	-	$p < 0.001$	2, 18
T-Lymphozyten (absolut)	-	$p < 0.001$	2, 18
T-Lymphozyten (anteilsmäßig)	-	$p < 0.05$	2, 18
B-Lymphozyten (absolut)	-	$p < 0.05$	2
	+	$p < 0.01$	18
B-Lymphozyten (anteilsmäßig)	+	$p < 0.01$	18
IgG im Serum	-	$p < 0.01$	6. postop. Tag
IgM im Serum	+	$p < 0.001$	6. postop. Tag

6.1.2. Untersuchungen an pädiatrischen Patienten (siehe Kapitel 5.2.4.)

Serumabhängige und granulozytäre Bakterizidieuntersuchungen wurden bei 25 NG mit Sepsis und ATT durchgeführt. Mit $p < 0.001$ waren die Bakterizidieergebnisse vor und nach ATT signifikant unterschiedlich.
Wie schon bei den kinderchirurgischen Patienten führte die ATT in 23 von 25 Fällen zu einem Anstieg der IgM-, IgA- und C3-Serumspiegel, so daß die verbesserte Bakterizidie wieder überwiegend in einer Veränderung der opsonisierenden Serumfaktoren gesehen werden kann.
Die Verlaufskontrollen der Bakterizidie zeigen, daß zwar die Tendenz einheitlich ist, daß es kurz nach der ATT durch die kurze Halbwertszeit von IgM

(ca. 5 bis 7 Tage) und der Komplementkomponenten (ca. 1 bis 3 Tage) zu einem Teilverlust der Bakterizidie kommt, daß aber im Langzeitvergleich individuelle Faktoren, wie Bluttransfusion, Serumeiweiß-Infusionen und andere Therapieformen, eine exakte und zwischen verschiedenen Patienten vergleichende Auswertung unmöglich machen. Zu dieser wichtigen Fragestellung wären umfangreichere klinische Studien an vergleichbaren Patientengruppen erforderlich (siehe auch Kapitel 6.6. und 6.8.). Da es aus ethischen Gründen nicht vertretbar war, NG ohne Sepsis als Kontrollpersonen einer ATT zu unterziehen, wurde das ATT-Blut von neugeborenen Kindern mit Blutgruppeninkompatibilitäten und Hyperbilirubinämie im Bakterizidietest untersucht. Auch bei dieser Patientengruppe zeigte sich, daß das Bakterizidiedefizit vor ATT nicht in einem intragranulozytären Abtötungsdefekt liegt, sondern vielmehr serumabhängig ist. Das gleiche gilt, wenn man im indirekten Bakterizidietest das Serum gesunder NG mit Indikatorgranulozyten reagieren ließ. Dabei war interessant, daß die Opsonisierungsfähigkeit der Seren gesunder und altersentsprechender NG statistisch signifikant höher lag, als die der NG mit Sepsis. Erst nach der ATT der Sepsispatienten glichen sich diese Unterschiede aus, EW-Werte wurden von beiden Gruppen nicht erreicht. Das deutet darauf hin, daß zusätzlich zu dem altersabhängigen Opsonisierungsdefizit das Sepsisgeschehen selbst z.B. über inhibitorische Substanzen im Patientenserum zu einer Verminderung der serumabhängigen Bakterizidie führen kann.

Es wäre nach den Untersuchungen von LINDERKAMP et al. (1276) denkbar, daß durch die ATT bakterielle Toxine eliminiert werden, die ohne die ATT einen toxischen Einfluß auf die Granulozyten ausüben können. Eine weitere Klärung dieser Zusammenhänge wurde mit LINDERKAMP et al. (1765) über die Endotoxinspiegelmessungen im Serum in Angriff genommen.

NG und FG mit kardiorespiratorischen Adaptationsschwierigkeiten erhalten innerhalb 4 bis 24 Stunden nach der Geburt Infusionen mit Serumeiweißkonserven in einer Dosierung von 10 ml/kg Körpergewicht. Diese Serumderivate enthalten IgG, IgA und IgM in unterschiedlichen, aber immunologisch relevanten Mengen, so daß ein Einfluß auf die serumabhängige Bakterienabtötung denkbar war.

Wir konnten bei 10 NG einen leichten Anstieg der Bakterizidieaktivität feststellen, die jedoch im Vergleich zu unbehandelten NG nicht signifikant unterschiedlich war.

Dieses Ergebnis kann als Argument gegen die alleinige Behandlung der NG-Sepsis mit Frischplasma gewertet werden. Die Konzentrationen der Immunglobuline sind so niedrig und C3 konnte proteinchemisch nicht nachgewiesen werden, daß die Infusion über den Verdünnungseffekt zu kaum meßbaren Veränderungen führt. Größere Serumeiweißgaben würden auf der anderen Seite zu einer drohenden Volumenbelastung des NG führen. Es wäre daher notwendig, stärker angereicherte Serumkonserven (Serumeiweißkonzentrate) herzustellen, von denen aber sichergestellt sein müßte, daß sie nicht - vor allem bei hohem Gehalt an IgM- und IgG-Aggregaten - über eine Aktivierung des Komplementsystems zu anaphylaktoiden Reaktionen führen (1767). Ob es mit Serumeiweißpräparationen möglich ist, auch die wichtigsten Komplementkomponenten in aktivierbarer Form quantitativ zu übertragen, ist bisher bei NG ungenügend untersucht (2156-2165). Mit der Verabreichung von "fresh frozen"-Plasma würden diese Faktoren zum Empfänger gelangen, allerdings auch nur in verdünnungsbedingt niedrigen Konzentrationen (1767) (siehe auch Kapitel 6.7.).

Um den Einfluß der Serumfaktoren auf die Bakterizidie näher zu untersuchen, wurde in vitro der Effekt des Komplementsystems durch Hitzeaktivierung aufgehoben (siehe Kapitel 5.2.4.8.). Dabei wird die serumabhängige Bakterienabtötung im autologen Granulozyten-Serum-System völlig aufgehoben. Durch die Zugabe von komplementaktivem Frischserum (homolog oder autolog) ist eine Rekonstitution der Bakterizidieaktivität zu erreichen, was mit überphysiologischen IgG- und/oder IgM-Konzentrationen in vitro nicht möglich war. Im Gegenteil führte die starke Zufuhr von IgM zu einer Inhibition der Bakterienabtötung. Dieses Phänomen wurde bisher auch von MÜLLER et al. beschrieben (1768) und könnte zwei Erklärungen haben:

(1) ein Aktivitätsverlust der Granulozyten über eine Agglutination der Granulozyten, die wir in Einzelfällen beobachten konnten;

(2) über eine passive Anlagerung von IgM an die Granulozytenmembran könnte es zu einer Blockade der für die Phagozytose entscheidenden Rezeptoren für IgG1, IgG3 und C3b kommen.

Für diese Hypothese gibt es bisher keine experimentelle Bestätigung.

In Ergänzung dieser in vitro-Untersuchungen war es von Interesse, Veränderungen der spezifischen Antikörper gegen die wichtigsten bakteriellen Erreger der NG-Sepsis zu untersuchen. Diese Untersuchungen waren gemeinsam mit MUNTEAN et al. (1738) durchgeführt worden und hatten gezeigt, daß der Auswahl des Blutspenders für die ATT eine große Bedeutung zukommt (siehe auch Kapitel 6.5.) Bei Verwendung von Warm- bzw. Frischblut erwachsener Spender können die der

IgM-Fraktion zugehörigen Antikörper gegen gramnegative Erreger quantitativ übertragen werden. Vor allem liegen diese AKT beim Krankenhauspersonal auffällig über dem Niveau der vergleichbaren Alterskontrollen, was durch die erhöhte Exposition gegenüber nosokomialen Bakterien zu erklären wäre. Die zu geringe Fallzahl erlaubt aber noch keine statistische Auswertung, ob diese höheren AKT mit einem besseren klinischen Ergebnis bei der Behandlung einer NG-Sepsis mit der ATT korrelieren. Auch in der Literatur ist ein solcher Zusammenhang bisher nur bei der Streptokokken-B-Neugeborenensepsis aufgezeigt worden, die mit Bluttransfusionen, nicht aber durch ATT behandelt worden war (771).
Untersuchungen über die Verteilung von T- und B-Lymphozyten im peripheren Blut haben für gesunde EW und NG keine signifikanten Unterschiede ergeben (siehe Kapitel 2.2.2.). Damit waren durch die ATT keine nachweisbaren Verschiebungen im Verhältnis von B- zu T-Lymphozyten und in ihrer absoluten Zahl im Blut nachzuweisen. Wie unsere Untersuchungen weiterhin zeigten, kommt es auch bei Verlaufskontrollen über mehr als 20 Tage nach der ATT nicht zu signifikanten Veränderungen, ungeachtet des Alters der verwendeten Blutkonserve.
Da es inzwischen möglich geworden ist, den Anteil an Helfer- und Suppressorzellen im Pool der T-Lymphozyten quantitativ zu bestimmen (siehe Kapitel 2.2.2.1.), wäre es wünschenswert, mittels Mikromethoden nach Veränderungen in diesen Subpopulationen nach einer ATT zu suchen. Dabei wäre nachzusehen, ob die im Nabelschnurblut beschriebene Überzahl an Suppressorzellen (siehe Kapitel 2.1.) nach der ATT einer Zunahme der Helfer-T-Zellen weicht. So könnte es zu einem schnelleren Ingangkommen der Antikörperproduktion des NG kommen (siehe auch Kapitel 6.7.).

6.1.1. Zusammenfassung

In Tabelle 93 sind die wichtigsten immunologischen Auswirkungen der ATT auf den NG-Organismus zusammengefaßt. Dabei wird zwischen bewiesenen und vermuteten Effekten unterschieden. Nicht berücksichtigt sind die immunologisch induzierten Nebenwirkungen der ATT, die in Kapitel 6.3. diskutiert werden.

Tabelle 93: Zusammenfassung der bewiesenen und vermuteten immuntherapeutischen Auswirkungen der Austauschtransfusion bei der bakteriellen Neugeborenensepsis unter besonderer Berücksichtigung der übertragenen und eliminierten Substanzen (siehe auch Kapitel 6.7.).

Immunsystem	Übertragene Substanzen	Wirkprinzip, Funktionsverbesserung	Therapieeffekt
B-Zell-System	B-Lymphozyten, Immunglobuline, spezif. Antikörper	Antikörperproduktion, Antikörperaktivität, Komplement-Aktivierung, Opsonisation, Toxinbindung	unbewiesen bewiesen bewiesen bewiesen z.T. bewiesen
T-Zell-System	T-Lymphozyten, Suppressorzell-Reduktion, Helferzell-Vermehrung, Lymphokine	T-Zell-Information, Regulation der Antikörperproduktion, T-Zell-Information	z.T. bewiesen unbewiesen z.T. bewiesen
Granulozyten	Granulozyten	Phagozytose, Chemotaxis, Bakterizidie, Mobilisation aus dem Knochenmark	z.T. bewiesen bewiesen z.T. bewiesen unbewiesen
Komplement-System	Komplement-Komponenten	Chemotaxis, Opsonisation, Gerinnungsaktivierung	bewiesen bewiesen unbewiesen
Monozyten	Monozyten, Monokine	Regulation der T-B-Zell-Kooperation, Phagozytose	unbewiesen unbewiesen
	Eliminierte Substanzen	**Wirkprinzip, Funktionsverbesserung**	**Therapieeffekt**
	Immunkomplexe	Überladung des RES wird verhindert	unbewiesen
	Toxine, Bakterien	(toxische) Schädigung immunologisch aktiver Zell- und Organsysteme	z.T. bewiesen

6.2. Nicht immunologisch bedingte Therapieeffekte der Austauschtransfusion bei der Neugeborenensepsis

Wie in den Kapiteln 4.1. und 4.3. dargestellt, ist die ATT schon seit Jahrhunderten für die verschiedenartigsten Indikationen eingesetzt worden. Therapeutisches Ziel war in jedem Fall die Elimination oder Dilution bzw. die Übertragung von zellulären, subzellulären oder humoralen Blutbestandteilen (siehe Tabelle 22).
In kontrollierten klinischen Studien ist der therapeutische Effekt bisher nur für die NG-Hyperbilirubinämien, vor allem bei der Rhesus-Inkompatibilität, bewiesen, und mit Einschränkungen in einer Studie von SALLE et al. (764) für die bakterielle NG-Sepsis. Für den Großteil aller weiteren Indikationen sind zwar Therapieerfolge in Einzelfällen oder klinischen Studien beschrieben (siehe Tabelle 22), oft haben allerdings nachfolgende Studien die Erstuntersuchungsergebnisse in Frage gestellt oder aus den Einzelfallbeschreibungen konnte keine absolute Indikation abgeleitet werden.

Eine wichtige Erklärung für diese Tatsache liegt darin, daß der Vorgang der ATT in komplexer Weise auf den Gesamtorganismus mit seinen vielen Einzelfunktionen eingreift. Es ist daher fast unmöglich, einzelne Funktionsänderungen oder vermutete Therapieerfolge aus dem Zusammenhang gelöst zu untersuchen und zu beurteilen. Dieser Einschränkung sind wir uns auch bei der Interpretation unserer eigenen Untersuchungsergebnisse bewußt.
Trotz dieser wichtigen Einschränkung kann die ATT bei der NG-Sepsis folgende zusätzlichen therapeutischen Einflüsse nichtimmunologischer Art ausüben, die im Rahmen dieser Arbeit nur z.T. experimentell oder klinisch untersucht wurden, die aber in Kapitel 4. ausführlich dargestellt sind. Eine zusammenfassende Wertung gibt Tabelle 94.
Eigene Untersuchungen, die gemeinsam mit KLOSE et al. durchgeführt wurden und von anderen Autoren bisher nicht beschrieben worden sind, betreffen die Gerinnungsveränderungen im Verlauf einer ATT bei der NG-Sepsis, die von großer praktischer Bedeutung sind (1272,1273,1765).
Nach diesen Untersuchungen ist es möglich, die sepsisbedingt veränderten Gerinnungsparameter, wie Quick-Wert, Plasmathrombinzeit, partielle Thromboplastinzeit und Fibrinogen durch die ATT zu normalisieren. Sowohl ACD-Frischblut

Tabelle 94: Zusammenfassung erwiesener und möglicher, nicht immunologisch bedingter Therapieeffekte der Austauschtransfusion bei der Neugeborenensepsis (Literatur siehe Tabelle 22).
[*) nicht bei der Neugeborenensepsis, aber in analogen klinischen Situationen erwiesen].

beeinflußtes System	Vorgang	Wirkungsprinzip, Funktionsverbesserung	Therapieeffekt
Erythrozyten	Übertragung von ATP- und 2,3-DPG-reichen Erythrozyten	Verbesserung von O_2-Transport und -abgabe an Gewebe	erwiesen
Thrombozyten	Übertragung von funktionstüchtigen Thrombozyten	wirksam bei sepsisbedingter Thrombopenie	erwiesen
Gerinnungs-system	Übertragung von Gerinnungsfaktoren	Substitution eines Faktoren-mangels beim NG und sepsis-bedingtem Verbrauch	erwiesen
Nieren	Elimination harnpflich-tiger Substanzen	Entlastung bei sepsisbedingter Funktionsstörung (z.B. Schockniere)	erwiesen *)
Leber	Elimination gallepflich-tiger Substanzen	Entlastung bei sepsisbedingter Funktionsstörung (z.B. Bilirubin)	erwiesen *)
Säure-Basen-Haushalt	Elimination von Stoff-wechselprodukten	Entlastung bei sepsisbedingter metabolischer Azidose	erwiesen *)
Erythrozyten	Elimination von Toxinen	Entfernung und Ersatz für membran-geschädigte, rheologisch veränder-te Erythrozyten	erwiesen
Gerinnungs-system	Elimination von Toxinen	Entfernung von Faktoren, die eine Verbrauchskoagulopathie fördern	erwiesen *)

wie auch heparinisiertes Frischblut können dazu verwendet werden (siehe Kapitel 5.2.7.). Überschreitet aber die Heparinisierung 200 E pro 100 ml Spenderblut, so kann es zu unmeßbar verlängerten Gerinnungszeiten für mehrere Stunden Dauer kommen und damit zu einer Blutungsgefahr für die Patienten.
Unabhängig von der Wahl des Antikoagulans lassen sich auch die Aktivitäten der plasmatischen Gerinnungsfaktoren II, V, VII, IX, X und XIII auf Werte steigern, die dem EW-Bereich naheliegen (siehe Kapitel 5.2.7.). Damit ist erwiesen, daß bei einer sepsisinduzierten Verbrauchsreaktion die Substitution von Gerinnungsfaktoren durch die Frischblut-ATT möglich ist.

6.3. Gefahren der Austauschtransfusion

Seit WALLERSTEIN 1945 die erste pathogenetisch indizierte ATT bei der Erythroblastosis fetalis durchgeführt hat (593,614), ist die Zahl der bei NG vorgenommenen ATT unübersehbar geworden. Seitdem konnte die ATT-bedingte Mortalität unter 1 % gesenkt werden (siehe Tabelle 25).
Wir selbst hatten in einem Zeitraum von 12 Jahren (1968 bis 1980) bei 344 NG, die aus verschiedenen Indikationen einer ATT unterzogen wurden, keinen Todesfall zu beklagen, der sich während oder innerhalb 6 Stunden nach der ATT ereignet hätte (1740,2075), also nach allgemeiner Übereinkunft im direkten Zusammenhang mit der Manipulation als solcher gestanden hätte (1339,1341).
Da aber die ATT bei der NG-Sepsis in einer klinischen Situation durchgeführt wird (unreife FG, septischer Schock, Gerinnungsstörung u.a.), die von einer Blutgruppeninkompatibilität mit Hyperbilirubinämie in einigen entscheidenden Punkten abweicht, war es gerechtfertigt, die potentiellen und erwiesenen Nebenwirkungen und direkten Gefahren der ATT in einem eigenen Kapitel abzuhandeln (siehe Kapitel 4.5.). In Tabelle 30 ist zusammengefaßt, welche Symptome an welchem Organ(system) in welcher Häufigkeit und mit welcher klinischen Relevanz zu erwarten sind. Da in dieser Tabelle auch schon die möglichen Gegenmaßnahmen bzw. präventiven Schritte aufgeführt sind, seien im folgenden nur die Gefahren der ATT zusammengefaßt, die mit dem Alter der behandelten Patienten und ihrer klinisch-immunologischen Situation in direktem Zusammenhang stehen; denn es sind gerade die spezifischen immunologischen und infektiologischen Vorgänge, auf die erst in den letzten Jahren mit größerer Aufmerksamkeit und verbesserten Untersuchungsmethoden geachtet worden ist.

Wie in Kapitel 4.5.7. ausgeführt, haben NEJEDLA (1644,1648,1649) und MANTALENAKI-ASFI et al. (1642) im Verlauf der ersten 12 Monate nach der ATT bei NG einen Abfall des Serum-IgG und -IgA unter die Normwerte nicht-ausgetauschter Kinder nachweisen können. In eigenen Untersuchungen an 70 Kindern mit ATT, die 12 Monate bis 8 Jahre nach der ATT kontrolliert werden konnten und wegen Blutgruppen-Inkompatibilitäten oder wegen einer NG-Sepsis ausgetauscht worden waren, fanden wir in keinem Fall eine Hypogammaglobulinämie mit einer Abweichung von mehr als 2-Sigma unterhalb der Altersnorm. Bakterielle Antikörpertiter gegen ein Spektrum gramnegativer Erreger (siehe Kapitel 5.1.5.) lagen ebenfalls im Bereich der Altersnormalwerte, obwohl in 65 % der untersuchten Kinder Serum-IgM-Werte gefunden wurden, die oberhalb der 1-Sigma-Grenze, aber unterhalb der 2-Sigma-Grenze lagen (2075, unveröffentlichte Ergebnisse). Diese Ergebnisse stimmen mit den Beobachtungen in der Literatur überein (1642,1644,1648,1649). Demnach dürfte der von NEJEDLA (1644,1648,1649) beobachtete negative Rückkopplungsmechanismus, den die mit der ATT übertragenen Antikörper auf die körpereigene Antikörperbildung ausüben, von begrenzter zeitlicher Dauer sein, da wir 12 Monate nach der ATT schon keine signifikant erniedrigten Immunglobuline oder spezifischen Antikörper mehr nachweisen konnten.
Insbesondere konnten weder NEJEDLA (1644,1648,1649), noch MANTALENAKI-ASFI et al. (1642), noch wir selbst bei den nachuntersuchten Kindern feststellen, daß sie an einer gesteigerten Infektionsanfälligkeit gegenüber altersentsprechenden Vergleichskindern litten.
Auch das T-Lymphozyten-System ATT-behandelter NG ist in wenigen Studien unmittelbar nach der ATT oder in Langzeitkontrollen untersucht worden (1693-1724). Daß mütterliche Lymphozyten in den fetalen Kreislauf gelangen können, ist bekannt (1662-1692). Normalerweise bleibt dieser Vorgang ohne Folgen für das Kind, wahrscheinlich auch deshalb, weil es sich um geringe Zellzahlen bei diesem materno-fetalen Transfer handelt. Bei der ATT dagegen werden dem immunologisch nicht ausgereiften NG immunkompetente, allogene T-Lymphozyten in sehr großer Menge zugeführt, insbesondere dann, wenn der Austausch mit Warm- bzw. Frischblut durchgeführt wird. So hat man auch in Einzelfällen mütterliche Lymphozyten (weiblicher Karyotyp bei männlichem Kind) noch Wochen bis Jahre nach der Geburt im peripheren Blut des Kindes nachweisen können (1667,1670, 1677-1680,1682-1685,1689-1692). Allerdings sind die Fälle, bei denen es in der Folge zu einer akuten oder chronischen "graft-versus-host"-Reaktion gekommen ist, extrem selten (siehe Tabelle 26).

Auch bei unseren Nachuntersuchungen an ATT-behandelten Kindern konnten wir weder klinisch noch labormäßig eine chronisch verlaufende "gvh"-Reaktion nachweisen. Gleiche Beobachtungen liegen von BALLOWITZ vor (1664).
Demnach kann angenommen werden, daß es sich in den Fällen einer akuten oder chronischen "gvh"-Reaktion nach intrauteriner Transfusion und/oder ATT um Einzelfälle gehandelt hat, bei denen z.T. eine angeborene schwere Immundefizienz im T- (und B-)Lymphozytensystem nachgewiesen werden konnte, oder bei denen eine solche nicht genügend ausgeschlossen wurde.
Differentialdiagnostisch kann es zudem sehr schwierig sein, eine akute exanthematische Virusinfektion mit sekundärer Auswirkung auf das T-Lymphozytensystem, von einer akuten "gvh"-Reaktion mit Sicherheit abzugrenzen, da sowohl die klinische Symptomatik, wie auch die Labor- und immunologischen Parameter eine eindeutige Abgrenzung oft nicht erlauben (1693-1723).
Trotzdem sollte diesem immunologischen Phänomen weiterhin Aufmerksamkeit gewidmet werden, da bisher nicht ausreichend untersucht worden ist, ob die ATT bei einem immunologisch funktionell unreifen NG Auswirkungen im späteren Verlauf bewirken kann, die, wie im Tiermodell, über eine Immuntoleranz den Weg zur Tumorentstehung oder zu Autoimmunprozessen öffnen kann (1704).
Dieser Gefahr könnte nach derzeitigem Kenntnisstand durch die einmalige Bestrahlung des Spenderblutes mit 3000 rad begegnet werden.
Die Inzidenzrate für die transfusionsbedingte Virus-Hepatitis B und -nonA-nonB wird mit 0.1 bis 1.0 % angegeben (1369-1381,1727), bezogen auf die transfundierten Bluteinheiten. Obwohl die Suche nach Antigenträgern unter dem Blutspendepersonal zur Voraussetzung zählt, können auch so nicht alle transfusionsbedingten Infektionen verhindert werden. Daher muß die Posttransfusions-Hepatitis weiterhin zu den gefürchtesten Komplikationen der ATT rechnen. Eine Infektionsprophylaxe durch die simultane Gabe von hochtitrigem Hyperimmunserum wäre zwar möglich, aber angesichts der hohen Transfusionsfrequenz im NG-Intensivbereich, der relativ kurzen Schutzwirkung der Serumprophylaxe und der immer noch begrenzten Mengen an zur Verfügung stehenden Hyperimmunseren nicht generell durchführbar. Es bleibt daher abzuwarten, ob die aktive Impfung gegen das Hepatitis-B-Virus zu einer grundlegenden Änderung in dieser schwierigen klinischen Situation führen kann (2185).

Alle weiteren in Kapitel 4.5. aufgeführten möglichen oder in Einzelfällen beobachteten Nebenwirkungen der ATT beim NG spielen vor allem dann nur eine untergeordnete Rolle, wenn man ihr Risiko mit dem der lebensbedrohlichen NG-Infektion abwägt, die auf eine antibiotische Primärbehandlung klinisch nicht zufriedenstellend geantwortet hat.

6.4. Zum Indikationsproblem der Austauschtransfusion

Bei der NG-Sepsis liegt der Zeitpunkt des Beginns der antibiotischen Behandlung meist schon vor der bakteriologischen Bestätigung einer Infektion. Die Gründe und Notwendigkeiten für diese "blinde" Primärbehandlung sind in Kapitel 3.7. ausführlich diskutiert worden.
Auch für die Indikationsstellung zur ATT stellen sich einige Fragen, die bisher nicht befriedigend beantwortet sind und für die auch unsere experimentellen Untersuchungen bisher keine Lösung gebracht haben.
Die wichtigsten Fragen sind:

(1) zu welchem Zeitpunkt sollte eine ATT im Ablauf einer Sepsis durchgeführt werden?
(2) bis zu welchem Alter des Patienten ist eine ATT sinnvoll?
(3) nach welchen Kriterien soll man die Entscheidung zu einer Wiederholung der ATT stellen?

Gemeinsam mit MUNTEAN (unveröffentlichte Ergebnisse) hatten wir versucht, die Indikation zu einer ATT nach einem Indikations-Score zu stellen, in den als wichtigste Parameter geburtshilfliche Risikofaktoren (z.B. vorzeitiger Blasensprung), Blutbildveränderungen bei dem NG (Thrombopenie, Leuko- oder Neutropenie, Leukozytose oder Neutrophilie), sowie klinische Veränderungen (z.B. unerklärte Verschlechterung des Allgemeinzustandes usw.; siehe Tabelle 18) mit einer bestimmten Punktwertung eingingen. Schon eine retrospektive Erprobung dieses Score-Systems zeigte, daß die objektiven Veränderungen (z.B. Blutbild) in einem zu geringen Prozentsatz zur ATT geführt hätten (weniger als 40 % der Sepsisfälle), und daß andererseits die subjektiv beeinflußten Score-Punkte (z.B. Allgemeinzustand des Kindes) in ihrer komplizierten Deutbarkeit je nach Ermessen und Erfahrung des betreuenden Arztes zu selten oder bei weitem zu

häufig zu einer ATT geführt hätte, ohne daß sich die Indikation durch das bakteriologische Ergebnis der Blut-, Liquor- oder Urinkultur hätte nachträglich rechtfertigen lassen.
Die Gründe für dieses Problem der zeitlichen Indikationsstellung zur ATT sind vielfältig.
Wie unsere klinischen Ergebnisse gezeigt haben (siehe Kapitel 6.6.), wurde die Indikation zur ATT in den Anfängen dieser Behandlungsmethode praktisch immer zu spät gestellt. Nur die Komplikationen einer manifesten Sepsis, wie Verbrauchskoagulopathie, septischer Schock mit Nierenversagen, waren anfangs als Indikationen zur ATT akzeptiert worden. In diesen Fällen konnte die ATT nur noch in wenigen Fällen einen therapeutischen Effekt erzielen, da es meist schon zu irreversiblen Organschädigungen gekommen war.
Seit 1977 wurde die Indikation, als Konsequenzen aus diesen klinischen Beobachtungen, weiter gestellt und konnte dann auch die Mortalität bei der NG-Sepsis senken (siehe Kapitel 6.6.).
Empirisch wird seitdem etwa folgendermaßen vorgegangen: besteht bei einem NG der Verdacht auf eine Sepsis, so werden ohne Verzug die in Tabelle 18 aufgezeigten diagnostischen Maßnahmen ergriffen. Simultan wird mit der antibiotischen Kombinationsbehandlung begonnen (siehe Kapitel 3.7.). Wenn sich der klinische Zustand des Kindes (Allgemeinzustand, Beatmungssituation, neurologische Symptomatik usw.) innerhalb der nächsten 2 bis 6 Stunden nicht eindeutig bessert und die Verschlechterung nicht durch eine andere Ursache als eine vermutete Infektion erklärt werden kann, so ist die Indikation zur ATT gegeben.
Die Vorbereitung zur ATT (Spenderwahl, Blutabnahme, Kreuzprobe, zentraler Zugang) beginnt mit dem Erhalt der ersten Labordaten, wenn diese , wie der klinische Zustand, am ehesten für das Vorliegen einer Infektion sprechen.
Durch diese zeitlich vorgezogene Indikationsstellung sind in einem Zeitraum von 3 Jahren 3 von 36 Kindern mit einer ATT behandelt worden, bei denen die später erhaltenen bakteriologischen Untersuchungsergebnisse gegen das Vorliegen einer Sepsis sprachen. Da sich aber das klinische Bild nach der ATT besserte und auch die hämatologischen Daten weiterhin für eine bakterielle Infektion sprachen, wurde die antimikrobielle Therapie fortgesetzt.
Das Problem der Indikationsstellung zur ATT sollte vor Beginn einer kontrollierten klinischen Studie zum Nachweis der therapeutischen Wertigkeit der ATT gelöst werden.

Nach immunologischen Überlegungen wäre eine ATT mit Frischblut von EW nur solange sinnvoll, als damit der immunologische Zustand des Patienten verbessert werden kann.
Da die Eigenproduktion des NG-Organismus für die opsonisierenden Serumfaktoren IgG, IgM und Komplement schon in den ersten Tagen nach der Geburt einsetzt, wäre eine Grenze des immuntherapeutischen Effekts der ATT theoretisch in vitro zu ermitteln: solange die serumabhängige Bakterizidie eines NG oder FG im Vergleich zu einem EW-Austauschblutspender vermindert ist, wäre mit einem positiven Behandlungseffekt zu rechnen. Unsere Untersuchungen haben aber gezeigt, daß dieser Bakterizidiedefekt bei unreifen FG stärker ausgeprägt ist und postnatal länger anhält, und daß andererseits ein infektiöser Prozeß diesen Zustand akzentuieren kann. Im Sinne von ALEXANDER (2164) könnte der Grund in einer "consumptive opsoninopathy", d.h. einem Verbrauch der opsonisierenden Serumfaktoren liegen.
Damit ließe sich die Altersgrenze, innerhalb derer eine ATT aus immunologischen Gründen noch durchgeführt werden sollte, nur individuell stellen. Für jeden Patienten müßte eine in vitro-Untersuchung der serumabhängigen Bakterizidie erfolgen, die aber derzeit noch mit einem zu großen Zeitaufwand verbunden wäre, um für eine schnelle Indikationsentscheidung praktikabel zu sein.
Wie unsere Untersuchungsergebnisse weiter gezeigt haben, kann der in vitro nachweisbare Therapieeffekt der ATT, soweit er die serumabhängige Bakterienabtötung betrifft, schon innerhalb 24 Stunden weitgehend wieder aufgehoben sein (siehe Kapitel 5.2.4.2.). Wir erklären diesen Verlust vor allem mit der kurzen Halbwertszeit der opsonisierenden Komplementkomponenten. Damit ließe sich aber für das klinische Vorgehen ableiten, daß eine Wiederholung der ATT immer dann gerechtfertigt erscheint, wenn sich der klinische Zustand nach der ersten ATT nicht ausreichend verbessert hat oder wenn sich wieder eine zunehmende Verschlechterung abzeichnet. Wie in Kapitel 5.2.4.9. dargestellt, können wiederholte ATT den Bakterizidieverlust auffangen und in Einzelfällen auch noch bei der 3. und 4. ATT eine Steigerung des Abwehrvermögens erzielen.
Diesen in vitro-Beobachtungen entsprechen die klinisch sehr eindrucksvollen Einzelbeobachtungen, daß schwerstkranke NG,die innerhalb 48 bis 72 Stunden bis zu viermal ausgetauscht wurden, eine Sepsis mit septischem Schock und Verbrauchskoagulopathie überlebten (unveröffentlichte Ergebnisse). Wir sind uns dabei immer der Tatsache bewußt, daß der Behandlungserfolg nicht allein

durch die Veränderung der immunologisch-infektiologischen Situation bedingt ist, sondern daß die Beeinflussung der rheologisch-mikrozirkulatorischen Veränderungen, der Gerinnungssituation, der verbesserten Gewebsoxygenierung als supportive Maßnahmen erheblichen Anteil an der Verbesserung der klinischen Gesamtsituation haben (siehe Tabellen 93 und 94).
Zur Beeinflussung des drohenden Atemnotsyndroms bei unreifen FG hatten DELIVORIA-PAPADOPOULUS et al. (1228-1230) prophylaktische ATT durchgeführt und einen günstigen Einfluß auf den Ablauf des Atemnotsyndroms nachweisen können. Wir konnten uns bisher zu einem prophylaktischen Vorgehen, d.h. zur ATT bei besonders infektionsgefährdeten NG, bisher nicht entscheiden, sind aber der Meinung, daß in Einzelfällen eine Indikation zur Diskussion stehen könnte, wie z.B. bei unreifen FG mit schweren Mißbildungen und einer statistischen Infektionsrate von über 50 %. Bevor aber eine generelle Empfehlung zu einem solchen Vorgehen gegeben werden kann, sollten andere offene Fragen zur Indikation der ATT bei der NG-Sepsis beantwortet sein (siehe Kapitel 6.7. und 6.8.).

6.5. Technik, Durchführung und Blutspenderwahl für die Austauschtransfusion

Die Durchführung einer ATT ist zu einer klinischen Routinemethode geworden (634-652). Wie in Kapitel 4.2. beschrieben, gibt es weder für die Wahl des zentralvenösen Zugangs, noch für die Manipulation als solche, prinzipielle Probleme. Es bleibt abzuwarten, ob sich der aus hämodynamischen Überlegungen wünschenswerte kontinuierliche Austausch in der Klinik als Routinemaßnahme durchsetzen wird (676).
Auch die Kontrolle der wichtigsten Organfunktionen (Herz, Kreislauf, Atmung, Sauerstoffpartialdruck) und Laborparameter (Hämatokrit, Serumkalzium, Blutzucker, Gesamteiweiß, Blutgase, Gerinnung), die während und nach einer ATT erforderlich ist, wurde in Kapitel 4.2.2. ausführlich abgehandelt und stellt derzeit keine umstrittenen Diskussionspunkte dar (637-645,647-650).
Im Zusammenhang mit der Wahl und Aufbereitung des Blutes, das zur ATT dienen soll, sind allerdings noch einige Fragen offen:

(1) wieviele Stunden darf das Spenderblut alt sein?
(2) nach welchen infektiologischen und immunologischen Überlegungen sollte die Spenderwahl erfolgen?

(3) welcher Konservierungszusatz und welche Antikoagulantien sollten bevorzugt werden?

(4) bringen alternative Austauschverfahren einen Vorteil gegenüber der "klassischen" Zweivolumen-ATT?

Nach eigenen Untersuchungen (siehe Kapitel 5.2.2.2.) und Mitteilungen in der Literatur (1653-1661) nimmt die granulozytäre Bakterienabtötung bei Lagerung innerhalb weniger Stunden signifikant und in erheblichem Maß ab, vor allem bedingt durch ein schnelles Absterben der Granulozyten. Aber auch die in vitro Funktion vitaler Granulozyten ist nach 6 bis 12 Stunden Lagerung für therapeutische Zwecke nicht mehr ausreichend (796,797,2186-2188).

Für die opsonisierenden Serumfaktoren gilt ebenfalls, daß eine Lagerung, selbst bei 4° C, von nachteiliger Auswirkung ist. Allerdings kommt es zu einem signifikanten Aktivitätsverlust erst nach einem Lagerungszeitraum von über 72 Stunden. Wird das zur ATT verwendete Blut bei Raumtemperatur aufbewahrt, so liegt der Verlust an opsonisierenden Faktoren schon nach 48 Stunden bei durchschnittlich 54 % (siehe Kapitel 5.2.2.2.2.); dieser Abfall dürfte am ehesten der kurzen Halbwertszeit der Komplementkomponenten C3 und C4 entsprechen.

Nach diesen Ergebnissen sollte daher das zur ATT herangenommene Blut so frisch wie möglich sein und am besten innerhalb 6 Stunden nach der Abnahme verwendet werden.

Bei einer Gegenüberstellung der Vor- und Nachteile von heparinisiertem Frischblut und ACD-Konservenblut überwiegen nach unserer Meinung die Vorteile des Heparinblutes (siehe Tabelle 27). Der Nachteil von Heparinblut, daß es nicht länger als 24 Stunden lagerfähig ist, sollte nach dem oben Gesagten keine Rolle spielen, da ja aus immunologischen Gründen eine schnelle Verwendung angestrebt werden sollte. Die Nebenwirkungen der ACD-Konservierung sollten nur dann in Kauf genommen werden, wenn heparinisiertes Frischblut nicht schnell genug verfügbar ist.

Wie die gemeinsamen Untersuchungen mit KLOSE et al. (siehe Kapitel 5.2.7.) gezeigt haben, ist allerdings eine therapeutische Beeinflussung der gerinnungsphysiologischen Hämostase sowohl mit Heparin- als auch mit ACD-Blut möglich. Bei Verwendung von hauseigenen Frischblutspendern sollte die Möglichkeit genützt werden, durch wiederholte Antikörpertiterbestimmungen einen individuellen Spenderstamm zusammenzustellen, für den die Antikörper gegen die häufigsten Erreger nosokomialer Sepsiserreger bekannt sind. Nach SHIGEOKA et al. (771)

sowie nach eigenen Untersuchungen (siehe Kapitel 5.2.5.) ist anzunehmen, daß der spezifische Antikörpergehalt für den Infektionsausgang bei der Behandlung mit Blut- oder Blutkomponenten von Bedeutung ist. Für eine statistisch sichere Aussage sind allerdings größere Fallzahlen erforderlich, um diesen wichtigen Aspekt der "spezifischen ATT" exakter beurteilen zu können.
Ein bekannter Spenderstamm bringt den zusätzlichen Vorteil, daß die Kontrolle auf mögliche Hepatitis-B-Antigenträger (vor allem Träger des e-Antigens) zuverlässiger erfolgen kann (siehe Kapitel 6.3.). Wir erklären u.a. aus dieser Tatsache, daß wir bei den 70 von uns nachuntersuchten Kindern in keinem Fall eine Erhöhung der Serumtransaminasen gefunden haben; nach Hepatitis-B-Antikörpern oder Antigenträgern wurde allerdings im Rahmen dieser Nachuntersuchungen nicht gesucht.
Alternative Techniken zur klassichen Methode der ATT mit Vollblut befinden sich bisher noch weitgehend im experimentellen Stadium.
So hat sich auch beim Leberkoma die homologe oder heterologe Kreuztransfusion gegenüber der ATT nicht durchgesetzt (1081-1101).
Die Methode des totalen Blutaustausches mit Hämodilution, die in der Klinik in Einzelfällen schon zum Einsatz gekommen ist, hat in der Neonatologie bisher keine Anwendung gefunden. Vorteile dieser Methode liegen in der sehr schnellen Elimination nicht dialysierbarer Stoffe, wie Toxine, die sehr schnell quantitativ aus dem Kreislauf entfernt werden können (692-707). Die gleichzeitige vorübergehende Entfernung der Erythrozyten kann Mikrozirkulationsstörungen durch Aggregation und Stase günstig beeinflussen und damit wieder eine nutritive Perfusion aller Organe erlauben. Ein weiterer Vorteil liegt in der Einsparung von Fremdblut (698-703).
Zu einer weiteren wichtigen Fragestellung im Zusammenhang mit der ATT liegen bisher nur wenige Untersuchungsergebnisse vor. Viele der NG, die einer ATT unterzogen werden, erhalten immer gleichzeitig eine antimikrobielle Therapie und oft noch eine andere medikamentöse Behandlung. Ob vor, während oder nach einer ATT Ausgleichsdosierungen für die entsprechenden Medikamente vorgenommen werden müssen, kann nur durch kontinuierliche Serumspiegelbestimmungen festgelegt werden, solange für die wichtigsten Antibiotika keine Eliminationskurven bestimmt worden sind (2051). Wegen eines schnellen Abstroms aus dem Kreislauf in tiefere Kompartments scheint für die Aminoglykoside eine Dosiskorrektur nicht erforderlich zu sein, da nach YAKATAN et al. (1394) nur 3 % der Dosis durch die ATT verlorengehen. Dagegen kann Chloramphenicol quantitativ aus dem Blut entfernt werden und zwingt daher zu einer Nachdosierung (1398,2051).

6.6. Klinische Ergebnisse

Es sei an dieser Stelle ausdrücklich darauf hingewiesen, daß es nicht das Ziel dieser Studie war, den klinischen Erfolg der ATT bei der Behandlung der NG-Sepsis in statistisch gesicherter Form nachzuweisen.
Wir hatten es vielmehr als unsere Aufgabe angesehen, zunächst für die folgenden grundsätzlichen Fragen eine Antwort zu finden:

(1) rechtfertigen die Ergebnisse der antimikrobiellen Behandlung der NG-Sepsis einen alternativen Therapieversuch, z.B. in Form der ATT?

(2) welche spezifischen oder unspezifischen Abwehrsysteme des FG und NG weisen einen funktionellen oder quantitativen Defekt auf? Welche Defekte können theoretisch mit Hilfe der ATT beeinflußt werden?

(3) läßt sich experimentell ein Therapieeffekt der ATT nachweisen? Läßt sich damit der Einsatz dieser Behandlungsmethode klinisch und ethisch rechtfertigen, unter Berücksichtigung der bekannten und potentiellen Risiken?

(4) bringen andere immuntherapeutische Verfahren gegenüber der ATT entscheidende Vorteile, wie z.B. die Granulozyten-Transfusion, die Immunglobulinbehandlung u.a.? (siehe Kapitel 6.7.).

Selbstverständlich hatten wir mit Beginn dieser Untersuchungen unsere bisherigen klinischen Behandlungsergebnisse mit der ATT retrospektiven Analysen unterzogen (754,757,781,786,788,792,2075-2077), sowie die in der Literatur mitgeteilten Erfahrungen in Tabelle 24 zusammengefaßt. Danach sind bisher nur von vier europäischen Gruppen Fallzahlen von mehr als 10 behandelten Patienten pro Studie beschrieben worden: TÖLLNER et al. (767,794), SALLE et al. (764), PROD'HOM et al. (769,779), PEARSE, SAUER (766).
Die von SALLE et al. publizierten Daten werden als kontrollierte Studie bezeichnet, deren Auswertung nach statistischen Maßstäben allerdings nicht möglich ist, da sich in der Gruppe der ausgetauschten Kinder sehr viel mehr Sepsisfälle mit grampositiven Erregern befanden als in der Kontrollgruppe (764).
In unserer Klinik, einschließlich der Kinderchirurgischen Klinik, sind von 1968 bis Anfang 1981 insgesamt 106 NG wegen einer Sepsis oder unter Sepsisverdacht einer ATT unterzogen worden. In dem Beobachtungszeitraum haben sich allerdings entscheidende therapeutische Maßnahmen der Neonatologie und Intensivbehandlung in so grundlegender Weise geändert, daß eine statistische Auswertung nicht zulässig wäre.

Es kann aber festgestellt werden, daß die Sepsismortalität in diesen Patientengruppen noch bis 1975 bei etwa 60 % gelegen hatte und bis Anfang 1981 auf etwa 25 % zu senken war. Ab 1975 war die Indikation zur ATT zu einem früheren Zeitpunkt gestellt worden, nämlich nicht mehr als "ultima ratio", sondern wie in Kapitel 6.4. ausgeführt, innerhalb weniger Stunden nach Beginn und ungenügendem Ansprechen auf die antimikrobielle Therapie.
Wir glauben aber, daß die Ergebnisse der vorliegenden Arbeit eine Antwort auf die vier oben genannten Fragen geben, und daß es unsere Aufgabe ist, jetzt eine kontrollierte klinische Studie durchzuführen, um einen sicheren therapeutischen Effekt und die genaue Indikationsstellung zur ATT herauszustellen. Eine solche Studie kann nur als multizentrische Studie durchgeführt werden, um innerhalb kürzerer Zeit die ausreichenden Fallzahlen zu erhalten.

6.7. Alternative Immuntherapieversuche bei der Neugeborenensepsis

Zu den allgemeinen Behandlungsprinzipien der ATT zählen die Elimination oder Verdünnung von Substanzen im Kreislauf des Patienten und die Zufuhr von Plasmafaktoren und Blutzellen, die im Spenderblut enthalten sind (siehe Tabelle 21, Kapitel 4.3.1.).
Speziell bei der NG-Sepsis kommen verschiedene Wirkprinzipien der ATT zur Geltung (siehe Tabelle 96III und Kapitel 4.3.2., 4.4.), so die Übertragung zellulärer und humoraler immunologischer Faktoren, wie auch die supportive Behandlung des erythrozytären, thrombozytären und Gerinnungssystems.
An der Vielzahl dieser bei der ATT gleichzeitig ablaufenden Behandlungsprozesse wird jede alternative Therapiemaßnahme zu beurteilen sein.
Dabei sollte aber unbedingt darauf hingewiesen werden, daß ein alternatives therapeutisches oder prophylaktisches Vorgehen nicht im Gegensatz zur ATT oder als konkurrierende Maßnahme angesehen werden sollte, sondern daß im Gegenteil nach ergänzenden, verbessernden, synergistisch wirkenden Möglichkeiten gesucht werden sollte. In diesem Zusammenhang sei beispielsweise auf den immuntherapeutischen Effekt der Verabreichung von Kolostrum bzw. Muttermilch nur hingewiesen (523-560,2178-2179).
In Tabelle 95 sind summarisch und ohne Wertung die wichtigsten Maßnahmen antiinfektiöser Immunmanipulation aufgeführt. Dabei zeigt sich, daß diese Behandlungsmethoden aktiv oder passiv wirksam sein können und daß sie immunologisch

spezifisch oder unspezifisch angreifen können. In Tabelle 96 sind diese Maßnahmen nach ihrem Wirkprinzip und ihrer klinischen Erprobung zusammengefaßt. Auch in dieser Auflistung ist noch nicht speziell auf die Belange des NG eingegangen; die Zusammenstellung soll aber zeigen, daß aus dem experimentellen Bereich auch Denkanstöße für die zukünftige Therapie der NG-Infektionen erwartet werden können.

Die bei NG-Infektionen schon zum Einsatz gekommenen alternativen Behandlungsmethoden sind in Tabelle 91 aufgeführt.

Die früher praktizierte intramuskuläre Applikation von Immunglobulinen der Klassen IgG und IgM ist aus verschiedenen Gründen ohne Effekt geblieben: am Ort der Injektion werden bis zu 30 % der Immunglobuline proteolytisch gespalten und damit unwirksam; bis es im Serum zu einem therapeutischen Spiegelanstieg kommt vergehen bis zu 3 Tage (2136), und um ausreichende Serumkonzentrationen zu erzielen, müßte die i.m.-Dosis zwischen 1.0 und 2.0 ml/kg Körpergewicht liegen. Weiterhin ist zu bedenken, daß dem reifen NG quantitativ die Antikörper der IgG-Klasse von der Mutter transplazentar übertragen wurden, so daß auch hier ein Therapieeffekt sehr fraglich erscheint.

Um diese Nachteile der i.m.-Immunglobuline zu umgehen, kamen intravenös applizierbare Präparate zur Anwendung, für die aber weiterhin gilt, daß sie überwiegend IgG-Antikörper übertragen, die das NG ausreichend besitzt, während die Antikörper gegen gramnegative Erreger weitgehend im IgM-Bereich zu finden sind (2136-2147). Als entscheidender Nachteil muß das Fehlen von Komplementkomponenten in den Immunglobulinen angesehen werden.

Mit dem zunehmenden Auftreten von NG-Sepsisfällen, die durch beta-hämolysierende Streptokokken der Gruppe B hervorgerufen werden, haben wir gemeinsam mit C. BAKER (unveröffentlichte Ergebnisse) in allen kommerziell verfügbaren Immunglobulinpräparaten den Antikörpergehalt gegen B-Streptokokken bestimmen lassen und festgestellt, daß in diesen Präparationen, die aus großen Spenderpools gewonnen werden, Antikörpertiter nachweisbar sind, die bei einem NG durchaus protektive Wirkung bei prophylaktischer Anwendung haben könnten.

Diese Vermutungen wurden inzwischen in Tierversuchen von FISCHER et al. (2191) belegt, die mit einem modifizierten i.v.-Immunglobulin in einem Maus-Modell den Schutzeffekt dieser Behandlung nachweisen konnten. In der gleichen Richtung sind auch die Ergebnisse von SHIGEOKA et al. (771) und COURTNEY et al.(799)

zu deuten, die in einer Gruppe von NG mit B-Streptokokkensepsis signifikant bessere Behandlungsergebnisse erzielten, wenn diese Patienten Frischblut von EW, im besten Fall mit nachweisbaren opsonisierenden Antikörpern gegen die Erreger, enthalten hatten.
Diese Ergebnisse haben uns veranlaßt, bei unseren ATT-Blutspendern die Antikörpertiter gegen B-Streptokokken zu bestimmen, so wie wir es schon gegen die häufigsten nosokomialen gramnegativen Infektionserreger getan hatten (siehe Kapitel 5.2.5.).
Die Einschränkungen, die für die i.m.-Applikation von IgG gelten, gelten ebenso für die i.m.-Gabe von IgM-angereicherten Immunglobulinen (2157,2189). Über die i.v.-Immunglobulinbehandlung beim NG mit etwa 20 % IgM-haltigen Präparaten liegen bisher keine Berichte in der Literatur vor (2181). Diese Präparationen tragen das hohe Risiko der unspezifischen Komplementaktivierung mit der Gefahr eines anaphylaktoiden Schocks, da jedes einzelne IgM-Molekül 5 Fc-Fragmente besitzt und prädestiniert ist, das Komplementsystem auf dem klassischen oder alternativen Weg zu aktivieren (siehe Kapitel 2.).
Über die Anwendung von Frischplasma bei der NG-Sepsis wird wiederholt berichtet (1766-1767,2154-2156,2158-2165). Ergebnisse klinischer Studien über den sicheren Behandlungserfolg liegen allerdings bisher nicht vor. Wird bei dieser Methode Frischplasma verwendet, so werden die Antikörper der IgG- und IgM-Klasse zusammen mit den Komplementkomponenten quantitativ übertragen. Wir sehen allerdings im Vergleich mit der ATT die folgenden Nachteile: bei für immuntherapeutische Zwecke ausreichender Zufuhr kann es bei NG und vor allem FG mit kardiorespiratorischen Anpassungsstörungen zu einer beträchtlichen Volumenbelastung kommen, zudem entfallen die Therapieeffekte der Bakterien- und Toxin-Elimination. Auch die Übertragung von 2,3-DPG-reichen Erythrozyten, von Thrombozyten und Granulozyten entfällt bei der Plasmagabe (siehe Tabelle 91). Im Vergleich zur Immunglobulintherapie ist die Plasmabehandlung zudem mit der Gefahr der Virus-Hepatitis-Übertragung behaftet und das Antikörperspektrum im Frischplasma, das normalerweise von einem Einzelspender gewonnen wird, kann nicht die gleiche ausgewogene Breite haben, die in den Immunglobulinpräparaten durch den großen Spenderpool gewährleistet ist (2195-2196).
Die Behandlung der bakteriellen NG-Sepsis mit Granulozytentransfusionen wurde von LAURENTI et al. eingeführt (2170-2173,2186). Die neuesten Ergebnisse weisen für diese Therapiemaßnahme einen signifikanten Effekt gegenüber einer Kon-

trollgruppe von NG auf, wenn auch in beiden Patientengruppen die fulminant verlaufenden Sepsisfälle nicht in die Statistik aufgenommen wurden (2172). Wie wir in Kapitel 2.2.1.1. und Tabelle 5 ausführlich dargestellt haben, läßt sich beim NG kein intrazellulärer Abtötungsdefekt nachweisen. Dies geht auch aus unseren experimentellen Untersuchungen eindeutig hervor (siehe Kapitel 5.1.). Dagegen ist die chemotaktische Bewegung und elastometrisch bestimmte Deformierbarkeit der NG-Granulozyten gegenüber EW vermindert (Tabelle 5). Bei unreifen FG wurde von uns, wie von anderen Autoren (139-176), ein gewisser intragranulozytärer Abtötungsdefekt gegenüber getesteten Bakterien nachgewiesen. Auf diesen experimentellen Grundlagen könnte der positive Therapieeffekt der Granulozytentransfusionen erklärt werden.

Unserer Meinung nach müssen allerdings bei der Granulozytentransfusion gegenüber der ATT einige Nachteile in Kauf genommen werden: Präparation der Granulozyten, kurze Überlebenszeit der Granulozyten (insbesondere bei wiederholten und nicht HLA-identischen Transfusionen), fehlende Übertragung von opsonisierenden Serumfaktoren. So argumentieren auch LAURENTI et al., daß die Granulozytentransfusion eher bei "unkomplizierter Sepsis" indiziert sei, während die ATT bei septischem Schock und Verbrauchskoagulopathie zum Einsatz kommen sollte (2172).

Da das NG in den ersten Lebenstagen eine sehr viel höhere Zahl an neutrophilen Leukozyten im peripheren Blut aufweist und nach einer ATT mit EW-Blut über einen Verdünnungseffekt diese Leukozytenzahlen erheblich absinken, könnte die Granulozytentransfusion im Anschluß an eine ATT eine therapeutische Bereicherung sein, die klinisch und experimentell untersucht werden sollte (2186-2188).

Die Transfusion von Frischblut ist eine bei Risiko-NG und -FG häufig durchgeführte Behandlungsmaßnahme. Nach dem bisher Gesagten könnte damit auch ein immuntherapeutischer Effekt bei der Behandlung der NG-Infektionen erzielt werden. In der Literatur liegen entsprechende Mitteilungen über den positiven, aber statistisch nicht gesicherten Therapieeffekt vor (753,607,608,771,799, 190,242). Gegenüber der ATT muß die Summe der Nachteile bedacht werden, die bei der Plasmabehandlung und Granulozytentransfusion diskutiert worden sind.

Wie in Kapitel 2.2.2.1. und Tabelle 13 ausführlich dargestellt worden ist, weist das NG und FG bei normaler T-Lymphozyten-Gesamtzahl und Subpopulationenverteilung deutliche T-Zell-Funktionsdefekte auf.

Obwohl diese Immundefekte für die Entstehung bakterieller Infektionen von untergeordneter Bedeutung sind, hat man versucht, das T-Zellsystem des NG mit Hilfe von Transfer Faktor-Gaben zu "stimulieren" (793,2098,2193). Eine Beeinflussung der Infektionsanfälligkeit gegenüber bakteriellen Erregern konnte dabei nicht erzielt werden. Nach neueren Erkenntnissen über den Wirkmechanismus der Transfer Faktoren scheint es auch wahrscheinlicher, daß diese Behandlung zu einer unspezifischen Stimulation verschiedener Immunsysteme führt, nicht aber zu einer antigenspezifischen Immunregulation des thymusabhängigen Systems (2095-2099). Es ist zum jetzigen Zeitpunkt nicht abzuschätzen, ob die Anwendung von Lymphokinen, d.h. Regulatormoleküken der T-Zellimmunität, einmal zum therapeutischen Einsatz bei der Behandlung oder Prophylaxe von Infektionen, speziell NG-Infektionen kommen wird (2101,2085-2094).
Allen anderen alternativen Therapiemöglichkeiten (siehe Tabelle 96), die in der NG-Infektiologie bisher nicht erprobt wurden, soll der folgende triviale Kommentar vorangestellt werden, daß die weitere Entwicklung auf dem Gebiet der Infektionsimmunologie, insbesondere der Immuntherapie, vom Kliniker sorgfältig verfolgt werden sollte, weil er mit der Einführung spezifischerer Behandlungsmöglichkeiten rechnen kann. Die ATT wird dann als eine Methode angesehen werden, die in einer Übergangszeit zur Anwendung gekommen ist, als andere Methoden weniger leisteten und bessere noch nicht zur Verfügung standen.

Tabelle 95: Mögliche Maßnahmen antiinfektiöser Immunmanipulationen. Übersicht erprobter und spekulativer Behandlungsmethoden mit spezifischen oder unspezifischen, aktiven oder passiven Wirkungsmechanismen (Literatur 2056-2073, 2078-2191).

I. Suppression
- Bestrahlung, Antikörper (anti-idiotypische), Medikamente

II. Regulation
- Thymushormone
- Lymphokine (z.B. Transfer Faktoren)
- Monokine
- Interleukin 2
- Suppressorzell-Inhibition
- Interferon
- Tuftsin

III. Stimulation
- (1) Adjuvantien:
  - (a) natürliche: Vit.A und C, Hormone, Interferon-Inducer, Bakterienbestandteile, Lipopolysaccharide, Zink, Lithium u.v.a.
  - (b) synthetische: Levamisol, Isoprinosin, Polyanionen, Öle, Mineralsalzverbindungen u.v.a.
- (2) Antigene: Impfungen
- (3) Immunkomplexe
- (4) informatorische RNS

IV. Substitution
- (1) Zellen: Granulozyten, Lymphozyten, monoklonale Lymphozyten
- (2) Vollblut
- (3) Plasma
- (4) Plasmabestandteile: Immunglobuline, Hyperimmunseren, Komplementkomponenten, monoklonale Antikörper

V. Rekonstitution
- Transplantation hämatopoetischer Organe: Knochenmark, fetaler Thymus und/oder Leber, Thymusepithel

VI. Antigenreduktion
- Chemotherapie
- Gnotobiotik (Dekontamination und Isolation)

VII. Interferenz-Mechanismen
- bakterielle Interferenz
- virale Interferenz

VIII. Synergismen
- Antikörper und Chemotherapie
- Antibiotika und Phagozyten

IX. Endotoxin-Behandlung
- Steroide
- Polymyxin B

Tabelle 96: Wirkprinzip und Effekt aktiver und passiver Immuntherapie bei Infektionen.

Behandlungsmaßnahme	Wirkprinzip
I. Therapieeffekt erwiesen	
Immunglobuline	Antikörpersubstitution
Hyperimmunseren	Opsonisation,Neutralisation
Frischplasma	Antikörper,Opsonine
Granulozyten-Transfusionen	Substitution,Phagozytose
Impfungen	Antikörperbildung
Chemotherapie	Antigen-Reduktion
Knochenmarktransplantation	Rekonstitution der Hämopoese
II. in klinischer Erprobung	
Thymushormone	T-Zell-Regulation
Lymphokine (z.B. Transfer Faktor)	unspezifische(?)Stimulation
Immunadjuvantien	unspezifische Stimulation
IgM-angereicherte Serumpräparationen	Opsonine
"Opsonin-Konzentrate"	Opsonine
Gnotobiotik	Dekontamination,Isolation,Keimreduktion und -inventarisieren
III. in Entwicklung	
Impfungen gegen nosokomiale Erreger	Antikörperbildung
Endotoxin-Neutralisation	Schockbekämpfung
Impfung von Schwangeren	Schutz des Neugeborenen
T-Zell-Helfer-Stimulation	Antikörperregulation
Plasmapherese	Elimination von Immunkomplexen(?)
Antibiotika + Immunglobuline	Synergismus

7. Zusammenfassung

Die vorliegende Arbeit befaßt sich mit der Austauschtransfusion als einem neuen Behandlungsversuch bei der Neugeborenensepsis.
Es sollte der Einfluß des Frischblutaustausches auf die Immunlage des Früh- und Neugeborenen im Verlauf einer bakteriellen Infektion untersucht werden. Dem experimentellen Teil der Studie sind drei infektionsimmunologische Übersichtskapitel vorangestellt. Sie sollen darauf hinweisen, daß bei der Behandlung der Neugeboreneninfektionen drei Problemkreise in vielfältiger Weise miteinander verbunden sind:

(1) die Entwicklung, Funktion und Ausrüstung der Immunsysteme zur Infektionsabwehr beim Feten, Früh- und Neugeborenen;
(2) die altersspezifischen Besonderheiten bei der Diagnose, Klinik und Therapie der Neugeboreneninfektionen;
(3) die therapeutisch nutzbaren Einflüsse und möglichen Nebenwirkungen der Austauschtransfusion auf die verschiedenen NG-Organe und ihre Funktionen, sei es unter experimentellen oder klinischen Bedingungen.

Die experimentellen Daten sollten den Nachweis erbringen, ob und in welchem Ausmaß immunologische Funktionen des NG-Organismus durch die ATT mit Erwachsenenblut beeinflußt werden können.
Dazu wurden die folgenden immunologischen Untersuchungen an pädiatrischen und kinderchirurgischen Patienten, vor und nach ATT, sowie an entsprechenden Kontrollpersonen durchgeführt: (1) serumabhängige und intragranulozytäre Bakterienabtötung in vitro; (2) quantitative Serumproteinbestimmungen (Immunglobuline, Komplementkomponenten); (3) quantitative Bestimmung der B- und T-Lymphozyten im peripheren Blut; (4) antibakterielle Antikörper gegen die wichtigsten Infektionserreger der NG-Periode.

Bei 21 kinderchirurgischen Patienten mit einer postoperativen Sepsis konnte durch die ATT eine hochsignifikante Verbesserung der in vitro gemessenen serumabhängigen und intragranulozytären Funktion erzielt werden. Dabei konnte nachgewiesen werden, daß diese Verbesserung der Abwehrleistung überwiegend auf eine Substitution opsonisierender Serumfaktoren zurückzuführen ist und nicht auf einen Austausch funktionstüchtiger Granulozyten. Nur bei sehr unreifen

Frühgeborenen (<30. SSW) verbesserte sich durch die ATT auch die granulozytäre Bakterienabtötungsrate.
Bei 6 kinderchirurgischen Patienten wurde eine zweite ATT innerhalb 12 bis 28 Stunden nach der ersten ATT durchgeführt, da sich der klinische Zustand nicht befriedigend gebessert hatte. Wie die experimentellen Daten zeigen, ist die klinische Verschlechterung nicht immer mit einer Abnahme der serumabhängigen Bakterizidie verbunden; trotzdem ließen sich in der Mehrzahl der Fälle durch die erneute ATT weitere Steigerungen der in vitro-Bakterienabtötung erreichen.
Verlaufskontrollen über 4 Monate an NG, die wegen einer Sepsis ausgetauscht worden waren, zeigten, daß die körpereigene Produktion der opsonisierenden Serumfaktoren durch die passive Zufuhr bei einer ATT nicht über einen negativen Rückkopplungsmechanismus beeinträchtigt waren.
Die Serumproteinveränderungen nach ATT zeigten die erwarteten Ergebnisse: nur bei sehr unreifen FG wird auch der IgG-Spiegel gegenüber dem Vor-ATT-Wert angehoben. Bei allen Patienten werden die IgM-, IgA-,C3- und C4-Serumspiegel signifikant erhöht gefunden.
Ein immunsuppressiver Effekt durch die Operation oder Narkose konnte für das untersuchte Bakterizidie-System nicht eindeutig nachgewiesen werden, obwohl die in der Literatur beschriebenen transitorischen Abfälle der IgG- und IgM-Spiegel im Serum bestätigt werden konnten.
Nach den vorliegenden Untersuchungsergebnissen halten wir die ATT bei der postoperativen NG-Sepsis für eine immuntherapeutische Maßnahme, bei der opsonisierende Serumfaktoren und bei unreifen FG auch funktionstüchtigere Granulozyten übertragen werden, die eine entscheidende unterstützende Behandlungsmaßnahme zusammen mit der antimikrobiellen Chemotherapie darstellt, wenn sie früh genug und bei ungenügendem klinischen Ansprechen wiederholt durchgeführt wird.

Bei 25 pädiatrischen NG mit einer bakteriellen Sepsis wurde zu Therapiezwecken eine ATT mit heparinisiertem EW-Blut durchgeführt. Mit $p < 0.001$ waren die Bakterizidieergebnisse vor und nach ATT signifikant unterschiedlich.
Wie bei den kinderchirurgischen Patienten konnten signifikante Anstiege der IgM-, IgA-, C3- und C4-Serumspiegel nachgewiesen werden.
Die Opsonisierungskapazität von NG-Seren gesunder Kontrollkinder lag statistisch signifikant höher als die von Patienten mit einer NG-Sepsis. Es ist aber

ungeklärt, ob dieses Defizit allein durch den Verlust (Verbrauch?) oder Mangel an opsonisierenden Faktoren bedingt ist, oder ob z.B. auch Inhibitoren einen Einfluß haben. Patientenserum zeigte auf allogene Kontrollgranulozyten keinen inhibitorischen Effekt.
Die Gabe von Serumeiweißkonserven, die IgG und IgM, nicht aber Komplementkomponenten, enthalten, führt zu nichtsignifikanten Anstiegen der Bakterizidieaktivität in vitro. Dieser unzureichende Effekt ist wahrscheinlich auf eine zu große Dilution der opsonisierenden Immunglobuline im Empfängerkreislauf zurückzuführen.
In vitro-Untersuchungen zeigten in diesem Zusammenhang, daß die Hitzeinaktivierung frischer Seren zu einer Aufhebung der Bakterizidie führt. Die Zufuhr überphysiologischer Mengen von IgG und/oder IgM konnte keine Rekonstitution der serumabhängigen Bakterizidie bewirken, wenn der Komplementverlust nicht durch Frischserumgaben ersetzt wurde.
Die alleinige Zugabe von IgM-angereicherten Serumfraktionen führte im Gegenteil zu einer Hemmung der Bakterienabtötung, d.h. zu vermehrtem Wachstum. Es bleibt nachzuweisen, daß dieses Phänomen auf einer Blockade der granulozytären IgG- oder C3-Rezeptoren durch passiv angelagerte (spezifische oder unspezifische) Antikörper beruht, oder auf einer Agglutination der Granulozyten.
Der physiologische Mangel des NG an antibakteriellen Antikörpern der IgM-Klasse wird als ein wichtiger Grund für die Anfälligkeit gegenüber gramnegativen Infektionserregern angesehen. Es konnte mit Hilfe der indirekten Hämagglutination nachgewiesen werden, daß die ATT je nach Antikörpergehalt im Austauschblut zu einer signifikanten Anhebung der Titer beim behandelten NG führt. Damit kommt der Auswahl der Blutspender für die ATT große Bedeutung zu. Wir konnten feststellen, daß Hausspender z.T. deutlich erhöhte Titer gegen die nosokomialen Infektionserreger, wie E.coli, Pseudomonas aeruginosa, Proteusspezies u.a. aufwiesen. Die kleinen Fallzahlen erlaubten allerdings keine statistische Auswertung, ob diese Antikörper-angereicherten Blüter bessere klinische Behandlungsergebnisse erzielen, wenn sie als Hyperimmun-Seren angesehen werden können.
Die Verteilung der B- und T-Lymphozyten im peripheren Blut der NG mit und ohne Sepsis lagen vor der ATT im Normbereich, der auch für gesunde EW gilt. Entsprechend hat sich durch die ATT keine Verschiebung in der prozentualen oder Gesamtzahl der Lymphozyten-Subpopulationen ergeben.
Auch Verlaufskontrollen bei ausgetauschten NG haben nach bis zu 20 Tagen keine

signifikanten Veränderungen aufgedeckt, ungeachtet des Alters der zur ATT verwendeten Blutpräparation.
Es wäre wünschenswert, daß diese Untersuchungen auf die quantitative Bestimmung der T-Helfer- und T-Suppressorzellen ausgedehnt wird; denn eine Anreicherung an T-Helferzellen könnte für die Regulation der ingang kommenden Antikörperproduktion von therapeutischem Vorteil sein, während ein Überwiegen von Suppressorzellen eine humorale Antwort des NG auf das Infektionsgeschehen unterdrücken könnte.

Die ATT kann bei der NG-Sepsis zusätzliche therapeutische Einflüsse ausüben, die nicht immunologischer Art sind.
In eigenen Untersuchungen haben wir gemeinsam mit KLOSE et al. die gerinnungsphysiologischen Veränderungen und therapeutischen Effekte der ATT beschrieben. Danach ist es möglich, die sepsisbedingt veränderten Gerinnungsverhältnisse, wie Quick-Wert, Plasmathrombinzeit, partielle Thromboplastinzeit und Fibrinogen zu normalisieren, vorausgesetzt, es wird ACD-Frischblut oder heparinisiertes Frischblut verwendet. Bei diesen Untersuchungen hat sich gezeigt, daß es von großer praktischer Bedeutung ist, die Heparin-Dosis nicht über 200 E pro 100 ml Austauschblut zu steigern, da es sonst zu unmeßbar verlängerten Gerinnungszeiten und damit zu einer gesteigerten Blutungsgefahr für den Patienten kommen kann.
Unabhängig von der Wahl des Antikoagulans können auch die plasmatischen Gerinnungsfaktoren II, V, VII, IX, X und XIII auf EW-Normalwerte angehoben werden. Die Substitution von Gerinnungsfaktoren durch die Frischblut-ATT kann damit bei einer sepsis-induzierten Verbrauchskoagulopathie lebensrettend sein.

Gemeinsam mit LINDERKAMP et al. haben wir erste Untersuchungen begonnen, den Effekt der ATT auf sepsisbedingte Veränderungen der Mikrozirkulation des NG zu studieren. Dabei hat sich in rheologischen Viskositätsmessungen und mit Hilfe der Zell-Elastometrie gezeigt, daß die Verformbarkeit der NG-Erythrozyten bei Vorliegen einer Sepsis mit Endotoxin-Schock schwerwiegend verändert bis aufgehoben ist. Die ATT mit Frischblut korrigiert diesen Zustand fast völlig. Dabei sollen derzeit begonnene Versuche klären, ob der therapeutische Effekt der ATT in einer Elimination von Immunkomplexen, von Endotoxin-"high-density-lipoprotein"-Komplexen oder einem anderen, bisher unbekannten Mechanismus liegt.

Für die positive Beeinflussung weiterer Organsysteme und Funktionen beim ausgetauschten NG liegen die Befunde verschiedener Arbeitsgruppen vor. Die Ergebnisse sind in Tabelle 94 zusammengefaßt und betreffen im einzelnen: (1) den besseren Sauerstofftransport und die bessere Gewebsoxygenierung mit adulten, 2,3-DPG- und ATP-reichen Erythrozyten; (2) die Transfusion funktionstüchtiger Thrombozyten; (3) die Elimination harnpflichtiger Substanzen bei sepsisbedingter Nierenfunktionsstörung; (4) die Entlastung der Leberfunktion; (5) die Elimination von Stoffwechselprodukten, die zu einer metabolischen Azidose führen; (6) die Elimination von bakteriellen Toxinen.

Obwohl die ATT selbst nur noch mit einer Mortalität von < 1 % belastet ist, haben wir den bekannten und möglichen Nebenwirkungen in Tabelle 30, Kapitel 4.5. und der Diskussion großen Raum gewidmet.
Innerhalb 12 Jahren (1968 bis 1980) hatten wir bei 344 ATT, die wegen Hyperbilirubinämien verschiedener Ursachen oder wegen NG-Infektionen durchgeführt worden waren, keinen Todesfall innerhalb 6 Stunden nach der ATT zu beklagen.
Auch in Verlaufskontrollen und Nachuntersuchungen bis zu 8 Jahren nach der ATT konnten wir bei 70 Kindern keine immunologischen oder sonstigen klinisch-organpathologischen Folgen nachweisen.
Die größte Gefahr liegt derzeit noch in der Übertragung der Virus-Hepatitis B und der Virus-Hepatitis-non A-non B. Eine sorgfältige Überwachung unserer ATT-Blutspender, vor allem auf Hepatitis-B-Antigen und e-Antigen, sollte dieses Risiko akzeptabel niedrig halten. Zudem dürfte der bald mögliche Einsatz einer Hepatitis-B-Impfung weiteren Fortschritt in der Therapiesicherheit bringen.
Zur prophylaktischen Gabe von Hepatitis-B-Hyperimmunserum waren wir bisher nicht gezwungen.

Auf die folgenden offenen Fragen haben wir in Weiterführung unserer klinisch-experimentellen Untersuchungen unser besonderes Augenmerk gerichtet:

(1) Erarbeitung eines Score-Systems zur Abgrenzung der zeitlichen Indikation zur ATT;
(2) experimenteller Nachweis einer Altersgrenze, bis zu der eine ATT bei Sepsis aus immunologischen Gründen sinnvoll erscheint;
(3) experimentelle Untersuchungen über den Nutzen und die günstigsten zeitlichen Abstände wiederholter ATT;

(4) Möglichkeiten der "prophylaktischen ATT" bei besonders infektionsgefährdeten Patienten, z.B. unreifen FG mit angeborenen Mißbildungen, die einer Operation an bakteriell kontaminierten Körperhöhlen unterzogen werden müssen;

(5) Untersuchungen über kombinierte immuntherapeutische Maßnahmen bei der NG-Sepsis, z.B. ATT mit nachfolgender Granulozytentransfusion; ATT unter zusätzlicher Verwendung von spezifischen Hyperimmunseren, die gegen den Infektionserreger gerichtet sind;

(6) Antibiotika-Serumspiegelbestimmungen und Verlaufskontrollen für die gebräuchlichsten Chemotherapeutika, um eventuell erforderliche Nachdosierungen nach pharmakokinetischen Richtlinien vorzunehmen, bzw. um dem Austauschblut Antibiotikamengen zuzugeben, die einen konstanten Serum- und Gewebsspiegel aufrechterhalten.

Wenn wir auf diese Fragen befriedigende Antworten erhalten können, die die ATT als sichere Therapiemaßnahme bestätigen,dann sollte in einer multizentrischen, kontrollierten, klinischen Studie nachgewiesen werden, unter welchen Bedingungen die ATT zu einer gesicherten Bereicherung bei der Behandlung der NG-Infektionen zählen darf.
Für die rein immunologische Beeinflussung des NG-Organismus darf in nächster Zeit mit alternativen Therapievorschlägen gerechnet werden; aber bisher bietet sich kein Verfahren an, das mit einer einzigen und einfach durchzuführenden Manipulation so verschiedene positive Behandlungseffekte erzielen kann.

(1) Organisation mondiale de la santé: Prévention de la mortalité et de la morbidité périnatales. Rapport d'un comité d'experts de l'OMS. Org.mond.Santé Sér.Rapp.techn.No.457:5-69(1970)
(2) World Health Organisation: Off.Rec.Wld Hlth Org.28:17(1950)
(3) World Health Organisation: Off.Rec.Wld Hlth Org.160:11(1967)
(4) World Health Organisation: Off.Rec.Wld Hlth Org.233:18(1976)
(5) BUTLER,N.R.,BONHAM,D.G.: Perinatal mortality. The first report of the 1958 British Perinatal Mortality Survey. Livingstone,Edinburgh, London(1963)
(6) Bundesregierung: Säuglings- und Müttersterblichkeit in der Bundesrepublik Deutschland. Drucksache 8/802. Kinderarzt 8:1723-1730(1977)
(7) MENTZEL,H.,MICHAELIS,R.: Die Säuglingssterblichkeit in der Bundesrepublik als Problem der regionalen Neugeborenen- und Säuglingssterblichkeit. Kinderarzt 9:303-308(1978)
(8) CREMER,H.: Säuglingssterblichkeit in der Bundesrepublik. Kinderarzt 9: 1511-1512(1978)
(9) MAIER,E.: Gesundheitsminister nahmen erneut zur Säuglingssterblichkeit Stellung. Kinderarzt 9:1514-1515(1978)
(10) Bayerisches Statistisches Landesamt: Säuglingssterblichkeit und Müttersterblichkeit in Bayern 1974, mit Ergebnissen einer Zusammenführung von Geburts- und Sterbedaten des Jahres 1973. Hrsg.Bayer.Statist. Landesamt,1975,S.4-32
(11) Zentralinstitut für die kassenärztliche Versorgung in der Bundesrepublik Deutschland: Münchner Perinatal-Studie 1975. Deutscher Ärzte-Verlag, Köln-Lövenich,1977,S.5-191
(12) PHAROAH,P.O.D.: International comparisons of perinatal and infant mortality rates. Proc.roy.Soc.Med.69:335-338(1976)
(13) MARGET,W.,BELOHRADSKY,B.H.: Diagnostik,Klinik und Therapie der Neugeborenen-Infektionen. Gynäkologe 4:222-228(1971)
(14) US Department of Health,Education and Welfare: Vital and Health Statistics Series 3,No.15(1972)
(15) NAEYE,R.L.: Causes of perinatal mortality in the US collaborative perinatal project. JAMA 238:228-229(1977)
(16) NEUTRA,R.R.,FIENBERG,S.E.,GREENLAND,S.,FRIEDMAN,E.A.: Effect of fetal monitoring on neonatal death rates. N.Engl.J.Med.299:324-326(1978)
(17) Bundesminister für Jugend, Familie und Gesundheit (Hrsg.): Meldungen über Todesursachen der Gestorbenen und erkennbare Fehlbildungen bei Geborenen. Schriftenreihe. Kohlhammer,Stuttgart,Berlin,Köln,Mainz, Band 18(1974)S.7-83
(18) PAPIERNIK,E.,GABILAN,J.C.: Mortalité périnatale et mortalité infantile. Encycl.Méd.Chir.,Pédiatrie 11:4002 F 5=(1978)
(19) BERGQVIST,G.,ERIKSSON,M.,ZETTERSTRÖM,R.: Neonatal septicemia and perinatal risk factors. Acta Paediatr.Scand.68:337-339(1979)
(20) SELBMANN,H.K.,BRACH,M.,ELSER,H.,HOLZMANN,K.,JOHANNIGMANN,J.,RIEGEL,K. (Hrsg.): Münchner Perinatal-Studie 1975-1977. Daten, Ergebnisse, Perspektiven. Deutscher Ärzte-Verlag,Köln-Lövenich(1980)
(21) NAEYE,R.L.: Causes of the excessive rates of perinatal mortality and prematurity in pregnancies complicated by maternal urinary-tract infections. N.Engl.J.Med.300:819-823(1979)
(22) MICHELSSON,K.,YLINEN,A.,SAARNIVAAEA,A.,DONNER,M.: Occurrence of risk factors in newborn infants. A study of 22.359 consecutive cases. Ann.clin.res.10:334-336(1978)

(23) SEIGEL,D.G.,STANLEY,F.: Statistics on perinatal morbidity and mortality. In: Fetal and maternal medicine,E.J.Quilligan,N.Kretchmer (eds.), J.Wiley and Sons,New York,Chichester,Brisbane,Toronto(1980)pp.3-14
(24) STOPFKUCHEN,H.: Analyse und Wertung der pädiatrischen Intensivmedizin. Kinderarzt 11:1029-1035(1980)
(25) LARGO,R.H.: Langzeitprognose von frühgeborenen Kindern. Schweiz.Rundschau Med.(Praxis)69:337-341(1980)
(26) WRIGHT,F.H.,BLOUGH,R.R.,CHAMBERLIN,A.,ERNEST,T.,HALSTEAD,W.C.,MEUER,P., MOORE,R.Y.,NAUNTON,R.F.,NEWELL,F.W.: Controlled follow-up of small prematures born from 1952 to 1956. Am.J.Dis.Child.124:506-516(1972)
(27) FITZHARDINGE,P.M.,PAPE,K.,ARSTIKAITIS,M.,BOYLE,M.,ASHBY,S.,ROWLEY,A., NETLEY,C.,SWYER,P.R.: Mechanical ventilation of infants less than 1500 gm birthweight: Health,growth, and neurologic sequelae. J. Pediatr.88:531-542(1976)
(28) NAEYE,R.L.: The epidemiology of perinatal mortality. The power of autopsy. Ped.Clin.N.Amer.19:295-310(1972)
(29) VALDES-DAPENA,M.A.,AREY,J.B.: The causes of neonatal mortality: an analysis of 501 autopsies on newborn infants. J.Pediatr.77:366-375 (1970)
(30) BELOHRADSKY,B.H.,MARGET,W.: Neugeboreneninfektionen. In: Pädiatrie in Praxis und Klinik. K.D.Bachmann,H.Ewerbeck,G.Joppich,E.Kleihauer, E.Rossi,G.R.Stalder (Hrsg.),Fischer,Stuttgart,New York und Thieme, Stuttgart, Band I(1978)S.1.136-1.151
(31) PROD'HOM,L.S.: Les soins intensifs pour nouveau-nés sont-ils "payants"? Schweiz.med.Wschr.109:213-214(1979)
(32) FALKNER,F.(ed.): Fundamentals of mortality risks during the perinatal period and infancy. Monogr.Paediat.9:1-203(1977)
(33) RIEGEL,K.,HOHENAUER,L.,LEMBURG,P.,VON LOEWENICH,V.: Intensivmedizin für Neugeborene. Schriftliche Umfrage. Monatsschr.Kinderheilk.127:1-13 (1979)
(34) CALAME,A.,MARCHAND,C.,DRAPEL,J.B.,INGIGNIOLI,J.P.,LEMOS,L.,MICHELI,J.L., PROD'HOM,L.S.: Bilan à 18 mois de 165 nouveau-nés à risque périnatal élevé. Sozial- und Preventivmedizin 19:85-92(1974)
(35) RAWLINGS,G.,REYNOLDS,E.O.R.,STEWART,A.,STRANG,L.B.: Changing prognosis for infants of very low birth weight. Lancet I:516-519(1971)
(36) LUCEY,J.F.: Is intensive care becoming too intensive? Pediatrics 62: 1064-1065(1978)
(37) THALHAMMER,O.,BAUMGARTEN,K.,POLLAK,A.(eds.): Perinatal medicine. G.Thieme Publ.,Stuttgart(1979)
(38) KULKARNI,P.,HALL,R.T.,RHODES,P.G.,SHEEHAN,M.B.: Postneonatal infant mortality in infants admitted to a neonatal intensive care unit. Pediatrics 62:178-183(1978)
(39) LALANDE,J.,LE LOC'H,H.,DOYON,F.: Enquête sur le devenir des nouveau-nés traités en unité de soins intensifs pour infants. Arch.Franç.Péd. 35:351-365(1978)
(40) LUBCHENCO,L.O.,BARD,H.,GOLDMAN,A.L.,COYER,W.E.,McINTYRE,C.,SMITH,D.M.: Newborn intensive care and long-term prognosis. Develop.Med.Child. Neurol.16:421-431(1974)
(41) BOSSI,E.,STAMM,B.: Prognose intensivbehandelter Neugeborener: Psychomotorische Entwicklung in den ersten Lebensjahren. Schweiz.med.Wschr. 109:215-219(1979)

(42) CALAME,A.,REYMOND-GONI,I.,MAHERZI,M.,ROULET,M.,MARCHAND,C.,PROD'HOM,L.S.: Psychological and neurodevelopmental outcome of high risk newborn infants. Helv.paed.Acta 31:287-297(1976)
(43) SIMON,C.,VON LOEWENICH,V.(Hrsg.): Neugeborenen-Infektionen. Ferdinand Enke,Stuttgart(1978)
(44) WARKOTSCH,E.A.: Postoperative Todesursachen in der Kinderchirurgie, unter besonderer Berücksichtigung des Krankengutes von 1970-1976. Dissertation,Med.Fakultät,München(1978)
(45) HECKER,W.CH.: Postoperative Todesursachen in der Kinderchirurgie. Kinderarzt 10:691-696,858-868(1979)
(46) HECKER,W.CH.,PIECK,U.H.,STEIGER,N.,ZAPF,G.: Stand und Problematik der operativen Neonatologie. Dtsch.med.Wschr.96:1-6(1971)
(47) RICKHAM,P.P.,HECKER,W.CH.,PREVOT,J.(eds.): Causes of postoperative death in children. Analysis and therapeutic implications. Urban und Schwarzenberg,Baltimore,Munich(1979)
(48) SAUER,H.,KURZ,R.,HÖLLWARTH,M.(Hrsg.): Infektionsprobleme in der Neugeborenenchirurgie. G.Thieme,Stuttgart,New York(1980)
(49) ALLEN,J.C.(ed.): Infection and the compromised host. Williams and Wilkins Comp.,Baltimore(1976)
(50) GRIECO,M.H.(ed.): Infections in the abnormal host. Yorke Medical Books, New York(1980)
(51) BURKE,J.F.,HILDICK-SMITH,G.Y.(eds.): The infection-prone hospital patient. Little,Brown and Comp.,Boston(1978)
(52) BETKE,K.,KELLER,W.: Icterus neonatorum gravis ohne Inkompatibilität und Austauschtransfusion. Die Medizinische 25:947-951(1957)
(53) MARGET,W.: Unbesiegte und "unbesiegbare" bakterielle Infektionen. Vortrag,Deutsche Therapiewoche,Karlsruhe,31.8.1976
(54) UPHOFF,D.E.: Maternal influences on the immune response. Biomedicine 18: 13-22(1973)
(55) METCHNIKOFF,E.: Lectures on the comparative pathology of inflammation. Dover Publ.,New York(1968) [Nachdruck]
(56) HERVA,E.: Mixed-lymphocyte culture reactivity of neonatal lymphocytes. Lancet I:919-920(1976)
(57) LEIKIN,S.: The immunosuppressive effect of maternal plasma. In: Proc. Sixth Leucocyte culture conference. Acad.Press,New York,London (1972)p.725-742
(58) PURTILO,D.T.,HALLGREN,H.M.,YUNIS,E.J.: Depressed maternal lymphocyte response to phytohaemagglutinin in human pregnancy. Lancet I:769-771(1972)
(59) HILL,C.A.ST.,FINN,R.,DENYE,V.: Depression of cellular immunity in pregnancy due to a serum factor. Brit.med.J.2:513-514(1973)
(60) JENKINS,D.M.,GOOD,S.: Mixed lymphocyte reaction and placentation. Nature New Biol.240:211-212(1972)
(61) KASAKURA,S.: A factor in maternal plasma during pregnancy that suppresses the reactivity of mixed leukocyte cultures. J.Immunol.107:1269-1301(1971)
(62) OCKLEFORD,C.D.: Antibody clearance by micropinocytosis: A possible role in fetal immunoprotection. Lancet I:310(1977)
(63) EDWARDS,R.G.,HOWE,C.W.S.,JOHNSON,M.H.(eds.): Immunobiology of trophoblast.London(1975)

(64) OLDING,L.B.,MURGITA,R.A.,WIGZELL,H.: Mitogen-stimulated lymphoid cells from human newborns suppress the proliferation of maternal lymphocytes across a cell-impermeable membrane. J.Immunol.119:1109-1114 (1977)
(65) OLDING,L.B.,OLDSTONE,M.B.A.: Thymus-derived peripheral lymphocytes from human newborns inhibit division of their mothers lymphocytes. J.Immunol.116:682-686(1976)
(66) STIMSON,W.H.: Studies on the immunosuppressive properties of a pregnancy-associated α-macroglobulin. Clin.exp.Immunol.25:199-206(1976)
(67) YU,V.Y.H.,WALLER,C.A.,MAC LENNAN,I.C.M.,BAUM,J.D.: Lymphocyte reactivity in pregnant women and newborn infants. Brit.med.J.3:428-430(1975)
(68) LUCKENBACH,G.A.,KENNEDY,M.M.,KELLY,A.,MANDEL,T.E.: Suppression of an in vitro humoral response by cultured fetal thymus cells. Eur.J.Immunol.8:8-12(1978)
(69) SCHRÖDER,J.: Are fetal cells in maternal blood mainly B lymphocytes? Scand.J.Immunol.4:279-285(1975)
(70) MAROULIS,G.B.,BUCKLEY,R.H.,YOUNGER,J.B.: Serum immunoglobulin concentrations during normal pregnancy. Amer.J.Obstet.Gynec.109:971-976(1971)
(71) FIELD,E.J.,CASPARY,E.A.: Is maternal lymphocyte sensitisation passed to the child? Lancet II:337-342(1971)
(72) BILLINGHAM,R.E.,BRENT,L.,MEDAWAR,P.B.: Actively acquired tolerance of foreign cells. Nature 172:603-605(1953)
(73) SMITH,R.T.: Immunological tolerance as a developmental phenomenon. Pediatrics 34:14-22(1964)
(74) TAYLOR,A.I.,POLANI,P.E.: XX/XY mosaicism in man. Lancet I:1226(1965)
(75) BEER,A.E.,BILLINGHAM,R.E.: Immunologic coexistence in the maternal-fetal relationship. In: Modern perinatal medicine. Gluck,L.(ed.), Year Book Medical Publ.,Chicago(1975)p.83-97
(76) SMITH,R.T.: The immunology of abortion. N.Engl.J.Med.295:1249-1250(1976)
(77) FINN,R.: Survival of the genetically incompatible fetal allograft. Lancet I:835-842(1975)
(78) ROCKLIN,R.E.,KITZMILLER,J.L.,CARPENTER,C.B.,GAROVOY,M.R.,DAVID,J.R.: N.Engl.J.Med.295:1209-1213(1976)
(79) ELLIS,J.,KOHLER,H.G.: Small infant thymus in cases of fatal feto-maternal transfusion. Brit.med.J.2:694-696(1976)
(80) GILL,T.J.: Maternal/fetal interactions and the immune response. Lancet I: 133-135(1973)
(81) JOHANSEN,K.: Reproductive medicine. In: Immunology in medicine. Holborow, E.J.,Reeves,W.G.(eds.),Academic Press,London,Grune and Stratton, New York(1977)p.675-707
(82) CENTARO,A.,NARRETTI,N.(eds.): Immunology in obstetrics and gynaecology. Exerpta Medica,Amsterdam; American Elsevier Publ.,New York(1974)
(83) CURRIE,G.A.: Foetal autonomy. In: A Ciba Foundation Symposium,Wolstenholme,G.E.W.,O'Connor,M.(eds.),J.and A.,Churchill,London(1969) p.32-58
(84) JOHNSON,M.H.: Foeto-maternal interactions. In: Progress in immunology. Brent,L.,Holborow,E.J.(eds.),North Holland Publ.(1974),vol.2, p.400-403
(85) ZILLIACUS,R.,DE LA CHAPELLE,A.,SCHRÖDER,J.,TIILIKAINEN,A.: Massive invasion of fetal lymphocytes into the mother's blood at induced abortion. Scand.J.Immunol.4:601-605(1975)

(86) SOLOMON,J.B.: Foetal and neonatal immunology. North Holland Publ., Amsterdam,London(1971)
(87) STRAYER,D.S.,COSENZA,H.,LEE,W.F.,ROWLEY,D.A.,KÖHLER,H.: Neonatal tolerance induced by antibody against antigen-specific receptor. Science 186:640-643(1974)
(88) KÖHLER,H.,KAPLAN,D.R.,STRAYER,D.S.: Clonal depletion in neonatal tolerance. Science 186:643-644(1974)
(89) CHAUDHURI,J.P.,ZANG,K.D.: Mitosis of maternal lymphocytes in the presence of fetal cells: Possible implication in prenatal diagnosis from fetal blood samples. Hum.Genet.34:307-310(1976)
(90) Editorial: More about nature's transplant. Lancet I:27-28(1978)
(91) MORISADA,M.,YAMAGUCHI,H.,IIZUKA,R.: Immunobiological function of the syncytiotrophoblast: A new theory. Amer.J.Obstet.Gynec.77:3-16(1976)
(92) FINN,R.,HILL,ST.C.A.,DAVIS,J.C.,HIPKIN,L.J.,HARVEY,M.: Feto-maternal bidirectional mixed lymphocyte reaction and survival of fetal allograft. Lancet II:1200-1202(1977)
(93) BJOERKBOM,S.,TURUNEN,O.,LUNDQVIST,C.,DE LA CHAPELLE,A.: Stimulation of human fetal lymphocytes by lipopolysaccharide B in culture. Studies on cells circulating in maternal blood. Acta pathol.microbiol.scand. (C) 86C:159-164(1978)
(94) PORTER,R.,KNIGHT,J.: Ontogeny of acquired immunity. A Ciba Foundation Symposium. Elsevier,Excerpta Medica,North Holland,Assoc.Scient.Publ. Amsterdam,London,New York(1972)
(95) BARNSTABLE,C.J.,BODMER,W.F.: Immunology and the fetus. Lancet I:326(1978)
(96) RIGGIO,R.R.,PARILLO,J.E.Jr.,BULL,F.G.,SCHWARTZ,G.H.,STENZEL,K.H.,RUBIN, A.L.: Inhibition of lymphocyte transformation by a placental glycoprotein. Transplantation 12:400-401(1971)
(97) HAYWARD,A.R.,LYDYARD,P.M.: Immunology and the fetus. Lancet I:326-327 (1978)
(98) MACKANESS,G.B.: Resistance to intracellular infection. J.inf.dis.123: 439-445(1971)
(99) BEISEL,W.R.: Nonspecific host factors. A review. In: Malnutrition and the immune response. Suskind,R.M.(ed.),Raven Press,New York(1977) p.341-354
(100) ALEXANDER,J.W.: Host defense mechanisms against infection. Surg.Clin.N. Amer.52:1367-1378(1972)
(101) Cell-mediated immunity and resistance to infection. Report of a WHO scientific group. Wld.Hlth.Org.techn.Rep.Ser.(1973)No.519
(102) WIND,E.J.,REMINGTON,J.S.: Cell-mediated immunity and its role in resistance to infection. In: Current concepts of infectious diseases. Hook,E.W.,Mandell,G.L.,Gwaltney,J.M.,Sande,M.A.(eds.),John Wiley and Sons,New York,London,Sydney,Toronto(1977)p.89-114
(103) MILLER,M.E.: Host defenses in the human neonate. Monographs in neonatology. Grune and Stratton,New York,San Francisco,London(1978)
(104) MILLER,M.E.: Host defenses in the human neonate. Ped.Clin.N.Amer.24: 413-423(1977)
(105) ASMA,G.E.M.,PICHLER,W.,SCHUIT,H.R.E.,KNAPP,W.,HIJMANS,W.: The development of lymphocytes with T- or B-membrane determinants in the human foetus. Clin.exp.Immunol.29:278-285(1977)
(106) MEDICI,M.A.,GATTI,R.A.: Host defense mechanism defects in neonates. In: The infection-prone hospital patient. Burke,J.F.,Hildick-Smith,G.Y. (eds.) Little,Brown and Comp.,Boston(1978)p.71-97

(107) GOTOFF,S.P.: Neonatal immunity. J.Pediatr.85:149-154(1974)
(108) ROSEN,F.S.: Immunity in the fetus and newborn. In: Modern perinatal medicine. Gluck,L.(ed.) Year Book Medical Publ.,Chicago(1975)p.273-283
(109) STIEHM,E.R.: Fetal defense mechanism. Am.J.Dis.Child.129:438-443(1975)
(110) DWYER,J.M.,MAC KAY,I.R.: The development of antigen-binding lymphocytes in foetal tissues. Immunology 23:871-879(1972)
(111) STERZL,J.,SILVERSTEIN,A.M.: Developmental aspects of immunity. Adv.Immunol.6:337-459(1967)
(112) SILVERSTEIN,A.M.: Ontogeny of the immune response: A perspective. In: Development of host defenses. Cooper,M.D.,Dayton,D.H.(eds.), Raven Press,New York(1977)p.1-10
(113) BRAMBELL,F.W.R.: The transmission of passive immunity from mother to young. North Holland Publ.(1970)
(114) MILLER,M.E.: Natural defense mechanisms: Development and characterization of innate immunity. In: Immunologic disorders in infants and children. Stiehm,E.R.,Fulginiti,V.A.(eds.),Saunders,W.B.,Philadelphia(1973)p.127-141
(115) STITES,D.P.,CALDWELL,J.,CARR,M.C.,FUDENBERG,H.H.: Ontogeny of immunity in humans. Clin.Immunol.Immunopathol. 4:519-527(1975)
(116) KYRIAZIS,A.A.,ESTERLY,J.R.: Fetal and neonatal development of lymphoid tissues. Arch.Path.91:446-451(1971)
(117) SOLOMON,J.B.: Unification of foetal and neonatal immunology. Nature 227:895-897(1970)
(118) PAPIERNIK,M.,NEZELOF,C.: La promotion immunitaire du foetus humain. Arch. Franç.Ped.27:777-784(1970)
(119) JANEWAY,C.A.: The immunological system of the child. PartI: Development of immunity in the child. Arch.Dis.Childh.41:358-365(1966)
(120) PRINDULL,G.: Maturation of cellular and humoral immunity during human embryonic development. Acta Paediatr.Scand.63:607-615(1974)
(121) ROSEN,F.S.,JANEWAY,C.A.: Immunological competence of the newborn infant. 33:159-160(1964)
(122) BOXER,L.A.: Immunological function and leucocyte disorders in newborn infants. Clin.Haematol.7:123-146(1978)
(123) SMITH,R.T.: Immunity in infancy. Ped.Clin.N.Amer.7:269-293(1960)
(124) BIERMANN,H.R.: In: Functions of the blood, MAC FARLANE,R.G.,ROBB-SMITH, A.H.T.(eds.),Academic Press,New York(1961)p.350-418
(125) FROMMEL,D.: Mecanismes non spécifiques de defénse contre l'infection. Päd.Fortbild.K.Praxis 43:8-21(1975)
(126) BALLOWITZ,L.: Immunität und Infektionsabwehr bei Frühgeborenen und Neugeborenen. In: Die Übergangsstörungen des Neugeborenen und die Bekämpfung der perinatalen Mortalität. H.Ewerbeck,V.Friedberg (Hrsg.), G. Thieme,Stuttgart(1965)
(127) SILVERSTEIN,A.M.: Fetal immune responses in congenital infection. N.Engl. J.Med.286:1413-1414(1970)
(128) MATOTH,Y.: Phagocytic and ameboid activity of the leucocytes in the newborn. Pediatrics 9:748-755(1952)
(129) MILLER,M.E.: The immunodeficiencies of immaturity. In: Immunologic disorders in infants and children. Stiehm,E.R.,Fulginiti,V.A.(eds.), W.B.Saunders,Philadelphia,London,Toronto(1973)p.168-183
(130) DOSSETT,J.H.: Microbial defenses of the child and man. Ped.Clin.N.Amer. 19:355-372(1972)

(131) MILLER,J.F.A.P.: Immunity in the foetus and the new-born. Brit.med.Bull. 22:21-26(1966)
(132) VAHLQUIST,B.: Neonatal immunity. Amer.J.Dis.Child.99:729-734(1960)
(133) GOOD,R.A.,PAPERMASTER,B.W.: Ontogeny and phylogeny of adaptive immunity. Adv.Immunol.4:1-115(1960)
(134) MILLER,M.E.: Current topics in host defenses of the newborn. In: Advances in pediatrics, L.A.Barness (ed.),Year Book Publ.,Chicago,London (1978)Vol.25,pp.59-95
(135) PRINDULL,G.,ALBANI,M.,PRINDULL,B.,SCHRÖTER,W.: Circulating stem cells in healthy and diseased pre-term infants. Europ.J.Pediatr.133:185(1980)
(136) YOFFEY,J.M.: The stem cell problem in the fetus. Israel J.Med.Sci.7:825-831(1971)
(137) YOFFEY,J.M.: Experimental approaches to the stem cell problem in postnatal life. Israel J.Med.Sci.7:927-942(1971)
(138) ODAVIC,R.,BECK,E.A.: Granulocyte colony formation in vitro: Enhancement by human placental (umbilical cord) serum. Experientia 32:397-398 (1976)
(139) TUNICLIFF,R.: Observations on the anti-infectious power of the blood of infants. J.infect.dis.7:698-707(1910)
(140) PROKOPOWICZ,J.,ZIOBRO,J.,IWASZKO-KRAWCZUK,W.: Bactericidal capacity of plasma and granulocytes in small-for-date newborns. Acta Paediatr. Acad.Sci.Hung.16:267-270(1975)
(141) WRIGHT,W.C.,ANK,B.J.,HERBERT,J.,STIEHM,E.R.: Decreased bactericidal activity of leukocytes of stressed newborn infants. Pediatrics 56:579-584(1975)
(142) GLUCK,L.,SILVERMAN,W.A.: Phagocytosis in premature infants. Pediatrics 20:951-957(1957)
(143) QUIE,P.G.: Bactericidal function of human polymorphonuclear leukocytes. Pediatrics 50:264-270(1972)
(144) JOHNSTON,R.B.,KLEMPERER,M.R.,ALPER,C.A.,ROSEN,F.S.: The enhancement of bacterial phagocytosis by serum. The role of complement components and two cofactors. J.exp.Med.129:1275-1290(1969)
(145) McCRACKEN,G.H.Jr.,EICHENWALD,H.F.: Leukocyte function and the development of opsonic and complement activity in the neonate. Amer.J.Dis. Child.121:120-126(1971)
(146) FORMAN,M.L.,STIEHM,E.R.,MEYER,J.: Impaired opsonic activity but normal phagocytosis in low-birth-weight infants. N.Engl.J.Med.281:926-931 (1969)
(147) ANDERSON,D.C.,PICKERING,L.K.,FEIGIN,R.D.: Leukocyte function in normal and infected neonates. J.Pediatr.85:420-425(1974)
(148) DOSSETT,J.H.,WILLIAMS,R.C.Jr.,QUIE,P.G.: Studies on interaction of bacteria serum factors and polymorphonuclear leukocytes in mothers and newborns. Pediatrics 44:49-57(1969)
(149) KIRSCH,W.,SCHMITT,M.,WAHLEN,W.,SCHWEISFURTH,R.: Phagozytosefähigkeit und bakterielle Abwehr als Eigenschaft von Granulozyten Neugeborener. Mschr.Kinderheilk.125:585-586(1977)
(150) XANTHOU,M.,VALASSI-ADAM,E.,KINTZONIDOU,N.,MATSANIOTIS,N.: Phagocytosis and candidacidal ability of the leucocytes in the newborn; effect of exchange transfusion. Pediatr.Res.8:133(1974)
(151) PARK,B.H.,HOLMES,B.,GOOD,R.A.: Metabolic activities in leukocytes of newborn infants. J. Pediatr.76:237-241(1970)

(152) STOSSEL,T.P.,ALPER,C.A.,ROSEN,F.S.: Opsonic activity in the newborn: Role of properdin. Pediatrics 52:134-137(1973)
(153) EDWARDS,M.S.,GRIFFITHS,L.L.,SWIFT,P.N.: Cellular immunity at birth. The mechanism and nature of the phagocytic response. Arch.Dis.Childh.33: 512-519(1958)
(154) COCCHI,P.,MARIANELLI,L.: Phagocytosis and intracellular killing of Pseudomonas aeruginosa in premature infants. Helv.Paed.Acta 22:110-118 (1967)
(155) COEN,R.,GRUSH,O.,KAUDER,E.: Studies of bactericidal activity and metabolism of the leukocyte in full-term neonates. J.Pediatr.75:400-406 (1969)
(156) JESCHKE,R.,STRÖDER,J.: Einfluß der Ernährung auf die zelluläre Infektabwehr (Phagozytose) von Früh- und Mangelgeburten in den ersten sechs Lebenswochen. Klin.Pädiat.190:118-124(1978)
(157) STOERNER,J.W.,PICKERING,L.K.,ADCOCK III,E.W.,MORRISS,F.H.Jr.: Polymorphonuclear leukocyte function in newborn infants. J.Pediatr.93:862-864 (1978)
(158) DANCIS,J.,KUNZ,H.W.,RHEIN,J.: Studies of the immunology of the newborn infant. VI.Bacteriostatic and complement activity of the serum. Pediatrics 13:339-345(1954)
(159) MIYAMOTO,K.: Phagocytic activity of leucocytes in premature infants. Part I. Comparison of the phagocytic activity of leucocytes between premature infants and full-term infants. Hiroshima J.Med.Sci.14:9-17 (1965)
(160) PETITCLERC,C.,SIROIS,M.,DELAGE,J.-M.: Etude du pouvoir opsonisant du sérum et des pouvoirs bactéricide et phagocytaire chez les nouveau-nés Union Med.Can.107:939-950(1978)
(161) PRINDULL,G.,PRINDULL,B.: Cellular inflammatory reactions in newborns and older infants. Blut 17:279-286(1968)
(162) PRINDULL,G.,PRINDULL,B.: Die granulozytären Abwehrreaktionen Frühgeborener und reifer Neugeborener. Untersuchungen mit der Rebuck'schen Hautfenstermethode. Hämatol.Bluttransfus.8:247-250(1969)
(163) EITZMAN,D.V.,SMITH,R.T.: The nonspecific inflammatory cycle in the neonatal infant. Amer.J.Dis.Child.97:326-334(1959)
(164) MORRIS,R.B.,NICHOLS,B.A.,BAINTON,D.F.: Ultrastructural and peroxidase cytochemistry of normal human leukocytes at birth. Devel.Biol.44: 223-238(1975)
(165) EFRATI,P.,ROZENSZAJN,L.,SHAPIRA,E.: The morphology of buffy coat from cord blood of normal human newborns. Blood 17:497-503(1961)
(166) LEONARD,J.G.: White cell alkaline phosphatase in the developing foetus. Arch.Dis.Childh.40:450-453(1965)
(167) DONNELL,G.N.,NG,W.G.,HODGEMAN,J.E.,BERGREN,W.K.: Galactose metabolism in the newborn infant. Pediatrics 39:829-837(1967)
(168) GÜTTLER,F.,SEAKINS,J.W.T.,HARKNESS,R.A.(eds.): Inborn errors of immunity and phagocytosis. MTP Press,Lancaster(1979)
(169) GREENWALT,T.J.,JAMIESON,G.A.: The granulocyte: Function and clinical utilization. Alan R.Liss,New York(1977)
(170) GOEL,K.M.,VOWELS,M.R.: Leucocyte function in normal and pre-term infants. Acta Paediatr.Scand.63:122-124(1974)
(171) MILLER,M.E.: Phagocyte function in the neonate: Selected aspects. Pediatrics 64:709-712(1979)Supplement

(172) AMBRUSO,D.R.,ALTENBURGER,K.M.,JOHNSTON,R.B.Jr.: Defective oxidative metabolism in newborn neutrophils: Discrepancy between superoxide anion and hydroxyl radical generation. Pediatrics 64:722-725(1979)
(173) FONTAN,G.,LORENTE,F.,GARCIA RODRIGUEZ,C.,OJEDA,J.A.: Granulocyte adherence in umbilical cord blood. J.Pediatr.94:969-970(1979)
(174) STRAUSS,R.G.: Bactericidal activity of PMN's of neonates. J.Pediatr.96:345(1979)
(175) SHIGEOKA,A.O.,SANTOS,J.I.,HILL,H.R.: Functional analysis of neutrophil granulocytes from healthy, infected, and stressed neonates. J.Pediatr.95:454-460(1979)
(176) MILLS,E.L.,THOMPSON,T.,BJÖRKSTEN,B.,FILIPOVICH,D.,QUIE,P.G.: The chemiluminescence response and bactericidal activity of polymorphonuclear neutrophils from newborns and their mothers. Pediatrics 63:429-434(1979)
(177) STRAUSS,R.G.,MAUER,A.M.,ASBROCK,T.,SPITZER,R.E.,STITZEL,A.E.: Stimulation of neutrophil oxidative mechanism by the alternate pathway of complement activation: A mechanism for the spontaneous NBT test. Blood 45:843-849(1975)
(178) COCCHI,P.,MORI,S.,BECATTINI,A.: Nitroblue-tetrazolium reduction by neutrophils of newborn infants in in vitro phagocytosis test. Acta Paediatr.Scand.60:475-478(1971)
(179) MÜLLER-LISSNER,S.,ESCHENBACH,C.,VIEHMANN,E.: Nitroblau-Tetrazolium-reduktionskapazität neutrophiler Granulocyten im Nabelschnurblut und im Blut Gebärender. Klin.Wschr.54:1153-1155(1976)
(180) ANDERSON,D.C.,PICKERING,L.K.,FEIGIN,R.D.: Use of NBT test in neonates. J.Pediatr.94:164(1979)
(181) CHANDLER,B.D.,KAPOOR,N.,BARKER,B.E.,BOYLE,R.J.,OH,W.: Nitroblue tetrazolium test in neonates. J.Pediatr.92:638-640(1978)
(182 TOVO,P.A.,PONZONE,A.: Cellular and humoral factors involvement in the enhanced NBT reduction by neutrophil leucocytes of newborn infants. Acta Paediatr.Scand.66:549-552(1977)
(183) HUMBERT,J.R.,KURTZ,M.L.,HATHAWAY,W.E.: Increased reduction of nitroblue tetrazolium by neutrophils of newborn infants. Pediatrics 45:125-128(1970)
(184) WEHINGER,H.,KIM,S.K.,PRINGSHEIM,W.: Modified N.B.T. test in premature infants. Lancet I:1294(1972)
(185) COCCHI,P.,MORI,S.,BECATTINI,A.: N.B.T. tests in premature infants. Lancet II:1426-1427(1969)
(186) RAY,C.G.: The ontogeny of interferon production by human leukocytes. J.Pediatr.76:94-98(1970)
(187) GALLIN,J.I.,DUROCHER,J.R.,KAPLAN,A.P.: Interaction of leukocyte chemotactic factors with the cell surface. I.Chemotactic factor-induced changes in human granulocyte surface charge. J.clin.Invest.55:967-974(1975)
(188) JENSEN,J.A.,ESQUENAZI,V.: Chemotactic stimulation by cell surface immune reactions. Nature 256:213-215(1975)
(189) SNYDERMAN,R.,PIKE,M.C.: Disorders of leukocyte chemotaxis. Pediatr.Clin.N.Amer.24:377-393(1977)
(190) MILLER,M.E.: Chemotactic function in the human neonate: Humoral and cellular aspects. Pediat.Res.5:487-492(1971)

(191) MILLER,M.E.: Developmental maturation of human neutrophil motility and its relationship to membrane deformability. In: Malnutrition and the immune response. Suskind,R.M.(ed.),Raven Press,New York (1977) p.295-304(1977)
(192) MILLER,M.E.: Leukocyte movement - in vitro and in vivo correlates. J.Pediatr.83:1104-1106(1973)
(193) MILLER,M.E.: Cell movement and host defenses. Ann.Int.Med.78:601-603 (1973)
(194) MILLER,M.E.: Deficiency of chemotactic function in the human neonate. A previously unrecognized defect of the inflammatory response. Pediatr Res.3:497-498(1969)
(195) FARHOUDI,A.,HARVEY,B.A.M.,SOOTHILL,J.F.: Clinico pathological findings in patients with primary and secondary defects of neutrophil mobility. Arch.Dis.Childh.53:625-630(1978)
(196) KUO,K.N.,LLOYD-ROBERTS,G.C.,ORME,I.M.,SOOTHILL,J.F.: Immunodeficiency and infantile bone and joint infection. Arch.Dis.Childh.50:51-56(1975)
(197) TONO-OKO,T.,NAKAYAMA,M.,UEHARA,H.,MATSUMOTO,S.: Characteristics of impaired chemotactic function in cord blood leukocytes. Pediat.Res. 13:148-151(1979)
(198) MILLER,M.E.,MYERS,K.: Decreased membrane deformability of neonatal leukocytes and its relationship to neutrophil movement. Pediat.Res.8: 406(1974)
(199) BOXER,L.A.,YODER,M.,BONSIB,S.,SCHMIDT,M.,HO,P.,JERSILD,R.,BAEHNER,R.L.: Effects of a chemotactic factor, N-formylmethionyl peptide, on adherence,superoxide anion generation,phagocytosis, and microtubule assembly of human polymorphonuclear leukocytes. J.Lab.Clin.Med.93: 506-514(1979)
(200) KRETSCHMER,R.R.,COLLADO,M.L.: Chemotaxis. Infection 8:299-302(1980) Suppl.3
(201) LAURENTI,F.,FERRO,R.,MARZETTI,G.,ROSSINI,M.,BUCCI,G.: Neutrophil chemotaxis in preterm infants with infections. J.Pediatr.96:468-470(1980)
(202) COCCHI,P.,RAVINA,A.,PIERRO,U.: Leukocyte viability in the neonate. J.Pediatr.91:503-504(1977)
(203) MARTINEZ,G.,BAUER,C.R.,LORCH,V.,NOTO,T.: Influence of gestational age (GA) and birth weight (BW) on the white blood cell count (WBC) in the neonate. Pediat.Res.8:405(1974)
(204) CHRISTENSEN,R.D.,ROTHSTEIN,G.: Exhaustion of mature marrow neutrophils in neonates with sepsis. J.Pediatr.96:316-318(1980)
(205) MANDELL,G.L.: Neutrophils and infection. In: Current concepts of infectious diseases. Hook,E.W.,Mandell,G.L.,Gwaltney,J.M.,Sande,M.E.(eds.) John Wiley and Sons,New York,London,Sydney,Toronto(1977)p.71-87
(206) WINKELSTEIN,J.A.,LAMBERT,G.H.,SWIFT,A.: Pneumococcal serum opsonizing activity in splenectomized children. J.Pediatr.87:430-433(1975)
(207) ZAKHIREH,B.,BLOCK,L.H.,ROOT,R.K.: Neutrophil function and host resistance. Infection 7:88-98(1979)
(208) SCRIBNER,D.J.,FAHRNEY,D.: Neutrophil receptors for IgG and complement: Their roles in the attachment and ingestion phases of phagocytosis. J.Immunol.116:892-897(1976)
(209) MILLER,M.E.: Phagocytosis in the newborn infant: Humoral and cellular factors. J.Pediatr.74:255-259(1969)

(210) WRIGHT,A.E.,DOUGLAS,S.R.: Further observations on the role of blood fluids in connection with phagocytosis. Proc.Roy.Soc.,London,Sect.B. 73:128-135(1904)
(211) BJORNSON,A.B.,MICHAEL,J.G.: Factors in human serum promoting phagocytosis of Pseudomonas aeruginosa. I.Interaction of opsonins with the bacterium. J.infect.dis.130:Suppl.S119-S126(1974)
(212) WRIGHT,A.E.,DOUGLAS,S.R.: An experimental investigation of the role of the blood fluids in connection with phagocytosis. Proc.Roy.Soc., London,Sect.B 72:357-370(1903)
(213) OLLING,S.: Sensitivity of gram-negative bacilli to the serum bactericidal activity: A marker of the host-parasite relationship in acute and persisting infections. Scand.J.infect.dis.10:Suppl.1-40(1977)
(214) DAVIS,T.A.,QUIE,P.G.: Phagocytes and phagocytosis. In: Immunologic disorders in infants and children. Stiehm,E.R.Fulginiti,V.A.(eds.), W.B.Saunders,Philadelphia,London,Toronto(1973)p.85-98
(215) QUIE,P.G.: Intraleukocyte bactericidal mechanisms. J.Pediatr.75:532-533 (1969)
(216) BAEHNER,R.L.: Molecular basis for functional disorders of phagocytes. J.Pediatr.84:317-327(1974)
(217) LYNCH,M.J.: Mechanisms and defects of the phagocytic systems of defense against infection. Persp.Pediatr.Pathol.1:33-115(1973)
(218) NIETHAMMER,D.,WILDFEUER,A.,KLEIHAUER,E.,HAFERKAMP,O.: Granulocytendysfunktion. I.Angeborene Störungen. Klin.Wschr.53:643-652(1975)
(219) NIETHAMMER,D.,WILDFEUER,A.,KLEIHAUER,E.,HAFERKAMP,O.: Granulocytendysfunktion. II.Erworbene Störungen. Klin.Wschr.53:739-746(1975)
(220) KLEBANOFF,S.J.: Intraleukocytic microbicidal defects. Ann.Rev.Med.22: 39-61(1971)
(221) KLEEBERG,U.R.: Die Granulozytopathien. In: Das Knochenmark. Morphologie-Funktion-Diagnostik. Queißer,W.(Hrsg.) Georg Thieme Verlag,Stuttgart(1978)S.526-540
(222) DOUGLAS,S.D.: Analytic review: Disorders of phagocyte function. Blood 35:851-866(1970)
(223) Editorial: Opsonins. N.Engl.J.Med.282:391-392(1970)
(224) WILLIAMS,R.C.Jr.: Opsonins in phagocytosis. In: Phagocytic mechanisms in health and disease. Williams,R.C.jr.,Fudenberg,H.H.(eds.), Thieme, Stuttgart(1972)p.167-179
(225) KLEBANOFF,S.J.: Antimicrobial mechanisms in neutrophilic polymorphonuclear leukocytes. Semin.Hematol.12:117-142(1975)
(226) STOSSEL,T.P.: Phagocytosis: Recognition and ingestion. Semin.Hematol.12: 93-116(1975)
(227) STOSSEL,T.P.: Biology of the polymorphonuclear leukocyte. A review. In: Malnutrition and the immune response. Suskind,R.M.(ed.),Raven Press New York(1977)p.209-223
(228) BABIOR,B.M.: Oxygen-dependent microbial killing by phagocytes(part one and part two). N.Engl.J.Med.298:659-668 and 721-725(1978)
(229) STOSSEL,T.P.: Phagocytosis: The department of defense. N.Engl.J.Med.286: 776-777(1972)
(230) Editorial: Testing neutrophil function. Lancet II:1391-1392(1976)
(231) VAN FURTH,R.(ed.): Mononuclear phagocytes. Blackwell Scientific Publ., Oxford(1975)
(232) GREENWALT,T.J.,JAMIESON,G.A.(eds.): The granulocyte: Function and clinical utilization. Alan R.Liss Inc.,New York(1977)

(233) METCHNIKOFF,E.: Immunity in infective disease (translated by Binnie,F.G.) Cambridge Univ.Press,London(1905)
(234) GALLIN,J.I.,QUIE,P.G.(eds.): Leukocyte chemotaxis. Raven Press,New York (1978)
(235) SORKIN,E.(ed.): Chemotaxis: Its biology and biochemistry. Karger Verlag, Basel(1974)
(236) STOSSEL,T.P.: Phagocytosis(in three parts). N.Engl.J.Med.290:717-723, 774-780,833-839(1974)
(237) CHESON,B.D.,CURNUTTE,J.T.,BABIOR,B.M.: The oxidative killing mechanisms of the neutrophil.Progr.clin.immunol.3:1-65(1977)
(238) ROSSI,F.,PATRIARCA,P.,ROMEO,D.(eds.): Movement,metabolisms, and bactericidal mechanisms of phagocytes. Piccin Medical Books,London(1977)
(239) BELLANTI,J.A.,DAYTON,D.H.(eds.): The phagocytic cell in host resistance. Raven Press,New York(1975)
(240) BAEHNER,R.L.: Disorders of leukocytes leading to recurrent infection. Pediat.Clin.N.Amer.19:935-956(1972)
(241) QUIE,P.G.,MILLS,E.L.,HOLMES,B.: Molecular events during phagocytosis by human neutrophils. Progr.Hematol.7:241-260(1978)
(242) QUIE,P.G.: Pathology of bactericidal power of neutrophils. Semin.Hematol. 12:153-165(1975)
(243) STOSSEL,T.P.: Phagocytosis. Clinical disorders of recognition and ingestion. Amer.J.Pathol.88:741-751(1977)
(244) METCHNIKOFF,E.: Sur la lutte des cellules de l'organisme contre l'invasion des microbes. Ann.Inst.Pasteur.1:321-336(1887)
(245) QUIE,P.G.,MILLS,E.L.,McPHAIL,L.C.,JOHNSTON,R.B.Jr.: Phagocytic defects. Springer Semin.Immunopathol.1:323-337(1978)
(246) WINKELSTEIN,J.A.: Opsonins: Their function,identity,and clinical significance. J.Pediatr.82:747-753(1973)
(247) KELLER,H.U.,HESS,M.W.,COTTIER,H.: Prüfung der Granulozytenfunktionen. Schweiz.med.Wschr.105:1171-1175(1975)
(248) CLINE,M.J.: The white cell. Harvard Univ.Press,Cambridge(1975)
(249) VAN OSS,C.J.,GILLMAN,C.F.: Phagocytosis as a surface phenomenon. I.Contact angles and phagocytosis of non-opsonized bacteria. J.Reticuloendothel.Soc.12:283-292(1972)
(250) HENSON,P.M.: The immunologic release of constituents from neutrophil leukocytes. I.The role of antibody and complement on nonphagocytosable surfaces or phagocytosable particles. J.Immunol.107:1535-1546 (1971)
(251) HENSON,P.M.: The immunologic release of constituents from neutrophil leukocytes. II.Mechanisms of release during phagocytosis,and adherence to nonphagocytosable surfaces. J.Immunol.107:1547-1557(1971)
(252) WOEBER,K.A.,DOHERTY,G.F.,INGBAR,S.H.: Stimulation by phagocytosis of the deiodination of L-thyroxine in human leukocytes. Science 176:1039-1041(1972)
(253) SCHUMACHER,H.R.,AGUDELO,C.A.: Intravascular degranulation of neutrophils: An important factor in inflammation? Science 175:1139-1140(1972)
(254) MALAWISTA,S.E.,GEE,J.B.L.,BENSCH,K.B.: Cytochalasin B reversibly inhibits phagocytosis: Functional,metabolic, and ultrastructural effects in human blood leukocytes and rabbit alveolar macrophages. Yale J. Biol.Med.44:286-300(1971)

(255) TERRITO,M.C.,DAVIDSON,W.D.,TANAKA,K.R.: Simultaneous measurement of bactericidal activity and glucose oxidation in the human granulocyte. Brit.J.Haematol.28:217-220(1974)

(256) CRADDOCK,P.R.,YAWATA,Y.,VAN SANTEN,L.,GILBERSTADT,S.,SILVIS,S.,JACOB,H.S. Acquired phagocyte dysfunction. A complication of the hypophosphatemia of parenteral hyperalimentation. N.Engl.J.Med.290:1403-1407 (1974)

(257) ROE,E.A.,JONES,R.J.: Intracellular killing of different strains of Pseudomonas aeruginosa by human leucocytes. Brit.J.exp.Path.55:336-343 (1974)

(258) SOLBERG,C.O.,HELLUM,K.B.: Influence of serum on the bactericidal activity of neutrophil granulocytes. Acta path.microbiol.Scand.Sect.B.81: 621-626(1973)

(259) HAFERKAMP,O.,BÜLTMANN,B.,KLEEBERG,U.R.,HAAS,R.J.,BOROWSKI,K.,WILDFEUER, A.,SCHACHENMAYR,W.,HEYMER,B.,NIETHAMMER,D.,KLEIHAUER,E.: Serumabhängige Funktionsstörungen von Granulozyten. Dtsch.med.Wschr.99: 182-189(1974)

(260) WESTON,W.L.: Disorders of phagocyte function. Arch.Dermatol.112:1589-1596(1976)

(261) CLINE,M.J.: Granulocytes in human disease. Ann.Int.Med.81:801-816(1974)

(262) KLEBANOFF,S.J.: Antimicrobial systems of the polymorphonuclear leukocyte. In: The phagocytic cell in host resistance. Bellanti,J.A.,Dayton, D.H.(eds.), Raven Press, New York(1975)p.45-57

(263) WINKELSTEIN,J.A.,DRACHMAN,R.H.: Phagocytosis. The normal process and its clinically significant abnormalities. Pediatr.Clin.N.Amer.21:551-569(1974)

(264) STOSSEL,T.P.: How do phagocytes eat? Ann.Int.Med.89:398-402(1978)

(265) NIETHAMMER,D.,HAAS,R.J.,KOHNE,E.,KLEIHAUER,E.,WILDFEUER,A.,BÜLTMANN,B., SCHACHENMAYR,W.,HAFERKAMP,O.: Störungen der Granulozytenfunktion bei Kindern mit gehäuften Infektionen. Mschr.Kinderheilk.124:590-595(1977)

(266) STRAUSS,R.G.,BOVE,K.E.,JONES,J.F.,MAUER,A.M.,FULGINITI,V.A.: An anomaly of neutrophil morphology with impaired function. N.Engl.J.Med.290: 478-484(1974)

(267) BOXER,L.A.,HEDLEY,WHYTE,E.T.,STOSSEL,T.P.: Neutrophil actin dysfunction and abnormal neutrophil behavior. N.Engl.J.Med.291:1093-1099(1974)

(268) QUIE,P.G.,DAVIS,A.T.: Phagocytic and granulocytic disorders. In: Immunologic disorders in infants and children. Stiehm,E.R.,Fulginiti,V.A. (eds.),W.B.Saunders,Philadelphia,San Francisco,Toronto(1973)p.273-288

(269) JOHNSTON,R.B.Jr.,KEELE,B.B.Jr.,MISRA,H.P.,LEHMEYER,J.E.,WEBB,L.S., BAEHNER,R.L.,RAJAGOPALAN,K.V.: The role of superoxide anion generation in phagocytic bactericidal activity. Studies with normal and chronic granulomatous disease leukocytes. J.clin.Invest.55:1357-1372(1975)

(270) HILL,H.R.,WARWICK,W.J.,DETTLOFF,J.,QUIE,P.G.: Neutrophil granulocyte function in patients with pulmonary infection. J.Pediatr.84:55-58 (1974)

(271) GRANGE,M.J.,ECHE,F.,DRESCH,C.,NAJEAN,Y.: A new method for measuring simultaneously the phagocytic and bactericidal capacity of human leukocytes. Biomedicine 23:414-418(1975)

(272) JACOBS,J.C.,MILLER,M.E.: Fatal familial Leiner's disease: A deficiency of the opsonic activity of serum complement. Pediatrics 49:225-232 (1972)
(273) SORIANO,R.B.,SOUTH,M.A.,GOLDMAN,A.S.,SMITH,C.W.: Defect of neutrophil motility in a child with recurrent bacterial infections and disseminated cytomegalivirus infection. J.Pediatr.83:951-958(1973)
(274) EDELSON,P.J.,STITES,D.P.,GOLD,S.,FUDENBERG,H.H.: Disorders of neutrophil function. Defects in the early stages of the phagocytic process. Clin.exp.Immunol.13:21-28(1973)
(275) ROOT,R.K.,METCALF,J.,OSHINO,N.,CHANCE,B.: H_2O_2 release from human granulocytes during phagocytosis. I.Documentation,quantitation,and some regulating factors. J.clin.Invest.55:945-955(1975)
(276) LOSITO,A.,WILLIAMS,D.G.,COOKE,G.,HARRIS,L.: The effects on polymorphonuclear leukocyte function of prednisolone and azathioprine in vivo and prednisolone, azathioprine and 6-mercaptopurine in vitro. Clin. exp.Immunol.32:423-428(1978)
(277) MANDELL,G.L.,RUBIN,W.,HOOK,E.W.: The effect of an NADH oxidase inhibitor (hydrocortisone) on polymorphonuclear leukocyte bactericidal activity. J.clin.Invest.49:1381-1388(1970)
(278) KERNBAUM,S.,BASTIN,R.: Corticoides et fonctions phagocytaires des polynucleaires neutrophiles humains. Nouv.Presse méd.3:2386-2390(1974)
(279) SOLBERG,C.O.: Evaluation of neutrophil granulocyte functions. Acta path. microbiol.Scand.Sect.B 80:559-563(1972)
(280) REYNOLDS,H.Y.,KAZMIEROWSKI,J.A.,NEWBALL,H.H.: Specificity of opsonic antibodies to enhance phagocytosis of Pseudomonas aeruginosa by human alveolar macrophages. J.clin.Invest.56:376-385(1975)
(281) WEGENER,R.,HAFERLAND,W.: Eine neue Methode zur Granulozytenisolierung im kombinierten Sedimentations-Zentrifugationsverfahren. Acta biol.med. germ.34:247-250(1975)
(282) TRIPPESTAD,A.,MIDTVEDT,T.: The phagocytic activity of polymorphonuclear leucocytes from germfree and conventional rats. Acta path.microbiol. Scand.Sect.B.79:519-522(1971)
(283) HOFFMANN,T.A.,BULLOCK,W.E.: A statistical approach to the polymorphonuclear leukocyte bactericidal assay. J.Lab.clin.Med.81:148-156(1973)
(284) WONG,L.,WILSON,J.D.: The identification of Fc and C3 receptors on human neutrophils. J.Immunol.Meth.7:69-76(1975)
(285) MESSNER,R.P.,JELINEK,J.: Receptors for human γG globulin on human neutrophils. J.clin.Invest.49:2165-2171(1970)
(286) KLESIUS,P.H.,KELLEY,L.M.,TRUJILLO,P.R.: Leukocyte stimulation: Enhanced phagocytosis of Staphylococcus. Proc.Soc.exp.Biol.Med.140:307-309 (1972)
(287) SOOTHILL,J.F.,HARVEY,B.A.M.: Defective opsonization. A common immunity deficiency. Arch.Dis.Childh.51:91-99(1976)
(288) BJORNSON,A.B.,MICHAEL,J.G.: Factors in human serum promoting phagocytosis of Pseudomonas aeruginosa. II.Interaction of opsonins with the phagocytic cell. J.inf.Dis.130:Suppl.S127-S131(1974)
(289) JASIN,H.E.: Human heat labile opsonins: Evidence for their mediation via the alternate pathway of complement activation. J.Immunol.109:26-31 (1972)
(290) SOLBERG,C.O.,HELLUM,K.B.: Neutrophil granulocyte function in bacterial infections. Lancet II:727-730(1972)

(291) QUIE,P.G.,MESSNER,R.P.,WILLIAMS,R.C.Jr.: Phagocytosis in subacute bacterial endocarditis. Localization of the primary opsonic site to Fc fragment. J.exp.Med.128:553-570(1968)
(292) DOUGLAS,S.D.,FUDENBERG,H.H.: Host defense failure: The role of phagocyte dysfunction. Hosp.Pract.4:29-38(1969)
(293) VAN DER MEER,J.W.M.,VAN ZWET,T.L.,VAN FURTH,R.,WEEMAES,C.M.R.: New familial defect in microbicidal function of polymorphonuclear leucocytes. Lancet II:630-637(1975)
(294) HAKIM,J.: Anomalies fonctionelles acquises des polynucleaires du sang humain. Sem.Hop.Paris 51:1713-1718(1975)
(295) WILKINSON,P.C.: Recognition and response in mononuclear and granular phagocytes. A review. Clin.exp.Immunol.25:355-366(1976)
(296) ELSBACH,P.: On the interaction between phagocytes and microorganisms. N.Engl.J.Med.289:846-852(1973)
(297) BAEHNER,R.L.: Neutrophil dysfunction associated with states of chronic and recurrent infection. Ped.Clin.N.Amer.27:377-401(1980)
(298) KLEBANOFF,S.J.,CLARK,R.A.(eds.): The neutrophil: Function and clinical disorders. North-Holland Publ.,Amsterdam,New York,Oxford(1978)
(299) HARVATH,L.,ANDERSEN,B.R.: Defective initiation of oxidative metabolism in polymorphonuclear leukocytes. N.Engl.J.Med.300:1130-1135(1979)
(300) PITT,J.: Biology of the monocyte and macrophage. A review. In: Malnutrition and immune response. Suskind,R.M.(ed.),Raven Press,New York (1977)p.225-230
(301) TERRITO,M.,CLINE,M.J.: Macrophages and their disorders in man. In: Immunobiology of the macrophage. Nelson,D.S.(ed.),Academic Press,New York,San Francisco,London(1976)p.593-616
(302) KOHL,S.,SHABAN,S.S.,STARR,S.E.,WOOD,P.A.,NAHMIAS,A.J.: Human neonatal and maternal monocyte-macrophage and lymphocyte-nediated antibody-dependent cytotoxicity to cells infected with herpes simplex. J.Pediatr. 93:206-210(1978)
(303) WESTON,W.L.,CARSON,B.S.,BARKIN,R.M.,SLATER,G.D.,DUSTIN,R.D.,HECHT,S.K.: Monocyte-macrophage function in the newborn. Am.J.Dis.Child.131: 1241-1242(1977)
(304) BLAESE,R.M.: Macrophages and the development of immunocompetence. In: The phagocytic cell in host resistance. Bellanti,J.A.,Dayton,D.H. (eds.),Raven Press,New York(1975)p.309-320
(305) KRETSCHMER,R.R.,PAPIERNIAK,C.K.,STEWARDSON-KRIEGER,P.,BAMZAI,A.K., GOTOFF,S.P.: Quantitative nitrobluetetrazolium reduction by normal newborn monocytes. J.Pediatr.90:306-309(1977)
(306) KRETSCHMER,R.R.,STEWARDSON,P.B.,PAPIERNIAK,C.K.,GOTOFF,S.P.: Chemotactic and bactericidal capacities of human newborn monocytes. J.Immunol. 117:1303-1307(1976)
(307) ORLOWSKI,J.P.,SIEGER,L.,ANTHONY,B.F.: Bactericidal capacity of monocytes of newborn infants. J.Pediatr.89:797-801(1976)
(308) PAHWA,S.G.,PAHWA,R.,GRIMES,E.,SMITHWICK,E.: Cellular and humoral components of monocyte and neutrophil chemotaxis in cord blood. Pediat. Res.11:677-680(1977)
(309) MILGROM,H.,SHORE,S.L.: Assessment of monocyte function in the normal newborn infant by antibody-dependent cellular cytotoxicity. J.Pediatr.91:612-614(1977)
(310) WESTON,W.L.,CARSON,B.S.,BARKIN,R.M.,SLATER,G.E.: Monocyte-macrophage function in the newborn. Clin.Res.24:182A(1976)

(311) KLEIN,R.B.,RICH,K.C.,BIBERSTEIN,M.,STIEHM,E.R.: Defective mononuclear and neutrophilic phagocyte chemotaxis in the newborn. Clin.Res.24: 180A(1976)
(312) BULLOCK,J.D.,ROBERTSON,A.F.,BODENBENDER,J.G.,KONTRAS,S.B.,MILLER,C.E.: Inflammatory response in the neonate re-examined. Pediatrics 44: 58-61(1969)
(313) HUBER,H.,FUDENBERG,H.H.: Die immunologische Funktion von Monocyten und Makrophagen. Klin.Wschr.47:1061-1068(1969)
(314) GRAHAM,C.W.,SABA,T.M.,LOLEKHA,S.,GOTOFF,S.P.: Deficient serum opsonic activity for macrophage function in newborn infants. Proc.Soc.Exp. Biol.Med.143:991-995(1973)
(315) UNANUE,E.R.,CALDERON,J.: Evaluation of the role of macrophages in immune induction. Fed.Proc.34:1737-1744(1975)
(316) ERB,P.,FELDMANN,M.: Role of macrophages in in-vitro induction of T-helper cells. Nature 254:352-354(1975)
(317) ROSENTHAL,A.S.,LIPSKY,P.E.,SHEVACH,E.M.: Macrophage-lymphocyte interaction and antigen recognition. Fed.Proc.34:1743-1748(1975)
(318) DAS,M.,KLEIN,W.,FEIG,S.A.: Glycolytic metabolism of neonatal mononuclear cells. Pediat.Res.11:1026-1030(1977)
(319) BELLANTI,J.A.,NERURKAR,L.S.,ZELIGS,B.J.: Host defenses in the fetus and neonate: Studies of the alveolar macrophage during maturation. Pediatrics 64:726-739(1979)Supplement
(320) ARENSON,E.B.,EPSTEIN,M.B.,SEEGER,R.C.: Monocyte subsets in neonates and children. Pediatrics 64:740-744(1979)
(321) BLAESE, R.M.,POPLACK,D.G.,MUCHMORE,A.V.: The mononuclear phagocyte system: Role in expression of immunocompetence in neonatal and adult life. Pediatrics 64:829-833(1979)
(322) SABA,T.M.: Physiology and physiopathology of the reticuloendothelial system. Arch.Int.Med.126:1031-1038(1970)
(323) FREEDMAN,R.M.,JOHNSTON,D.,MAHONEY,M.J.,PEARSON,H.A.: Development of splenic reticuloendothelial function in neonates. J.Pediatr.96:466-468 (1980)
(324) BORDET,J.: Recherches sur la destruction extracellulaire des bacteries. In: Studies in immunity. Bordet,J.(ed.),Chapman and Hall,London (1909)p.81
(325) BORDET,J.: Les leucocytes et les proprietés actives du serum chez les vaccinés. Ann.Inst.Pasteur 9:462-479(1895)
(326) EHRLICH,P.: Über Immunität durch Vererbung und Säugung. Z.Hyg.Infektkrankh.12:183-194(1892)
(327) KLEMPERER,F.: Über natürliche Immunität und ihre Verwertung für die Immunisierungstherapie. Arch.exp.Path.Pharmakol.31:356-372(1893)
(328) GRABAR,P.: The historical background of immunology. In: Basic and clinical immunology,H.H.Fudenberg,D.P.Stites,J.L.Caldwell,J.V.Wells(eds.) Lange Med.Publ.,Los Altos(1978)2nd edit.,pp.11-22
(329) MÜLLER-EBERHARD,H.J.: Complement and phagocytosis. In: The phagocytic cell in host resistance. Bellanti,J.A.,Dayton,D.H.(eds.),Raven Press,New York(1975)p.87-99
(330) OPFERKUCH,W.,ROTHER,K.,SCHULTZ,D.R.(eds.): Clinical aspects of the complement system. Georg Thieme Publ.,Stuttgart(1978)
(331) ROTHER,K.,HADDING,U.,TILL,G.: Komplement. Biochemie und Pathologie. Steinkopff,Darmstadt(1974)

(332) MÜLLER-EBERHARD,H.J.: Complement. Ann.Rev.Biochem.45:697-724(1975)
(333) GÖTZE,O.,MÜLLER-EBERHARD,H.J.: The alternative pathway of complement activations. Adv.Immunol.24:1-35(1976)
(334) AUDRAN,R.: Réactions bactericide et bacteriolytique immunes. Roles respectifs du complement et du lysozyme. Importance dans la défense contre l'inféction. Rev.Franç.Transfus.15:81-137(1972)
(335) CHAPITIS,J.,LEPOW,I.H.: Multiple sedimenting species of properdin in human serum and interaction of purified properdin with the third component of complement. J.exp.Med.143:241-257(1976)
(336) OPFERKUCH,W.: Die klinische Bedeutung des Komplementsystems. Immun.Infekt.5:5-10(1977)
(337) PILLEMER,L.,BLUM,L.,LEPOW,I.H.,ROSS,O.A.,TODD,W.E.,WARDLAW,A.C.: The properdin system and immunity. I.Demonstration and isolation of a new serum protein and its role in immune phenomena. Science 120: 279-291(1954)
(338) LEPOW,I.H.,ROSEN,F.S.: Pathways to the complement system. N.Engl.J.Med. 286:942-943(1972)
(339) WHICHER,J.T.: The value of complement assays in clinical chemistry. Clin. Chem.24:7-22(1978)
(340) JOHNSTON,R.B.Jr.: Biology of the complement system with particular reference to host defense against infection. A review. In: Malnutrition and the immune response. Suskind,R.M.(ed.),Raven Press,New York (1977)p.295-307
(341) JOHNSON,K.J.,WARD,P.A.: The requirement for serum complement in the detoxification of bacterial endotoxin. J.Immunol.108:611-616(1972)
(342) MAY,J.E.,KANE,M.A.,FRANK,M.M.: Host defense against bacterial endotoxemia. Contribution of the early and late components of complement to detoxification. J.Immunol.109:893-895(1972)
(343) ALPER,C.A.,ABRAMSON,N.,JOHNSTON,R.B.Jr.,JANDL,J.H.,ROSEN,F.S.: Increase susceptibility to infection associated with abnormalities of complement-mediated functions and of the third component of complement (C3). N.Engl.J.Med.282:349-354(1970)
(344) ALEXANDER,J.W.,McCLELLAN,M.A.,OGLE,C.K.,OGLE,J.D.: Consumptive opsoninopathy: Possible pathogenesis in lethal and opportunistic infections. Ann.Surg.184:672-678(1976)
(345) LACHMANN,P.J.,ROSEN,F.S.: Genetic defects of complement in man. Springer Semin.Immunopathol.1:339-353(1978)
(346) SOOTHILL,J.F.,HARVEY,B.A.M.: A defect of the alternative pathway of complement. Clin.exp.Immunol.27:30-33(1977)
(347) OSOFSKY,S.G.,THOMPSON,B.H.,LINT,T.F.,GEWURZ,H.: Hereditary deficiency of the third component of complement in a child with fever,skin rash, and arthralgias: Response to transfusion of whole blood. J.Pediatr. 90:180-186(1977)
(348) ALPER,C.A.,COLTEN,H.R.,ROSEN,F.S.,RABSON,A.R.,MACNAB,G.M.,GEAR,J.S.S.: Homozygous deficiency of C3 in a patient with repeated infections. Lancet II:1179-1181(1972)
(349) JOHNSON,F.R.,AGNELLO,V.,WILLIAMS,R.C.Jr.: Opsonic activity in human serum deficient in C2. J.Immunol.109:141-145(1972)
(350) ROTHER,K.: Leucocyte mobilizing factor: A new biological activity derived from the third component of complement. Eur.J.Immunol.2:550-558 (1971)

(351) NEWMAN,S.L.,VOGLER,L.B.,FEIGIN,R.D.,JOHNSTON,R.B.Jr.: Recurrent septicemia associated with congenital deficiency of C2 and partial deficiency factor B and the alternative complement pathway. N.Engl.J. Med.299:290-292(1978)
(352) ATKINSON,J.P.,FRANK,M.M.: Role of complement in the pathophysiology of hematologic diseases. Progr.Hematol.7:211-245(1978)
(353) COLTEN,H.R.: Biosynthesis of complement.
(354) DANIELS,C.A.,BORSOS,T.,RAPP,H.J.,SNYDERMAN,R.,NOTKINS,A.L.: Neutralization of sensizized virus by purified components of complement.Proc. Natl.Acad.Sci.65:528-532(1970)
(355) BOCKISCH,V.R.,MÜLLER-EBERHARD,H.J.,COCHRANE,C.G.: Isolation of a fragment (C3a) of the third component of human complement containing anaphylatoxin and chemotactic activity and description of an anaphylatoxin inactivator of human serum. J.exp.Med.129:1109-1121(1969)
(356) FELDMANN,M,PEPYS,M.B.: Role of C3 in invitro lymphocyte cooperation. Nature 249:159-161(1974)
(357) SANDBERG,A.L.,WAHL,S.M.,MERGENHAGEN,S.E.: Lymphokine production by C3b-stimulated B cells. J.Immunol.115:139-147(1975)
(358) PEPYS,M.B.: Role of complement in induction of antibody production in vivo: Effect of cobra factor and other C3-reactive agents on Thymus-dependent and thymus-independent antibody responses. J.exp.Med.140: 126-139(1974)
(359) PERLMANN,P.,PERLMANN,H.,MÜLLER-EBERHARD,H.J.: Cytolytic lymphocytic cells with complement receptor in human blood: Induction of cytolysis by IgG antibody but not by target cell-bound C3. J.exp.Med.141:287-299 (1975)
(360) JOHNSON,K.J.,WARD,P.A.: The requirement for serum complement in the detoxification of bacterial endotoxin. J.Immunol.108:611-617(1972)
(361) MAY,J.E.,KANE,M.A.,FRANK,M.M.: Host defense against bacterial endotoxinemia: Contribution of the early and late components of complement to detoxification. J.Immunol.109:893-899(1972)
(362) MÜLLER-EBERHARD,H.J.,SCHREIBER,R.D.: Molecular biology and chemistry of the alternative pathway of complement. Adv.Immunol.29:1-53(1980)
(363) SCHREIBER,R.D.,MORRISON,D.C.,PODACK,E.R.,MÜLLER-EBERHARD,H.J.: Bactericidal activity of the alternative complement pathway generated from 11 isolated plasma proteins. J.Exp.Med.149:870-882(1979)
(364) McLEAN,R.H.,FORSGREN,A.,BJÖRKSTEN,B.,KIM,Y.,QUIE,P.G.,MICHAEL,A.F.: Decreased serum factor B concentration associated with decreased opsonization of Escherichia coli in the idiopathic nephrotic syndrome. Pediat.Res.11:910-916(1977)
(365) COLTEN,H.R.,ROSEN,F.S.: The serum complement system. In: Immunologic disorders in infants and childrens. Stiehm,E.R.,Fulginiti,V.A.(eds.), Saunders,W.B.,Philadelphia,San Francisco,Toronto(1973)p.99-106
(366) FEINSTEIN,P.A.,KAPLAN,S.R.: The alternative pathway of complement activation in the neonate. Pediat.Res.9:803-806(1975)
(367) SAWYER,M.K.,FORMAN,M.L.,KUPLIC,L.S.,STIEHM,E.R.: Developmental aspects of the complement system. Biol.Neonate 19:148-162(1971)
(368) JOHNSTON,R.B.Jr.,STROUD,R.M.: Complement and host defense against infection. J.Pediatr.90:169-179(1977)
(369) ADINOLFI,M.: Human complement: Onset and site of synthesis during fetal life. Am.J.Dis.Child.131:1015-1023(1977)

(370) PROPP,R.P.,ALPER,C.A.: C'3 synthesis in the human fetus and lack of transplacental passage. Science 162:672-673(1968)
(371) FIREMAN,P.,ZUCHOWSKI,D.A.,TYLOR,P.M.: Development of human complement system. J.Immunol.103:25-31(1969)
(372) BÜSSE,M.,STRÖDER,J.: Haemolytic complement activity in infants. Z.Kinderheilk.115:267-271(1973)
(373) ADINOLFI,M.,GARDNER,B.: Synthesis of $beta_{1E}$ and $beta_{1C}$ components of complement in human foetuses. Acta paediat.scand.56:450-460(1967)
(374) STOSSEL,T.P.,ALPER,C.A.,ROSEN,F.S.: Opsonic activity in the newborn: Rol of properdin. Pediatrics 52:134-137(1973)
(375) FISHEL,C.W.,PEARLMAN,D.S.: Complement components of paired mother-cord sera. Proc.Soc.Exp.Biol.Med.107:695-699(1961)
(376) ADAMKIN,D.,STITZEL,A.,URMSON,J.,FARNETT,M.L.,POST,E.,SPITZER,R.: Activity of the alternative pathway of complement in the newborn infant. J.Pediatr.93:604-608(1978)
(377) BALLOW,M.,FANG,F.,GOOD,R.A.,DAY,N.K.: Developmental aspects of complemen components in the newborn. The presence of complement components an C3 proactivator (properdin factor B) in human colostrum. Clin.exp. Immunol.18:257-266(1974)
(378) COLTEN,H.R.: Development of host defenses:The complement and properdin systems. In: Development of host defenses. Cooper,M.D.,Dayton,D.H. (eds.),Raven Press,New York(1977)p.165-173
(379) GITLIN,D.,BIASUCCI,A.: Development of γG,γA,γM,β_1C/β_1A,C1 esterase inhibitor, ceruloplasmin,transferrin,hemopexin,haptoglobin,fibrinogen, plasminogen,α1antitrypsin,orosomucoid,βlipoprotein,αmacroglobulin and prealbumin in the human conceptus. J.clin.Invest.48:1433-1466 (1969)
(380) KOHLER,P.F.: Maturation of the human complement system. I.Onset time and sites of fetal C1q,C4,C3,and C5 synthesis. J.Immunol.104:1316-1326 (1973)
(381) COLTEN,H.R.: Ontogeny of the human complement system: In vitro biosynthesis of individual complement components by fetal tissues. J.clin. Invest.51:725-733(1972)
(382) NORMAN,M.E.,GALL,E.P.,TAYLOR,A.,LASTER,L.,NILSSON,U.R.: Serum complement profiles in infants and children. J.Pediatr.87:912-916(1975)
(383) EDWARD,R.A.,WILLIAMS,J.H.,BOWDEN,D.H.: Serum complement in the newborn. Vox Sang.6:312-319(1961)
(384) SPITZER,R.E.: The complement system. Pediatr.Clin.N.Amer.24:341-364(1977)
(385) MILLER,M.E.: Demonstration and replacement of a functional defect of the fifth component of complement in newborn serum. A major tool in the therapy of neonatal septicemia. Pediat.Res.5:379(1971)
(386) PROSS,S.H.,HALLOCK,J.A.,ARMSTRONG,R. Ped.Res.11:135(1977)
(387) MILLER,M.E.,NILSSON,U.R.: A major role of the fifth component of complement (C5) in the opsonization of yeast particles. Partial dichotomy of function and immunochemical measurement. Clin.Immunol.Immunopathol.2:246-255(1974)
(388) GITLIN,D.,ROSEN,F.S.,MICHAEL,J.G.: Transient 19S gamma-globulin deficiency in the newborn infant and its significance. Pediatrics 31:197-20 (1963)
(389) GANGES,R.G.,MILLER,M.E.: Studies on the fifth component of complement (C5). Comparison of hemolytic and opsonic activities in the bovine milk and human plasma. Pediat.Res.9:329(1975)

(390) MILLER,M.E.: Functional activity of the fifth component of complement (C5) in human,animal,proprietary and soy milks. Therapeutic and biologic implications. Pediat.Res.8:415(1974)
(391) MILER,I.,VONDRACEK,J.,HROMADKOVA,L.: The bactericidal activity of sera of healthy neonates and of newborns with hyperbilirubinaemia to Escherichia coli. Folia Microbiol.24:143-152(1979)
(392) MILLS,E.L.,BJÖRKSTEN,B.,QUIE,P.G.: Deficient alternative complement pathway activity in newborn sera. Pediat.Res.13:1341-1344(1979)
(393) COLTEN,H.R.,GOLDBERGER,G.: Ontogeny of serum complement proteins. Pediatrics 64:775-780(1979)Supplement
(394) JOHNSTON,R.B.Jr.,ALTENBURGER,K.M.,ATKINSON,A.W.Jr.,CURRY,R.H.: Complement in the newborn infant. Pediatrics 64:781-786(1979)Supplement
(395) MONTGOMERY,J.R.,MASON,E.O.,SOUTH,M.A.: Mitogenic response differences between adult and newborn lymphoid cells. Pediat.Res.7:365(1973)
(396) ASTOR,S.A.,FRICK,O.: MIF or PNIF production indicates passage of cellular immunity from mother to fetus. Pediat.Res.7:365(1973)
(397) RUSSELL,A.S.: Cell-mediated immunity to microbial antigens in mother and child. Clin.exp.Immunol.22:457-460(1975)
(398) DAVIS,R.H.,GALANT,S.P.: Nonimmune rosette formation: A measure of the new born infant's cellular immune response. J.Pediatr.87:449-452(1975)
(399) DWYER,J.M.,MacKAY,I.R.: Antigen-binding lymphocytes in human fetal thymus. Lancet I:1199-1202(1970)
(400) BHASKARAM,C.,RAGHURAMULU,N.,REDDY,V.: Cell-mediated immunity and immunoglobulin levels in light-for-date infants. Acta Paediatr.Scand.66: 617-619(1977)
(401) CARR,M.C.,LIEBER,E.,FUDENBERG,H.H.: In vitro cytolysis by human fetal lymphocytes. Cell.Immunol.1:455-458(1970)
(402) EIFE,R.F.,EIFE,G.,AUGUST,C.S.,KUHRE,W.L.,STAEHR-JOHANSEN,K.: Lymphotoxin production and blast cell transformation by cord blood lymphocytes: Dissociated lymphocyte function in newborn infants. Cell.Immunol.14: 435-442(1974)
(403) BELOHRADSKY,B.H.,BURR,C.,ADAM,D.,FLAMM,U.,MARGET,W.: Different influences on the blastogenic response of lymphocytes in childhood to specific an non-specific stimulation. In: XIII.International Congress of Pediatrics. Verlag der Wiener Medizinischen Akademie,Wien(1971) Vol.IV,p.455-463
(404) PAPIERNIK,M.: Le test de transformation lymphocytaire chez le foetus, le prématuré et l'enfant. Micro et macro-technique. Path.Biol.18:1119-1123(1970)
(405) PAPIERNIK,M.,NEZELOF,C.: La promotion immunitaire du foetus humain. Arch. Franç.Ped.27:777-784(1970)
(406) BONFORTE,R.J.,TOPILSKY,M.,SILTZBACH,L.E.,GLADE,P.R.: Phytohemagglutinin skin test: A possible in vivo measure of cell-mediated immunity. J.Pediatr.81:775-780(1972)
(407) WINTER,G.C.B.,BYLES,A.B.,YOFFEY,J.M.: Blood-lymphocytes in newborn and adult. Lancet II:932-933(1965)
(408) PRINDULL,G.,PRINDULL,B.: Anti-human lymphocyte globulin-(ALG-)sensitive lymphocyte populations in the blood of newborn premature infants, of older premature infants and of full-term newborn infants. A quantitative in vitro study. Blut 23:320-326(1971)
(409) MUELLER,M.R.,LAZARY,S.,HITZIG,W.H.: Production of migration inhibitory factor and blast cell transformation by cord blood lymphocytes. Int. Arch.Allergy Appl.Immunol.50:593-605(1976)

(410) EGGERS,G.,FRIEMEL,H.,RISSMANN,G.: Spontanrosettenbildung bei Neugeborenen und ihren Müttern. Päd.Grenzgeb.17:319-322(1978)

(411) BEN-ZWI,A.,GALILI,U.,SCHLESINGER,M.: Age-associated changes in subpopulations of human lymphocytes. Clin.Immunol.Immunopathol.7:139-149 (1977)

(412) PRINDULL,G.,PRINDULL,B.,SCHROETER,W.,YOFFEY,J.M.: Comparison of RNA and DNA synthesis, spontaneous and PHA induced, between blood lymphoid cells of newborn infants, older infants, and adults. A study of scintillation counting and by autoradiography. Eur.J.Pediatr.126: 243- (1977)

(413) GOOD,R.A.: Biology of the cell-mediated immune response. A review. In: Malnutrition and the immune response. Suskind,R.M.(ed.),Raven Press New York(1977)p.29-46

(414) MUMFORD,D.M.,SUNG,J.S.,WALLIS,J.O.,KAUFMAN,R.H.: The lymphocyte transformation response of fetal hemolymphatic tissue to mitogens and antigens. Pediat.Res.12:171-175(1978)

(415) HAYWARD,A.R.,LAWTON,A.R.: Induction of plasma cell differentiation of human fetal lymphocytes: Evidence for functional immaturity of T and B cells. J.Immunol.119:1213-1217(1977)

(416) OLDSTONE,M.B.A.,TISKON,A.,MORETTA,L.: Active thymus derived suppressor lymphocytes in human cord blood. Nature 269:333-335(1977)

(417) MURGITA,R.A.,GOIDL,E.A.,KONTIAINEN,S.,WIGZELL,H.: α-fetoprotein induces suppressor T cell in vitro. Nature 267:257-259(1977)

(418) PRINDULL,G.,RON,A.,YOFFEY,J.M.: Cytoplasmic DNA synthesis by cord blood cells of premature and full-term infants. An autoradiographic study Klin.Wschr.54:637-641(1976)

(419) OLDING,L.B.,OLDSTONE,M.B.A.: Thymus-derived peripheral lymphocytes from human newborns inhibit division of their mothers' lymphocytes. J. Immunol.116:682-686(1976)

(420) GUPTA,S.,PAHWA,R.,O'REILLY,R.,GOOD,R.A.,SIEGAL,F.P.: Ontogeny of lymphocyte subpopulations in human fetal liver. Proc.Nat.Acad.Sci.USA 73: 919-922(1976)

(421) NEIBURGER,J.B.,NEIBURGER,R.G.,RICHARDSON,S.T.,GROSFELD,J.L.,BAEHNER,R.L.: Distribution of T and B lymphocytes in lymphoid tissue of infants and children. Infect.Immun.14:118-121(1976)

(422) GRANBERG,C.,MANNINEN,K.,TOIVANEN,P.: Cell-mediated lympholysis by human neonatal lymphocytes. Clin.Immunol.Immunopathol.6:256-263(1976)

(423) XANTHOU,M.,MANDYLA-SFAGOU,E.,CAMPBELL,A.C.,WALLER,C.A.,ECONOMOU-MAVROU,C. MATSANIOTIS,N.: Lymphocyte subpopulations and their function in the blood of neonates. In: Intensive care in the newborn. Stern,L., Friis-Hansen,B.,Kildeberg,P.(eds.), Masson Publ.,New York,Paris,Barcelona,Milan(1976)p.139-156

(424) HALLBERG,T.,HALLBERG,A.: Lymphocyte markers in newborn infants. Acta path.microbiol.scand.Sect.C,84:477-484(1976)

(425) SCHECHTER,B.,HANDZEL,Z.T.,ALTMAN,Y.,NIR,E.,LEVIN,S.: Cellular immunity in newborn infants and children: Stimulation of lymphocyte protein synthesis as a measure of immune competence. Clin.exp.Immunol.27:478-484(1977)

(426) AUGUST,C.S.,BERKEL,A.I.,DRISCOLL,S.,MERLER,E.: Onset of lymphocyte function in the developing human fetus. Pediat.Res.5:539-547(1971)

(427) WIERSBITZKY,S.,DIERSCHKE,R.: Die spontane Lymphozytentransformationsrate bei Risikoneugeborenen. Folia Haematol.103:873-877(1976)

(428) LISIEWICZ,J.,DOBROWOLSKI,J.,BRYNIAK,C.: T cells,B cells and intermediate forms in the newborn studied by scanning electron microscopy and phosphatase marker. Folia Haematol.103:620-630(1976)
(429) RODRIGUEZ,M.C.G.,FONTAN,G.,CELORIO,A.,OJEDA,J.A.: "Early","late", and "total" nonimmune rosettes in newborn infants. J.Pediatr.89:1037-1038(1976)
(430) WIERSBITZKY,S.,DIERSCHKE,R.: Lymphozytentransformationsrate bei Risikoneugeborenen in Relation zum Gestations- und postnatalen Alter. Zbl.Gynäkol.99:596-599(1977)
(431) STITES,D.P.,CARR,M.C.,FUDENBERG,H.H.: Development of cellular immunity in the human fetus: Dichotomy of proliferative and cytotoxic responses of lymphoid cells to phytohemagglutinin. Proc.Nat.Acad.Sci. USA 69:1440-1444(1972)
(432) PIROFSKY,B.,DAVIES,G.H.,RAMIREZ-MATEOS,J.C.,NEWTON,B.W.: Cellular immune competence in the human fetus. Cell.Immunol.6:324-328(1973)
(433) WEBER,T.H.,SANTESSON,B.,SKOOG,V.T.: The activation of fetal lymphocytes. Scand.J.Haemat.11:177-183(1973)
(434) LINDAHL-KIESSLING,K.,BÖÖK,J.A.: Effects of phytohaemagglutinin on leukocytes. Lancet II:591(1964)
(435) MATSANIOTIS,N.,MANTALENAKI-ASFI,C.,APOSTOLOU,M.,LIAKOPOULOU,P.: Age dependence of T-cells. Brit.Med.J.3:743(1974)
(436) DIAZ-JOUANEN,E.,STRICKLAND,R.G.,WILLIAMS,R.C.Jr.: Studies of human lymphocytes in the newborn and the aged. Am.J.Med.58:620-628(1975)
(437) LEIKIN,S.,MOCHIR-FATEMI,F.,PARK,K.: Blast transformation of lymphocytes from newborn human infants. J.Pediatr.72:510-517(1968)
(438) UHR,J.W.,DANCIS,J.,NEUMANN,C.G.: Delayed-type hypersensitivity in premature neonatal humans. Nature 187:1130-1131(1960)
(439) FOWLER,R.Jr.,SCHUBERT,W.K.,WEST.C.D.: Acquired partial tolerance to homologous skin grafts in the human infant at birth. Ann.N.Y.Acad.Sci. 87:403-428(1960)
(440) HAMBURG,A.,BRYNES,R.K.,REESE,C.,GOLOMB,H.M.: Human cord blood lymphocytes. Ultrastructural and immunologic surface marker characteristics. A comparison with B- and T-cell lymphomas. Lab.Invest.34:207-215 (1976)
(441) CARR,M.C.,STITES,D.P.,FUDENBERG,H.H.: Cellular immune aspects of the human fetal-maternal relationship. I.In vitro response of cord blood lymphocytes to phytohemagglutinin. Cell.Immunol.5:21-29(1972)
(442) COLOMBIES,P.,DUCOS,J.,OHAYON,E.,KESSOUS,A.: Etude de la réactivité a la phytohêmagglutinine des lymphocytes de nouveau-nés. Ann.Inst. Pasteur 117:868-869(1969)
(443) BURGIO,G.R.,BISCATTI,G.,RIZZONI,G.,GENOVA,R.,SEVERI,F.: Phytohämagglutinin(PHA)-Haut-Test und zugleich eine Untersuchung betreffs Alter, Hautreaktionsfähigkeit und Lymphocyten-Aktivierung. Mschr.Kinderheilk.118:267-271(1970)
(444) LISCHNER,H.W.,PUNNETT,H.H.: Phytohaemagglutinin and thymic lymphocytes. Lancet II:640-641(1966)
(445) PULVERTAFT,R.J.V.,PULVERTAFT,I.: Spontaneous "transformation" of lymphocytes from the umbilical-cord vein. Lancet II:892-893(1966)
(446) BRODY,J.I.,OSKI,F.: Immunologic memory of the normal and the leukemic lymphocyte. Ann.Int.Med.67:573-578(1976)
(447) WILSON,J.A.: Phytohaemagglutinin and thymic lymphocytes. Lancet II:52 (1966)

(448) OEHME,J.: Das Schicksal der transplazentar übergetretenen mütterlichen Lymphocyten im Organismus des Kindes. Mschr.Kinderheilk.115:148-151 (1967)
(449) EPSTEIN,L.B.,STOHLMAN,F.Jr.: RNA synthesis in cultures of normal human peripheral blood. Blood 24:69-75(1964)
(450) OEHME,J.: The in vitro transformation of lymphocytes of premature and mature infants. Bayer-Symp.1:146-148(1969)
(451) STITES,D.P.,PAVIA,C.S.: Ontogeny of human T cells. Pediatrics 64:795-802 (1979)
(452) GATTI,R.A.,KEMPNER,D.H.,LEIBOLD,W.: The role of the MHC antigens in the mature and immature host. Pediatrics 64:803-813(1979)
(453) WARA,D.W.,BARRETT,D.J.: Cell-mediated immunity in the newborn: Clinical aspects. Pediatrics 64:822-828(1979)
(454) BEER,A.E.,BILLINGHAM,R.R.: Transplantation in nature. Perspect.Biol.Med. 22:155-169(1979)
(455) HALLBERG,A.: Receptors for immunoglobulin and complement on sheep RBC-binding lymphocytes in newborn infants. Clin.exp.Immunol.34:69-77 (1978)
(456) HAYWARD,A.R.,LYDYARD,P.M.: Suppression of B lymphocyte differentiation by newborn T lymphocytes with an Fc receptor for IgM. Clin.exp. Immunol.34:374-378(1978)
(457) FAUST,J.PRANADA,F.,HAPKE,H.,HOERNCHEN,H.: Human fetal cells. I.Mitogenic responses. Z.Immunitätsforsch.Immunobiol.155:93-103(1978)
(458) GMELIG-MEYLING,F.,DOLLEKAMP,I.,ZEGERS,B.J.M.,BALLIEUX,R.E.: Lymphocyte subpopulations in neonates, young children and adults as detected by six cell surface markers. Acta Paediatr.Scand.69:13-19(1980)
(459) FLAD,H.D.: Die klinische Bedeutung der Lymphozytenpopulationen. Med.Klin. 74:1199-1206(1979)
(460) TOIVANEN,P.,ASANTILA,T.,GRANBERG,C.,LEINO,A.,HIRVONEN,T.: Development of T cell repertoire in the human and the sheep fetus. Immunol.Rev.42: 185-201(1978)
(461) WARWICK,W.J.,GOOD,R.A.,SMITH,R.T.: Failure of passive transfer of delayed hypersensitivity in the newborn human infant. J.Lab.Clin.Med.56:139-147(1960)
(462) SCHLANGE,H.: Die passive Übertragung der Tuberkulinhautempfindlichkeit durch Blutaustauschtransfusionen und die Übertragbarkeit erworbener Tuberkulinnegativität. Arch.Kinderheilk.148:12-25(1954)
(463) RIEGER,C.H.L.,ROTHBERG,R.M.: Development of the capacity to produce specific antibody to an ingested food antigen in the premature infant. J.Pediatr.87:515-518(1975)
(464) ROTHBERG,R.M.:Immunoglobulin and specific antibody synthesis during the first weeks of life of premature infants. J.Pediatr.75:391-399(1969)
(465) LAWTON,A.R.,SELF,K.S.,ROYAL,S.A.,COOPER,M.D.: Ontogeny of B-lymphocytes in the human fetus. Clin.Immunol.Immunopathol.1:84-93(1972)
(466) THORLEY,J.D.,HOLMES,R.K.,KAPLAN,J.M.,McCRACKEN,G.H.Jr.,SANFORD,J.P.: Passive transfer of antibodies of maternal origin from blood to cerebrospinal fluid in infants. Lancet I:651-653(1975)
(467) LEVI,M.I.,KRAVTZOV,F.E.,LEVOVA,T.M.,FOMENKO,G.A.: The ability of maternal antibody to increase the immune response in infants. Immunology 16: 145-148(1969)
(468) VAHLQUIST,B.: The transfer of antibodies from mother to offspring. Adv. Pediatr.10:305-335(1958)

(469) FRANKLIN,E.C.,KUNKEL,H.G.: Comparative levels of high molecular weight (19S) gammaglobulin in maternal and umbilical cord serum. J.Lab. clin.Med.52:724-727(1958)
(470) MOORE,D.H.,DuPAN,R.M.,BUXTON,C.L.: An electrophoretic study of maternal, fetal and infant sera. Am.J.Obstet.Gynecol.57:312-319(1949)
(471) GREENBERG,L.,FLEMING,D.S.: The effect of inherited antibodies on the active immunization of infants. J.Pediatr.36:143-148(1950)
(472) OSBORN,J.J.,DANCIS,J.,JULIA,J.F.: Studies of the immunology of the newborn infant. II.Interference with active immunization by passive transplacental circulating antibody. Pediatrics 10:328-334(1952)
(473) CEDERQVIST,L.L.,EWOOL,L.C.,LITWIN,S.D.: IgD and the fetal immune response . Scand.J.Immunol.6:821-825(1977)
(474) SMITH,R.T.,EITZMAN,D.V.,CATLIN,M.E.,WIRTZ,E.O.,MILLER,B.E.: The development of the immune response. Characterization of the response of the human infant and adult to immunization with Salmonella vaccines. Pediatrics 33:163-183(1964)
(475) DANCIS,J.,OSBORNE,J.J.,KUNZ,H.W.: Studies of the immunology of the newborn. IV.Antibody formation in the premature infant. Pediatrics 12: 151-157(1953)
(476) OSBORN,J.J.,DANCIS,J.,JULIA,J.F.: Studies on the immunology of the newborn infant. I.Age and antibody production. Pediatrics 9:736-747 (1952)
(477) McCONNACHIE,P.R.,RACHELEFSKY,G.,STIEHM,E.R.,TERASAKI,P.I.: Antibody-dependent lymphocyte killer function and age. Pediatrics 52:795-800 (1973)
(478) ROWE,D.S.,HUG,K.,FAULK,W.P.: IgD on the surface of peripheral blood lymphocytes of the human newborn. Nature New Biol.242:155-157(1973)
(479) MELLBYE,O.J.,NATVIG,J.B.: Presence and origin of human IgG subclass proteins in newborns. Vox Sang.24:206-215(1973)
(480) FINK,C.W.,MILLER,W.E.Jr.,DORWARD,B.,LoSPALLUTO,J.: The formation of macroglobulin antibodies. II.Studies on neonatal infants and older children. J.clin.Invest.7:1422-1428(1962)
(481) MURALT,von G.,GUGLER,E.: Die Reifung der Immunglobuline. Helv.med.Acta 26:410-423(1959)
(482) BRIDGES,R.A.,CONDIE,R.M.,ZAK,S.J.,GOOD,R.A.: The morphologic basis of antibody formation development during the neonatal period. J.Lab. clin.Med.53:331-357(1959)
(483) FURTH,van R.,SCHUIT,H.R.E.,HIJMANS,W.: The immunological development of the human fetus. J.exp.Med.122:1173-1187(1965)
(484) BERG,T.,NILSSON,B.A.: The foetal development of serum levels of IgG and IgM. Acta Paediat.Scand.58:577-583(1969)
(485) HITZIG,W.H.: Plasmaproteine. Pathophysiologie und Klinik. Springer Verlag,Berlin,Heidelberg,New York(1977)2.Auflage
(486) CORRODI,U.,HITZIG,H.W.: Die pränatale Entwicklung der Immunglobuline. Mschr.Kinderheilk.121:1-6(1973)
(487) BERG,T.: Immunoglobulin levels in infants with low birth weights. Acta Paediat.Scand.57:369-376(1968)
(488) HOBBS,J.R.,DAVIS,J.A.: Serum γG-globulin levels and gestational age in premature babies. Lancet I:757-759(1967)
(489) YEAGER,A.S.: Variation of cord IgM level in low birth weight. Pediatrics 51:616-619(1973)

(490) PILGRIM,U.,FONTANELLAZ,H.P.,EVERS,G.,HITZIG,H.W.: Normal values of immunoglobulins in premature and in full-term infants,calculated as percentiles. Helv.paed.Acta 30:121-134(1975)
(491) YEUNG,C.Y.,HOBBS,J.R.: Serum-γG-globulin levels in normal, premature, post-mature, and "small-for-dates" newborn babies. Lancet I:1167-1170(1968)
(492) RAUER,U.,FREUND,R.: Normalwerte von Immunglobulinen im Kindesalter. Mschr. Kinderheilk.117:559-563(1969)
(493) JOHANSSON,G.O.,BERG,T.: Immunoglobulin levels in healthy children. Acta Paediat.Scand.56:572-579(1967)
(494) ORLANDINI,O.T.,SASS-KORTSAK,A.,EBBS,J.H.: Serum gamma globulin levels in normal infants. Pediatrics 16:575-584(1955)
(495) ALLANSMITH,M.,McCLELLAN,B.H.,BUTTERWORTH,M.,MALONEY,J.R.: The development of immunoglobulin levels in man. J.Pediatr.72:276-290(1968)
(496) AASE,J.M.,NOREN,G.R.,REDDY,V.,ST.GEME,J.W.Jr.: Mumps-virus infection in pregnant women and the immunologic response of their offspring. New.Engl.J.Med.286:1379-1382(1972)
(497) ALFORD,C.A.Jr.,NEVA,F.A.,WELLER,T.H.: Virologic and serologic studies on human products of conception after maternal rubella. New Engl.J.Med. 271:1275-1281(1964)
(498) MATTHEWS,T.G.,O'HERLIHY,C.: Significance of raised immunoglobulin M levels in cord blood of small-for-gestational-age infants. Arch.Dis. Childh.53:895-898(1978)
(499) MORELL,A.,SKVARIL,F.,BARANDUN,S.: IgG-Subklassen der menschlichen Immunglobuline. Immunochemische,genetische,biologische und klinische Aspekte. S.Karger,Basel,München,Paris,London,New York,Sydney(1975)
(500) HALLBERG,A.,HALLBERG,T.: Evolution of three lymphocyte markers in newborn, preterm infants. Int.Archs.Allergy appl.Immun.55:102-111(1977)
(501) GATHINGS,W.E.,LAWTON,A.R.,COOPER,M.D.: Immunofluorescent studies of the development of pre-B cells,B lymphocytes and immunoglobulin in isotype diversity in humans. Eur.J.Immunol.7:804-810(1977)
(502) GOTOFF,S.P.,COCHRAN,W.D.: Antibody response to the somatic antigen of Salmonella Newport in premature infants. Pediatrics 37:610-615(1966)
(503) EVANS,D.G.,SMITH,J.W.G.: Response of the young infant to active immunization. Brit.med.Bull.19:225-229(1963)
(504) COHEN,I.R.,NORINS,L.C.: Antibodies of the IgG,IgM, and IgA classes in newborn and adult sera reactive with gram-negative bacteria. J.clin. Invest.47:1053-1062(1968)
(505) SUSSMAN,S.: The passive transfer of antibodies to Escherichia coli 0111: B4 from mother to offspring. Pediatrics 27:308-313(1961)
(506) NETER,E.,WESTPHAL,O.,LÜDERITZ,O.,GINO,R.M.,GORZYNSKI,E.A.: Demonstration of antibodies against enteropathogenic Escherichia coli in sera of children of various ages. Pediatrics 16:801-808(1955)
(507) VAHLQUIST,B.,LAGERCRANTZ,R.,NORDBRING,F.: Maternal and foetal titers of antistreptolysin and antistaphylolysin at different stages of gestation. Lancet II:851-853(1950)
(508) YEIVIN,R.,SALZBERGER,M.,OLITZKI,A.L.: Development of antibodies to enteric pathogens: Placental transfer of antibodies and development of immunity in childhood. Pediatrics 18:19-23(1956)
(509) HARWORTH,J.C.,NORRIS,M.,DILLING,L.: A study of the immunoglobulins in premature infants. Arch.Dis.Childh.40:243-250(1965)

(510) DI SANT'AGNESE,P.A.: Combined immunization against diphtheria,tetanus and pertussis in newborn infants. I.Production of antibodies in early infancy. Pediatrics 3:20-33(1949)
(511) SILVERSTEIN,A.M.,LUKES,R.J.: Fetal response to antigenic stimulus. I.Plasmacellular and lymphoid reactions in the human fetus to intrauterine infection. Lab.Invest.11:918-932(1962)
(512) SILVERSTEIN,A.M.: Congenital syphilis and the timing of immunogenesis in the human foetus. Nature 194:196-197(1962)
(513) UHR,J.W.,DANCIS,J.,FRANKLIN,E.C.,FINKELSTEIN,M.S.,LEWIS,E.W.: The antibody response to bacteriophage ∅ X 174 in newborn premature infants. J.Clin.Invest.41:1509-1512(1962)
(514) LAWTON,A.R.,COOPER,M.D.: B cell ontogeny: Immunoglobulin genes and their expression. Pediatrics 64:750-757(1979)Supplement
(515) HAYWARD,A.R.,LYDYARD,P.M.: B cell function in the newborn. Pediatrics 64: 758-764(1979)Supplement
(516) OGRA,P.L.: Ontogeny of the local immune system. Pediatrics 64:765-774 (1979)Supplement
(517) NATELSON,S.,SCOMMEGNA,A.,EPSTEIN,M.B.(eds.): Amniotic fluid. Physiology, biochemistry, and clinical chemistry. John Wiley and sons,New York, London,Sydney,Toronto(1974)
(518) CURL,C.W.: Immunoglobulin levels in amniotic fluid. Am.J.Obstet.Gynec. 109:408-410(1971)
(519) SACHS,B.P.,STERN,C.M.: Activity and characterization of a low molecular fraction present in human amniotic fluid with broad spectrum antibacterial activity. Brit.J.Obstet.Gynaec.86:81-86(1979)
(520) LARSEN,B.,GALASK,R.P.: Host resistance to intraamniotic infection. Obstet Gynecol.Surv.30:675-689(1975)
(521) BRATLID,D.,LINDBACK,T.: Bacteriolytic activity of amniotic fluid. Obstet. Gynecol.51:63-70(1978)
(522) EVANS,H.E.,LEVY,E.,GLASS,L.: Effect of amniotic fluid on bacterial growth Obstet.Gynecol.49:35-42(1977)
(523) WARREN,R.J.,LEPOW,M.L.,BARTSCH,G.E.,ROBBINS,F.C.: The relationship of maternal antibody, breast feeding, and age to the susceptibility of newborn infants to infection with attenuated polioviruses. Pediatrics 34:4-13(1964)
(524) KUTTNER,A.,RATNER,B.: The importance of colostrum to the new-born infant. Amer.J.Dis.Child.6:413-416(1923)
(525) MOHR,J.A.: Lymphocyte sensitisation passed to the child from the mother. Lancet I:688(1972)
(526) LEISSRING,J.C.,ANDERSON,J.W.,SMITH,D.W.: Uptake of antibodies by the intestine of the newborn infant. Amer.J.Dis.Child.103:160-166(1962)
(527) WINBERG,J.,WESSNER,G.: Does brest milk protect against septicaemia in the newborn? Lancet I:1091-1094(1971)
(528) EVANS,T.J.,RYLEY,H.C.,NEALE,L.M.,DODGE,J.A.,LEWARNE,V.M.: Effect of storage and heat on antimicrobial proteins in human milk. Arch.Dis. childh.53:239-241(1978)
(529) RATHNER,B.,JACKSON,H.C.,GRUEHL,H.L.: Transmission of protein hypersensitiveness from mother to offspring. II.The role of colostrum. J.Immunol.14:267-275(1927)
(530) GUNTHER,M.: The neonate's immunity gap, breast feeding, and cot death. Lancet I:441-445(1975)

(531) SMITH,C.W.,GOLDMAN,A.S.: Macrophages from human colostrum. Exptl.Cell Res.66:317-320(1971)
(532) BARNESS,L.A.: Breast milk for all. N.Engl.J.Med.297:939-941(1977)
(533) PARMELY,M.J.,BEER,A.E.,BILLINGHAM,R.E.: In vitro studies on the T-lymphocyte population of human milk. J.exp.Med.144:358-370(1976)
(534) GOLDMAN,A.S.: Immunologic factors and leukocytes in human milk. Mead Johnson Symp.Perinat.Dev.Med.11:49-53(1977)
(535) PITTARD III,W.B.: Breast milk immunology. A frontier in infant nutrition. Am.J.Dis.Child.133:83-87(1979)
(536) SIIMES,M.A.,HALLMANN,N.: A perspective on human milk banking,1978. J.Pediatr.94:173-174(1979)
(537) WELSH,J.K.,MAY,J.T.: Anti-infective properties of breast milk. J.Pediatr. 94:1-9(1979)
(538) PAXSON,C.L.,CRESS,C.C.: Survival of human milk leukocytes. J.Pediatr.94: 61-64(1979)
(539) SCHMIDT,E.: Neuere Aspekte der Ernährung mit Muttermilch. Dtsch.Ärztebl. 76:639-643(1979)
(540) WIDDOWSON,E.M.: Symposium report. Protective properties in human milk and the effects of processing on them. Arch.Dis.Childh.53:684-686(1978)
(541) BULLEN,J.J.: Iron-binding proteins and other factors in milk responsible for resistance to Escherichia coli. Ciba Found.Symp.42:149-169(1976)
(542) GOTHEFORS,L.: Studies of antimicrobial factors in human milk and bacteria colonization of the newborn. Umeå University Mecical Dissertations. Larsson tryckeri,Umeå,Sweden(1975)
(543) CARLSSON,B.,GOTHEFORS,L.,AHLSTEDT,S.,HANSON,L.Å.,WINBERG,J.: Studies of Escherichia coli O antigen specific antibodies in human milk, maternal serum and cord blood. Acta Paediatr.Scand.65:216-224(1976)
(544) GOTHEFORS,L.,CARLSSON,B.,AHLSTEDT,S.,HANSON,L.Å.,WINBERG,J.: Influence of maternal gut flora and colostral and cord serum antibodies on presence of Escherichia coli in faeces of the newborn infant. Acta Paediatr.Scand.65:225-232(1976)
(545) SOUTH,M.A.: The value of human milk to human babies. Cutis 21:160-165 (1978)
(546) MORIARTEY,R.R.,FINER,N.N.,COX,S.F.,PHILLIPS,H.J.,THEMAN,A.,STEWART,A.R., ULAN,O.A.: Necrotizing enterocolitis and human milk. J.Pediatr.94: 295-296(1979)
(547) OGRA,S.S.,OGRA,P.L.: Immunologic aspects of human colostrum and milk. I.Distribution characteristics and concentrations of immunoglobulins at different times after onset of lactation. J.Pediatr.92: 546-549(1978)
(548) OGRA,S.S.,OGRA,P.L.: Immunologic aspects of human colostrum and milk. II.Characteristics of lymphocyte reactivity and distribution of E-rosette forming cells at different times after the onset of lactation. J.Pediatr.92:550-555(1978)
(549) GOLDMAN,A.S.: Human milk,leukocytes, and immunity. J.Pediatr.90:167-168 (1977)
(550) IYENGAR,L.,SELVARAJ,R.J.: Intestinal absorption of immunoglobulins by newborn infants. Arch.Dis.Child.47:411-414(1972)
(551) ADCOCK,E.,GREENE,H.: Poliovirus antibodies in breast-fed infants. Lancet II:662-663(1971)

(552) LODINOVA,R.,JOUJA,V.,LANC,A.: Influence of the intestinal flora on the development of immune reactions in infants. J.Bacteriol.93:797-800 (1967)
(553) HO,P.C.,LAWTON,J.W.M.: Human colostral cells: Phagocytosis and killing of E.coli and C.albicans. J.Pediatr.93:910-915(1978)
(554) ENGELSBERGER,I.: Das Verhalten der kindlichen Haut-,Rachen- und Stuhlflora im Klinikmilieu, sowie bei zusätzlicher antibakterieller Therapie oder veränderter Immunlage. Dissertation,München(1977)
(555) SKINNER,F.A.,CARR,J.G.(eds.): The normal microbial flora of man. Academic Press,London,New York(1974)
(556) PITT,J.: The milk mononuclear phagocyte. Pediatrics 64:745-749(1979) Supplement
(557) OGRA,S.S.,WEINTRAUB,D.I.,OGRA,P.L.: Immunological aspects of human colostrum and milk: Interaction with the intestinal immunity of the neonate. Adv.Exp.Med.Biol.107:95-107(1978)
(558) KHAN,A.J.,ROSENFELD,W.,VADAPALLI,M.,BIAGTON,J.,KHAN,P.,HUQ,A.,EVANS,H.E.: Chemotaxis and random migration of human milk cells. J.Pediatr.96: 879-882(1980)Supplement
(559) FRANSSON,G.B.,LÖNNERDAL,B.: Iron in human milk. J.Pediatr.96:380-384(1980
(560) BELOHRADSKY,B.H.,LÖSEL,E.,MARGET,W.: Eisenmangel und Infektionsimmunität. Therapiewoche 28:7728-7734(1978)
(561) DAUSSET,J.: Progrès récents dans l'étude du système HLA et la défense immunitaire. Abstract,Congrès International d'Hématologie,Paris, Juillet 1978,p.97-103
(562) BENACERRAF,B.,McDEVITT,H.O.: Histocompatibility-linked immune response genes. Science 175:273-279(1972)
(563) SCHALLER,J.G.,OMENN,G.S.: The histocompatibility system and human disease. J.Pediatr.88:913-925(1976)
(564) BETRAMS,J.: HLA-Antigene und Krankheitsempfänglichkeit. Dtsch.med.Wschr. 101:178-184(1976)
(565) VLADUTIU,A.O.,ROSE,N.R.: HL-A antigens: Association with disease. Immunogenetics 1:305-328(1974)
(566) RYDER,L.P.,NIELSEN,L.S.,SVEJGAARD,A.: Associations between HL-A histocompatibility antigens and non-malignant diseases. Humangenetik 25: 251-264(1974)
(567) BELOHRADSKY,B.H.: Das HLA-System: Immungenetik und klinische Relevanz. Bücherei des Augenarztes . Heft 77(1981)
(568) WASHBURN,T.C.,MEDEARIS,D.N.,CHILDS,B.: Sex differences in susceptibility to infections. Pediatrics 35:57-64(1965)
(569) MICHAELS,R.H.,ROGERS,K.D.: A sex difference in immunologic responsiveness. Pediatrics 47:120-123(1971)
(570) BUTTERWORTH,M.,McCLELLAN,B.,ALLANSMITH,M.: Influence of sex on immunoglobulin levels. Nature 214:1224-1226(1967)
(571) RHODES,K.,MARKHAM,R.L.,MAXWELL,P.M.,MONK-JONES,M.E.: Immunoglobulins and the X-chromosome. Brit.med.J.2:439-441(1969)
(572) GRUNDBACHER,F.J.: Human X chromosome carries quantitative genes for immunoglobulin M. Science 176:311-312(1972)
(573) NAEYE,R.L.,BURT,L.S.,WRIGHT,D.L.,BLANC,W.A.,TATTER,D.: Neonatal mortality, the male disadvantage. Pediatrics 48:902-906(1971)
(574) SCHLEGEL,R.J.,BELLANTI,J.A.: Increased susceptibility of males to infection. Lancet II:826-827(1969)

(575) SPIRER,Z.,BINOR,Z.,BOGAIR,N.: G.-6-P.D. and childhood infection. Lancet II:661-662(1971)

(576) BELLANTI,J.A.,CANTZ,B.E.,YANG,M.C.,THADDEN, von H.,SCHLEGEL,R.J.: Leukocyte maturation: G-6-PD activity and NBT dye reduction. Pediatr. Res.4:462(1970)

(577) HALBRECHT,I.,KOMLOS,L.,GOLDMAN,J.: Sex-linked values of E-rosette forming lymphocytes in mother and newborn. Acta obstet.gynecol.scand. 56:243-244(1977)

(578) COOPER,M.R.,DeCHATELET,L.R.,McCALL,C.E.,LaVIA,M.F.,SPURR,C.L.,BAEHNER, R.L.: Leucocyte G.-6-P.D. deficiency. Lancet II:110(1970)

(579) BARRY,D.M.J.,REEVE,A.W.: Increased incidence of gram-negative neonatal sepsis with intramuscular iron administration. Pediatrics 60:908-912(1977)

(580) ROLA-PLESZCZYNSKI,M.,HENSEN,S.A.,VINCENT,M.M.,BELLANTI,J.A.: Inhibitory effects of bilirubin on cellular immune responses in man. J.Pediatr. 86:690-696(1975)

(581) MOSCATELLI,P.,BRICARELLI,F.D.,PICCININI,A.,TOMATIS,C.,DUFOUR,M.A.: Defective immunocompetence in foetal undernutrition. Helv.paediat. Acta 31:241-247(1976)

(582) FERGUSON,A.C.,LAWLOR,G.J.,NEUMANN,C.G.,OH,W.,STIEHM,E.R.: Decreased rosette-forming lymphocytes in malnutrition and intrauterine growth retardation. J.Pediatr.85:717-723(1974)

(583) CHANDRA,R.K.: Fetal malnutrition and postnatal immunocompetence. Am.J. Dis.Child.129:450-454(1975)

(584) GLYNN,A.A.: Bacterial factors inhibiting host defence mechanisms. Symposia Soc.Gen.Microbiol.22:75-112(1972)

(585) SCHÖNBERGER,W.,GRIMM,W.,GEMPP,W.,DINKEL,E.: Transient hypothyroidism associated with prematurity,sepsis,and respiratory distress. Eur.J. Pediatr.132:85-92(1979)

(586) WARNER,N.L.,SZENBERG,A.: Effect of neonatal thymectomy on the immune response in the chicken. Nature 196:785-788(1962)

(587) GLICK,B.,CHANG,T.S.,JAPP,R.G.: The bursa of Fabricius and antibody production. Poultry Sci.35:224-225(1956)

(588) MILLER,J.F.A.P.: Immunological function of the thymus. Lancet II:748-749 (1961)

(589) BELOHRADSKY,B.H.,FINSTAD,J.,FUDENBERG,H.H.,GOOD,R.A.,KUNKEL,H.G.,ROSEN, F.: Primary immunodeficiency diseases in man. Clin.Immunol.Immunopathol.2:281-295(1974)

(590) BELOHRADSKY,B.H.,HENNING,N.,MARGET,W.,FUDENBERG,H.H.: Adenosindesaminase-Mangel bei primären Immundefizienzen. Klin.Wschr.54:1109-1115(1976)

(591) BELOHRADSKY,B.H.,GRISCELLI,C.,FUDENBERG,H.H.,MARGET,W.: Das Wiskott-Aldrich-Syndrom. In: Ergebn.Inn.Med.Kinderheilk. P.Frick,G.A.von Harnack,G.A.Martini,A.Prader,R.Schoen,H.P.Wolff(Hrsg.) Springer Verlag,Berlin,Heidelberg(1978)Band 41,S.85-184

(592) GRAHAM,S.G.,TISDALL,F.F.: Poisoning from the external use of resorcin. Canad.Med.Ass.J.12:730-732(1922)

(593) WALLERSTEIN,H.: Treatment of severe erythroblastosis by simultaneous removal and replacement of the blood of the newborn infant. Science 103:583-584(1946)

(594) BESSIS,M.: The use of replacement transfusion in deseases other than hemolytic disease of the newborn. Blood 4:324-337(1949)

(595) MARGET,W.: Bakterielle Infektionen im Kindesalter. Offene Fragen und grundsätzliche Aspekte. Münch.med.Wschr.111:1-6(1969)
(596) MARGET,W.: Zur Frage der Therapie und Prophylaxe schwerer Infektionen im Neugeborenenalter. Dtsch.med.Wschr.92:1848-1853(1967)
(597) ALLEN,F.H.Jr.,DIAMOND,L.K.: Erythroblastosis fetalis (continued). New Engl.J.Med.257:705-712(1957)
(598) LILEY,A.W.: Intrauterine transfusion of foetus in haemolytic disease. Brit.Med.J.2:1107-1109(1963)
(599) HART,A.P.: Familial icterus gravis of the newborn and its treatment. Canad.Med.Ass.J.15:1008-1011(1925)
(600) LANDSTEINER,K.,WIENER,A.S.: An agglutinable factor in human blood recognized by immune sera for rhesus blood. Proc.Soc.Exp.Biol.Med.43: 223-229(1940)
(601) BALLOWITZ,L.: Über die Behandlung des Ikterus gravis mit Austauschtransfusionen. Ärztliche Wochenschrift 6:844-851(1951)
(602) ROBERTSON,B.: Blood transfusion in severe burns in infants and young children. Canad.Med.Ass.J.11:744-750(1921)
(603) ROBERTSON,L.B.: Exsanguination-transfusion. A new therapeutic measure in the treatment of severe toxemias. Arch.Surg.9:1-15(1924)
(604) JANEWAY,C.A.: Presentation of the Howland award to Louis K.Diamond. Pediat.Res.7:853-857(1973)
(605) DIAMOND,L.K.,BLACKFAN,K.D.,BATY,J.M.: Erythroblastosis fetalis and its association with universal edema of the fetus, icterus gravis neonatorum and anemia of the newborn. J.Pediatr.1:269-275(1932)
(606) McKHANN,KAPNICK,I.: Immunity and susceptibility to disease in early infancy. J.Pediatr.13:907-918(1938)
(607) BOLLER,R.: Die Bluttransfusion in der inneren Medizin. Ergebn.Inn.Med. Kinderheilk.45:531-588(1934)
(608) KNAUER,H.: Die Bluttransfusion im Kindesalter. Arch.Kinderheilk.Beiheft 7:1-33(1936)
(609) POCHEDLY,C.: History of the exchange transfusion; its use in treatment of erythroblastosis fetalis. Bull.Hist.Med.44:450-460(1970)
(610) HART,A.: Letter to the editor. J.Pediatr.32:760(1948)
(611) LEVINE,P.,BURNHAM,L.,KATZIN,E.,VOGEL,P.: The role of iso-immunization in the pathogenesis of erythroblastosis. Am.J.Obstet.Gynecol.42:925-931 (1941)
(612) MOLLISON,P.: Survival of transfused erythrocytes in haemolytic disease of the newborn. Arch.Dis.Childh.18:161-169(1943)
(613) WIENER,A.: Hemolytic disease of the fetus and newborn infant. Am.J.Dis. Child.68:317-324(1944)
(614) WALLERSTEIN,H.: Substitution of therapy: A new treatment for severe erythroblastosis fetalis. Am.J.Dis.Child.72:19-27(1947)
(615) WIENER,A.,WEXLER,I.: The use of heparin when performing exchange transfusions in newborn infants. J.Lab.Clin.Med.31:1016-1021(1946)
(616) DIAMOND,L.: Replacement transfusion as a treatment for erythroblastosis fetalis. Pediatrics 2:520-529(1948)
(617) ARNOLD,D.,ALFORD,K.: A new technic for replacement transfusion in the treatment of hemolytic diseases of the newborn infant. J.Pediatr. 32:113-117(1948)
(618) VALENTINE,G.: Exchange transfusion by continuous drip using heparinized blood. Lancet I:60-63(1962)

(619) ALLEN,F.,DIAMOND,L.,VAUGHAN,V.: Erythroblastosis fetalis. VI.Prevention of kernicterus. Am.J.Dis.Child.80:779-786(1950)
(620) CROPP,G.: Experience with a new isovolumetric exchange transfusion method. J.Pediatr.71:332-336(1967)
(621) DIAMOND,L.K.: The Rh problem through a retrospectroscope. Philip Levine Award presentation. Am.J.clin.Pathol.62:311-324(1974)
(622) CROMBIE,A.C.(persönliche Mitteilung,1978)
(623) CROMBIE,A.C.: Bluttransfusion im 17. Jahrhundert. Bild der Wissenschaft 3:236-246(1968)
(624) SIDBURY,J.B.: Transfusion through the umbilical vein in hemorrhage of the new-born. Am.J.Dis.Child.25:290-296(1923)
(625) SIPERSTEIN,D.M.: Intraperitoneal transfusion with citrated blood. Am.J. Dis.Child.25:202-221(1923)
(626) FREDA,V.J.,ADAMSONS,K.: Exchange transfusion in utero. Am.J.Obstet.Gynecol.89:817-821(1964)
(627) LANDSTEINER,K.: Über Isoagglutinine und Isolysine. Wien.klin.Wschr.14: 1020-1024(1901)
(628) KEYNES,G.: The history of blood transfusion,1628-1914. Brit.J.Surg.31: 38-50(1943)
(629) BUESS,H.: Zur Vorgeschichte der Bluttransfusion. Ciba-Zeitschrift 7:2610-2644(1956)
(630) MÜLLER,N.: Zur Entwicklung der Transfusionsmedizin. Münch.Med.Wschr.121: 1485-1488(1979)
(631) GENETET,B.,MANNONI,P.: La Transfusion. Flammarion,Paris(1978)p.13-20
(632) BLUNDELL,J.: Experiments on the transfusion of blood by the seringue. Med.Chir.Trans.9:56(1818)
(633) BLUNDELL,J.: Successful case of transfusion. Lancet I:431(1824)
(634) BALLOWITZ,L.: Die fetalen Erythroblastosen und der Rhesusfaktor. Ergebn. Inn.Med.Kinderheilk.3:538-651(1952)
(635) ODELL,G.B.,BRYAN,W.B.,RICHMOND,M.D.: Exchange transfusion. Pediatr.Clin. N.Amer.9:605-619(1962)
(636) COSMI,E.V.: Exchange transfusion of the newborn infant. In: Clinical management of mother and newborn,G.F.Marx(ed.),Springer-Verlag, New York,Heidelberg,Berlin(1979)pp.199-220
(637) MacLAURIN,J.C.,COULTER,J.B.,HOBY,A.M.: Changes in blood volume associated with exchange transfusion. Arch.Dis.Child.50:404(1975)
(638) MURRAY-LYON,I.M.,LASSERS,B.W.,CASH,J.D.: Automatic equilibration of volume in exchange transfusion in adults. Lancet I:1037-1038(1967)
(639) KREUGER,A.,WRANNE,L.: Exchange transfusions with concentrated ACD-blood. I.Effects on the infant's red cell volume, plasma volume and haemoglobin mass. Acta Paediatr.Scand.64:305-309(1975)
(640) ERBENGI,G.,TUNCER,M.: A method for the determination of exchanged blood during exchange transfusion in newborn infants. Turk.J.Pediatr.16: 97-102(1974)
(641) PHIBBS,R.H.,SPROUL,A.: Exchange transfusions: Blood volume, increment volume, efficiency. J.Pediatr.70:927-929(1969)
(642) BRANS,Y.W.,MILSTEAD,R.R.,BAILEY,P.E.,CASSADY,G.: Blood-volume estimates in Coombs-test-positive infants. N.Engl.J.Med.290:1450-1452(1974)
(643) SCHMIDT,D.,GRAUEL,E.L.,SYLLM-RAPOPORT,I.: Über den intravasalen Flüssigkeitseinstrom im Verlauf von Austauschtransfusionen. Z.Kinderheilk. 88:448-455(1963)

(644) MARSAGLIA,G.,THOMAS,E.D.: Mathematical consideration of cross circulation and exchange transfusion. Transfusion 11:216-219(1971)
(645) BERMAN,B.,KRIEGER,A.,NAIMAN,J.L.: A new method for calculating volumes of blood required for partial exchange transfusion. J.Pediatr.94: 86-89(1979)
(646) BARR,R.E.,ACKMAN,J.J.,HARRINGTON,G.J.,VARMA,R.R.,LEWIS,J.D.,CASPER,J.T.: Computerized evaluation of electroencephalographic changes accompanying exchange transfusion in Reye's syndrome. Electroencephalogr.. Clin.Neurophysiol.42:466-479(1977)
(647) KOSCHE,F.,STEMMANN,E.A.: Die Cardiorespirographie - ein einfaches,unblutiges Verfahren zur kontinuierlichen Überwachung von Austauschtransfusionen im Neugeborenenalter. Klin.Pädiat.187:301-307(1975)
(648) BADA,H.S.,CHUA,C.,SALMON,J.H.,HAJJAR,W.: Changes in intracranial pressure during exchange transfusion. J.Pediatr.94:129-132(1979)
(649) ARANDA,J.V.,SWEET,A.Y.: Alterations in blood pressure during exchange transfusion. Arch.Dis.Childh.52:545-548(1977)
(650) RIEGEL,K.P.,VERSMOLD,H.T.: Respiratory gas transport characteristics of blood and hemoglobin. In: Perinatal physiology. U.Stave(ed.), Plenum,Publ.Corp.,New York(1978)pp.241-255
(651) ARANDA,J.V.,SWEET,A.Y.: Hemodynamic alterations during slow and fast exchange transfusion. Pediat.Res.7:399(1973)
(652) MANGER-KOENIG,von L.: Stand der Organisation von Austauschtransfusionszentralen in der Bundesrepublik Deutschland. Mschr.Kinderheilk.111: 207-211(1963)
(653) PHUA,K.B.,POON,C.C.: Umbilical cutdown in exchange transfusion. J.Singapore Paediatr.Soc.16:116-120(1974)
(654) CROPP,G.J.: A continuous isovolumetric exchange transfusion technique. J.Pediatr.77:881-883(1970)
(655) TRIPP,J.H.,VALAES,T.: Modification to single catheter exchange transfusion technique. Arch.Dis.Childh.51:293-296(1976)
(656) BRIGGS,W.A.,ANDERSON,R.W.,DURDEN,W.D.Jr.,HARRISON,R.R.: Exchange transfusion utilizing an arteriovenous shunt and the Sarns roller pump. Trans.Amer.Soc.Artif.Int.Organs 15:233-236(1968)
(657) LUNEY,G.G.: A heat-exchange coil for use during exchange transfusion. Med.J.Aust.2:897-898(1966)
(658) ATA,M.,HOLMAN,C.A.: Simultaneous umbilical arteriovenous exchange transfusion. Brit.Med.J.2:743-745(1966)
(659) SALING,E.: Technik der Austauschtransfusion. Bibl.Gynaecol.38:101-113 (1966)
(660) DIQUE,J.C.: A disposable exchange transfusion and scalp transfusion set. Med.J.Aust.2:26-27(1966)
(661) MEDINA,R.: A new technique for blood exchange of the newborn. Bibl.Haematol.23:891-895(1965)
(662) LAYRISSE,M.,LAYRISSE,Z.,LINARES,J.: Simultaneous exchange transfusion. New device for simultaneous withdrawl and injection of blood. Results obtained in 50 cases. Bibl.Haematol.23:887-890(1965)
(663) KONRAD,R.M.,SOMMERKAMP,B.,TARBIAT,S.: Die Austauschtransfusion über die linke Vena jugularis interna. Zentralbl.Chir.90:2102-2106(1965)
(664) DUNN,P.M.: Localization of the umbilical catheter by post-mortem measurement. Arch.Dis.Childh.41:69-75(1966)
(665) MOULINIER,J.,MARTIN,C.,GUILLARD,J.M.,BEAUVIEUX,P.,VERGER,P.: Technique d'exsanguino-transfusion du nouveau-né par la voie sousclaviculaire et par la voie sinusale. Med.Infant.72:545-551(1965)

(666) BERKESSY,S.,FALUDI,G.,TOTH,L.,HRONSZKY,I.: Exchange blood-transfusion using artificial-kidney equipment. Lancet II:825(1972)
(667) PHILPOTT,M.G.,BANERJEE,A.: Automated method for exchange transfusion. Arch.Dis.Childh.47:815-818(1972)
(668) GAROFALO,E.: Automated method for exchange transfusion. Arch.Dis.Childh. 48:246(1973)
(669) MARTIN,J.R.: A double catheter technique for exchange transfusion in the newborn infant. N.Z.Med.J.77:167-169(1973)
(670) LOWRY,M.F.: Automated method for exchange transfusion. Arch.Dis.Childh. 48:408(1973)
(671) JONES,M.E.: Exchange transfusion apparatus. Lancet II:25(1973)
(672) STRAUSS,R.A.,KLING,T.F.,LEVINSOHN,M.W.,DANIELSON,R.A.: Facilitation of exchange transfusions with Scribner shunts in Reye's syndrome. Am.J.Surg.131:772-774(1976)
(673) KERNOFF,L.M.,BOTHA,M.C.,JACOBS,P.: Exchange transfusion in sickle cell disease using a continuous-flow blood cell seperator. Transfusion 17:269-271(1977)
(674) OON,C.J.,HOBBS,J.R.: Clinical applications of the continuous flow blood seperator machine. Clin.exp.Immunol.20:1-16(1975)
(675) STRAUSS,R.A.,KLING,T.F.,LEVINSOHN,M.W.,DANIELSON,R.A.: Use of Scribner shunt in exchange transfusion. J.Pediatr.89:160-161(1976)
(676) DOUCHAIN,F.,FERNANDEZ,J.,OZANEAUX,J.,DY,N.R.,HONGRE,J.F.,KREMP,L.: L'exsanguino-transfusion chez le nouveau-né par pompe à double corps. Avantages et méthode. Nouv.Presse méd.25:1591-1592(1976)
(677) POCHEDLY,C.: The exchange transfusion. Newer concepts and advances in technic. Clin.Pediatr.7:383-388(1968)
(678) DAUSSET,J.,MOULINIER,J.: Une technique d'exsanguino-transfusion avec un nouvel apareil. Sang 8:538-539(1948)
(679) CAMPBELL,N.,STEWART,I.: Exchange transfusion in ill newborn infants using peripheral arteries and veins. J.Pediatr.94:820-822(1979)
(680) BRAUN,L.,PROENCA,J.,FLATZ,G.: Zur Anwendung von Humanalbumin vor der Austauschtransfusion. Mschr.Kinderheilk.113:465-467(1965)
(681) GROSSMAN,M.F.,BACKAL,M.P.: Use of albumin in neonatal exchange transfusion. J.Am.Osteopath.Assoc.66:656-659(1967)
(682) KEARNEY,P.J.: Mini exchange plasma transfusion. Arch.Dis.Childh.48:236-237(1973)
(683) GRAJWER,L.A.,PILDES,R.S.,ZARIF,M.,AINIS,H.,AGRAWAL,B.L.,PATEL,A.: Exchange transfusion in the neonate: A controlled study using frozen-stored erythrocytes resuspended in plasma. Am.J.Clin.Pathol.66:117-121(1976)
(684) UMLAS,J.,GOOTBLATT,S.: The use of frozen blood in neonatal exchange transfusion. Transfusion 16:636-640(1976)
(685) KREUGER,A.,BLOMBÄCK,M.: Exchange transfusions with frozen blood. Effects on blood coagulation in the newborn. Haemostasis 3:329-339(1974)
(686) KREUGER,A.: Exchange transfusions with frozen blood. I.Biochemical and clinical studies. Vox Sang.30:349-363(1976)
(687) BLANKENSHIP,W.J.,GOETZMAN,B.W.,GROSS,S.,HATTERSLEY,P.G.: A walking-donor program for an intensive care nursery. J.Pediatr.86:583-585(1975)
(688) KAKAIYA,R.M.,MORRISON,F.S.,RAWSON,J.E.,LOTZ,L.L.,MARTIN,J.W.: Pedi-pack transfusion in a newborn intensive care unit. Transfusion 19:19-24 (1979)

(689) BAUM,J.D.,ROBERTON,N.R.C.,YU,V.Y.H.: Transfusion of fresh blood in the newborn period. Lancet I:1162-1163(1974)
(690) MUTHANA,F.,ANDREWS,B.F.: To shake or not to shake. Evaluation of agitation of donor blood during exchange transfusion. Clin.Pediat.8:240-242(1969)
(691) SCHUERGER,G.,ROBERTSON,A.,ERTERL,I.: Effects of agitation of donor blood on neonatal exchange transfusions. Clin.Pediat.9:715-718(1970)
(692) POHL,U.: Totaler Blutaustausch in Hypothermie mit Kreislaufstillstand und Wiederbelebung. Dissertation, Medizinische Fakultät,München (1978)
(693) IBM Medical Review.Gros Monti Ltd.,Asford(1978,December)
(694) BUCHHOLZ,D.H.: Blood transfusion: Merits of component therapy. I.The clinical use of red cells,platelets, and granulocytes. J.Pediatr.84: 1-15(1974)
(695) BUCHHOLZ,D.H.: Blood transfusion: Merits of component therapy. II.The clinical use of plasma and plasma components. J.Pediatr.84:165-172 (1974)
(696) HEHNE,H.J.,NYMAN,D.,BURRI,H.,WOLFF,G.: Frischgefroren konserviertes Plasma zur Behandlung der intravasalen Gerinnung beim Polytraumatisierten. Schweiz.med.Wschr.106:671-676(1976)
(697) NAKAMURA,Y.,WAKABAYASHI,A.,WOOLLEY,T.,MULLIN,P.,ITO,Y.,CONOLLY,J.E.: Total body washout for the treatment of endotoxin shock. Arch.Surg. 111:783-789(1976)
(698) JESCH,F.,POHL,U.,SUNDER-PLASSMANN,L.,DIETERLE,R.,LOEHRS,U.,MESSMER,K.: Hypothermer Kreislaufstillstand nach totalem Blutaustausch beim Hund. Res.exp.Med.173:67-87(1978)
(699) MESSMER,K.,SUNDER-PLASSMANN,L.: Hemodilution. Prog.Surg.13:208-245(1974)
(700) MESSMER,K.: Hemodilution. Surg.Clin.N.Amer.55:659-678(1975)
(701) SUNDER-PLASSMANN,L.,DIETERLE,R.,JESCH,F.,MESSMER,K.: Totaler Blutaustausch bei hypothermer extrakorporaler Zirkulation. Langenbeck's Arch.Chir.Suppl.41-45(1974)
(702) MOSS,G.S.,DEWOSKIN,R.,ROSEN,A.L.,LEVINE,H.,PALANI,C.K.: Transport of oxygen and carbon dioxide by hemoglobin-saline solution in the red cell free primate. Prog.Clin.Biol.Res.19:191-203(1978)
(703) MESSMER,K.,JESCH,F.,SCHAFF,J.,SCHOENBERG,M.,PIELSTICKER,K.,BONHARD,K.: Oxygen supply by stroma-free hemoglobin. Prog.Clin.Biol.Res.19:175-190(1978)
(704) COLT,J.D.: The use of stroma-free hemoglobin solution for partial exchange transfusion in aortic resection in dogs. Am.J.Surg.135:656-663(1978)
(705) KAPLAN,H.R.,MURTHY,V.S.: Hemoglobin solution: A potential oxygen transporting plasma volume expander. Fed.Proc.34:1461-1465(1975)
(706) RABINER,S.F.: Hemoglobin solution as a plasma expander. Fed.Proc.34:1454-1457(1975)
(707) URBANYI,B.,SPILLNER,G.,BUZELLO,W.,SCHLOSSER,V.: Die Bedeutung der Eigenbluttransfusion mit normovolämischer Hämodilution in der Gefäßchirurgie. Deutsch.Med.Wschr.104:765-768(1979)
(708) KAKAIYA,R.M.,MORRISON,F.S.,RAWSON,J.E.,LOTZ,L.L.,MARTIN,J.W.:Pedi-pack transfusion in a newborn intensive care unit. Transfusion 19:19-24 (1979)
(709) ASENSIO,S.H.: Human fetal surgery. Clin.Obstet.Gynecol.17:153-170(1974)

(710) ASENSIO,S.H.,FIGUEROA-LONGO,J.G.,PELEGRINA,I.A.: Intrauterine exchange transfusion. Am.J.Obstet.Gynecol.95:1129-1133(1966)
(711) TURNER,J.H.,HUTCHINSON,D.L.,HAYASHI,T.T.,PETRICCIANI,J.C.,GERMANOWSKI,J.: Fetal and maternal risks associated with intrauterine transfusion procedures. Am.J.Obstet.Gynecol.123:251-256(1975)
(712) BOCK,J.E.,NORGAARD-PEDERSEN,B.,TROLLE,D.: Alpha-fetoprotein in amniotic fluid and serum from pregnant women with severe rhesus isoimmunization. Acta obstet.gynecol.scand.53Suppl.:7-13(1976)
(713) HAMILTON,E.G.: Intrauterine transfusion for Rh disease: A status report. Hosp.Pract.13:113-117(1978)
(714) HOLT,E.M.,BOYD,I.E.,DEWHURST,C.J.,MURRAY,J.,NAYLOR,C.H.,SMITHAM,J.H.: Intrauterine transfusion: 101 consecutive cases treated at Queen Charlotte's Maternity Hospital. Brit.Med.J.3:39-43(1973)
(715) MacDOUGALL,J.Y.,BLACK,M.D.,DEMPSTER,W.H.: Intra-uterine transfusion in a county obstetric service. Scott.Med.J.17:299-304(1972)
(716) GREGG,G.S.,HUTCHINSON,D.L.: Developmental characteristics of infants surviving fetal transfusion. JAMA 209:1059-1062(1969)
(717) CONNON,A.F.,HAY,J.A.,KNEEBONE,G.M.,JONES,G.H.,STENTIFORD,H.B.: An assessment of intra-uterine foetal transfusion. Med.J.Aust.2:93-97(1967)
(718) Editorial: Intrauterine fetal transfusion. Brit.Med.J.1:990(1977)
(719) CONNOLLY,K.D.,ALVEY,J.P.,O'BRIEN,N.G.: Perinatal behaviour following intrauterine transfusion. J.Irish Med.Ass.68:310-313(1975)
(720) SCHELLONG,G.,PALM,D.,MAIER-BECKER,E.M.,QUAKERNACK,K.: Zur Entwicklung von Kindern nach intrauterinen Transfusionen bei schwerer Rh-Erythroblastose. Z.Geburtshilfe Perinatol.181:36-45(1977)
(721) SCHULTZE-MOSGAU,H.,FISCHER,K.,POSCHMANN,A.,BERLE,P.: Pränatale Bluttransfusionen bei Zwillingsschwangerschaft wegen Anti-D-Erythroblastose. Med.Klin.69:94-96(1974)
(722) PROTZEN,H.,KLEIMINGER,D.,GIDION,R.,FISCHER,K.: Intrauterine Bluttransfusion und postnatale Hydropstherapie bei Morbus haemolyticus neonatorum des Rh-Systems. Dtsch.med.Wschr.92:781-785(1967)
(723) WHITE,C.A.,GOPLERUD,C.P.,KISKER,C.T.,STEHBENS,J.A.,KITCHELL,M.,TAYLOR, J.C.: Intrauterine fetal transfusion, 1965-1976, with an assessment of the surviving child. Am.J.Obstet.Gynecol.130:933-942(1978)
(724) KNOBBE,T.,MEIER,P.,WENAR,C.,CORDERO,L.: Psychological development of children who received intrauterine transfusions. Am.J.Obstet.Gynecol.133:877-879(1979)
(725) Wissenschaftlicher Beirat der Bundesärztekammer: Richtlinien für Plasmapheresen. Dtsch.Ärztebl.74:305-314(1977)
(726) CROIX-Verte Internationale. Report of the International Green Cross Symposium on plasmapheresis. Genf(1976)
(727) BUSKARD,N.A.: Plasma exchange and plasmapheresis. Can.Med.Assoc.J.119: 681-683(1978)
(728) McCULLOUGH,J.,FORTUNY,I.E.,KENNEDY,B.J.,EDSON,J.R.,BRANDA,R.F.,JACOB, H.S.: Rapid plasma exchange with the continuous flow centrifuge. Transfusion 13:94-99(1973)
(729) FARRALES,F.B.,SUMMERS,T.,BELCHER,C.,BAYER,W.L.: Plasma exchange with plasma protein fraction and lactated Ringer's solution using the continuous flow cell seperator. Infusionstherapie 2:273-277(1975)
(730) POLE,J.R.,BARR,W.,WILLOUGHBY,M.L.: Continuous-flow exchange-plasmapheresis in severe rhesus isoimmunisation. Lancet I:1051(1974)

(731) MERCURIALI,F.,SIRCHIA,G.: Plasma exchange for mushroom poisoning. Transfusion 17:644-646(1977)
(732) PINCHING,A.J.,PETERS,D.K.: Remission of myasthenia gravis following plasma-exchange. Lancet II:1373-1376(1976)
(733) NISSENSON,A.R.: Reduction of IgG levels in myasthenia. N.Engl.J.Med.296: 819-820(1977)
(734) NEWSOM-DAVIS,J.,PINCHING,A.J.,VINCENT,A.,WILSON,S.G.: Function of circulating antibody to acetylcholine receptor in myasthenia gravis: Investigation by plasma exchange. Neurology 28:266-272(1978)
(735) RUSSELL,J.A.,FITZHARRIS,B.M.,CORRINGHAM,R.,DARCY,D.A.,POWLES,R.L.: Plasma exchange versus peritoneal dialysis for removing Bence Jones protein. Brit.Med.J.2:1397(1978)
(736) HAMBLIN,T.,OSCIER,D.: Polyarteriitis presenting with thrombocytosis and palliated by plasma exchange. Postgrad.Med.J.54:615-617(1978)
(737) LOCKWOOD,C.M.,PINCHING,A.J.,SWENY,P.,REES,A.J.,PUSSELL,B.,UFF,J.,PETERS, D.K.: Plasma-exchange and immunosuppression in the treatment of fulminating immune-complex crescentic nephritis. Lancet I:63-67 (1977)
(738) Editorial: Plasma-exchange in nephritis. Lancet I:83(1977)
(739) ROSSEN,R.D.,HERSH,E.M.,SHARP,J.T.,McCREDIE,K.B.,GYORKEY,F.,SUKI,W.N., EKNOYAN,G.,REISBERG,M.A.: Effect of plasma exchange on circulating immune complexes and antibody formation in patients treated with cyclophosphamide and prednisone. Am.J.Med.63:674-682(1977)
(740) BUKOWSKI,R.M.,KING,J.W.,HEWLETT,J.S.: Plasmapheresis in the treatment of thrombotic thrombocytopenic purpura. Blood 50:413-417(1977)
(741) ASTER,R.H.: TTP: New clues to the etiology of an enigmatic disease. N. Engl.J.Med.297:1400-1401(1977)
(742) BYRNES,J.J.,KHURANA,M.: Treatment of thrombotic thrombocytopenic purpura with plasma. N.Engl.J.Med.297:1386-1389(1977)
(743) LANINGHAM,J.E.: Partial plasma exchange, and adjunct in therapy to complex clinical problems. Transfusion 17:547-554(1977)
(744) SWAINSON,C.P.,ROBSON,J.S.,URBANIAK,S.J.,KELLER,A.J.,KAY,A.B.: Treatment of Goodpasture's disease by plasma exchange and immunosuppression. Clin.exp.Immunol.32:233-242(1978)
(745) LANG,C.H.,BROWN,D.C.,STALEY,N.,JOHNSON,G.,MA,K.W.,BORDER,W.A.,DALMASSO, A.P.: Goodpasture syndrome treated with immunosuppression and plasma exchange. Arch.Int.Med.137:1076-1078(1977)
(746) BORBERG,H.,KINDLER,J.,MAHIEU,B.,SLADECEK,I.,TSCHOEPE,W.,SIEBERTH,H.G., GROSS,R.: Zur Behandlung des Goodpasture Syndroms. Erfolgreiche Kombination von Plasmaaustausch und medikamentöser Immunsuppression. Med.Welt 29:545-547(1978)
(747) ROSSEN,R.D.,DUFFY,J.,McCREDIE,K.B.,REISBERG,M.A.,SHARP,J.T.,HERSH,E.M., EKNOYAN,G.,SUKI,W.N.: Treatment of Goodpasture syndrome with cyclophosphamide,prednisone and plasma exchange transfusions. Clin.exp. Immunol.24:218-222(1976)
(748) LOCKWOOD,C.M.,REES,A.J.,PEARSON,T.A.,EVANS,D.J.,PETERS,D.K.,WILSON,C.B.: Immunosuppression and plasma-exchange in the treatment of Goodpasture's syndrome. Lancet I:711-715(1976)
(749) BRANDA,R.F.,MOLDOW,C.F.,McCULLOUGH,J.J.,JACOB,H.S.: Plasma exchange in the treatment of immune disease. Transfusion 15:570-576(1975)
(750) SCHWENK,H.U.,BAENKLER,H.W.: Effect of gammaglobulin injection on circulating immune complexes in various diseases. Eur.J.Pediatr.131:43-48(1979)

(751) ROSENBLATT,S.G.,KNIGHT,W.,BANNAYAN,G.A.,WILSON,C.B.,STEIN,J.H.: Treatment of Goodpasture's syndrome with plasmapheresis. A case report and review of the literature. Am.J.Med.66:689-696(1979)

(752) LAROYE,G.J.: On the potential usefulness of exchange plasmapheresis in the immunotherapy of cancer and of some chronic persistent infections. Med.Hypothesis 2:214-218(1976)

(753) DAVIS,A.T.,BLUM,P.M.,QUIE,P.G.: Studies on opsonic activity for E.coli in premature infants after blood transfusion. Soc.Ped.Res.,p.233 (1971) (abstract)

(754) BELOHRADSKY,B.H.,ROOS,R.,MARGET,W.: Exchange transfusion in neonatal septicemia. Clinical and immunological results in vivo and in vitro. Infection 6:139-143(1978)Suppl.1

(755) XANTHOU,M.,MANDYLA-SFANGOU,E.,TSOUKALAS,J.,ECONOMOU-MAVROU,C.,MATSANIOTIS,N.: PHA response and cytotoxicity of neonatal lymphocytes following transfusion or exchange transfusion. Pediat.Res.11:1020(1977)

(756) XANTHOU,M.,VALASSI-ADAM,E.,KINTZONIDOU,N.,MATSANIOTIS,N.: Phagocytosis and candidacidal ability of the leucocytes in the newborn; effect of exchange transfusion. Pediat.Res.8:133(1974)

(757) BELOHRADSKY,B.H.: Austausch-Transfusion bei Neugeborenen-Sepsis. Fortschr.Med.96:2052(1978)

(758) XANTHOU,M.,XYPOLYTA,A.,ANAGNOSTAKIS,D.,ECONOMOU-MAVROU,C.,MATSANIOTIS,N.: Exchange transfusion in severe neonatal infection with sclerema. Arch.Dis.Childh.50:901-902(1975)

(759) SALLE,B.,MONNET,P.: Modalités thérapeutiques des états séptiques néonataux. Pédiatrie 31:155-162(1976)

(760) HAGGENMÜLLER,F.: Erfahrung mit Austauschtransfusionen (heparinisiertes Erwachsenenblut) bei der Behandlung von Neugeborenensepsis. In: Bücherei des Pädiaters,Heft 70(O.Vivell,W.Burmeister,eds.),Enke, Stuttgart(1973)S.12

(761) GYSLER,R.,MORGER,R.: Erfolgreiche Austauschtransfusion in der Neugeborenenperiode bei einer postoperativen Sepsis infolge Meckel'schem Divertikel. In: Bücherei des Pädiaters,Heft 70(O.Vivell,W.Burmeister, eds.),Enke,Stuttgart(1973)S.9-12

(762) HAGGENMÜLLER,F.: Neu- und Frühgeborenen-Sepsis und Meningitis. In: Bakterielle Infektionen im Kindesalter.(G.Joppich,M.Kienitz,W.Marget, H.Schönfeld,eds.),Editiones Roche,Grenzach(1975)S.145-155

(763) POHLANDT,F.,TÖLLNER,U.,FRIED,F.,HENRICHS,I.: Die Bedeutung der Blutaustauschtransfusion und initialen Antibiotikawahl für die Behandlung der Sepsis im Neugeborenenalter. In: Pädiatrische Intensivmedizin (P.Emmrich,ed.)Georg Thieme,Stuttgart(1977)Band 3,S.205-209

(764) SALLE,B.,RELIER,J.P.,FLORET,D.: Apport de l'exsanguino-transfusion dans le traitement des sépticemies. Journées Nationales de Néonatologie, Paris,Mai 1975(abstract)p.47-48

(765) TORRADO,A.,MAZOUNI,M.,PROD'HOM,L.S.: L'exsanguino-transfusion comme moyen thérapeutique dans les sepsis néo-natales compliquees de sclerême. Helv.Paed.Acta 32:Suppl.(1974)p.29-30

(766) PEARSE,R.G.,SAUER,P.J.J.: Exchange transfusion in treatment of severe infections in newborns and of sclerema neonatorum. Arch.Dis.Childh. 53:262(1978)

(767) TÖLLNER,U.,POHLANDT,F.,HEINZE,F.,HENRICHS,I.: Treatment of septicemia in the newborn infant: Choice of initial antimicrobial drugs and the role of exchange transfusion. Acta Paediatr.Scand.66:605-610(1977)

(768) TÖLLNER,U.,HEINRICH,R.,ABIGT,J.: Sepsis nach Gastroschisis. Erfolgreiche Behandlung mit Blutaustauschtransfusion. Z.Kinderchir.24:64-68(1978)
(769) PROD'HOM,L.S.,CHOFFAT,J.M.,FRENCK,N.,MAZOUMI,M.,RELIER,J.P.,TORRADO,A.: Care of the seriously ill neonate with hyaline membrane disease and with sepsis(sclerema neonatorum). Pediatrics 53:170-181(1974)
(770) GROSS,S.,MELHORN,D.K.: Exchange transfusion with citrated whole blood for disseminated intravascular coagulation. J.Pediatr.78:415-419(1971)
(771) SHIGEOKA,A.O.,HALL,R.T.,HILL,H.R.: Blood-transfusion in group-B streptococcal sepsis. Lancet I:636-638(1978)
(772) MILLER,M.E.: Demonstration and replacement of a functional defect of the fifth component of complement in newborn serum. A major tool in the therapy of neonatal septicemia. Pediat.Res.5:379-380(1971)
(773) HECKER,W.CH.,SPIER,J.,HÖPNER,F.: Problematik der Darmresektion bei diffuser Peritonitis im Kindesalter. Klin.Pädiat.189:440-444(1977)
(774) CSER,A.,MILNER,R.D.G.: Metabolic and hormonal changes during and after exchange transfusion with heparinized or ACD blood. Arch.Dis.Childh. 49:940-945(1974)
(775) BELOHRADSKY,B.H.,MUNTEAN,W.,RIEGEL,K.,MARGET,W.: Austauschtransfusion bei Neugeborenensepsis. Retrospektive Studie über 8 Jahre. Infektiologische und immunologische Überlegungen. Mschr.Kinderheilk.125:590-591(1977)
(776) AGNESE,G.,RATTO,S.: Associazione di exsanguino-transfusione e terapia antibiotica mirata nel trattamento delle sepsi gravi. Un caso di sepsi da Serratia marcescens multiresistente. Min.Ped.30:753-757 (1978)
(777) KIRSCH,W.,BÜTTNER,M.,WENZEL,E.: Diagnostische und therapeutische Probleme der Verbrauchskoagulopathie bei Schock,Sepsis und neonataler Hypoxie. Mschr.Kinderheilk.125:621-627(1977)
(778) WHAUN,J.M.,OSKI,F.A.: Experience with disseminated intravascular coagulation in a children's hospital. Canad.Med.Ass.J.107:963-967(1972)
(779) PROD'HOM,L.S.: Neonatal infections. In: Care of the high-risk neonate. Klaus,M.H.,Fanaroff,A.A.(eds.),W.B.Saunders,Philadelphia,London,Toronto(1973)p.218
(780) KATTAMIS,C.A.,DEMETRIOS,D.,MATSANIOTIS,N.S.: Australia antigen and neonatal hepatitis syndrome. Pediatrics 54:157-164(1974)
(781) BELOHRADSKY,B.H.,SIMON,G.,SPIER,J.,ROOS,R.,MARGET,W.: The immunological state of the neonate following surgery; consequences for immunotherapy of neonatal septicemia. Progr.Pediat.Surg.13:39-50(1979)
(782) BELOHRADSKY,B.H.,ROOS,R.,MARGET,W.: Gegenwärtiger Stand und Grenzen der Behandlung bakterieller Infektionen bei operierten Neugeborenen. In: Infektionsprobleme in der Neugeborenenchirurgie. H.Sauer,R.Kurz, M.Höllwarth(Hrsg.),Georg Thieme Verlag,Stuttgart(1980)S.73-79
(783) BELOHRADSKY,B.H.,ROOS,R.,MARGET,W.: Infektionen des Feten und Neugeborenen durch Bakterien,Protozoen und Pilze. In: Angewandte Perinatologie. Hickl,E.J.,Riegel,K.(Hrsg.) Urban und Schwarzenberg,München, Berlin,Wien(1979)2.Auflage,(im Druck)
(784) MARGET,W.,BELOHRADSKY,B.H.,ROOS,R.: Effect of revised drug schedules with the cephalosporine HR 756 on the treatment of severe infections. In: Proceedings of the 18th Interscience Conference on Antimicrobial Agents and Chemotherapy. American Society of Microbiology, Washington(1978)p.296

(785) MARGET,W.,HÖPNER,F.,ROOS,R.,BELOHRADSKY,B.H.: Die Behandlung von Neu- und Frühgeborenen mit Cefoxitin. Infection 7:110-113(1979)Suppl.1
(786) BELOHRADSKY,B.H.,KLOSE,H.J.,MARGET,W.: Results of combined chemotherapy and immunotherapy by exchange transfusions in neonatal septicemia. In: Proceedings of the 6th European Congress of Perinatal Medicine. Thalhammer,O.,Pollak,A.(eds.),Novographic,Wien(1978)p.305
(787) ROOS,R.,PELLER,P.,FENDEL,H.,LINDERKAMP,O.,BELOHRADSKY,B.H.: Radiologische Befunde bei Neugeborenen mit B-Streptokokkensepsis: Herzgröße,Lungen befunde und ihre klinische Bedeutung. Klin.Pädiat.191:305-310(1979)
(788) BELOHRADSKY,B.H.,MUNTEAN,W.,KLOSE,H.J.,MAGERL,M.,PRINZ-HÜLSMANN,L., MAYSER,P.,MARGET,W.: Behandlung der Neugeborenen-Sepsis durch Austauschtransfusionen. Erste infektionsimmunologische Ergebnisse. In: Perinatale Medizin. Schmidt,E.,Dudenhausen,J.W.,Saling,E.(Hrsg.), Georg Thieme,Stuttgart(1978)Band VII,S.637-639
(789) BELOHRADSKY,B.H.,OLAUSSON,A.,MARGET,W.: Behandlung von Neugeboreneninfektionen mit Cefamandol. Infection 6:247-250(1978)Suppl.2
(790) WILKINSON,P.J.,BELOHRADSKY,B.H.,MARGET,W.,HATTINGBERG, von H.M.: Pharmacokinetics of Amikacin in the newborn and young infant. In: Current Chemotherapy. Siegenthaler,W.,Lüthy,R.(eds.),American Society of Microbiology,Washington(1978)Vol.II,p.996-997
(791) WILKINSON,P.J.,BELOHRADSKY,B.H.,MARGET,W.: A clinical study of Cefuroxime in neonates. Proc.Roy.Soc.Med.70:183-186(1977)Suppl.9
(792) BELOHRADSKY,B.H.: Anwendung der Austauschtransfusion bei der Neugeborenensepsis. In: Infektionsprobleme in der Neugeborenenchirurgie. H.Sauer,R.Kurz,M.Höllwarth(Hrsg.),Georg Thieme Verlag,Stuttgart (1980)S.136-137
(793) BLÄKER,F.,FISCHER,K.,POSCHMANN,A.: Klinische Probleme bei Neugeboreneninfektionen aus immunologischer Sicht. In: Infektionsprobleme in der Neugeborenenchirurgie. H.Sauer,R.Kurz,M.Höllwarth(Hrsg.),Georg Thieme Verlag,Stuttgart(1980)S.114-118
(794) TÖLLNER,U.,HEINRICH,R.: Die Austauschtransfusion als neue therapeutische Möglichkeit bei Sepsis nach Operationen im Neugeborenenalter. In: Infektionsprobleme in der Neugeborenenchirurgie. H.Sauer,R.Kurz, M.Höllwarth(Hrsg.),Georg Thieme Verlag,Stuttgart(1980)S.137-138
(795) LARCHER,V.,MOWAT,A.P.: Exchange transfusion in newborn infants. Arch. Dis.Child.55:322-323(1980)
(796) PELET,B.: Exchange transfusion in newborn infants: Effects on granulocyte function. Arch.Dis.Child.54:687-690(1979)
(797) PELET,B.: C3,factor B,α-1-antitrypsin in neonatal septicemia with sclerema: Effects of exchange transfusions and kinetic study of C3 using phenotypes as markers. Arch.Dis.Child.55: (1980,in press)
(798) LIPSITZ,P.J.,FLAXMAN,L.M.,TARTOW,L.R.,MALEK,B.K.: Maternal hyperbilirubinemia and the newborn. Am.J.Dis.Child.126:525-527(1973)
(799) COURTNEY,S.E.,HALL,R.T.,HARRIS,D.J.: Effect of blood-transfusion on mortality in early-onset group-B-streptococcal septicaemia. Lancet II: 462-463(1979)
(800) McLEAN,J.A.,LUKE,H.A.: Direct exchange blood transfusion: Technique and results of treatment in liver disease,severe infection,thrombocytopenia and leukaemia. Med.J.Aust.1:43-47(1969)
(801) BRUMPT,L.C.,PETITHORY,J.: Indications de l'exsanguino-transfusion dans les loases a forte microfilaremie. Therapeutique 45:77-78(1969)

(802) MURPHY,K.J.: Exchange transfusion and albumin infusion for severe leptospiral jaundice. Med.J.Aust.1:1299-1300(1969)

(803) POCHANUGOOL,C.,SITPRIJA,V.: Hyperbilirubinemic renal failure in tropical disease: Treatment with exchange transfusion. J.Med.Assoc.Thai. 61:75-77(1978)

(804) GANS,H.,WENDELL,G.: Evaluation of the possible role of serum factors in the clearance of endotoxin from blood. J.Surg.Res.21:415-424(1976)

(805) McNICHOLL,B.,O'BEIRN,S.,JORDAN,A.: Exchange transfusion in severe toxaemia. Brit.Med.J.1:800(1963)

(806) LEVINSON,S.A.,HUME,D.M.: Effect of exchange transfusion with fresh whole blood on refractory septic shock. Am.Surg.38:49-55(1972)

(807) GREISMAN,S.E.,DuBUY,B.: Mechanisms of endotoxin tolerance. IX.Effect of exchange transfusion. Proc.Soc.Exp.Biol.Med.148:675-678(1975)

(808) AMSTEY,M.S.,LEWIN,E.B.,MEYER,M.R.: Herpesvirus infection in the newborn. Its treatment by exchange transfusion and adenosine arabinoside. Obstet.Gynecol.47:33-35(1976)Suppl.1

(809) MOKGOKONG,E.T.: Treatment of septicaemic shock in gynaecology and obstetrics. S.Afr.Med.J.47:2013-2016(1973)

(810) RENARD,G.,MORAND,L.,LACOMBE,E.,OFFRET,G.: Un cas de rétinopathie filarienne. J.Franç.Ophtalmol.1:41-46(1978)

(811) O'NEILL,J.P.,NIALL,J.F.,O'SULLIVAN,E.F.: Severe postabortal clostridium Welchii infection: Trends in management. Aust.N.Z.J.Obstet.Gynaecol. 12:157-165(1972)

(812) SITPRIJA,V.,CHUSILP,S.: Renal failure and hyperbilirubinaemia in leptospirosis. Treatment with exchange transfusion. Med.J.Aust.1:171-173 (1973)

(813) GYR,K.,SPECK,B.,RITZ,R.,CORNU,P.,BUCKNER,C.D.: Zerebrale Malaria tropica mit Schwarzwasserfieber. Ein aktuelles diagnostisches und therapeutisches Problem. Schweiz.Med.Wschr.104:1628-1630(1974)

(814) SIEVERS,P.,ZUBAIDI,G.,SCHMICKER,R.: Malaria in Rostock. Dtsch.Gesundheitsw.26:886-890(1971)

(815) KNIGHT,R.: The management of hookworm anaemia. East Afr.Med.J.45:746-749 (1968)

(816) PACHECO,G.: Relationship between the number of circulating microfilariae and the total population of microfilariae in a host. J.Parasitol.60: 814-818(1974)

(817) POSCHMANN,A.,FISCHER,K.: Exchange transfusion with heparinised fresh blood in necrotising enterocolitis. Lancet I:824-825(1979)

(818) GHOSH,S.,PATWARI,A.,MOHAN,M.,BERRY,A.M.: Clinical and hematologic peculiarities of malaria in infancy. A study of 40 infants. Clin.Ped.17: 369-371(1978)

(819) RONCORONI,A.J.,MARTINO,O.A.: Therapeutic use of exchange transfusion in malaria. Am.J.Trop.Med.Hyg.28:440-444(1979)

(820) NIELSEN,R.L.,KOHLER,R.B.,CHIN,W.,McCARTHY,L.J.,LUFT,F.C.: The use of exchange transfusions: A potentially useful adjunct in the treatment of fulminant falciparum malaria. Am.J.Med.Sci.277:325-329(1979)

(821) ARKANS,H.D.,CASSADY,G.: Estimation of unbound serum bilirubin by the peroxidase assay method: Effect of exchange transfusion on unbound bilirubin and serum bindings. J.Pediatr.92:1001-1005(1978)

(822) SEELEMANN,K.: Zur Verwendung der Differentialagglutination (Ashby-Technik) bei der Erythroblastosis fetalis. Klin.Wschr.31:537-539(1953)

(823) SPROUL,A.,SMITH,L.: Bilirubin equilibration during exchange transfusion in hemolytic disease of the newborn. J.Pediatr.65:12-26(1964)
(824) WENNBERG,R.P.,DEPP,R.,HEINRICHS,W.L.: Indications for early exchange transfusion in patients with erythroblastosis fetalis. J.Pediatr. 92:789-792(1978)
(825) U.S.Department of Health,Education,and Welfare;Center for Disease Control: Rh hemolytik disease surveillance.CDC Annual Summary 1974,issued August 1976
(826) WINDORFER,A.jr.,KARITZKY,D.: Über die Bedeutung der Albumin-Bilirubin-Bindung bei der medikamentösen Therapie im Neugeborenenalter.Mschr. Kinderheilk.123:27-30(1975)
(827) FREDA,V.J.,POLLACK,W.,GORMAN,J.G.: Rh disease: How near the end? Hosp. Pract.13:61-69(1978)
(828) PEARLMAN,M.A.,GARTNER,L.M.,LEE,K.MORECKI,R.,HOROUPIAN,D.S.: Absence of kernicterus in low-birth weight infants from 1971 through 1976: Comparison with findings in 1966 and 1967. Pediatrics 62:460-462 (1978)
(829) POLAND,R.L.: Sephadex bilirubin binding test yet to be shown valid? Pediatrics 62:856-857(1978)
(830) VALAES,T.,HYTE,M.: Effect of exchange transfusion on bilirubin binding. Pediatrics 59:881-887(1977)
(831) EBBSEN,F.,MOLLER,J.: Blue double light. Improved method of phototherapy. Arch.Dis.Childh.51:476-478(1976)
(832) RUSSELL,A.: Overall perspectives in neonatal jaundice: Present and future. Birth Defects 12:325-331(1976)
(833) PRIOLISI,A.: Clinical experience with Sephadex gel filtration for the estimation of non-albumin bound bilirubin in sera of jaundiced infants. Birth Defects 12:245-254(1976)
(834) ZAMET,P.,NAKAMURA,H.,PEREZ-ROBLES,S.,LARROCHE,J.C.: Determination of unbound bilirubin and the prevention of kernicterus. Birth Defects 12: 236-244(1976)
(835) VALAES,T.,KAPITULNIK,J.,KAUFMANN,N.A.,BLONDHEIM,S.A.: Experience with Sephadex gel filtration in assessing the risk of bilirubin encephalopathy in neonatal jaundice. Birth Defects 12:215-228(1976)
(836) WINDORFER,A.jr.,KÜNZER,W.,BOLZE,H.,ASCHER,K.,WILCKEN,F.,HOEHNE,K.: Studies on the effect of orally administered agar on the serum bilirubin level of premature infants and mature newborns. Acta Paediatr. Scand.64:699-702(1975)
(837) BOWMAN,J.M.: Rh erythroblastosis fetalis 1975. Semin.Hematol.12:189-207 (1975)
(838) MOLLER,J.,EBBSEN,F.: Phototherapy in newborn infants with severe rhesus hemolytic disease. J.Pediatr.86:135-137(1975)
(839) YEUNG,C.Y.,FIELD,C.E.: Phenobarbitone therapy in neonatal hyperbilirubinaemia. Lancet II:135-139(1969)
(840) KAPITULNIK,J.,VALAES,T.,KAUFMANN,N.A.,BLONDHEIM,S.H.: Clinical evaluation of Sephadex gel filtration in estimation of bilirubin binding in serum of neonatal jaundice. Arch.Dis.Childh.49:886-894(1974)
(841) NIEDERHOFF,H.,SCHNEIDER,J.,STACHOW,P.,KÜNZER,W.: Zur Wirkung von Immunglobulin-Anti-D im Rh-positiven Organismus. Dtsch.med.Wschr.94: 1437-1440(1969)
(842) SCHELLONG,G.,MAST,H.: Pränatale diagnostische und therapeutische Möglichkeiten bei fetaler Erythroblastosis. Mschr.Kinderheilk.116:216-220 (1968)

(843) ODELL,G.B.,COHEN,S.N.,KELLY,P.C.: Studies in kernicterus. II.The determination of the saturation of serum albumin with bilirubin. J. Pediatr.74:214-230(1969)
(844) HIRT,H.R.: Beitrag zur Symptomatologie der zentralnervösen Residualschäden durch Icterus gravis neonatorum. Z.Kinderheilk.104:168-178(1968)
(845) DEGOSSELY,M.,DEMARET,A.,DUCHESNE-BAUDUIN,A.,HERZET,J.P.,DONGIER,M., ANDRE,A.,BOUILLENNE,J.C.,BROCTEUR,J.,OTTO-SERVAIS,M.: L'aspect neuropsychiatrique de l'évolution de la maladie hémolytique du nouveauné traité par des exsanguino-transfusions chez des enfants en age de scolarité. Boll.Soc.R.Belge Gynecol.Obstet.37:69-72(1967)
(846) WALKER,W.,ELLIS,M.I.,CURRY,A.,SAVAGE,R.D.,SAWYER,R.: A follow-up study of survivors of Rh-haemolytic disease. Dev.Med.Child.Neurol.16:592-611 (1974)
(847) SHENNAN,A.T.: The effect of phototherapy on the hyperbilirubinemia of Rhesus incompatibility. Pediatrics 54:417-422(1974)
(848) VEST,M.,SIGNER,E.,WEISSER,K.,OLAFSSON,A.: A double blind study of the effect of phenobarbitone on neonatal hyperbilirubinaemia and frequency of exchange transfusion. Acta Paediatr.Scand.59:681-684(1970)
(849) McMULLIN,G.P.,HAYES,M.F.,ARORA,S.C.: Phenobarbitone in Rhesus haemolytic disease. A controlled trial. Lancet II:949-952(1970)
(850) ROTH-MAINTZ,G.,SCHELLONG,G.: Phototherapie bei Rh-bedingtem Morbus haemolyticus neonatorum. Mschr.Kinderheilk.121:467-468(1973)
(851) RETT,A.: Zur Frage der zerebralen Schädigungen nach Inkompatibilität von Blutgruppen. Wien.Med.Wschr.120:251-253(1970)
(852) KINTZEL,H.W.: Prophylaxe des Morbus hämolyticus neonatorum und transitorischer Hyperbilirubinämien von Neugeborenen durch eine Enzyminduktoren-Kombination. Blut 26:297-302(1973)
(853) SHARMA,R.K.,ENTE,G.,COLLIPP,P.J.,MADDAIAH,V.T.,REZVANI,I.: A complication of phototherapy in the newborn: The "bronze baby". Clin. Pediatr.12:231-234(1973)
(854) METZE,H.,VAN BERGEN,A.: Grenzen der Phototherapie. Mschr.Kinderheilk.121: 19-21(1973)
(855) LUCEY,J.F.: Neonatal jaundice and phototherapy. Pediatr.Clin.N.Amer.19: 827-839(1972)
(856) MAISELS,M.J.,PATHAK,A.,NELSON,N.M.: The effect of exchange transfusion on endogenous carbon monoxide production in erythroblastotic infants. J.Pediatr.81:705-709(1972)
(857) CRICHTON,J.U.,DUNN,H.G.,McBURNEY,A.K.,ROBERTSON,A.M.,TREDGER,E.: Long-term effects of neonatal jaundice on brain function of children of low birth weight. Pediatrics 49:656-670(1972)
(858) KEENAN,W.J.,PERLSTEIN,P.H.,LIGHT,I.J.,SUTHERLAND,J.M.: Kernicterus in small sich premature infants receiving phototherapy. Pediatrics 49: 652-655(1972)
(859) LUCEY,J.F.: The unsolved problem of kernicterus in the susceptible low birth weight infant. Pediatrics 49:646-647(1972)
(860) MAISELS,M.J.: Bilirubin - on understanding and influencing its metabolism in the newborn infant. Pediatr.Clin.N.Amer.19:447-501(1972)
(861) POLACEK,K.: Risk of kernicterus in newborn infants with a high level of conjugated bilirubin. Acta Paediatr.Scand.55:401-404(1966)
(862) JOHNSTON,W.H.,ANGARA,V.,BAUMAL,R.,HAWKE,W.A.,JOHNSON,R.H.,KEET,S.,WOOD,M: Erythroblastosis fetalis and hyperbilirubinemia. A five-year follow-up with neurological,psychological, and audiological evaluation. Pediatrics 39:88-92(1967)

(863) GROBEL,R.K.,CARDY,J.D.: Hemolytic disease of the newborn due to anti-EW. A fourth example of the Rh antigen EW. Transfusion 11:77-78(1971)
(864) SPIELMANN,W.,SEIDL,S.,von PAWEL,J.: Anti-CE (Anti-F) in a CDE-CD-mother, as a cause of haemolytic disease of the newborn. Vox Sang.27:473-477(1974)
(865) ELLIS,M.I.,GIBSON,J.,WALKER,W.: Exchange transfusion. Lancet I:488(1980)
(866) KANTO,W.P.Jr.,MARINO,B.,GODWIN,A.S.,BUNYAPEN,C.: ABO hemolytic disease: A comparative study of clinical severity and delayed anemia. Pediatrics 62:365-369(1978)
(867) LAKATOS,L.,KOEVER,B.,OROSZLAN,G.,VEKERDY,Z.: D-penicillamine therapy in ABO hemolytic disease of the newborn infant. Eur.J.Pediatr.123: 133-137(1976)
(868) SENDER,A.,MAIGRET,P.,POULIN,M.,BOESWILWARD,M.,LEPAGE,F.: Particularites de la regle de compatibilite transfusionelle ABO a la periode neonatale. Presse Med.79:1569(1971)
(869) SHILO,R.,TOLEDO,R.,STANETZKY,J.: Specific antibodies compared to cross-reacting antibodies in ABO-incompatibility. Vox Sang.18:492-500 (1970)
(870) HEESE,H.D.: Blood group sensitization in the newborn. The indications for exchange transfusion and its hazards. S.Afr.Med.J.40:136-140 (1966)
(871) STUR,O.: Icterus gravis bei ABO-Inkompatibilität und Störung der Bilirubinkopplung. Wien.Med.Wschr.120:400-401(1970)
(872) STREIFF,F.,RAFFOUX,C.,GENETET,B.,DEJEAN,M.: Evolution des indications de l'exsanguino-transfusion chez le nouveau-ne. Criteres de renouvellement (A propos de 1200 cas). Rev.Franç.Transfus.16:299-309(1973)
(873) HASEKURA,H.: Mercaptoethanol-stable antibody test predicting hemolytic disease of the newborn due to ABO incompatibility. Vox Sang.26:439-448(1974)
(874) GRAHAM,H.,MORRISON,M.,CASEY,E.: Severe ABO haemolytic disease due to high titre IgG anti-B in an A2 mother. Vox Sang.27:363-368(1974)
(875) PEEVY,K.J.,WISEMAN,H.J.: ABO hemolytic disease of the newborn: Evaluation of management and identification of racial and antigenic factors. Pediatrics 61:475-478(1978)
(876) FISCHER,K.,POSCHMANN,A.,GRUNDMANN,A.: Hämolytische Neugeborenenerkrankungen infolge ABO-Unverträglichkeit. Z.Geburtsh.u.Perinat.181:227-240 (1977)
(877) TAN,K.L.: Comparison of the effectiveness of phototherapy and exchange transfusion in the management of nonhemolytic neonatal hyperbilirubinemia. J.Pediatr.87:609-612(1975)
(878) CHEVREL,B.,HECHT,Y.: L'ictère néo-natal par immaturité hépatique. Présse Méd.79:929-930(1971)
(879) LEWAK,N.: Management of idiopathic hyperbilirubinemia in term infants: Community practices. Pediatrics 53:471-475(1974)
(880) BENGTSSON,B.,VERNEHOLT,J.: A follow-up study of hyperbilirubinaemia in healthy,full-term infants without iso-immunization. Acta Paediatr. Scand.63:70-80(1974)
(881) TROLLE,D.: Discussion on the advisability of performing exchange transfusion in neonatal jaundice of unknown aetiology. Acta Paediatrica 50:392-398(1961)
(882) KILLANDER,A.,MÜLLER-EBERHARD,U.,SJÖLIN,S.: Indications for exchange transfusion in newborn infants with hyperbilirubinaemia not due to Rh immunization. Acta Paediatrica 49:377-389(1960)

(883) DAVIS,J.A.,SCHIFF,D.: Bruising as a cause of neonatal jaundice. Lancet I:636-638(1966)
(884) BEYER,E.: Hyperbilirubinämien nach Vakuum-Extraktionen und Spontan-Geburten, Geburtshilfe Frauenheilk.27:58-65(1967)
(885) LESIGANG,C.,MINAUF,M.,WEISSENBACHER,G.: Crigler-Najjar Syndrom. Verlaufsbeobachtungen der Encephalopathie. Pädiatr.Pädol.7:56-65(1972)
(886) ARROWSMITH,W.A.,PAYNE,R.B.,LITTLEWOOD,J.M.: Comparison of treatments for congenital nonobstructive nonhaemolytic hyperbilirubinaemia. Arch. Dis.Child.50:197-201(1975)
(887) SCHELLONG,G.,MÖLLER,B.,WAGNER,H.: Hämolytische Neugeborenen-Erkrankung durch Anti-Duffy. Dtsch.med.Wschr.99:2610-2613(1974)
(888) WEINSTEIN,L.,TAYLOR,E.S.: Hemolytic disease of the neonate secondary to anti-FYA. Am.J.Obstet.Gynecol.121:643-645(1975)
(889) MISER,A.,GERACI,T.K.,WENNBERG,R.P.: Fatal erythroblastosis fetalis due to anti-Kell isoimmune disease. J.Pediatr.86:567-569(1975)
(890) DAW,E.: Haemolytic disease of the newborn due to the Wright antigen. J.Obstet.Gynaecol.Br.Commonw.78:377-378(1971)
(891) BERGVALDS,H.,STOCK,A.,McCLURE,P.D.: A further example of anti-YTA. Vox Sang.10:627-630(1965)
(892) JORGENSEN,J.,JACOBSEN,L.: Erythroblastosis fetalis caused by anti-WRA (Wright). Vox Sang.27:478-479(1974)
(893) DRACKMANN,O.,HANSEN,K.B.: Haemolytic disease of the newborn due to anti-S. Scand.J.Haematol.6:93-98(1969)
(894) BRIZARD,C.P.,LA SELVE,A.,LE PETIT,J.C.: Iso-immunisation foeto-maternelle anti-S: Maladie hémolytique du nouveau-né chez les deux descendants. Rev.Franç.Transfus.12:249-257(1969)
(895) HABIBI,B.,SALMON,C.: Transfusion sanguine dans les anémies hémolytiques autoimmunes. Rev.Franç.Transfus.Immunochématol.18:89-101(1975)
(896) WALKER,W.: Haemolytic anemia in the newborn infant. Clin.Haematol.4:145-166(1975)
(897) PIROFSKY,B.,BARDANA,E.J.Jr.: Autoimmune hemolytic anemia. II.Therapeutic aspects. Ser.Haematol.7:376-385(1974)
(898) TAFT,E.G.,PROPP,R.G.,SULLIVAN,S.A.: Plasma exchange for cold agglutinin hemolytic anemia. Transfusion 17:173-176(1977)
(899) ROTERS,T.: Hämolytische Anämien. Klinik und Therapie. Fortschr.Med.91: 106-107(1973)
(900) CALO,S.,COCCIA,C.,DAMIANO,A.,GOBBI,A.: Il trattamento exsanguinotransfusionale in un caso di anemia emolitica autoimmune grave insorta acutamente. Minerva Pediatr.25:858-862(1973)
(901) WALLER,H.D.: Die Behandlung der Methämoglobinämien. Dtsch.med.Wschr.90: 2023-2024(1965)
(902) SCHROETER,W.,TILLMANN,W.: Heinz body susceptibility of red cells and exchange transfusion. Acta Haematol.49:74-79(1973)
(903) KOHNE,E.,KLEIHAUER,E.: Heinzkörperbildung in Neugeborenenerythrozyten. II.Klinik der Methylenblau-induzierten Innenkörperanämie. Mschr. Kinderheilk.122:56-59(1974)
(904) NEEF,H.,PANZNER,R.: Hämolysezwischenfall bei extrakorporalem Kreislauf. Thoraxchirurgie 17:167-172(1969)
(905) WANG,M.Y.,McCUTCHEON,E.,DESFORGES,J.F.: Fetomaternal hemorrhage from diagnostic transabdominal amniocentesis. Am.J.Obstet.Gynecol.97: 1123-1128(1967)

(906) STUBBS,P.A.,AVERY,G.B.: Partial exchange transfusion. A treatment procedure for severe non-hemolytic anemia in newborns. Clin.Pediatr.6: 301-302(1967)

(907) RATTAZZI,M.C.,CORASH,L.M.,VAN ZANEN,G.E.,JAFFE,E.R.,PIOMELLI,S.: G6PD deficiency and chronic hemolysis: four new mutants. Relationships between clinical syndrome and enzyme kinetics. Blood 38:205-218 (1971)

(908) CUTILLO,S.,MELONI,T.,DORE,A.: Effect of orotic acid upon serum bilirubin in newborn infants with erythrocyte G-6-PD deficiency. Acta Paediatr. Scand.63:143-146(1974)

(909) GILMAN,P.A.: Hemolysis in the newborn infant resulting from deficiencies of red blood cell enzymes: Diagnosis and management. J.Pediatr.84: 625-634(1974)

(910) MELONI,T.,CAGNAZZO,G.,DORE,A.,CUTILLO,S.: Phenobarbital for preventing of hyperbilirubinemia in glucose-6-phosphate dehydrogenase-deficient newborn infants. J.Pediatr.82:1048-1051(1973)

(911) SERINGUE,P.,ALLANEAU,C.,BELAISCH,G.,LOEWE-LYON,S.: Les icteres hyperbilirubinemiques inexpliques du nouveau-ne et le deficit en glucose-6-phosphate-deshydrogenase. Arch.Franç.Pediatr.29:894(1972)

(912) MELONI,T.,DORE,A.,CUTILLO,S.: Die Wirkung der Barbitursäure auf die Hyperbilirubinämie von Neugeborenen mit Mangel an Glukose-6-Phosphat-Dehydrogenase der Erythrozyten. Helv.Paediatr.Acta 27:197-202(1972)

(913) WESTRING,D.W.,PISCIOTTA,A.V.: Anemia,cataracts,and seizures in patient with glucose-6-phosphate dehydrogenase deficiency. Arch.Int.Med.118: 385-390(1966)

(914) MALAKA-ZAFIRIU,K.,TSIURES,I.,DANIELIDES,B.,CASSIMOS,C.: Salicylamide glucuronide formation in newborns with severe jaundice of unknown etiology and due to glucose-6-phosphate dehydrogenase deficiency in Greece. Helv.Paediatr.Acta 28:323-329(1973)

(915) DAS,B.N.,BHAKOO,O.N.,JOLLY,J.G.: Neonatal hyperbilirubinemia associated with glucose-6-phosphate-dehydrogenase deficiency. A preliminary study. Indian Pediatr.11:645-648(1974)

(916) MELONI,T.,COSTA,S.,DORE,A.,CUTILLO,S.: Phototherapy for neonatal hyperbilirubinemia in mature newborn infants with erythrocyte G-6-PD deficiency. J.Pediatr.85:560-562(1974)

(917) SCHULZ,D.,ROTHENHÖFER,C.: Glukose-6-Phosphat-Dehydrogenase-Defizienz vom mediterranen Typ B minus. 2.Ätiologische Grundlage für schwere Neugeborenen-Hyperbilirubinämien. Fortschr.Med.96:565-570(1978)

(918) TAN,K.L.: Phototherapy for neonatal jaundice in erythrocyte glucose-6-phosphate dehydrogenase-deficient infants. Pediatrics 59:1023-1026 (1977)Suppl.

(919) MOURIGUAND,C.,BACHELOT,C.,LOUIS,J.,BEAUDOING,A.,BERTHIER,R.: Dyserythropoese congenitale de type II avec anemie hemolytique neonatale chez 2 soeurs: Etude hematologique et ultrastructurale. Nouv.Rev.Franç. Hematol.13:857-872(1973)

(920) AUSTIN,R.F.,DESFORGES,J.F.: Hereditary elliptocytosis: An unusual presentation of hemolysis in the newborn associated with transient morphologic abnormalities. Pediatrics 44:196-200(1969)

(921) FOX,H.A.: The use of exchange transfusion in an infant with anemia,hypoproteinemia,and patent ductus arteriosus. J.Pediatr.70:817-819(1967)

(922) NAKAMURA,J.,OHTANI,Y.,OHKAWA,T.,KANAZAWA,M.: Massive adrenal hemorrhage in the newborn: 2 surviving cases by surgical treatment. J.Urol.110: 467-469(1973)
(923) MORRIS,A.J.: Management of hemolytic-uremic syndrome. J.Pediatr.81:424-425(1972)
(924) LIEBERMANN,E.: Management of hemolytic-uremic syndrome. J.Pediatr.81:425-426(1972)
(925) GASSER,C.: Das hämolytisch-urämische Syndrom. Therapeut.Umschau 25:433-437(1968)
(926) ORLOWSKI,J.P.,JOHANNSSON,J.H.,ELLIS,N.G.: Encephalopathy and fatty metamorphosis of the liver associated with cold-agglutinin autoimmune hemolytic anemia. J.Pediatr.94:569-575(1979)
(927) CONLEY,J.E.,ERBES,J.,STODDARD,F.J.,FRYE,J.W.: Replacement transfusion following administration of incompatible blood. Report of case with successful outcome. Am.J.Clin.Path.19:1131-1134(1949)
(928) KUHNS,W.J.,BAUERLEIN,T.C.: Exchange transfusion in hemolytic anemia complicating disseminated lupus erythematodes. Report of case of acquired hemolytic disease associated with rare blood group antibodies following whole blood transfusions. Arch.Int.Med.92:284-292 (1953)
(929) SEAGER,O.A.,NESMITH,M.A.,BEGELMAN,K.A.,CULLEN,P.,NOYES,W.,MODELL,J.H., MOULDER,P.V.: Massive acute hemodilution for incompatible blood reaction. JAMA 229:790-792(1974)
(930) ENGBRING,H.,MATTHES,M.: Vermeidung und Behandlung von Transfusionszwischenfällen infolge Blutgruppenunverträglichkeit. Münch.Med.Wschr. 107:2353-2356(1965)
(931) KRASEMANN,P.H.: Hämolyse und akutes Nierenversagen. Med.Welt 9:544-550 (1968)
(932) MALAVAUD,A.: Place du sang dans le traitement moderne du choc,notamment posttransfusionnel. Rev.Franç.Transfus.13:397-405(1970)
(933) CROPP,G.J.: Cardiovascular function in children with severe anemia. Circulation 39:775-784(1969)
(934) HARRISON,K.A.,AJABOR,L.N.,LAWSON,J.B.: Ethacrynic acid and packed-blood-cell transfusion in treatment of severe anaemia in pregnancy. Lancet I:11-14(1971)
(935) PURUGGANAN,H.B.,NAIMAN,J.L.: Exchange transfusion in severe iron deficiency anemia prior to emergency surgery. J.Pediatr.69:804-806(1966)
(936) Editorial: Exchange transfusion in anaemia. Lancet II:270-271(1966)
(937) CUTTING,H.O.,MARLOW,A.A.: Partial exchange transfusion in severe chronic anemia. Arch.Int.Med.117:278-279(1966)
(938) BALLAS,S.K.: Sideroblastic refractory anemia in a patient with systemic lupus erythematosus. Am.J.Med.Sci.265:225-231(1973)
(939) NIEBURG,P.I.,STOCKMAN,J.A.III: Rapid correction of anemia with partial exchange transfusion. Am.J.Dis.Child.131:60-61(1977)
(940) FULLERTON,W.T.,TURNER,A.G.: Exchange transfusion in the treatment of severe anemia of pregnancy. Lancet I:75-78(1962)
(941) WARD,T.: Exchange transfusion in severe anaemia. Brit.Med.J.1:631-634 (1952)
(942) BELLINA,J.H.,BICKERS,J.N.: Modern management of sickle cell disease in pregnancy. South Med.J.67:426-429(1974)

(943) MacLEOD,J.A.: Exchange transfusion in a 7-year-old girl with sickle cell anemia as preparation for adenoidectomy. Proc.R.Soc.Med.62:1095-1096(1966)

(944) MORRISON,J.C.,WHYBREW,W.D.,BUCOVAZ,E.T.: Use of partial exchange transfusion preoperatively in patients with sickle cell hemoglobinopathies. Am.J.Obstet.Gynecol.132:59-63(1978)

(945) MORRISON,J.C.,WISER,W.L.: The use of prophylactic partial exchange transfusion in pregnancies associated with sickle cell hemoglobinopathies Obstet.Gynecol.48:516-520(1976)

(946) MORRISON,J.C.,WISER,W.L.: The effect of maternal partial exchange transfusion on the infants of patients with sickle cell anemia. J.Pediatr.89:286-289(1976)

(947) GUY,R.B.,ROTHENBERG,S.P.: Sickle cell crisis. Med.Clin.N.Amer.57:1591-1598(1973)

(948) CHARACHE,S.: The treatment of sickle cell anemia. Arch.Int.Med.133:698-705(1974)

(949) DAVEY,R.J.,ESPOSITO,D.J.,JACOBSON,R.J.,CORN,M.: Partial exchange transfusion as treatment for hemoglobin SC disease in pregnancy. Arch.Int. Med.138:937-939(1978)

(950) TRUCCO,J.I.,BROWN,A.K.: Neonatal manifestations of hereditary spherocytosis. Am.J.Dis.Child.113:263-270(1967)

(951) SEARLE,J.F.: Anaesthesia and sickle-cell haemoglobin. Brit.J.Anaesth.44: 1335-1336(1972)

(952) KAPLAN,M.: Exchange for sickle cells. N.Engl.J.Med.284:1381-1382(1971)

(953) ENGEL,R.R.,RODKEY,F.L.,KRILL,C.E.Jr.: Carboxyhemoglobin levels as an index of hemolysis. Pediatrics 47:723-730(1971)

(954) AZIZ,E.M.: Extensive bone involvement in sickle cell disease and its treatment. South.Med.J.64:889-891(1971)

(955) SOMMER,A.,KONTRAS,S.B.,CRAENEN,J.M.: Partial exchange transfusion in sickle cell anemia complicated by heart disease. JAMA 215:483-484 (1971)

(956) ASHBELL,T.S.: Exchange transfusion for flap surgery in sickle cell anemia. Surg.Forum 23:516-518(1972)

(957) EDWARDS,R.F.,SAARY,M.: Emergency maternal exchange transfusion for sickle cell anemia complicating twin pregnancy. J.Obstet.Gynaecol.Brit. Commonw.78:751-753(1971)

(958) DAVIS,L.R.: Transfusion of children with homozygous haemoglobin-S disease. Brit.J.Haematol.21:363-364(1971)

(959) SOMMER,A.,BODENBENDER,J.G.,KONTRAS,S.B.: Partial exchange transfusion in sickle cell anemia: Viscosity determination as a guide to therapy. J.Pediatr.74:832-833(1969)

(960) CHMEL,H.,BERTLES,J.F.: Hemoglobin S/C disease in a pregnant woman with crisis and fat embolization syndrome. Am.J.Med.58:563-566(1975)

(961) GREEN,M.,HALL,R.J.,HUNTSMAN,R.G.,LAWSON,A.,PEARSON,T.C.,WHEELER,P.C.: Sickle cell crisis treated by exchange transfusion. Treatment of two patients with heterozygous sickle cell syndrome. JAMA 231:948-950(1975)

(962) JENNINGS,J.C.: Hemoglobinopathies in pregnancy. Am.Fam.Physician 15:104-110(1977)

(963) TRUBOWITZ,S.: The management of sickle cell anemia. Med.Clin.N.Amer.60: 933-944(1976)

(964) PERKINS,R.P.: Partial exchange transfusion in a pregnant patient with sickle cell anemia. Obstet.Gynecol.48:22-24(1976)Suppl.1
(965) WHITE,J.M.,WHITE,Y.S.,BUSKARD,N.,GILLIES,I.D.: Increasing whole blood oxygen affinity during rapid exchange transfusion.: A potential hazard. Transfusion 16:232-236(1976)
(966) LANZKOWSKY,P.,SHENDE,A.,KARAYALCIN,G.,KIM,Y.J.,ABALLI,A.J.: Partial exchange transfusion in sickle cell anemia. Use in children with serious complications. Am.J.Dis.Child.132:1206-1208(1978)
(967) BRODY,J.I.,GOLDSMITH,M.H.,PARK,S.K.,SOLTYS,H.D.: Symptomatic crisis of sickle cell anemia treated by limited exchange transfusion. Ann.Int. Med.72:327-330(1972)
(968) WALSHE,R.J.: Exchange transfusion in severe anemia. Med.J.Aust.1:404 (1953)
(969) MORRISON,J.C.,ROE,P.L.,STAHL,R.L.,WHYBREW,W.D.,BUCOVAZ,E.T.,WISER,W.L., KRAUS,A.P.,FISH,S.A.: Heterozygous thalassemia and pregnancy: A twenty-five year experience. J.Reprod.Med.11:35-39(1973)
(970) FURBETTA,M.,COSSU,P.,ANGIUS,A.,CONGIU,G.,XIMENES,A.,CAO,A.: Early onset of homozygous beta-thalasaemia associated with neonatal jaundice. Arch.Dis.Childh.53:250-252(1978)
(971) SAWKAR,L.A.: Hyperviscosity syndrome in acute plasma cell leukaemia. J.Assoc.Physic.Ind.20:397-402(1972)
(972) KRIENKE,E.G.,MÜHLENDAHL,von K.E.: Vergiftungen im Kindesalter.Blutaustauschtransfusionen bei Vergiftungen im Kindesalter. pädiat.prax. 23:435(1980)
(973) DORMANDY,J.A.: Clinical significance of blood viscosity. Ann.R.Coll. Surg.Engl.47:211-228(1970)
(974) WESENBERG,R.L.,RUMACK,C.M.,LUBCHENCO,L.O.,WIRTH,F.H.,McGIUNNESS,G.A., TOMLINSON,A.L.: Thick blood syndrome. Radiology 125:181-183(1977)
(975) WESENBERG,R.L.: Neonatal "thick blood" syndrome. Hosp.Pract.13:137-140 (1978)
(976) SCHAANNING,J.,SPARR,S.: Bloodletting and exchance transfusion with Dextran 40 in polycythemia secondary to chronic obstructive lung disease. Scand.J.Resp.Dis.55:237-244(1974)
(977) KLÖVEKORN,W.P.,SUNDER-PLASSMANN,L.,SIEGLE,M.,MESSMER,K.: Austauschtransfusionen mit Kolloiden bei akuter Polycythämie. Anästhesist 23:142-149(1974)
(978) SAUMAREZ,R.C.,GREGORY,R.J.: Exchange transfusion in polycythaemia. Bibl. Haematol.41:278-293(1975)
(979) MONINTJA,H.E.,DARWIS,D.,SURADI,R.,LAZUARDI,S.: Polycythaemia in the newborn. Mod.Med.Asia 13:10-13(1977)
(980) FRISCH,H.,SCHABEL,F.: Zur Polycythaemie des Neugeborenen. Pädiatr.Pädol.: 12:294-300(1977)
(981) JACKSON,C.W.,SIMONE,J.V.,EDWARDS,C.C.: The relationship of anemia and thrombocytosis. J.Lab.Clin.Med.84:257-268(1974)
(982) GREGORY,R.J.: Technique for treatment of polycythaemia by exchange transfusion. Lancet I:858(1971)
(983) RIVERS,R.P.A.: Coagulation changes associated with a high haematocrit in the newborn infant. Acta Paediatr.Scand.64:449-456(1975)
(984) KORANYI,G.,KOVACS,J.: Über das Zwillingstransfusionssyndrom. Acta. Paediatr.Acad.Sci.Hung.16:119-125(1975)
(985) BRYAN,E.,SLAVIN,B.: Serum IgG levels in feto-fetal transfusion syndrome Arch.Dis.Childh.49:908-910(1974)

(986) KAMEN,B.A.,SUMMERS,C.P.,PEARSON,H.A.: Exchange transfusion as a treatment for hyperleukocytosis,anemia,and metabolic abnormalities in a patient with leukemia. J.Pediatr.96:1045-1046(1980)
(987) McLEAN,J.A.: Exchange transfusion in prevention of iron overload. Brit. Med.J.1:834(1976)
(988) ODELL,T.T.Jr.,MURPHY,J.R.: Effects of degree of thrombocytopenia on thrombocytopoietic response. Blood 44:147-156(1974)
(989) HYATT,H.W.Jr.: Natal thrombocytopenic purpura treated by exchange transfusion. Report of an unusual case in a critically ill infant with multiple congenital anomalies. J.Natl.Med.Assoc.57:115-120(1965)
(990) MAYER,S.,STOERR,E.,OBERLING,F.,RODIER,L.,VILLARD,D.,MAYER,G.,WAITZ,R.: Thrombopenie maternelle. Thrombopenie neo-natale traitee par exsanguino-transfusion. Nouv.Rev.Franç.Hematol.6:531-534(1966)
(991) GUIMBRETIERE,J.,GUIMBRETIERE,L.,PEYRAT,M.A.: A propos d'une observation d'allo-immunisation foeto-maternelle antiplaquettaire. Rev.Franç. Transfus.14:473-479(1971)
(992) McINTOSH,S.,O'BRIEN,R.T.,SCHWARTZ,A.D.,PEARSON,H.A.: Neonatal isoimmune purpura: Response to platelet infusions. J.Pediatr.82:1020-1027 (1973)
(993) VAUDOUR,G.,LEBALLE,J.C.,BEAUVAIS,P.,COSTIL,J.,BRISSAUD,H.E.: Purpura thrombopenique neo-natal familial avec hemorragie cerebromeningee par allo-immunisation foeto-maternelle. Arch.Franç.Ped.31:37-57 (1974)
(994) ADNER,M.M.,FISCH,G.R.,STAROBIN,S.G.,ASTER,R.H.: Use of "compatible" platelet transfusions in treatment of congenital isoimmune thrombocytopenic purpura. N.Engl.J.Med.280:244-247(1969)
(995) SITARZ,A.L.,DRISCOLL,J.M.Jr.,WOLFF,J.A.: Management of isoimmune neonatal thrombocytopenia. Am.J.Obstet.Gynecol.124:39-42(1976)
(996) PEARSON,H.A.,SHULMAN,N.R.,MARDER,V.J.,CONE,T.E.Jr.: Isoimmune neonatal thrombocytopenic purpura. Clinical and therapeutic considerations. Blood 23:154-176(1964)
(997) CIMO,P.L.,ASTER,R.H.: Post-transfusion purpura. Successful treatment by exchange transfusion. N.Engl.J.Med.287:290-292(1972)
(998) SALET,J.,COLOMBANI,J.,FAJGENBAUM,J.,BEAUFILS,F.,LEJEUNE,C.,GIROT,R.: Thrombopenie neo-natale avec incompatibilite foeto-maternelle dans le systeme HL-A. Arch.Franç.Ped.30:533-540(1973)
(999) SALET,J.,COLOMBANI,J.,GIROT,R.,BEAUFILS,F.,LEJEUNE,C.,FAJGENBAUM,J.: Thrombopenie neonatale avec incompatibilite foeto-maternelle dans le systeme HL-A. Rev.Franç.Transfus.16:243-250(1973)
(1000) DESBUQUOIS,G.,LEROUX,M.E.,LAUGIER,J.,LEROY,J.,BREMONT,J.P.,ROLLAND,J.C.: Interet de la transfusion d'echange au cours des hemorragies graves de la thrombasthenie de Glanzmann-Naegeli chez l'enfant: A propos de deux cas. Ann.Pediatr.17:49-54(1970)
(1001) Letter to the editor: Treatments for thrombotic thrombocytopenic purpura: Plasma,vincristine,hemodialysis and exchange transfusions. N.Engl.J.Med.298:971-972(1978)
(1002) FISHER,W.B.: Exchange transfusion in acute thrombotic thrombocytopenic purpura: Case report. Milit.Med.142:789-790(1977)
(1003) PISCIOTTA,A.V.,GARTHWAITE,T.,DARIN,J.,ASTER,R.H.: Treatment of thrombotic thrombocytopenic purpura by exchange transfusion. Am.J.Hematol. 3:73-82(1977)

(1004) BUKOWSKI,R.M.,HEWLETT,J.S.,HARRIS,J.W.,HOFFMAN,G.C.,BATTLE,J.D.Jr., SILVERBLATT,E.,YANG,I.Y.: Exchange transfusions in the treatment of thrombotic thrombocytopenic purpura. Semin.Hematol.13:219-232 (1976)

(1005) TAYLOR,H.L.,GAL,K.: TTP treated with therapeutic pheresis. Transfusion 18:599(1978)

(1006) BYRNESS,J.J.,LIAN,E.C.: Recent therapeutic advances in thrombotic thrombocytopenic purpura. Semin.Thromb.Hemostas.5:199-215(1979)

(1007) MEISTER,R.J.,SACHER,R.A.,PHILLIPS,T.: Immune complexes in thrombotic thrombocytopenic purpura. Ann.Int.Med.90:717(1979)

(1008) RIOUX,E.,LECLERC,R.: Leucémie myelocytaire aigue congénitale associée a un syndrome de Down. Rémission complète de longue durée après traitément par des exsanguino-transfusions. Union.Méd.Canad.100: 951-954(1971)

(1009) BERNARD,J.,BUSSEL,A.,SEE,G.,SCHAISON,G.,DRESCH,C.,CHAVELET,F.. JACQUILLAT,C.: Deux observations de leucémie aigue du nourrisson très hyperleucocytaire (1.800 000 leucocytes). Nouv.Rév.Franç. Hématol.8:847-849(1968)

(1010) BESSIS,M.,BERNARD,J.: Indications de l'exsanguino-transfusion en dehors de la maladie hémolytique du nouveau-né. Le Sang 19:40-49(1948)

(1011) BERNARD,J.,BESSIS,M.: Refléxions sur le traitement des leucoses aigues par l'exsanguino-transfusion. Le Sang 19:49-57(1948)

(1012) MAIER,K.P.,GEROK,W.: Therapie des akuten Leberversagens. Dtsch.Med.Wschr. 103:722-724(1978)

(1013) DEMEDTS,M.,DE GROOTE,J.,VANDAMME,B.,DESMET,V.J.: Discriminative and prognostic signs in acute hepatic coma, treated by exchange transfusion. Digestion 11:105-114(1974)

(1014) ZUM BÜSCHENFELDE,K.H.: Therapie des akuten Leberversagens. Langenbecks Arch.Chir.337:235-243(1974)

(1015) VOICOULESCO,M.,PAUN,L.,LEONESCO,M.,ROMAN,A.,VALERIU,A.,TOFAN,N.: L'exsanguino-transfusion dans le traitement du coma hepatique par hepatite virale. Resultats obtenus dans 9 cas. Rev.Int.Hepatol.19: 205-214(1969)

(1016) DUPUY,J.M.,FROMMEL,D.,ALAGILLE,D.: Severe viral hepatitis type B in infancy. Lancet I:191-194(1975)

(1017) PICHLMAYR,R.,BOCKHORN,H.,BUNZENDAHL,H.: Leberersatz und Lebertransplantation. Münch.Med.Wschr.120:207-210(1978)

(1018) McKECHNIE,J.C.,HERSH,T.: Exchange transfusion in hepatic coma. A review of 19 cases. Am.J.Gastroenterol.56:17-43(1971)

(1019) BECK,K.,NOE,T.,MATTHES,M.,BEIN,W.,ENGBRING,H.: Zur Behandlung des Leberzerfallkomas mit Austauschtransfusionen. Münch.Med.Wschr.111:850-854(1969)

(1020) HEILMEYER,L.,BECK,K.: Zur Therapie der akuten Virushepatitis. Münch.Med. Wschr.111:837-846(1969)

(1021) BALTZER,G.,DOELLE,W.,BAER,U.,BECKER,K.,CLODI,P.H.,DISCHLER,W.,GERLACH,U., BACHOUR,G.,VON HAASE,H.J.,HARTMANN,F.,KLUETSCH,K.,KOMMERELL,B., LEONHARDT,H.,MUSSGNUG,U.,SCHRICKER,K.T.,SIEBERTH,H.G.: Austauschtransfusionen bei akutem Leberversagen. Dtsch.Med.Wschr.96:1329-1333 (1971)

(1022) MARKOFF,N.: Therapie des Coma hepaticum. Dtsch.Med.Wschr.94:1829-1823 (1969)

(1023) SHERLOCK,S.: The treatment of hepatitis. Bull.N.Y.Acad.Med.45:189-209 (1969)
(1024) DAVIDSON,C.S.,McDERMOTT,W.V.Jr.,TREY,C.: Sustaining lifefuring fulminant hepatic failure. Ann.Int.Med.71:415-418(1969)
(1025) SICOT,C.,BISMUTH,C.,FREJAVILLE,J.P.,BERTHELOT,P.,RUEFF,B.,BENHAMOU,J.P.: Les hépatites toxiques. Rec.Franç.Clin.Biol.14:192-212(1969)
(1026) GELFAND,M.L.,SUSSMAN,L.: Exchange transfusions in the treatment of hepatic coma. Bull.N.Y.Acad.Med.45:528-544(1969)
(1027) SZWED,J.J.,GRISELL,T.W.,MENDENHALL,C.L.: Exchange transfusions for intractable hepatic coma. Successful treatment of a patient with alcoholic hepatitis. Arch.Int.Med.123:441-444(1969)
(1028) DURDEN,W.D.Jr.,SIEMSEN,A.W.,BRIGGS,W.A.: Exchange transfusions in the treatment of fulminat hepatitis and coma. Am.J.Gastroenterol.51: 129-137(1969)
(1029) SPELLBERG,M.A.: Treatment of hepatic coma. Am.J.Gastroenterol.51:118-128 (1969)
(1030) REYNOLDS,T.B.: Exchange transfusion in fulminant hepatic failure. Gastroenterology 56:170-172(1969)
(1031) POWELL,E.D.,PERRY,A.W.,LEITH,M.P.: Exchange transfusion and hemodialysis Management of hepato-renal failure. Cand.Med.Assoc.J.100:129-130 (1969)
(1032) WEWALKA,F.: Exchange blood transfusion in hepatic coma of acute hepatic necrosis. Digestion 1:311-314(1968)
(1033) TYTGAT,G.,PIESSENS,J.,COLLEN,D.,DE GROOTE,J.: Experience with exchange transfusion in the treatment of hepatic coma. Digestion 1:257-266 (1968)
(1034) FISCHER,M.,ERHARDT,W.,KRÜGER,P.,MAURER,P.,STOCK,M.,STÖTTER,L.: Neue Behandlungsmöglichkeiten des terminalen Leberkomas. Med.Klin.69:975-978(1974)
(1035) LÖNING,W.E.,COOVADIA,H.M.,PARENT,M.A.: Exchange transfusion in fulminant hepatic failure in children. S.Afr.Med.J.48:128-130(1974)
(1036) TYGSTRUP,N.,RANEK,L.: Therapie der Leberinsuffizienz. Verh.Dtsch.Ges. Inn.Med.75:100-106
(1037) ROGERS,A.I.: Therapeutic considerations in selected forms of acute and chronic liver disease. Med.Clin.N.Amer.55:373-390(1971)
(1038) BORON,P.,MODZELEWSKI,T.: Die Austauschtransfusion als Behandlungsmethode des Coma hepaticum. Dtsch.Z.Verdau.Stoffwechselkr.30:53-56(1970)
(1039) DEMLING,L.: Leberinsuffizienz. Dtsch.Med.Wschr.98:1076-1079(1973)
(1040) PAQUET,K.J.: Klinik und Therapie der akuten und chronischen Leberinsuffizienz und des Leberversagens. Fortschr.Med.90:1285-1289(1972)
(1041) BREEN,K.J.,SCHENKER,S.: Hepatic coma: Present concepts of pathogenesis and therapy. Progr.liver dis.4:301-332(1972)
(1042) REDEKER,A.G.,YAMAHIRO,A.S.: Controlled trial of exchange-transfusion therapy in fulminant hepatitis. Lancet I:3-6(1973)
(1043) KLÜTSCH,K.,GROSSWENDT,J.,GATTENLÖHNER,W.,SCHEITZA,E.,MÖLLMANN,W., STAUDTE,H.W.: Austauschtransfusionen bei Coma hepaticum mit dialysierten ACD-Blutkonserven. Med.Klin.66:380-383(1971)
(1044) KETTNER,W.,HÖRNING,I.,STRÄHNZ,K.,MÜLLER,D.,ÖHME,G.,FISCHER,G.: Die Behandlung des Leberzerfallkomas mit Austauschtransfusionen. Z.Ärztl. Fortbild.65:963-966(1971)
(1045) JONES,E.A.,CLAIN,D.,CLINK,H.M.,MacGILLIVRAY,M.,SHERLOCK,S.: Hepatic coma due to acute hepatic necrosis treated by exchange blood-transfusion. Lancet II:169-172(1967)

(1046) JACOBSON,S.,BELL,B.: Recognition and management of acute and chronic hepatic encephalopathy. Med.Clin.N.Amer.57:1569-1577(1973)

(1047) HUSSEY,H.H.: Fulminant hepatic failure. JAMA 226:1227(1973)

(1048) FRANKEN,F.H.: Die Behandlung des Coma hepaticum. Med.Monatsschr.27:386-389(1973)

(1049) SCHENKER,S.,BREEN,K.J.,HOYUMPA,A.M.Jr.: Hepatic encephalopathy: Current status. Gastroenterology 66:121-151(1974)

(1050) NEUMAYR,A.: Fortschritte in der Therapie der Leberkrankheiten. Wien.Med. Wschr.37:577-582(1973)

(1051) BERGER,R.L.,LIVERSAGE,R.M.Jr.,CHALMERS,T.C.,GRAHAM,J.H.,McGOLDRICK,D.M., STOHLMAN,F.Jr.: Exchange transfusion in the treatment of fulminating hepatitis. N.Engl.J.Med.274:497-499(1966)

(1052) Letter to the editor: Treatment of fulminating hepatitis. N.Engl.J.Med. 274:517-518(1966)

(1053) Editorial: Exchange transfusion in hepatic coma. Lancet I:695-696(1966)

(1054) BERGER,R.L.,STOHLMAN,F.Jr.: Evaluation of blood exchange in the treatment of hepatic coma. Am.J.Surg.112:412-418(1966)

(1055) KREBS,R.,FLYNN,M.: Treatment of hepatic coma with exchange transfusion and peritoneal dialysis. JAMA 199:430-432(1967)

(1056) McKECHNIE,J.C.,BENTLIF,P.S.,ABBOTT,J.P.,KELSEY,J.R.: Exchange transfusion in the treatment of acute liver failure: A preliminary report. South.Med.J.60:297-300(1967)

(1057) LEWIS,J.D.,HUSSEY,C.V.,VARMA,R.R.,DARIN,J.C.: Exchange transfusion in hepatic coma: Factors affecting results, with longterm follow-up data. Am.J.Surg.129:125-129(1975)

(1058) SCHARSCHMIDT,B.F.: Approaches to the management of fulminant hepatic failure. Med.Clin.N.Amer.59:927-935(1975)

(1059) REITER,H.J.: Die Therapie des akuten Leberversagens. Internist 18:215-220(1977)

(1060) ZIPPRICH,B.,NILIUS,R.,OTTO,L.,BUSSE,H.J.: Das Leberkoma. Ursachen,Erkennung,Behandlung. Z.Ges.Inn.Med.32:259-265(1977)

(1061) MÜTING,D.: Therapie der Leberinsuffizienz. Fortschr.Med.95:1937-1941 (1977)

(1062) GATEAU,P.,OPOLON,P.,NUSINOVICI,V.,ROPARS,C.,CAROLI,J.: Passive immunotherapy in HBS Ag fulminant hepatitis. Results on antigenaemia and survival. Digestion 14:304-310(1976)

(1063) HORISAWA,M.,REYNOLDS,T.B.: Exchange transfusion in hepatorenal syndrome with liver disease. Arch.Int.Med.136:1135-1137(1976)

(1064) IMLER,M.: Aktuelle Therapie der hepatischen Enzephalopathie. Münchn.Med. Wschr.118:1685-1694(1976)

(1065) KLEINBERGER,G.,KOTZAUREK,R.,PALL,H.,PICHLER,M.,WEISER,M.: Einfluß des Blutaustausches auf die Konzentration der Plasmaaminosäuren beim Coma hepaticum. Z.Gastroenterol.15:37-44(1977)

(1066) BUSELMEIER,T.J.,MEYER,R.M.,KJELLSTRAND,C.M.,MERINO,G.E.,SPANOS,P.K.,VON HARTITZSCH,B.,SHIDEMAN,J.R.,BOSL,B.H.,BERGLUND,J.A.,STEVENSON,J.R., AZAR,S.H.,CASALI,R.E.,SIMMONS,R.L.,NAJARIAN,J.S.: A new method of dialysis augmented exchange transfusion for adults with hepatic or hepato-renal failure. Progr.Clin.Dial.Transplant.Forum 3:147-155 (1973)

(1067) MARGULIS,M.S.,ROSENTHAL,R.L.,DAUGULIS,E.C.,SONDORE,A.A.,KRIVULIS,D.B., ANDREIMAN,L.A.,KVIZINSKAJA,E.A.: Intensive therapy for hepatic coma. Crit.Care Med.3:226-230(1975)

(1068) SLAPAK,M.: Fulminant liver failure: Clinical and experimental study. Ann.R.Coll.Surg.Engl.57:234-247(1975)
(1069) PHILIPPSEN,H.: Fulminante Hepatitis. Komplikationen und Therapiemöglichkeiten. Fortschr.Med.93:1290-1294(1975)
(1070) MAIER,K.P.,TALKE,H.,GEROK,W.: Therapiemöglichkeiten bei fulminanter Hepatitis. Dtsch.Med.Wschr.101:1068-1076(1976)
(1071) BUSELMEIER,T.J.,MERINO,G.E.,RODRIGO,F.,MEYER,R.M.,BOSL,B.H.,KJELLSTRAND, C.M.,SIMMONS,R.L.,NAJARIAN,J.S.: Dialyzer-augmented whole blood and plasma exchange for patients with hepatic or hepatorenal failure. Crit.Care Med.3:204-209(1975)
(1072) TOLENTINO,P.: Liver failure. Paediatrician 7:166-175(1978)
(1073) SILVA,Y.J.,PARAMESWARAN,P.G.,JAMES,P.: Exchange transfusion and major surgery in acute hepatic failure. Surgery 80:343-349(1976)
(1074) KLEINBERGER,G.,LECHNER,K.,PICHLER,M.,GASSNER,A.,DRUML,W.: Gerinnungsstörungen beim akuten Leberversagen und ihre Substitution. Infusionstherapie 6:137-141(1979)
(1075) BLUM,D.,VIART,P.,SZLIWOWSKI,H.B.,THYS,J.P.,DUBOIS,J.: Exchange transfusion and hyperbaric oxygen in the treatment of children with acute hepatic failure. Helv.paediat.Acta 27:425-436(1972)
(1076) ZACARIAS,J.,BRINCK,P.,HUIDOBRO,J.G.: Treatment of hepatic coma with exchange transfusion. Amer.J.Dis.Child.122:229-231(1971)
(1077) TREY,C.,BURNS,D.G.,SAUNDERS,S.J.: Treatment of hepatic coma by exchange blood transfusion. N.Engl.J.Med.274:473-481(1966)
(1078) KREBS,R.A.: Hepatic coma. Three-year follow-up after exchange transfusion and peritoneal dialysis. JAMA 208:1488-1490(1969)
(1079) COHEN,M.I.,SCHONBERG,S.K.,WITOVER,S.: The use of plasmapheresis during exchange transfusion for hepatic encepahlopathy. J.Pediatr.75:431-435(1969)
(1080) MARKS,M.I.,MAUER,S.M.,GOLDMAN,H.: Exchange transfusion in the treatment of hepatic coma. J.Pediatr.75:418-430(1969)
(1081) LIE,T.S.: Die extrakorporale Vitalleberperfusion zur Behandlung des akuten Leberzerfalls. Med.Klin.73:124-129(1978)
(1082) BRUNNER,G.: Approaches to an "artificial liver". Acta Hepatogastroenterol.25:77-86(1978)
(1083) MULLER,J.M.,MOTIN,J.,GUIGNIER,M.,PALIARD,P.,DEBRU,J.L.: Notre experience de la circulation croisee comme methode d'assistance hepatique dans les insuffisances hepatiques graves aigues. Ann.Med.Int.122:581-587(1971)
(1084) SICOT,C.,FREJAVILLE,J.P.,ROCHE,J.,RUEFF,B.,BENHAMOU,J.P.,FAUVERT,R.: Six cas d'hepatite grave traitee par circulation croisee interhumaine. Ann.Med.Int.122:381-387(1971)
(1085) JEAN,R.,BONNET,H.,PAGES,A.,DUMAS,R.,MICHEL,H.,SOLLASOL,C.: Exsanguinotransfusion et assistance par perfusion de foie de porc chez un enfant en etat de coma par hepatite: Evolution favorable. Arch. Franç.Pediatr.26:297-320(1969)
(1086) HUME,D.M.,GAYLE,W.E.Jr.,WILLIAMS,G.M.: Cross circulation of patients in hepatic coma with baboon partners having human blood. Surg.Gynecol. Obstet.128:495-517(1969)
(1087) EISEMANN,B.,NOVAK,V.: Der temporäre Leberersatz bei Patienten mit schwerer Lebererkrankung. Verh.Dtsch.Ges.Inn.Med.75:107-113(1969)

(1088) SUMMERS,R.W.,CURTIS,S.J.,HARTFORD,C.E.,RUBUSH,J.L.: Acute hepatic coma treated by cross circulation with irreversibly comatose donor. JAMA 214:2297-2301(1970)

(1089) SAUNDERS,S.J.,BOSMAN,S.C.,BARNARD,C.N.,TERBLANCHE,J.: Austauschtransfusionen und Kreuzzirkulation mit Pavianen bei der Behandlung des akuten Leberversagens. Internist 11:77-84(1970)

(1090) LEGER,L.,CHAPUIS,Y.,LENRIOT,J.P.,CLOT-PAIMBOEUF,C.,FRENOY,P.: Traitement du coma hepatique par epuration dans un foie heterologue. J.Chir. 97:161-175(1969)

(1091) BELLIN,H.T.,CARDELIA,J.A.,BARTON,E.G.,POLK,H.C.Jr.: Temporary hepatic support by exchange transfusion following extended liver resection. South.Med.J.64:243-244(1971)

(1092) CORTESINI,R.,VELLUCCI,A.,CUCCHIARA,G.,FAMULARI,A.,CASCIANI,C.: Bioartificial liver: A combined system of hemodialysis and baboon liver perfusion. Trans.Am.Soc.Artif.Intern.Organs 19:365-369(1973)

(1093) CLINE,R.E.,KLEBANOFF,G.,ARMSTRONG,R.G.,STANFORD,W.: Extracorporal circulation in hypothermia as used for total-body washout in stage IV hepatic coma. Ann.Thorac.Surg.16:44-51(1973)

(1094) HOBBS,K.E.: The present position of liver support therapy. Resuscitation 2:51-55(1973)

(1095) KLEBANOFF,G.,HOLLANDER,D.,OSTEEN,R.T.,KEMMERER,W.T.: Human-baboon cross circulation in hepatic failure: Report of a successful case. Milit. Med.138:156-159(1973)

(1096) KUSTER,G.G.,RIOUX,A.: Assistance hepatique dans le traitement de l'insuffisance hepatique aigue. Union Med.Canad.101:1333-1335(1972)

(1097) BURNELL,J.M.,RUNGE,C.,SAUNDERS,F.C.,THOMAS,E.D.,VOLWILER,W.: Acute hepatic failure treated by cross circulation. Arch.Int.Med.132:493-498 (1973)

(1098) WATTS,J.M.,DOUGLAS,M.C.,DUDLEY,H.A.,GURR,F.W.,OWEN,J.A.: Heterologous liver perfusion in acute hepatic failure. Brit.Med.J.2:341-345(1967)

(1099) BURNELL,J.M.,DAWBORN,J.K.,EPSTEIN,R.B.,GUTMAN,R.A.,LEINBACH,G.E.,THOMAS, E.D.,VOLWILER,W.: Acute hepatic coma treated by cross-circulation or exchange transfusion. N.Engl.J.Med.276:935-943(1967)

(1100) MULLER,J.M.,GUIGNIER,M.,GUILLAUD,J.Y.,PIRCHER,C.,BRAMBILLA,C.,HERNANDEZ, J.L.,HOHN,C.: Traitement de l'insuffisance hepato-cellulaire aigue par la circulation croisee interhumaine ou avex babouins. A propos de 10 observations personelles. Med.Chir.Dig.4:29-32(1975)Suppl.2

(1101) MacDONELL,R.C.Jr., PATTERSON,J.H.,ZWIREN,G.T.,SEIGLER,H.F.,METZGAR,R.S., CAPLAN,D.B.,CORRIGAN,J.J.Jr.,BLAND,J.W.Jr.,AHMANN,P.A.,BEHRENS,B.L.: Cross circulation between children in hepatic coma and chimpanzees. J.Pediatr.82:591-597(1973)

(1102) HALLER,J.S.: Recent developments in etiology and therapy of Reye syndrome. Clin.Neurosurg.25:591-597(1978)

(1103) LEWIS,J.D.,VARMA,R.R.,HARRINGTON,G.,CASPER,J.,ACKMANN,J.J.,DARIN,J.C.: Exchange transfusion for Reye's syndrome. J.Surg.Res.18:327-329 (1975)

(1104) PARTIN,J.C.: Reye's syndrome (encephalopathy and fatty liver). Diagnosis and treatment. Gastroenterology 69:511-518(1975)

(1105) BROWN,R.E.,MULLICK,F.G.,MADGE,G.E.: Potential therapeutic pitfalls in Reye's syndrome. Pediatrics 52:491-493(1973)

(1106) SCHUBERT,W.K.,PARTIN,J.C.,PARTIN,J.S.: Encephalopathy and fatty liver (Reye's syndrome). Progr.Liver Dis.4:489-510(1972)

(1107) MOWAT,A.P.: Encephalopathy and fatty degeneration of viscera: Reye's syndrome. Arch.Dis.Child.48:411-413(1973)
(1108) TALMAGE,E.A.,THOMAS,J.M.,WEEKS,J.H.: Total blood washout for Reye's syndrome. Anesth.Analg.52:563-569(1973)
(1109) SCHWARTZ,A.D.: The coagulation defect in Reye's syndrome. J.Pediatr.78: 326-328(1971)
(1110) TRAUNER,D.,SWEETMAN,L.,HOLM,J.,KULOVICH,S.,NYHAN,W.L.: Biochemical correlates of illness and recovery in Reye's syndrome. Ann.Neurol.2:238-241(1977)
(1111) LANSKY,L.L.,KALAVSKY,S.M.,BRACKETT,C.E.,WALLAS,C.H.,REIS,R.L.: Hypothermic total body washout and intracranial pressure monitoring in stage IV Reye syndrome. J.Pediatr.90:639-640(1977)
(1112) THIBAUD,D.,HUAULT,G.,BACH,C.: Syndrome de Reye. Revue critique des traitements actuels. Arch.Franç.Pediatr.34:406-415(1977)
(1113) BOBO,R.C.,SCHUBERT,W.K.,PARTIN,J.C.,PARTIN,J.S.: Reye syndrome: Treatment by exchange transfusion with special reference to the 1974 epidemic in Cincinnati,Ohio. J.Pediatr.87:881-886(1975)
(1114) BERMAN,W.,PIZZI,F.,SCHUT,L.,RAPHAELY,R.,HOLTZAPPLE,P.: The effects of exchange transfusion in intracranial pressure in patients with Reye syndrome. J.Pediatr.87:887-891(1975)
(1115) COOPER,Jr.,G.N.,KARLSON,K.E.,CLOWES,G.H.,MARTIN,H.,RANDALL,H.T.: Total blood washout and exchange. A valuable tool in acute hepatic coma and Reye's syndrome. Am.J.Surg.133:522-530(1977)
(1116) COREY,L.,RUBIN,R.J.,HATTWICK,M.A.: Reye's syndrome: Clinical progression and evaluation of therapy. Pediatrics 60:708-714(1977)
(1117) CASPER,J.T.,VARMA,R.R.,LEWIS,J.D.,HARRINGTON,G.J.,ASTER,R.H.: Exchange transfusion in Reye's syndrome with saline-washed red blood cells. Transfusion 16:130-134(1976)
(1118) MOWAT,A.P.,NEVILLE,B.G.: Controlled trial of therapy in Reye's syndrome. Brit.Med.J.4:102(1975)
(1119) OGBURN,P.L.: Medium and long chain serum free fatty acids in a case of Reye's syndrome. South Med.J.69:632-633(1976)
(1120) SHAYWITZ,B.A.,LEVENTHAL,J.M.,KRAMER,M.S.,VENES,J.L.: Prolonged continuous monitoring of intracranial pressure in severe Reye's syndrome. Pediatrics 59:595-605(1977)
(1121) MENDOZA,S.A.,SCHNEIDER,J.A.: Reye's syndrome and its treatment. Pediatrics 53:769(1974)
(1122) LOVEJOY,Jr.,F.H.,SMITH,A.L.,BRESNAN,M.J.,WOOD,J.N.,VICTOR,D.I.,ADAMS, P.C.: Clinical staging in Reye syndrome. Am.J.Dis.Child.128:36-41 (1974)
(1123) LANSKY,L.L.,FIXLEY,M.,ROMIG,D.A.,KEITGES,P.W.,BOGGAN,M.,REIS,R.L.: Hypothermic total body-washout with survival in Reye's syndrome. Lancet II:1019(1974)
(1124) GLASGOW,A.M.,CHASE,H.P.: Exchange transfusion to remove ammonia. Am.J. Dis.Child.129:159-160(1975)
(1125) DAROCHA,T.,GREGOR,A.: Acute intermittent porphyria in Poland. S.Afr.Med. J.2:204-217(1971)
(1126) MERCIER,J.C.,BOURRILLON,A.,BEAUFILS,F.,ODIEVRE,M.: Intolerance hereditaire au fructose a revelation precoce. Arch.Franç.Pediatr.33:945-953(1976)
(1127) SCHWARTZ,R.P.,ROESEL,R.A.,BLANKENSHIP,P.R.,HALL,W.K.: Loss of transferase enzyme activity of transfused erythrocytes in galactosemia. South Med.J.68:301-302(1975)

(1128) HAWORTH,J.C.,COODIN,F.J.: Liver failure in galactosemia successfully treated by exchange blood transfusion. Can.Med.Assoc.J.105:301(1971)

(1129) DAHLQVIST,A.,JAGENBURG,R.,MARK,A.: A patient with hereditary galactosemia studied with a screening method for galactose in urine. Acta Paediat.Scand.58:237-244(1969)

(1130) PENOVICH,P.E.,HOLLANDER,J.,NUSBACHER,J.A.,GRIGGS,R.C.,MacPHERSON,J.: Note on plasma exchange therapy in Refsum's disease. Adv.Neurol.21: 151-153(1978)

(1131) BALLARD,R.A.,VINCOUR,B.,REYNOLDS,J.W.,WENNBERG,R.P.,MERRITT,A.,SWEETMAN, L.,NYHAN,W.L.: Transient hyperammonemia of the preterm infant. N.Engl. J.Med.299:920-925(1978)

(1132) DANKS,D.M.: Management of newborn babies in whom serious metabolic illness is anticipated. Arch.Dis.Child.49:576-578(1974)

(1133) HAMMERSEN,G.,WILLE,L.,SCHMIDT,H.,LUTZ,P.,BICKEL,H.: Maple syrup disease: Emergency treatment of the neonate. Monogr.Hum.Genet.9:84-89(1978)

(1134) HAMMERSEN,G.,WILLE,L.,SCHMIDT,H.,LUTZ,P.,BICKEL,H.: Maple syrup urine disease: Treatment of the actuely ill newborn. Eur.J.Pediatr.129: 157-165(1978)

(1135) SCHUCHMANN,L.,WITT,I.,SCHULZ,P.,SCHUMACHER,H.,RUEDIGER,H.: Multiple exchange transfusions as treatment during the acute period in maple syrup urine disease. Helv.Paediatr.Acta 27:449-456(1972)

(1136) SCHEIBENREITER,S.,THALHAMMER,O.: Ahornsirupkrankheit (MSUD). Zwei Jahre erfolgreiche Behandlung eines früh erkannten Falles. Monatsschr.Kinderheilk.121:163-167(1973)

(1137) RUSSELL,A.,STATER,M.,SHINA,A.,PERLMAN,M.: Neonatal diagnosis of maple syrup urine disease and the influence of exchange blood transfusion. Israel J.Med.Sci.11:1218-1219(1975)

(1138) STATER,M.,BEN-ZVI,A.,RUSSELL,A.: Neonatal diagnosis of maple syrup urine disease and trial of exchange transfusion. Harefuah 91:167-169(1976)

(1139) FARRIAUX,J.P.,MESMACQUE-Caby,D.,DELATTRE,P.,LOUIS,J.,FONTAINE,G.: Survie jusqu'a lÄage de 3 mois d'une arginino-succinylurie neonatale. Nouv.Presse Med.3:1102(1974)

(1140) BAUDOUIN,F.,CORNU,G.,DE MEYER,R.: Peritoneal dialysis and exchange transfusion in a neonate with argininosuccinic aciduria. Arch.Dis.Child. 48:228-231(1977)

(1141) WATTS,R.W.,McKERAN,R.O.,BROWN,E.,ANDREWS,T.M.,GRIFFITHS,M.I.: Clinical and biochemical studies on treatment of Lesch-Nyhan syndrome. Arch.Dis.Child.49:693-702(1974)

(1142) BERTHELOT,J.,LARGET-PIET,L.,WILLIAMSON,C.,COTTENCEAU,D.,DESJOBERT,A.: Leucinose aigue neo-natale. Nouv.Presse Med.4:666(1975)

(1143) HERTEMANN,E.,LARBRE,F.,COLLOMBEL,C.,COTTE,J.,COTTON,J.B.,GUIBAUD,P., GUERRIER,G.: Un cas de leucinose. Evolution et problemes therapeutiques au cours de la premiere annee de la vie. Pediatrie 24:287-311(1969)

(1144) BERGE,T.,BORGFORS,N.,BRUN,A.,VON STUDNITZ,W.: Encephalopathy in combination with a new pattern of aminoaciduria. Acta Paediat.Scand.58:73-79 (1969)

(1145) CAMPBELL,A.G.,ROSENBERG,L.E.,SNODGRASS,P.J.,NUZUM,C.T.: Ornithine transcarbamylase deficiency: A cause of lethal neonatal hyperammonemia in males. N.Engl.J.Med.288:1-6(1973)

(1146) SNYDERMAN,S.E.,SANSARICQ,C.,PHANSALKAR,S.V.,SCHACHT,R.G.,NORTON,P.M.: The therapy of hyperammonemia due to ornithine transcarbamylase deficiency in a male neonate. Pediatrics 56:65-73(1975)

(1147) KRASEMANN,P.H.: Hämolyse und akutes Nierenversagen. Med.Welt 9:544-550 (1968)
(1148) REINSCHKE,P.,MÜLLER,V.,SCHMALZ,H.,PRECHT,K.,BUCHALI,K.,GROSSMANN,P., DEVAUX,S.,ALTHAUS,P.,GERHARDT,W.,HOUDA,W.,KLETTE,R.,KLINKMANN,H., ROHMANN,H.,SCHWARZ,F.,STOLPE,H.J.,LACHHEIN,L.,LEMKE,E.,MÜLLER,D., THIELE,P.,TREDT,H.J.,THIELER,H.,ZENKER,K.: Überblick und Ergebnisse der akuten Dialysebehandlung im Kindesalter von 1960 bis 1970. Dtsch.Gesundheitsw.26:1163-1165(1971)
(1149) GHAI,O.P.,QADEER,I.,UPADHYAYA,P.: Acute renal failure following renal vein thrombosis in conjoined twins. Management by exchange transfusions. Amer.J.Dis.Child.121:57-59(1971)
(1150) ETTINGER,A.C.,HIRATA,A.A.: Effect of blood replacement on passive cutaneous anaphylactic reaction in checkens. Proc.Soc.Exp.Biol.Med.144 229-231(1973)
(1151) LAMY,M.L.: Rêanimation d'urgence en cas de noyade. Rév.Méd.Liège 27:681-683(1972)
(1152) BRUTON,O.C.: Exchange transfusion for acute poisoning in children. US Armed Forces Med.J.9:1128-1137(1958)
(1153) DRESSLER,C.,DRESSLER,G.: Die exogenen Vergiftungen (Pathophysiologie, Pathobiochemie und Therapie). Z.Ärztl.Fortbild.67:953-961(1973)
(1154) TIEDCKE,H.,SEIFERT,A.,DEPERSDORFF,J.,TREDT,H.J.: Untersuchungen zur Effektivität von Austauschtransfusionen bei Erwachsenen. Z.Gesamte Inn.Med.27:578-580(1972)
(1155) NEUMANN,S.,SCHMITZ,H.H.: Das vergiftete Kind. Sofortmaßnahmen. Eine Anleitung zum Handeln bei Auftreten von kindlichen Vergiftungsunfällen in Ambulanz und Klinik. 2.Prinzipien der Vergiftungstherapy. Z.Ärztl Fortbild.63:1228-1236(1969)
(1156) ROHMANN,E.,ZINN,D.,KÜLZ,J.: Elektroenzephalographische Beobachtungen bei Vergiftungen im Kindesalter und deren therapeutische Konsequenzen. Kinderärztl.Prax.37:209-216(1969)
(1157) ARENA,J.M.: Poisoning. General treatment and prevention. Part II. JAMA 233:358-363(1975)
(1158) RECHLIN,R.,ROSENBERG,B.,REINSCHKE,P.,GUDOWSKI,G.: Zur Problematik der Vergiftungen (Ingestionsunfälle)im Kindesalter. Z.Ärztl.Fortbild.72: 960-966(1978)
(1159) BORBELY,F.: Spezifische und unspezifische Therapie von Vergiftungen. Pharm.Acta Helv.43:449-461(1968)
(1160) HOFFMANN,W.,KLÖCKING,H.P.: Behandlungsmöglichkeiten bei Vergiftungen im Kindesalter. Z.Ärztl.Fortbild.62:96-101(1968)
(1161) MOVASSAGHI,N.,PURUGGANAN,G.G.,LEIKIN,S.: Comparision of exchange transfusion and deforoxamine in the treatment of acute iron poisoning. J.Pediatr.75:604-608(1969)
(1162) GREENGARD,J.: Iron poisoning in children. Clin.Toxicol.8:575-597(1975)
(1163) KLARE,B.,STEIN,G.,GERHARDT,W.: Vergiftungen mit Halogenkohlenwasserstoffen bei Kindern unter besonderer Berücksichtigung der Behandlung mittels Austauschtransfusion oder Hämodialyse. Dtsch.Gesundheitsw. 27:690-694(1972)
(1164) VAN LEENHOFF,J.A.,HICKMAN,R.,SAUNDERS,S.J.,TERBLANCHE,J.:Massive liver-cel necrosis induced in the pig with carbon tetrachloride. S.Afr.Med.J. 48:1201-1204(1974)

(1165) SCHIRGEL,B.,TREDT,H.J.,HOFFMANN,H.,THIELE,H.J.: Zur Bewertung von Laborergebnissen bei Tetrachlorkohlenstoffintoxikationen. Z.Gesamte Inn. Med.27:706-711(1972)
(1166) TAUBERGER,G.,KARZEL,K.,RÖZEL,V.: Versuche zur Cyanidentgiftung mit Blutaustauschtransfuionen. Arch.Toxicol.32:189-197(1974)
(1167) HARRISON,M.R.: Toxic methaemoglobinaemia. A case of acute nitrobenzene aniline poisoning treated by exchange transfusion. Anaesthesia 32: 270-272(1977)
(1168) KANDALL,S.R.,LANDAW,S.A.,THALER,M.M.: Carboxyhemoglobin exchange between donors and recipients of blood transfusions. Pediatrics 52:716-718 (1973)
(1169) SMITH,R.P.,OLSON,M.V.: Drug-induced methemoglobinemia. Semin.Hematol.10: 253-268(1973)
(1170) LARENG,L.,BIERME,R.,JORDA,M.F.,CATHALA,B.,FABRE,M.: Methémoglobinémie aigue toxique par ingéstion accidentelle de nitrobénzène. Eur.J. Toxicol.7:12-16(1974)
(1171) CHIEN,L.T.,CEBALLOS,R.,BENTON,Jr.,J.W.: Diphenylhydantoin fatal hepatic necrosis (A review of literature and report of a case treated with exchange transfusion). Ala.J.Med.Sci.7:318-322(1970)
(1172) LAUSECKER,C.,HARTLEYB,H.,FISCHER,D.,ROUJON,J.: Intoxication massive par la quinine. Traitement par exsanguino-transfusion. Arch.Franç.Pediatr.22:1008-1019(1965)
(1173) DIEKMANN,L.,HÖSEMANN,R.,DIBBERN,H.W.: Pheniramin (Avil)-Intoxikation bei einem Kleinkind. Arch.Toxikol.29:317-324(1972)
(1174) PIERCE,Jr.,A.W.: Salicylate poisoning. Pediatrics 54:342-347(1974)
(1175) WINDORFER,Jr.,A.,GÄDECKE,R.,SCHINDERA,F.: Kinetik der Aminophenazon-Clearance durch Austauschtransfusion. Kasuistische Mitteilung über eine kombinierte Aminophenazon-Phenylbutazon-Vergiftung eines Kindes. Arch.Toxikol.30:237-242(1973)
(1176) ZILELI,M.S.,TELATAR,F.,DENIZ,S.,ILTER,E.,ADALAR,N.: Pseudohyperosmolar nonketoacitotic coma due to oxazepam intoxication. Clin.Toxicol.5: 337-341(1972)
(1177) THEARLE,M.J.,DUNN,P.M.,HAILEY,D.M.: Exchange transfusion for diazepam intoxication at birth followed by jejunal stenosis. Proc.R.Soc.Med. 66:349-350(1973)
(1178) MÜLLER,H.E.: Botulinusintoxication beim Kind. Med.Klin.65:293-295(1970)
(1179) BÖLCKE,G.,BUTIGAN,N.,DAVAR,H.,ERDMANN,W.D.,GAAZ,J.W.,NENNER,M.: Neue Erfahrungen bei der toxikologisch kontrollierten Therapie einer ungewöhnlich schweren Vergiftung mit Nitrostigmin (E 605 forte). Dtsch. Med.Wschr.95:2516-2521(1970)
(1180) BROWN,J.M.,DORMAN,D.C.,ROY,L.P.: Acute renal failure due to overdosage of colistin. Med.J.Aust.2:923-924(1970)
(1181) MARIN,G.A.,MONTOYA,C.A.,SIERRA,J.L.,SENIOR,J.R.: Evaluation of corticosteroid and exchange-transfusion treatment of acute yellow-phosphorus intoxication. N.Engl.J.Med.284:125-128(1971)
(1182) RODRIGUEZ-ITURBE,B.: Acute yellow-phosphorus poisoning. N.Engl.J.Med.284: 157(1971)
(1183) HEDSTRAND,H.: A case of acute side-reactions to diaminodiphenylsulphone (DDS). Acta Derm.Venereol.48:528-531(1968)
(1184) MOUREN,P.,TATOSSIAN,A.,POINSO,Y.,GIUDICELLI,S.,JOUGLARD,H.,DUFOUR,H., POYEN,P.: L'intoxication aigue par la colchicine. Presse Med.77: 505-508(1969)

(1185) WEIGERT,S.,SCHRÖTER,K.,GÖRISCH,V.: Zur Imipramin-(Melipramin) Vergiftung im Kindesalter. Z.Ärztl.Fortbild.66:562-568(1972)
(1186) LOUIS,C.,OLBING,H.,BOHLMANN,H.G.,PHILIPPOU,A.,HEIMSOTH,V.: Zur Behandlung der Imipramin-Vergiftung beim Kind. Dtsch.Med.Wschr.95:2078-2082 (1970)
(1187) BUSCH-PETERSEN,D.,TIESS,D.,GÜLZOW,H.U.,BREMER,H.: Zur Klinik und Therapie der akuten Imipramin-(Melipramin-)Vergiftungen im Kindesalter. Kinderärztl.Praxis 42:74-78(1974)
(1188) SIDIROPOULOS,D.,BICKEL,M.H.: Eine tödliche Vergiftung mit Imipramin in kleiner Dosis bei einem Kleinkind. Schweiz.Med.Wochenschr.101:851-854(1971)
(1189) ROBINS,M.J.: Survival following massive intoxication with tofranil (imipramine hydrochloride). J.Am.Osteopath.Assoc.70:898-902(1971)
(1190) GUYON,F.,BISMUTH,C.,LECLERC,J.P.,DAUCHY,F.: Intoxication massive par le paraquat mortelle en moins de 24 h. Données toxicologiques et anatomocliniques. Eur.J.Toxicol.Environ.Hyg.7:182-187(1974)
(1191) ELHASSANI,S.B.,AMIN-ZAKI,L.,MAJEED,M.A.,CLARKSON,T.W.,DOHERTY,R.A., GREENWOOD,M.R.,KLIPPER,R.W.: Exchange transfusion treatment of methylmercury-poisoned children. J.Environ.Sci.Health 13:63-80 (1978)
(1192) LACHMANN,D.: Spasmoplus-Intoxikation im Säuglingsalter (Erfolgreiche Behandlung durch Austauschtransfusion). Pädiatr.Pädol.12:95-98(1977)
(1193) WILKINSON,S.P.,McHUGH,P.,HORSLEY,S.,TUBBS,H.,LEWIS,M.,THOULD,A., WINTERTON,M.,PARSONS,V.,WILLIAMS,R.: Arsine toxicity aboard the asiafreighter. Br.Med.J.3:559-563(1975)
(1194) FOWLER,B.A.,WEISSBERG,J.B.: Arsine poisoning. N.Engl.J.Med.291:1171-1174 (1974)
(1195) FOURNIER,E.: Treatment of persons poisoned by mushrooms. Curr.Probl. Clin.Biochem.7:185-197(1977)
(1196) HRUBY,K.,LENZ,K.,MOSER,C.D.,BACHNER,J.,KORNINGER,C.: Knollenblätterpilzvergiftungen in Österreich. Wien.Klin.Wschr.91:509-513(1979)
(1197) ULDALL,P.R.,KHAN,H.A.,ENNIS,J.E.,McCALLUM,R.I.,GRIMSON,T.A.: Renal damage from industrial arsine poisoning. Br.J.Ind.Med.27:372-377(1970)
(1198) TEITELBAUM,D.T.,KIER,L.C.: Arsine poisoning. Arch.Environ.Health 19:133-143(1969)
(1199) OKONEK,S.,HOLLMANN,H.,BOELCKE,G.: Alkylphosphat-Intoxikation: Giftelimination durch Hämodialyse oder Blutaustausch-Transfusion. Med.Welt 27:351-356(1976)
(1200) BOZZA MARRUBINI,M.,GHEZZI,R.,GIAMPICCOLI,G.,MARITANO,M.,SOTTILI,S.: The treatment of amanita phalloides poisoning in man with the methods of Fleorsheim-Galmarini. Curr.Probl.Clin.Biochem.7:155-166(1977)
(1201) SCHEMINZKY,C.,KIRCHER,W.: Zur Therapie der Knollenblätterpilzvergiftung beim Kinde. Pädiatr.Pädol.8:91-94(1973)
(1202) GALMARINI,D.,TARENZI,L.,CANTALUPPI,G.,PESENTI,A.,ZANANDREA,G., GIRARDELLO,D.,DOGLIA,M.,FABIANI,M.P.,GRIGOLATO,P.,RADICE,F.: Experience of treatment in the amanita phalloides poisoning (Clinical and experimental observations). Curr.Probl.Clin.Biochem7:129-154 (1977)
(1203) WÜNDISCH,G.F.,SINGER,H.,BAUSCH,J.: Die Blutaustauschtransfusion in der Therapie der akuten Knollenblätterpilzvergiftung. Pädiat.Prax.12: 69-74(1973)

(1204) PEIRIS,O.A.,WIMALARATNE,K.D.P.,NIMALASURIYA,A.: Exchange transfusion in the treatment of Russell's viper bite. Postgrad.med.J.45:627-641 (1969)

(1205) SINCLAIR,J.C.,FOX,H.A.,LENTZ,J.F.,FULD,G.L.,MURPHY,J.: Intoxication of the fetus by a local anesthetic. A newly recognized complication of maternal caudal anesthesia. N.Engl.J.Med.273:1173-1177(1965)

(1206) ASNES,R.S.,LAMB,J.M.: Neonatal respiratory depression secondary to maternal analgesics, treated by exchange transfusion. Pediatrics 43:94-96(1969)

(1207) YOUNG,J.A.,RASHEED,S.: Neonatal drug depression and respiratory distress managed by positive pressure ventilation and exchange transfusion. Arch.Dis.Childh.44:509-510(1969)

(1208) DODOSON,W.E.,HILLMAN,R.E.,HILLMAN,L.S.: Brain tissue levels in a fatal case of neonatal mepivacaine (carbocaine) poisoning. J.Pediatr.86: 624-627(1975)

(1209) ROBSON,A.M.,KISSANE,J.M.,ELVICK,N.H.,PUNDAVELA,L.: Pentachlorophenol poisoning in a nursery for newborn infants. I.Clinical features and treatment. J.Pediatr.75:309-316(1969)

(1210) WYSOWSKI,D.K.,FLYNT,J.W.Jr.,GOLDFIELD,M.,ALTMAN,R.,DAVIS,A.T.: Epidemic neonatal hyperbilirubinemia and use of a phenolic disinfectant detergent. Pediatrics 61:165-170(1978)

(1211) KESSLER,D.L.Jr.,SMITH,A.L.,WOODRUM,D.E.: Chloramphenicol toxicity in a neonate treated with exchange transfusion. J.Pediatr.96:140-141 (1980)

(1212) NICHOLS,M.M.: Acute alcohol withdrawal syndrome in a newborn. Am.J.Dis. Child.113.714-715(1967)

(1213) BUTS,J.P.,GOENEN,M.,CLAUS,D.,OTTE,J.B.,DE MEYER,R.,TREMOUROUX,J.: Congenital chloride diarrhea with functional ileus in a premature infant. Helv.Paediatr.Acta 30:343-348(1976)

(1214) ASKAR,F.S.,KATIMS,R.B.,SMOAK,W.M.,GILSON,A.J.: Thyroid storm treatment with blood exchange and plasmapheresis. JAMA 214:1275-1279(1970)

(1215) BUSSMANN,Y.L.,TILLMAN,M.L.,PAGLIARA,A.S.: Neonatal thyrotoxicosis associated with the hyperviscosity syndrome. J.Pediatr.90:266-268 (1977)

(1216) SCHLIENGER,J.L.,DRUI,S.,DE LAHARPE,F.,REVILLE,P.,STEPHAN,F.: Traitement de la crise thyrotoxique aiguée par exsanguino-transfusion. Nouv. Presse Méd.6:2996(1977)

(1217) KUMMER,M.,KUFFER,F.,SCHÄRLI,A.,BETTEX,M.: L'exsanguino-transfusion dans le traitement des brulures étendues de l'enfant. Ann.chir.infant. 10:239-241(1969)

(1218) SANTEL,L.,VUCKOV,S.,BELEZNAY,O.,GLAZAR,D.: Austauschtransfusion bei schweren Verbrennungen. Erfahrungen bei 4 Neugeborenen. Z.Kinderchir.21:106-112(1977)

(1219) KUMMER-VAGO,M.,BETTEX,M.: Die Austauschtransfusion in der Behandlung schwerer Verbrennungen. Bücherei des Pädiaters 70:24-26(1973)

(1220) SCHÄRLI,A.,KUMMER,M.,BETTEX,M.: Erfahrungen in der Behandlung schwerster Verbrennungen mit der Austauschtransfusion. Z.Kinderchir.11:252-260 (1974)Suppl.

(1221) BETTEX,M.,KUFFER,F.,SCHÄRLI,A.,KUMMER,M.: Exchange transfusion for severely burned children. Lancet I:976(1968)

(1222) BAKSA,J.,DANKO,J.: Mit partieller Austauschtransfusion behandelte Verbrennungskrankheit. Orv.Hetil.109:1973-1979(1968).

(1223) REVSKOY,A.K.,PERVEEV,V.I.: Direct blood replacements with subsequent re-infusion of erythrocytes to the severely burnt. Sov.Med.133-135 (1978)

(1224) REVSKOY,A.K.,PERVEEV,V.I.: Direct blood substitution in burn shock. Probl.Hematol.Pereliv.Krovi.21:12-15(1976)

(1225) BURSAUX,E.,FREMINET,A.,BROSSARD,Y.,POYART,C.F.: Exchange transfusion with ACD or CPD stored blood. Biol.Neonate 23:123-132(1973)

(1226) WHITE,J.M.,WHITE,Y.S.,BUSKARD,N.,GILLIES,I.D.S.: Increasing whole blood oxygen affinity during rapid exchange transfusion: A potential hazard. Transfusion 16:232-236(1976)

(1227) SCHNITZKER,W.F.: Exchange transfusion in treatment of respiratory distress syndrome. J.Pediatr.90:496(1977)

(1228) DELIVORIA-PAPADOPOULOS,M.,RONCEVIC,N.P.,OSKI,F.A.: Postnatal changes in oxygen transport of term,premature,and sick infants: The role of red cell 2,3,-Diphosphoglycerate and adult hemoglobin. Pediat.Res.5: 235-245(1971)

(1229) DELIVORIA-PAPADOPOULOS,M., MILLER,L.D.,BRANCA,P.A.,FORSTER,R.E.,OSKI,F.A.: Effect of exchange transfusion on altering mortality in: (1)infants weighing less than 1250 grams at birth and (2) infants with severe respiratory distress(RDS). Pediat.Res.7:291(1973)

(1230) DELIVORIA-PAPADOPOULOS,M.,MILLER,L.D.,FORSTER,R.E.II,OSKI,F.A.: The role of exchange transfusion in the management of low-birth-weight infants with and without severe respiratory distress syndrome. I.Initial observations. J.Pediatr.89:273-278(1976)

(1231) GOTTUSO,M.A.,WILLIAMS,M.L.,OSKI,F.A.: The role of exchange transfusions in the management of low-birth-weight infants with and without severe respiratory distress syndrome. II.Further observations and studies of mechanisms of action. J.Pediatr.89:279-285(1976)

(1232) BATTAGLIA,F.C.,BOWES,W.,McGAUGHEY,H.R.,MAKOWSKI,E.L.,MESCHIA,G.: The effect of fetal exchange transfusions with adult blood upon fetal oxygenation. Pediat.Res.3:60-65(1969)

(1233) NOVY,M.J.,FRIGOLETTO,F.D.,EASTERDAY,C.L.,UMANSKY,I.,NELSON,N.M.: Changes in umbilical-cord blood oxygen affinity after intrauterine transfusions for erythroblastosis. N.Engl.J.Med.285:549-595(1971)

(1234) ORTLIEB,R.: Austauschtransfusion beim Atemnotsyndrom (RDS) Neugeborener. Bücherei des Pädiaters 70:13(1973)

(1235) VERSMOLD,H.,RIEGEL,K.: Die Austauschtransfusion des Neugeborenen: Eine Maßnahme zur Verbesserung der Gewebsoxygenation? Die Rolle des 2,3,-Diphosphoglycerats. Bücherei des Pädiaters 70:13-16(1973)

(1236) RIEGEL,K.P.,VERSMOLD,H.T.: Respiratory gas transport. Characteristics of blood and hemoglobin. In: Perinatal Physiology,U.Stave(ed.), Plenum Publishing Corporation(1978)pp.241-255

(1237) Medical News: Transfusions suggested for neonatal disorders. JAMA 211: 1459-1460(1970)

(1238) FIELDS,D.L.: Respiratory distress syndrome treated with exchange transfusion. J.Indiana State Med.Ass.65:839-840(1972)

(1239) SCHNITZKER,W.F.: Respiratory distress syndrome treated with exchange transfusion. J.Kentucky Med.Ass.72:413-416(1974)

(1240) JOLY,J.B.,DEGARDIN,B.,POCHARD,G.,HUAULT,G.,KACHANER,J.,SAINT-MARTIN,J., THIEFFRY,S.: Modifications de l'affinité du sang pour l'oxygène provoquées par l'exsanguinotransfusion chez le nouveau-né. Rev. Europ.Etudes clin.Biol.16:71-78(1971)

(1241) OSKI,F.A.: The unique fetal red cell and its function. Pediatrics 51: 494-500(1973)
(1242) WOODSON,R.D.: O2 Transport: DPG and P50. Amer.Lung.Ass.5:1-6(1977)
(1243) DeLEMOS,R.A.,McLAUGHLIN,G.W.,KOCH,H.F.,DISERENS,H.W.: Abnormal partial thromboplastin time and survival in respiratory distress syndrome: Effect of exchange transfusion. Pediat.Res.7:396(1973)
(1244) DELIVORIA-PAPADOPOULOS,M.,MILLER,L.D.,BRANCA,P.A.,FORSTER,R.E.,OSKI,F.A.: Effect of exchange transfusion with blood of "high" or "low" hematocrit on tissue oxygenation of infants weighing less than 1250g at birth. Pediat.Res.7:401(1973)
(1245) TOBEY,R.E.,KOPRIVA,C.J.,HOMER,L.D.,SOLIS,R.T.,DICKSON,L.G.,HERMAN,C.M.: Pulmonary gas exchange following hemorrhagic shock and massive blood transfusion in the baboon. Ann.Surg.179:316-321(1974)
(1246) GUY,J.T.,BROMBERG,T.A.,METZ,E.N.,RINGLE,R.,BALCERZAK,S.P.: Oxygen delivery following transfusion of stored blood. I.Normal rats. J.Appl. Physiol.37:60-63(1974)
(1247) BALCERZAK,S.,GUY,J.,METZ,E.,BROMBERG,P.: Studies on the ability of stored blood to transport oxygen in vivo. Adv.Exp.Med.Biol.28:433-447 (1972)
(1248) ZUCK,T.F.,DEVENUTO,F.,NEVILLE,J.R.,FRIEDMAN,H.I.: Oncotic and oxygen transport effects of hemoglobin solutions. Prog.Clin.Biol.Res.19: 111-147(1978)
(1249) VERSMOLD,H.,WENNER,J.,RIEGEL,K.: Changes of blood oxygen affinity and capacity and red cell 2,3-diphosphoglycerate evoked by exchange transfusions with ACD preserved blood in newborn infants: Their interrelationship and influences on oxygen supply of tissues and erythropoiesis. Z.Kinderheilk.113:1-18(1972)
(1250) SHAPPELL,S.D.,LENFANT,C.J.: Adaptive,genetic,and iatrogenic alterations of the oxyhemoglobin-dissociation curve. Anesthesiology 37:127-139 (1972)
(1251) STERN,L.: The use and misuse of oxygen in the newborn infant. Pediatr. Clin.N.Amer.20:447-464(1973)
(1252) PROCTOR,H.J.,FRY,J.,LENNON,D.: Pharmacologic increases in erythrocyte 2,3,-diphosphoglycerate for therapeutic benefit. J.Trauma 14:127-133(1974)
(1253) KARLBERG,P.,KJELLMER,I.: Treatment of respiratory distress in the newborn infant. Bull.Physiopathol.Respir.9:1601-1622(1973)
(1254) GARG,D.K.,KALDIS,L.G.,MILLER,W.C.,JACOBSON,E.D.,BOWEN,J.C.: The effect of stored blood on mesenteric oxygen extraction during endotoxin shock. World J.Surg.1:85-90(1977)
(1255) OSKI,F.A.: Clinical implications of the oxyhemoglobin dissociation curve in the neonatal period. Crit.Care Med.7:412-418(1979)
(1256) STREIFF,F.,RAFFOUX,C.,GENETET,B.,DEJEAN,M.: Evolution des indications de l'exsanguino-transfusion chez le nouveau-né. Rev.Franç.Transfus.16: 299-309(1973)
(1257) GERSONY,W.M.: Persistence of the fetal circulation.: A commentary. J.Pediatr.82:1103-1106(1973)
(1258) BROWN,R.,PICKERING,D.: Persistent transitional circulation. Arch.Dis. Child.49:883-885(1974)
(1259) CORBET,A.,ADAMS,J.: Current therapy in hyaline membrane disease. Clin.Perinatol.5:299-316(1978)

(1260) Anonymous: Available oxygen in preterm babies. Lancet I:419-420(1979)
(1261) ADAMKIN,D.H.: New uses for exchange transfusion. Pediatr.Clin.N.Amer.24: 599-604(1977)
(1262) CHESSELLS,J.M.,WIGGLESWORTH,J.S.: Coagulation studies in preterm infants with respiratory distress and intracranial haemorrhage. Arch.Dis. Child.47:564-570(1972)
(1263) RIVERS,R.P.A.: Coagulation changes associated with a high haematocrit in the newborn infant. Acta Paediatr.Scand.64:449-456(1975)
(1264) SIMMONS,M.A.,BURRINGTON,J.D.,WAYNE,E.R.,HATHAWAY,W.E.: Splenic rupture in neonates with erythroblastosis fetalis. Am.J.Dis.Child.126:679-681 (1973)
(1265) KREUGER,A.,BLOMBÄCK,M.: Exchange transfusions with frozen blood. Haemostasis 3:329-339(1974)
(1266) KÜNZER,W.: Die Blutgerinnung bei Neugeborenen und ihre Störungen. Wien. Klin.Wschr.80:150-156(1968)
(1267) KÜNZER,W.: Zur Physiologie der Blutgerinnung beim Neugeborenen. Dtsch. med.Wschr.89:1605-1610(1964)
(1268) BLEYER,W.A.,HAKAMI,N.,SHEPARD,T.H.: The development of hemostasis in the human fetus and newborn infant. J.Pediatr.79:838-853(1971)
(1269) NOLD,B.: Über die Gerinnungsfaktoren bei der Neugeborenen-Austauschtransfusion. Folia haemat.4:325-334(1960)
(1270) HEHNE,H.J.,NYMAN,D.,BURRI,H.,WOLFF,G.: Frischgefrorenes konserviertes Plasma zur Behandlung der intravasalen Gerinnung beim Polytraumatisierten. Schweiz.med.Wschr.106:671-676(1976)
(1271) HATHAWAY,W.E.,BONNAR,J.: Perinatal coagulation. Grune and Stratton, New York,San Francisco,London(1978)
(1272) KLOSE,H.J.,BELOHRADSKY,B.H.,LINDERKAMP,O.,MUNTEAN,W.: Änderung plasmatischer Gerinnungsparameter durch Austauschtransfusion mit Heparin- und ACD-Blut bei Neugeborenen. Mschr.Kinderheilk.127:270-271(1979)
(1273) KLOSE,H.J.,MUNTEAN,W.,BELOHRADSKY,B.H.,LINDERKAMP,O.: Die Austauschtransfusion als Therapie von Störungen der Hämostase bei Neugeborenen. In Perinatale Medizin,E.Schmidt,J.Dudenhausen,E.Saling(eds.),Thieme Verlag,Stuttgart(1978)Band VII,S.630-632
(1274) MUNTEAN,W.,BELOHRADSKY,B.H.,KLOSE,H.J.,RIEGEL,K.: Faktor-VIII-Aktivität und Faktor-VIII-assoziiertes Antigen bei Neugeborenen. Klin.Pädiat. 189:412-417(1977)
(1275) ANGELKORT,B.,STÜRNER,K.H.: Zur Behandlung von Blutungen bei Hemmkörperhämophilie A. Dtsch.Med.Wschr.104:182-186(1979)
(1276) LINDERKAMP,O.,KLOSE,H.J.,KELSON,S.,FUHRMANN,G.,MARGET,W.,RIEGEL,K.P., BETKE,K.: Effect of endotoxin on the deformability of red blood cells. Eur.J.Pediatr.133:420(1980)
(1277) DEMARQUEZ,J.L.,BABIN,J.P.,CHATELAN,M.,BENTEGEAT,J.,MARTIN,C.: Exsanguinotransfusion et héparine dans la prévention des hémorragies aigues avec coagulation intra-vasculaire au cours des etats de choc néonataux. Arch.Franç.Péd.32:487-494(1975)
(1278) CHATELAN,M.,DE CACQUERAY,C.,DEMARQUEZ,J.L.,BABIN,J.P.,BENTEGEAT,J., MARTIN,C.: Coagulation intravasculaire et souffrance neurologique aigue néonatale. Arch.Franç.Ped.32:586-587(1975)
(1279) SARNAIK,A.P.,STRINGER,K.D.,JEWELL,P.F.,SARNAIK,S.A.,RAVINDRANATH,Y.: Disseminated intravascular coagulation with trauma: Treatment with exchange transfusion. Pediatrics 63:337-339(1979)

(1280) SAINT-MARTIN,J.,HUAULT,G.,JOSSO,F.,JOLY,J.B.,KACHANER,J.,FERON,J.F.: Coagulopathies de consommation chez le nouveau-né (à propos de 8 obsérvations). Arch.Franç.Péd.28:17-36(1971)
(1281) WOODS,W.G.,LUBAN,N.L.C.,HILGARTNER,M.W.,MILLER,D.R.: Disseminated intravascular coagulation in the newborn. Am.J.Dis.Child.133:44-46(1979)
(1282) GROSS,S.,MELHORN,D.K.: Exchange transfusion with citrated whole blood for disseminated intravascular coagulation. J.Pediatr.78:415-419(1971)
(1283) HURLET-BIRK,JENSEN,A.,COUCHARD,M.,RELIER,J.P.,ZAMET,P.,MULLER,P.: Troubles de l'hêmostase chez le prêmaturé en detresse respiratoire. Influence de la gravité de la maladie. Ann.Pédiat.23:605-610(1976)
(1284) NIELSEN,N.C.: The influence of exchange transfusion upon coagulation and fibrinolysis in newborn infants with erythroblastosis. Acta Obstet. Gynec.Scand.49:71-76(1970)
(1285) SKYBERG,D.,JACOBSEN,C.D.: Defibrination syndrome in a newborn, and its treatment with exchange transfusion. Acta Paediat.Scand.58:83-86 (1969)
(1286) LEISSRING,J.C.,VORLICKY,L.N.: Disseminated intravascular coagulation in a neonate. Amer.J.Dis.Child.115:100-106(1968)
(1287) MARCA,L.,CAPUTO,M.,NICOLINI,A.,CONSOLE,V.: Sutuazione emocoagulativa nella men prima e dopo exsanguinotransfusione. Minerva Pediatr.29: 1141-1144(1977)
(1288) HATHAWAY,W.E.: The bleeding newborn. Clin.Perinatol.2:83-87(1975)
(1289) EDSON,J.R.,BLAESE,R.M.,WHITE,J.G.,KRIVIT,W.: Defibrination syndrome in an infant born after abruptio placentae. J.Pediatr.72:342-346(1968)
(1290) HATHAWAY,W.E.,MULL,M.M.,PECHET,G.S.: Disseminated intravascular coagulation in the newborn. Pediatrics 43:233-238(1969)
(1291) MILLER,D.R.,HANSHAW,J.B.,O'LEARY,D.S.,HNILICKA,J.V.: Fatal disseminated herpes simplex virus infection and hemorrhage in the neonate. Coagulation studies in a case and a review. J.Pediatr.76:409-415(1970)
(1292) CORRIGAN,J.J.Jr.,JORDAN,C.M.: Heparin therapy in septicemia with disseminated intravascular coagulation. Effect on mortality and on correction of hemostatic defects. N.Engl.J.Med.283:778-782(1970)
(1293) CORRIGAN,J.J.Jr.,RAY,W.L.,MAY,N.: Changes in the blood coagulation system associated with septicemia. N.Engl.J.Med.279:851-856(1968)
(1294) ARKANS,H.D.,CASSADY,G.: Estimation of unbound serum bilirubin by the peroxidase assay method: Effect of exchange transfusion on unbound bilirubin and serum bindings. J.Pediatr.92:1001-1005(1978)
(1295) PODOLSAK,B.,MINGERS,A.M.: Verhalten von Gerinnungsparametern und Plättchenfunktionen vor und nach Austauschtransfusionen bei Neugeborenen. Mschr.Kinderheilk.121:384-386(1973)
(1296) ODIEVRE,M.,HADCHOUEL,P.,DUPUY,J.M.,ALAGILLE,D.: Coagulation intravasculaire et insuffisance hêpatique grave du nourrisson. Arch.Franç. Péd.33:31-36(1976)
(1297) KLEINBERGER,G.,LECHNER,K.,PICHLER,M.,GASSNER,A.,DRUML,W.: Gerinnungsstörungen beim akuten Leberversagen und ihre Substitution. Infusionstherapie 6:137-141(1979)
(1298) SUTOR,A.H.: Blutungen im Rahmen von Verbrauchskoagulopathien. Mschr.Kinderheilk.126:293-296(1978)
(1299) MILLER,K.,NEELY,J.E.,KRIVIT,W.,EDSON,J.R.: Spontanously acquired factor IX inhibitor in a nonhemophiliac child. J.Pediatr.93:232-234(1978)
(1300) HATHAWAY,W.E.: The bleeding newborn. Semin.Hematol.12:175-188(1975)

(1301) LECHNER,K.: Acquired inhibitors in nonhemophilic patients. Haemostasis 3:65-93(1974)
(1302) MINGERS,A.M.,MIETENS,C.,STRÖDER,J.: Aktivitätssteigerungen verminderter Gerinnungsfaktoren bei angeborenen Gerinnungsdefekten. Thromb.Diath. Haemorrh.25:316-331(1971)
(1303) STRAUSS,H.S.: Acquired circulating anticoagulants in hemophilia A. N.Engl.J.Med.281:866-873(1969)
(1304) BIDWELL,E.: Acquired inhibitors of coagulants. Ann.Rev.Med.20:63-74(1969)
(1305) THOMAS,D.B.: Detection and treatment of severe coagulation disturbances in the neonatal period. Med.J.Aust.1:962-964(1974)
(1306) GASSMANN,A.E.,KERKHOFS,H.,LEEKSMA,C.H.: Behandlung von Blutungen bei einem Patienten mit schwerer Hämophilie A und Antikörpern gegen Faktor VIII. Schweiz.Med.Wschr.100:1734-1736(1970)
(1307) DIXNEUF,B.: Coagulopathie de consommation. Cause de saignements anormaux en milieu chirurgical. Rev.Stomatol.Chir.Maxillofaç.72:87-94(1971)
(1308) SROUJI,M.N.,WILLIAMS,M.L.,WERNER,J.H.: Neonatal rupture of the liver: Use of exchange transfusion to correct associated coagulation defects. J.Pediatr.Surg.6:56-61(1971)
(1309) MORIN,P.,LASIARGUES,P.,CHRISTIDES,C.,CORNU,M.: A propos d'une hémorrhagie du post-partum par défibrination aigue traitée par exsanguino-transfusion et héparinothérapie. Bull.Féd.Soc.Gynécol.Obstét.Lang.Franç. 23:557-558(1971)
(1310) EDSON,J.R.,McARTHUR,J.R.,BRANDA,R.F.McCULLOUGH,J.J.,CHOU,S.N.: Successful management of a subdural hematoma in a hemophiliac with an antifactor VIII antibody. Blood 41:113-122(1973)
(1311) THEISS,W.,BELLER,F.K.: Exchange transfusion experiments in rats inducing intravascular coagulation. Surg.Gynecol.Obstet.135:713-716(1972)
(1312) FRANCIOSI,R.A.: Anticoagulants in blood for exchange transfusion. J.Pediatr.81:424(1972)
(1313) GALANT,S.P.: Accidental heparinization of a newborn infant. Am.J.Dis. Child.114:313-319(1967)
(1314) PHILPOTT,R.H.,FOSTER,N.E.,CRICHTON,D.: Indications and effects of exchange transfusion in adults in gynaecology and obstetrics. Br.Med. J.2:1630-1633(1966)
(1315) McLEAN,J.A.: Haemostasis after direct blood transfusion. Bibl.Haematol. 23:1154-1158(1965)
(1316) ROBERTS,H.R.,SCALES,M.B.,MADISON,J.T.,WEBSTER,W.P.,PENICK,G.D.: A clinical and experimental study of acquired inhibitors to factor 8. Blood 26:805-818(1965)
(1317) NOSSEL,H.L.,MIBASHAN,R.S.: Haemophilia with a species specific inhibitor of factor 8. S.Afr.Med.J.39:522-526(1965)
(1318) REDDEMANN,H.,PIETSCH,P.: Gerinnungs- und Fibrinolyseuntersuchungen bei lebensfrischen Reifgeborenen mit kritischer Hyperbilirubinämie. Zentralbl.Gynäkol.95:1628-1635(1973)
(1319) SOLIANI,M.,MORETTI,R.,PALLECCHI,A.E.,SILVESTRI,G.,FLOSSA,S.,MARINO,C., FARINA,M.P.,NITTI,P.: La coagulazione intravascolare disseminata in eta neonatale. Minerva Pediatr.25:975-991(1973)
(1320) HUESTIS,D.W.,BOVE,J.R.,BUSCH,S.: Practical blood transfusion. Little, Brown and Company,Boston(1969)278-303
(1321) Jehovas Zeugen und die Blutfrage. Wachturm Bibel- und Traktat-Gesellschaft, Wien(1977)S.3-64

(1322) BENFIELD,D.G.: Giving blood to the critically ill newborn of Jehova's witness parents: The human side of the issue. Leg.Aspects Med. Pract.6:33-36(1978)
(1323) HERBICH,J.: Die Bluttransfusion (Rechtliche Aspekte). Wien.Klin.Wschr.88: 437-443(1976)
(1324) Wissenschaftlicher Beirat der Bundesärztekammer: Richtlinien zur Blutgruppenbestimmung und Bluttransfusion. Dtsch.Ärztebl.76:277-293 (1979)
(1325) Editorial: Blood exchanges for SLE. Compr.Ther.3:4(1977)
(1326) DUNN,J.M.: Neonatal myasthenia. Am.J.Obstet.Gynecol.125:265-266(1976)
(1327) RUBINSTEIN,A.,HIRSCHHORN,R.,SICKLICK,M.,MURPHY,R.A.: In vivo and in vitro effects of thymosin and adenosine deaminase on adenosine-deaminase-deficient lymphocytes. N.Engl.J.Med.300:387-392(1979)
(1328) GREENBLATT,J.J.,BERNSTEIN,D.,BOKISCH,V.A.,KINDT,T.J.,KRAUSE,R.M.: Recovery of large amounts of antibody from immunized rabbits by multiple nonsurgical exchange transfusions. J.Immunol.110:862-866(1973)
(1329) ALBERS,P.,RÜBNER,J.,GILSENBACH,H.: A simple method of blood exchange in mice and its application to immunology. Immunology 20:1079-1085 (1971)
(1330) COSMI,E.V.: Exchange transfusion in the newborn infant. In: Clinical management of mother and newborn. Marx,G.F.(ed.),Springer Verlag, New York,Heidelberg,Berlin(1979)p.199-220
(1331) FISCHER,K.,WITTE,A.: Erfahrungen mit der Blutaustauschtransfusion Neugeborener bei Verwendung von Heparinblut. Mschr.Kinderheilk.108:409-411(1960)
(1332) LÖHR,H.,ODUM,Kw.: Blutaustauschtransfusionen bei Neugeborenen mit Heparin-Blut. Fortschr.Med.90:449-451(1972)
(1333) TAN,K.L.,PHUA,K.B.,ANG,P.L.: The mortality of exchange transfusions. Med.J.Austr.1:473-476(1976)
(1334) DIAMOND,E.F.: Exchange transfusion mortality in a community hospital. Amer.J.Dis.Child.112:112-115(1966)
(1335) PANAGOPOULOS,G.,VALAES,T.,DOXIADIS,S.A.: Morbidity and mortality related to exchange transfusions. J.Pediatr.74:247-254(1969)
(1336) HASHEMI-NASAB,A.R.,ZIAI,M.: Mortality of exchange transfusion and risks associated with hyperbilirubinemia. Indian J.Pediatr.38:11-14(1971)
(1337) JABLONSKI,W.J.: Risks associated with exchange transfusion. N.Engl.J.Med. 266:155-160(1962)
(1338) BOGGS,T.R.,WESTPHAL,M.C.: Mortality of exchange transfusion. Pediatrics 26:745-756(1960)
(1339) WELDON,V.V.,ODELL,G.B.: Mortality risk of exchange transfusion. Pediatrics 41:797-801(1968)
(1340) ROSEGGER,H.,TEUBL,I.,STERN,E.,MÜLLER,W.D.,HAIDVOGL,M.: Ursachen des Rückganges der Austauschtransfusionen bei Neugeborenen in der Steiermark. Wien.Med.Wschr.90:298-301(1978)
(1341) ODELL,G.B.,BRYAN,W.B.,RICHMOND,M.D.: Exchange transfusion. Pediatr.Clin. N.Amer.9:605-618(1962)
(1342) Editorial: Hazards and dangers of exchange transfusion. Canad.Med.Ass.J. 100:1009-1010(1969)
(1343) MAISELS,M.J.: Bilirubin. On understanding and influencing its metabolism in the newborn infant. Pediatr.Clin.N.Amer.19:447-501(1972)
(1344) WINDORFER,A.jr.: Wie gefahrlos sind die modernen Methoden zur Behandlung des physiologischen Neugeborenenikterus? Klin.Pädiat.186:92-96(1974)

(1345) VAN PRAAGH,R.: Causes of death in infants with hemolytic disease of the newborn (erythroblastosis fetalis). Pediatrics 39:223-233(1961)
(1346) GALLASCH,E.,KARTE,H.,KOZIOL,D.,STEIN,H.: Morbus haemolyticus neonatorum (Erythroblastose). Med.Klin.63:481-485(1968)
(1347) COLLINS,J.A.: Problems associated with massive transfusion of stored blood. Surgery 75:274-295(1974)
(1348) BOUCHARLAT,J.,RIVAL,N.: Avenir eloigné des enfants exsanguino-transfusés pour incompatibilité sanguine foeto-maternelle. (A propos de 110 observations). Rêv.Neuropsych.Infant.16:807-816(1968)
(1349) KNOBBE,T.,MEIER,P.,WENAR,C.,CORDERO,L.: Psychological development of children who received intrauterine transfusions. Am.J.Obstet.Gynecol.133:877-879(1979)
(1350) BRZICA,S.M.,PINEDA,A.A.,TASWELL,H.F.: Blood transfusion for the patient who is difficult to transfuse. Mayo Clin.Proc.52:160-162(1977)
(1351) GREENWALT,T.J.,JAMIESON,G.A.(eds.): Transmissible disease and blood transfusion. Grune and Stratton(1975)
(1352) PRINCE,A.M.,SZMUNESS,W.,MILLIAN,S.J.,DAVID,D.S.: A serologic study of cytomegalovirus infections associated with blood transfusions. N.Engl.J.Med.284:1125-1131(1971)
(1353) NANKERVIS,G.A.: Cytomegalovirus infections in the blood recipient. Yale J.Biol.Med.49:13-15(1976)
(1354) STERN,H.: Cytomegalovirus infection. Br.J.Clin.Pract.29:245-250(1975)
(1355) TOBIN,J.,MACDONALD,H.,BRAYSHAY,M.: Cytomegalovirus infection and exchange transfusion. Br.Med.J.4:404(1975)
(1356) LINNEMANN,C.C.Jr.,SCHIFF,G.M.: Post-transfusion viral infections in Reye syndrome. J.Pediatr.88:907(1976)
(1357) MAGNIN,D.: Calcifications surrénaliennes et inféction a cytomegalovirus dans la première enfance. Helv.Paediat.Acta 28:135-143(1973)
(1358) McENERY,G.,STERN,H.: Cytomegalovirus infection in early infancy. Five atypical cases. Arch.Dis.Child.45:669-673(1970)
(1359) TOBIN,J.O.H.,BENSON,J.W.T.: Perinatal cytomegalovirus infection. Arch.Dis.Child.52:982-983(1977)
(1360) BENSON,J.W.T.,BODDEN,S.J.,TOBIN,J.O.H.: Cytomegalovirus and blood transfusion in neonates. Arch.Dis.Child.54:538-541(1979)
(1361) LUTHARDT,T.: Übertragung von Cytomegalievirus (CMV) bei Blutaustauschtransfusionen im Neugeborenenalter. Blut 23:341-346(1971)
(1362) SPECTOR,S.A.,SCHMIDT,K.,TICKNOR,W.,GROSSMAN,M.: Cytomegaloviruria in older infants in intensive care nurseries. J.Pediatr.95:444-446 (1979)
(1363) LANG,D.J.,SCOLNICK,E.M.,WILLERSON,J.T.: Association of cytomegalovirus infection with the postperfusion syndrome. N.Engl.J.Med.278:1147-1149(1968)
(1364) JONCAS,J.,BOUCHER,J.,GRANGER-JULIEN,M.,FILION,C.: Epstein-Barr virus infection in the neonatal period and in childhood. Can.Med.Assoc.J. 110:33-37(1974)
(1365) GHOSH,S.: Clinical and hematologic peculiarities of malaria in infancy. Clin.Pediatr.17:369-371(1978)
(1366) KARL,H.,SCHEFFLER,W.J.: Ist die Transfusionsmalaria vermeidbar? Folia Haematol.98:95-104(1972)
(1367) MALLIN,W.S.,ALTER,A.A.,RITZ,N.D.,DEMPSEY,L.: Posttransfusion malaria in a newborn. Postgrad.Med.54:219-220(1973)

(1368) MEUWISSEN,J.H.,DE HAAS,P.K.,FLU,F.P.,VAN SEVENTER,H.P.,VAN OS,M.: Een infectie met malaria die niet in Nederland werd ge'importeerd. Ned.Tijdschr.Geneeskd.114:1728-1731(1970)
(1369) HENNESSEN,W.,QUAST,U.,GEIGER,H.: Hepatitis-Risiko durch Blut und Blutderivate. Gelbe Hefte 18:40-42(1978)
(1370) PAXSON,C.L.,MORRISS,F.H.Jr.,ADCOCK,E.W.: Neonatal exchange transfusion with blood containing hepatitis B antigen. J.Pediatr.88:357-358 (1976)
(1371) FEINSTONE,S.M.,KAPIKIAN,A.Z.,PURCELL,R.H.,ALTER,H.J.,HOLLAND,P.V.: Transfusion-associated hepatitis not due to viral hepatitis type A or B. N.Engl.J.Med.292:767-770(1975)
(1372) VALDERRAMA,E.,STRAUSS,L.: Fatal neonatal exchange transfusion hepatitis. J.Pediatr.84:159(1974)
(1373) KING,E.A.,ALTER,A.A.,SCHWARTZ,O.,FISHMAN,S.A.: Postexchange transfusion hepatitis in the newborn infant. J.Pediatr.83:341(1973)
(1374) SCHOLZ,H.,DÖRFFEL,W.,MITSCHKE,I.: Transfusionshepatitis nach Austauschtransfusion. Dtsch.Gesundheitsw.27:1024-1027(1972)
(1375) BUSCH,H.,EISENHART-ROTHE,B.,SASSE,U.K.: Hepatitis B und Blutübertragung (Transfusionshepatitis" oder "Hospitalhepatitis"?). Infusionstherapie 1:633-643(1974)
(1376) OHLMEIER,H.,DAHMEN,E.,HOPPE,I.: Hepatitisrisiko von humanen Gerinnungspräparaten aus gepoolten Plasmen. Ergebnisse einer Prospektivstudie. Dtsch.med.Wschr.103:1700-1703(1978)
(1377) SCHAUB,G.,STRÖDER,J.: Zur Frage der Hepatitishäufigkeit nach Austauschtransfusionen bei Neugeborenen. Klin.Wschr.50:788-789(1972)
(1378) KAFTAN,D.,GLADTKE,E.: Hepatitis nach Austauschtransfusion. Arch.Kinderheilk.181:119-124(1970)
(1379) KATTAMIS,C.,DEMETRIOU,D.,KARAMBULA,K.,DAVRI-KARAMOUZI,Y.,MATSANIOTIS,N.: Neonatal hepatitis associated with Australia antigen (Au-1). Arch.Dis.Child.48:133-136(1973)
(1380) DUPUY,J.M.,VIRELIZIER,J.L.,FROMMEL,D.: Fulminant hepatitis-virus B in a three months old infant: Therapeutic trial with specific anti-HB globulins in antibody excess. Infection 1:62-64(1973)
(1381) SCHWEITZER,I.L.,WING,A.,McPEAK,C.,SPEARS,R.L.: Hepatitis and hepatitis-associated antigen in 56 mother-infant pairs. JAMA 220:1092-1095 (1972)
(1382) NELSON,J.D.,RICHARDSON,J.,SHELTON,S.: The significance of bacteremia with exchange transfusion. J.Pediatr.66:291-299(1964)
(1383) SYMCHYCH,P.S.,KRAUSS,A.N.,WINCHESTER,P.: Endocarditis following intracardiac placement of umbilical venous catheters in neonates. J.Pediatr.90:287-289(1977)
(1384) DORTMANN,A.,DÜCHTING,M.,KÜSTER,F.: Infektionsrisiko der Austauschtransfusion. Z.Kinderheilk.106:14-20(1969)
(1385) ANAGNOSTAKIS,D.,KAMBA,A.,PETROCHILOU,V.,ARSENI,A.,MATSANIOTIS,N.: Risk of infection associated with umbilical vein catheterization. A prospective study in 75 newborn infants. J.Pediatr.86:759-765(1975)
(1386) LIPSITZ,P.J.,CORNET,J.M.: Blood cultures from the umbilical vein in the newborn infant. Pediatrics 26:657-660(1960)
(1387) ANDERSEN,H.J.,HOLM,S.E.: A bacteriological comparison between two methods of exchange transfusion. Acta Paediat.52:143-144(1963)
(1388) HABIBI,B.,SALMON,C.: Septic shock from bacterial contamination of transfused blood. Lancet II:830-831(1972)

(1389) TESSIER,F.,GIRAUD,P.: Bacteriologie de l'ombilic et exsanguino-transfusion. J.Gyn.Obst.Biol.Repr.3:659-670(1974)

(1390) KELLER,E.,THEILE,H.: Komplikationen nach Austauschtransfusion über die Nabelvene in Abhängigkeit von prophylaktischen Antibiotikagaben. Kinderärztl.Prax.2:52-58(1970)

(1391) MÜCKE,D.,PFEIFER,H.J.,TACKE,A.,SYLMM-RAPOPORT,I.: Untersuchungen über Häufigkeit und Ursachen von Nabelvenenkatheter-Infektionen nach Austauschtransfusion. Kinderärztl.Prax.2:70-77(1970)

(1392) SIMMONS,P.B.,HARRIS,L.E.,BIANCO,A.J.Jr.: Complications of exchange transfusion. Report of two cases of septic arthritis and osteomyelitis. Mayo Clin.Proc.48:190-193(1973)

(1393) QURESHI,M.E.,PURI,S.P.: Osteomyelitis after exchange transfusion. Br.Med. J.2:28-29(1971)

(1394) YAKATAN,G.J.,SMITH,R.B.,LEFF,R.D.,KAY,J.L.: Pharmacokinetic considerations in exchange transfusion in neonates. Clin.Pharmacol.Ther.24: 90-94(1978)

(1395) ROSEGGER,H.,ZACH,M.,GLEISPACH,H.,BEITZKE,A.: Digoxin elimination by exchange transfusion. Eur.J.Pediatr.124:217-222(1977)

(1396) COLTART,D.J.,WATSON,D.,HOWARD,M.R.: Effect of exchange transfusions on plasma digoxin levels. Arch.Dis.Child.47:814-815(1972)

(1397) ASSAEL,B.M.,CACCAMO,M.L.,GERNA,M.,LATINI,R.,MANDELLI,M.,MARINI,A.,SERENI, F.,TOGNONI,G.: Effect of exchange transfusion on elimination of theophylline in premature neonates. J.Pediatr.91:331-332(1977)

(1398) KESSLER,D.L.Jr.,SMITH,A.L.,WOODRUM,D.E.: Chloramphenicol toxicity in a neonate treated with exchange transfusion. J.Pediatr.96:140-141 (1980)

(1399) KLIEGMAN,R.M.,BERTINO,J.S.Jr.,FANAROFF,A.A.,GAVAN,T.L.,SPECK,W.T.: Pharmacokinetics of gentamicin during exchange transfusions in neonates. J.Pediatr.96:927-930(1980)

(1400) MENZEL,K.,BUTTENBERG,H.,SCHOLZ,E.,WALCH,R.: Früh- und Spätkomplikationen nach Nabelgefäßsondierung bei Neugeborenen. Acta Paediatr.Acad.Sci. Hung.13:203-213(1972)

(1401) KITTERMAN,J.A.,PHIBBS,R.H.,TOOLEY,W.H.: Catheterization of umbilical vessels in newborn infants. Pediatr.Clin.N.Amer.17:895-912(1970)

(1402) THOMAS,D.B.: Umbilical vessel catheterisation. Med.J.Aust.1:404-407 (1974)

(1403) BINDER,C.,WEISSENBACHER,G.: Komplikationshäufigkeit venöser und arteriovenöser Austauschtransfusionen beim Neugeborenen. Mschr.Kinderheilk. 122:767-771(1974)

(1404) LÖWE,K.B.: Aortenkatheterismus beim Neugeborenen. Geburtsh.Frauenheilk. 28:256-260(1968)

(1405) MALLOY,M.H.,NICHOLS,M.M.: False abdominal aortic aneurysm: An unusual complication of umbilical arterial catheterization for exchange transfusion. J.Pediatr.90:285-286(1977)

(1406) HILLIARD,J.,SCHREINER,R.L.,PRIEST,J.: Hemoperitoneum associated with exchange transfusion through an umbilical arterial catheter. Am.J. Dis.Child.133:216(1979)

(1407) AZIZ,E.M.,ROBERTSON,A.F.: Paraplegia: A complication of umbilical artery catheterization. J.Pediatr.82:1051-1052(1973)

(1408) SCHELLONG,G.,PFEIFFER,R.A.: Persistierender Ductus omphalo-entericus als Ursache ungewöhnlicher Komplikationen bei der Austauschtransfusion. Arch.Kinderheilk.175:204-209(1968)

(1409) KUNAD,TH.: Nabelvenenkatheterisierung. Mschr.Kinderheilk.122:772-776 (1974)
(1410) LEGER,L.,DENTAN,T.,LEMAIGRE,G.,BACOURT,F.: Cavernomes de la veine porte. Etude clinique à propos de 50 observations. Nouv.Présse Méd.2:2673-2678(1973)
(1411) TAY,J.S.,QUEKK,S.S.,TAN,I.K.: Location of the position of the umbilical catheter during exchange transfusion. Using blood glucose level determinations. J.Singapore Paediatr.Soc.16:55-63(1974)
(1412) WEISSENBACHER,G.,HAYEK,H.W.: Unexpected occurences in radiologic control of catheters introduced into the umbilical vein: Preliminary report Ann.Radiol.12:321-326(1969)
(1413) HAYEK,H.W.,WEISSENBACHER,G.: Über die Lage von Kunststoffkathetern in der Nabelvene im klinischen Routinebetrieb. Z.Kinderheilk.106:235-248 (1969)
(1414) NICOLOPOULOS,D.,ANAGNOSTAKIS,D.,XANTHOU,M.: Embolies au cours d'exsanguino-transfusion. Rapport de deux cas. Pédiatrie 27:187-191(1972)
(1415) KITTERMAN,J.A.: Fatal air embolism through an umbilical venous catheter. Eur.J.Pediatr.13:71-73(1979)
(1416) RAFFENSPERGER,J.G.,SHKOLNIK,A.A.,BOGGS,J.D.,SWENSON,O.: Portal hypertension in children. Arch.Surg.105:249-254(1972)
(1417) ERNST,D.,OBLADEN,M.,WILLE,L.: Extrahepatische Pfortaderstenose nach neonatalen Nabelprozessen. Mschr.Kinderheilk.124:741-743(1976)
(1418) KOBAYASHI,Y.,AKAISHI,K.,NISHIO,T.,KOBAYASHI,Y.,MAETANI,S.: Portal hypertension following exchange transfusion with complications of Listeria meningitis. Z.Kinderheilk.119:105-109(1975)
(1419) RUBALTELLI,F.F.,ZANARDO,V.,SAIA,O.S.,D'ELIA,R.D.,AUDINO,G.,LARGAJOLLI,G., CANTARUTTI,F.: Umbilical vessel catheterization; the immediate risk with the venous route. Pädiatr.Pädol.13:39-43(1978)
(1420) DELGADO,A.,LOZANO,M.J.: Cathétérisme ombilical et hypertension portale. Méd.Chir.Dig.3:289-292(1974)
(1421) BÖHME,B.,KLEIN,I.,KORTH,G.: Portale Hypertension als Spätkomplikation nach Nabelvenenkatheterisierung. Kinderärztl.Praxis 44:174-179(1976)
(1422) MONNET,P.,SALLE,B.,DUQUESNEL,J.,ANDRE,M.,RICHARD,P.: Thrombose portale constatée chez un nourrisson en suite d'exsanguino-transfusion néonatale. Pédiatrie 26:409-413(1971)
(1423) Editorial: P.V.C.,plasticisers, and the paediatrician. Lancet I:1172-1173 (1975)
(1424) Report of the Sixty-Eighth Ross Conference on Pediatric Research: Necrotizing enterocolitis in the newborn infant. Ross Laboratories, Columbus(1975)pp.6-95
(1425) CORBERAND,J.,ANDRIEU,P.,BIERME,S.,BONEU,B.,PRIS,J.: Perforation du tube digéstif après exsanguino-transfusion. Complication singulière du cathéterisme des vaisseaux ombilicaux. Rév.Franç.Transfus.15:299-312(1972)
(1426) SOMMERSCHILD,H.C.: Intestinal perforation as a complication to exchange transfusion through the umbilical vein in newborns. Ann.Chir.Inf. 13:245-249(1972)
(1427) STOLL,B.J.,KANTO,W.P.Jr.,GLASS,R.I.,NAHMIAS,A.J.,BRANN,A.W.Jr.: Epidemiology of necrotizing enterocolitis: A case control study. J.Pediatr.96:447-451(1980)
(1428) ROTY,A.R.Jr.,KILWAY,J.B.,BROWN,A.L.II,PEELEN,M.: Neonatal necrotizing enterocolitis. A personal experience. Surgery 80:340-342(1976)

(1429) PEDERSEN,P.V.,HANSEN,F.H.,HALVEG,A.B.,CHRISTIANSEN,E.D.: Necrotising enterocolitis of the newborn - is it gas-gangrene of the bowel? Lancet II:715(1976)
(1430) KLIEGMAN,R.M.,FANAROFF,A.A.,IZANT,R.,SPECK,W.T.: Clostridia as pathogens in neonatal necrotizing enterocolitis. J.Pediatr.95:287-289(1979)
(1431) HOWARD,F.M.,FLYNN,D.M.,BRADLEY,J.M.: Outbreak of necrotizing enterocolitis caused by Clostridia butyricum. Lancet II:1099-2001(1977)
(1432) KARAYALCIN,G.,KIM,K.Y.,ACS,H.: Necrotizing enterocolitis following exchange transfusion. N.Y.State J.Med.76:410-413(1976)
(1433) WOLF,R.L.,OLINSKY,A.,ISDALE,J.: An unusual experience of neonatal necrotising enterocolitis. S.Afr.Med.J.50:1048-1051(1976)
(1434) YU,V.Y.,TUDEHOPE,D.I.: Neonatal necrotizing enterocolitis: 2.Perinatal risk factors. Med.J.Aust.1:688-693(1977)
(1435) CASTOR,W.R.: Spontaneous perforation of the bowel in the newborn following exchange transfusion. Can.Med.Assoc.J.99:934-939(1968)
(1436) KERR,A.A.: Neonatal colonic perforation after exchange transfusion: A case report. N.Z.Med.J.72:18-21(1970)
(1437) BECK,J.M.,DINNER,M.,CHAPPEL,J.: Entero-colitis following exchange transfusion. S.Afr.J.Surg.9:39-43(1971)
(1438) Editorial: Bowel ischemia in the newborn. Med.J.Aust.1:457(1971)
(1439) SHAPIRO,M.,STEIN,H.,OLINSKY,A.: Necrotizing enterocolitis and exchange transfusion. S.Afr.Med.J.47:1236-1238(1973)
(1440) KOSLOSKE,A.M.,MARTIN,L.W.: Surgical complications of neonatal necrotizing enterocolitis. Arch.Surg.107:223-228(1973)
(1441) ONG,H.T.,KAMATH,K.R.: Spontaneous bowel perforation after exchange transfusion. Med.J.Malaysia 28:32-34(1973)
(1442) LAWRENCE,G.,SHANN,F.,FREESTONE,D.S.,WALKER,P.D.: Prevention of necrotising enteritis in Papua New Guinea by active immunisation. Lancet I:227-230(1979)
(1443) HEY,E.N.,ELLIS,M.I.,WALKER,W.: Ileocolitis after exchange transfusion Lancet I:266(1972)
(1444) STOLL,B.J.,NAHMIAS,A.J.,WICKLIFFE,C.,BRANN,A.W.Jr.,DOWELL,V.R.Jr., WHALEY,D.N.: Bacterial toxin and neonatal necrotizing enterocolitis J.Pediatr.96:114-115(1980)
(1445) KOSLOSKE,A.M.,ULRICH,J.A.,HOFFMAN,H.: Fulminant necrotising enterocolitis associated with clostridia. Lancet II:1014(1978)
(1446) CHANG,T.W.,ARESON,P.: Neonatal necrotizing enterocolitis. Absence of enteric bacterial toxins. N.Engl.J.Med.299:424-427(1978)
(1447) KINDLEY,A.D.,ROBERTS,P.J.,TULLOCH,W.H.: Neonatal necrotising enterocolitis. Lancet I:649-650(1977)
(1448) LENNERT,K.A.,VON LOEWENICH,L.,LANGE,H.P.: Die Enteritis necroticans des Neugeborenen. Brun's Beitr.klin.Chir.220:710-718(1973)
(1449) TOULOUKIAN,R.J.,KADAR,A.,SPENCER,R.P.: The gastrointestinal complications of neonatal umbilical venous exchange transfusion: A clinical and experimental study. Pediatrics 51:36-43(1973)
(1450) DE SA,D.J.,MUCKLOW,E.S.,GOUGH,M.H.: Neonatal gut infarction. J.Pediatr. Surg.5:454-459(1970)
(1451) MUCKLOW,E.S.,DE SA,D.J.: Exchange transfusion and perforation. Brit.Med. J.4:577-578(1968)
(1452) CARALPS-RIERA,J.M.,COHN,B.D.: Bowel perforation after exchange transfusion in the neonate: Review of the literature and report of a case. Surgery 68:895-898(1970)

(1453) HARDY,J.D.,SAVAGE,T.R.,SHIRODARIA,C.: Intestinal perforation following exchange transfusion. Amer.J.Dis.Child.124:136-141(1972)
(1454) LUCEY,J.F.: Colonic perforation after exchange transfusion. N.Engl.J.Med. 280:724(1969)
(1455) DESA,D.J.: The spectrum of ischemic bowel disease in the newborn. Perspect. Pediatr.Pathol.3:273-309(1976)
(1456) LIVADITIS,A.,WALLGREN,G.,FAXELIUS,G.: Necrotizing enterocolitis after catheterization of the umbilical vessels. Acta Paediatr.Scand.63: 277-282(1974)
(1457) BROWN,E.G.,SWEET,A.Y.(eds.): Neonatal necrotizing enterocolitis. Grune and Stratton,New York,London,Toronto,Sydney,San Francisco(1980)
(1458) PERKINS,H.A.,VYAS,G.N.: Anti-IgA in blood donors. Transfusion 16:289-290 (1976)
(1459) VYAS,G.N.,PERKINS,H.A.,FUDENBERG,H.H.: Anaphylactoid transfusion reactions associated with anti-IgA. Lancet II:312-315(1968)
(1460) VYAS,G.N.,HOLDAHL,L.,PERKINS,H.A.,FUDENBERG,H.H.: Serologic specificity of human anti-IgA and its significance in transfusion. Blood 34: 573-581(1969)
(1461) LEIKOLA,J.,KOISTINEN,J.,LEHTINEN,M.,VIROLAINEN,M.: IgA-induced anaphylactic transfusion reactions: A report of four cases. Blood 42:111-119 (1973)
(1462) BJERRUM,O.J.,JERSILD,C.: Class-specific anti-IgA associated with severe anaphylactic transfusion reactions in a patient with pernicious anemia. Vox Sang.21:411-424(1971)
(1463) SCHMIDT,A.P.,TASWELL,H.F.,GLEICH,G.J.: Anaphylactic transfusion reactions associated with anti-IgA antibody. N.Engl.J.Med.280:188-193(1969)
(1464) MILLER,W.V.,HOLLAND,P.V.,SUGARBAKER,E.,STROBER,W.,WALDMANN,T.A.: Anaphylactic reactions to IgA: A difficult transfusion problem. Am.J. Clin.Pathol.54:618-621(1970)
(1465) FUDENBERG,H.H.,VYAS,G.N.: Human antibodies to human IgA: A clinical,serologic and immunogenetic study. In: Wenner-Gren Center Internat. Sympos.Series,R.Grubb,G.Samuelsson(eds.),Pergamon Press,Oxford, New York,Toronto,Sydney,Braunschweig(1971)Vol.17,pp.135-142
(1466) KAMME,C.,DAHLQUIST,E.,JONSSON,S.,LINDSTRÖM,F.: IgG antibodies to IgA in two patients with hypogammaglobulinaemia treated with commercial gammaglobulin. Acta path.microbiol.scand.Sect.C 83:189-194(1975)
(1467) PINEDA,A.A.,TASWELL,H.F.: Transfusion reactions associated with anti-IgA antibodies: Report of four cases and review of the literature. Transfusion 15:10-15(1975)
(1468) GOLDBERG,L.S.,FUDENBERG,H.H.: Antiglobuline and human disease. Vox.Sang. 20:1-6(1971)
(1469) KOISTINEN,J.,HEIKKILÄ,M.,LEIKOLA,J.: Gammaglobulin treatment and anti-IgA antibodies in IgA-deficient patients. Brit.Med.J.3:923-924(1978)
(1470) INVERNIZZI,F.,BALESTRIERI,G.,CONSOGNO,G.,RIBOLDI,P.S.,TINCANI,A.: Anti-IgA antibodies in two brothers with selective serum IgA deficiency. Acta haemat.54:312-320(1975)
(1471) GLASER,J.,WYSS-SOUFFRONT,W.A.: Alleged anaphylactic reactions to human gamma-globulin. Pediatrics 28:367-376(1961)
(1472) HENNEY,C.S.,ELLIS,E.F.: Antibody production to aggregated human γ-globulin in acquired hypogammaglobulinemia. N.Engl.J.Med.279:1144-1146 (1968)
(1473) STIEHM,E.R.,FUDENBERG,H.H.: Antibodies to gamma-globulin in infants and children exposed to isologous gamma-globulin. Pediatrics 35:229-235 (1965)

(1474) WIEBECKE,D.: Antigammaglobuline menschlicher Herkunft. Klin.Wschr.52: 851-856(1974)
(1475) VYAS,G.N.,LEVIN,A.S.,FUDENBERG,H.H.: Intrauterine isoimmunization caused by maternal IgA crossing the placenta. Nature 225:275-276(1970)
(1476) ALLEN,J.C.,KUNKEL,H.G.: Antibodies to genetic types of gamma globulin after multiple transfusions. Science 139:418-419(1963)
(1477) BAYBUTT,J.E.: Hypersensitivity to immune serum globulin. Report of a case. JAMA 171:415-416(1959)
(1478) KLEINMAN,P.K.,WEKSLER,M.E.: Repeated reactions following intramuscular injection of gamma globulin. J.Pediatr.83:827-829(1973)
(1479) AHRONS,S.,GLAVIND-KRISTENSEN,S.: Cytotoxic HL-A antibodies: Immunoglobulin classification. Tissue antigens 1:129-136(1971)
(1480) MOHN,J.F.,LAMBERT,R.M.,BOWMAN,H.S.,BRASON,F.W.: Experimental transfusion of donor plasma containing blood-group antibodies into incompatible normal human recipients. I.Absence of destruction of red-cell mass with anti-Rh, anti-Kell and anti-M. Brit.J.Haemat.7:112-129(1961)
(1481) BURMAN,D.,HODSON,A.K.,WOOD,C.B.S.,BRUETON,N.F.W.: Acute anaphylaxis pulmonary oedema, and intravascular haemolysis due to cryoprecipitate. Arch.Dis.Child.48:483-485(1973)
(1482) WOLF,C.F.W.,CANALE,V.C.: Fatal pulmonary hypersensitivity reaction to HL-A incompatible blood transfusion: Report of a case and review of the literature. Transfusion 16:135-140(1976)
(1483) BYRNE,J.P.,DIXON,J.A.: Pulmonary edema following blood transfusion reaction. Arch.Surg.102:91-94(1971)
(1484) STREIFF,F.,GENETET,B.: Incidences transfusionelles des antigenes leucocytaires et plaquettaires. Rev.Franç.Transfus.14:97-124(1971)
(1485) HOFFMANN,T.: Zur Bluttransfusion - Zwischenfälle. Med.Klin.49:1967-1969 (1954)
(1486) BRITTINGHAM,T.E.,CHAPLIN,H.Jr.: Febrile transfusion reactions caused by sensitivity to donor leukocytes and platelets. JAMA 165:819-825 (1957)
(1487) ABRAMSON,N.,EISENBERG,P.D.,ASTER,R.H.: Post-transfusion purpura: Immunologic aspects and therapy. N.Engl.J.Med.291:1163-1166(1974)
(1488) ZEIGLER,Z.,MURPHY,S.,GARDNER,F.H.: Post-transfusion purpura: A heterogeneous syndrome. Blood 45:529-536(1975)
(1489) SHULMAN,N.R.,ASTER,R.H.,LEITNER,A.,HILLER,M.C.: Immunoreactions involving platelets. V.Post-transfusion purpura due to a complement-fixing antibody against a genetically controlled platelet antigen. A proposed mechanism for thrombocytopenia and its relevance in "autoimmunity". J.Clin.Invest.40:1597-1620(1961)
(1490) KRIZSA,F.,KOVACS,Z.,DOBAY,E.,VARGA,L.: The effect of serum protein fractions of the newborn on the thrombocytopoiesis of mice. Acta Haematol.48:24-27(1972)
(1491) BILEZIKIAN,S.B.,TSAN,M.F.,LALELI,Y.R.,BIAS,W.B.,HOGKINSON,B.,McINTYRE,P.A: Immunological reactions involving leukocytes: II.Studies of a patient with multiple transfusion-induced allogeneic antibodies to leukocytes. J.Hopkins Med.J.138:73-78(1976)
(1492) KLEIHAUER,E.,BERNAU,A.,BETKE,K.,KELLER,M.,KOHNE,E.,RIEGEL,K.: Heinzkörperbildung in Neugeborenenerythrozyten. I.In-vitro-Studien über experimentelle Bedingungen und den Einfluß von Austauschtransfusionen. Acta Haematol.43:333-347(1970)

(1493) SIIMES,M.A.,KOERPER,M.A.,LICKO,V.,DALLMAN,P.R.: Ferritin turnover in plasma: An opportunistic use of blood removed during exchange transfusion. Pediatr.Res.9:127-129(1975)
(1494) GAHR,M.,JENTSCH,E.,SCHROETER,W.: Imbalance of globulin chain synthesis in newborn infants with hemolytic disease after exchange transfusion. Pediatr.Res.11:9-13(1977)
(1495) PINEDA,A.A.,TASWELL,H.F.,BRZICA,S.M.Jr.: Transfusion reaction, an immunologic hazard of blood transfusion. Transfusion 18:1-7(1978)
(1496) WEYRAUCH,P.C.: Ist die sekundäre Anämie nach Austauschtransfusion beim Morbus haemolyticus neonatorum durch Prednison zu verhindern? Kinderärztl.Prax.43:161-165(1975)
(1497) FEO,C.J.,TCHERNIA,G.,SUBTIL,E.,LEBLOND,P.F.: Observation of echinocytosis in eight patients: A phase contrast and SEM study. Brit.J.Haematol.40:519-526(1978)
(1498) RÖNISCH,P.,REIMANN,W.,SCHULZE,M.: Change of type of acid red cell phosphatase after exchange transfusion. Haematologia 6:395-400(1972)
(1499) RÖNISCH,P.,REIMANN,W.: Zum Einfluß der Austauschtransfusion auf den Typ der sauren Erythrozytenphosphatase. Kinderärztl.Prax.40:514-522 (1972)
(1500) ERSLEV,A.J.,McKENNA,J.P.: Erythropoiesis after exchange transfusion in hemolytic anemia. Blood 27:242-246(1966)
(1501) SOLANKI,D.,McCURDY,P.R.: Delayed hemolytic transfusion reactions. JAMA 239:729-731(1978)
(1502) MURPHY,R.J.C.,MALHOTRA,C.,SWEET,A.Y.: Death following an exchange transfusion with hemoglobin SC blood. J.Pediatr.96:110-112(1980)
(1503) SESHADRI,R.S.,BLAKE,G.P.: Disseminated intravascular coagulation due to an exchange transfusion with over-heated blood. Aust.Paediatr.J. 15:33-35(1979)
(1504) DHURANDHAR,H.N.,BROWN,C.,BARRETT,J.,LITWINS,M.S.: Pulmonary structural changes following microembolism and blood transfusion. Arch.Pathol. Lab.Med.103:335-340(1979)
(1505) DOYLE,P.E.,EIDELMAN,A.I.,LEE,K.,DAUM,C.,GARTNER,L.M.: Exchange transfusion and hypernatremia: Possible role in intracranial hemorrhage in very-low-birth-weight infants. J.Pediatr.92:848-849(1978)
(1506) HOWARD,J.E.,GLASSBERG,A.B.,PERKINS,H.A.: Post-transfusion thrombocytopenic purpura: A case report. Am.J.Hematol.1:339-342(1976)
(1507) SOULIER,J.P.,PATEREAU,C.: Groupage et détéction d'anticorps dans le système PLA(plaquettaire). Application à l'étude par allo-immunisation foeto-matérnelle PLA. Rév.Franç.Transfus. Immunohématol.19: 431-448(1976)
(1508) TURAY,P.,KORILL,F.,VAS,M.: Blutungen nach wiederholten Austauschtransfusionen. Kinderärztl. Prax.42:66-68(1974)
(1509) SUZUKI,S.: Wirkung von Vitamin K2 auf die Blutgerinnung beim Neugeborenen. III: Anwendung von Vitamin K2 nach Austauschtransfusion. Z. Kinderheilk.115:261-266(1973)
(1510) PODOLSAK,B.: Thrombopoiesis in newborn infants after exchange blood transfusion. Z.Kinderheilk.114:13-26(1973)
(1511) BARRETT,J.,DAWIDSON,I.,DHURANDHAR,H.N.,MILLER,E.,LITWIN,M.S.: Pulmonary microembolism associated with massive transfusion. II.The basic pathophysiology of its pulmonary effects. Ann.Surg.182:56-61(1975)
(1512) TIMMIS,H.H.: Pulmonary changes following homologous blood perfusion. J.Cardiovasc.Surg.8:69-72(1967)

(1513) SONNENBERG,H.: Renal response to blood volume expansion: Distal tubular function and urinary excretion. Am.J.Physiol.223:916-924(1972)
(1514) MYERS,B.D.,DEEN,W.M.,ROBERTSON,C.R.,BRENNER,B.M.:Dynamics of glomerular ultrafiltration in the rat. VIII.Effects of hematocrit. Circ.Res. 36:425-435(1975)
(1515) REISEWITZ,H.,RÜDAS,G.:Nierenfunktion während des totalen Blutersatzes bei der Ratte. Urol.Int.30:109-116(1975)
(1516) MARSHALL,B.E.,SOMA,L.R.,HAPP,J.R.,NEUFELD,G.R.,WURZEL,H.A.,DODD,D.C.: Pulmonary function after exchange transfusion of stored blood in dogs. Ann.Surg.179:46-51(1974)
(1517) THOMPSON,J.S.,SEVERSON,C.D.,PARMELY,M.J.,MARMORSTEIN,B.L.,SIMMONS,A.: Pulmonary "hypersensitivity" reactions induced by transfusion of non-HL-A leukoagglutinins. N.Engl.J.Med.284:1120-1125(1971)
(1518) VAN DER HAUWAERT,L.G.,LOOS,M.C.,VERHAEGE,L.K.: Myocardial infarction during exchange transfusion in a newborn infant. J.Pediatr.70:745-750(1967)
(1519) ARTESE,D.,CATALINI,C.,DE SANTIS,L.,DI NICHOLA,A.,VESI,G.: Considerazoni clinico-electrocardiografiche su di un caso di aritmia parasistolica in corso di exsanguinotrasfusione. Minerva Pediatr.30:571-578(1978)
(1520) PENNAFORTE,F.,LEROUX,N.,DUPOUX,D.,PLUOT,M.: Infarctus du myocarde du nouveau-né au décours d'une exsanguino-transfusion. Arch.Franç.Péd. 30:189-197(1973)
(1521) DRUMMOND,R.: Transfusion reactions and fatalities consequent on circulatory overloading. Brit.Med.J.2:319-322(1943)
(1522) KINSEY,V.E.,ARNOLD,H.J.,KALINA,R.E.,STERN,L.,STAHLMAN,M.,ODELL,G., DRISCOLL,J.M.Jr.,ELLIOTT,J.H.,PAYNE,J.,PATZ,A.: PaO2 levels and retrolental fibroplasia: A report of the cooperative study. Pediatrics 60:655-668(1977)
(1523) PATZ,A.,KINSEY,V.E.: Retrolental fibroplasia: The pediatrician's dilemma. Pediatrics 48:509-510(1971)
(1524) KALINA,R.E.,HODSON,W.A.,MORGAN,B.C.: Retrolental fibroplasia in a cyanotic infant. Pediatrics 50:765-768(1972)
(1525) ADAMKIN,D.H.,SHOTT,R.J.,COOK,L.N.,ANDREWS,B.F.: Nonhyperoxic retrolental fibroplasia. Pediatrics 60:828-830(1977)
(1526) SCHMITZ-VALCKENBERG,P.,KNOOP,U.: Retrolentale Fibroplasie. Eine retrospektive Studie. Dtsch.Med.Wschr.102:1303-1308(1977)
(1527) ARANDA,J.V.,SWEET,A.Y.: Sustained hyperoxemia without cicatricial retrolental fibroplasia. Pediatrics 54:434-437(1974)
(1528) CORNET,A.,BARD,H.,ORQUIN,J.,DORAY,B.H.: Fibroplasie rétrolénticulaire et exsanguino-transfusions. Union Méd.Can.105:1666-1668(1976)
(1529) JOHNSON,L.H.,SCHAFFER,D.B.,RUBINSTEIN,D.,CRAWFORD,C.S.,BOGGS,T.R.: The role of vitamin E in retrolental fibroplasia. Pediatr.Res.10:425 (1976)
(1530) BARD,H.,CORNET,A.,ORQUIN,J.,DORAY,B.H.: Retrolental fibroplasia and exchange transfusion. Pediatr.Res.9:362(1975)
(1531) ARANDA,J.V.,CLARK,T.E.,MANIELLO,R.,OUTERBRIDGE,E.W.: Blood transfusion (BT): Possible potentiating risk factor in retrolental fibroplasia (RLF). Pediatr.Res.9:362(1975)
(1532) MIYAZAKI,Y.,VAN LEEUWEN,L.,VAN LEEUWEN,G.: Retrolental fibroplasia. A continuing dilemma for the pediatrician. Clin.Ped.10:218(1978)

(1533) LECHNER,D.,KALINA,R.E.,HODSON,W.A.: Retrolental fibroplasia and factors influencing oxygen transport. Pediatrics 59:916-918(1977)
(1534) SILVERMAN,W.A.(ed.): Retrolental fibroplasia. Grune and Stratton, New York,London,Toronto,Sydney,San Francisco(1979)
(1535) HEY,E.N.,KOHLINSKY,S.,O'CONNELL,B.: Heat-losses from babies during exchange transfusion. Lancet I:335-338(1969)
(1536) MacRAE,D.J.: Exchange-transfusion blood temperature. Lancet I:533(1969)
(1537) DILWORTH,N.M.: The importance of changes in body temperature in paediatric surgery and anaesthesia. Anaesth.Intensive Care 1:480-485(1973)
(1538) HUGHES-DAVIES,T.H.: Exchange-transfusion blood temperature. Lancet I:468 (1969)
(1539) FRANGATOS,S.,HADJIGEORGIOU,E.,ALEXIOU,D.,CONSTANTINIDES,C.,KALPOYIANNIS,N, NICOLOPOULOS,D.: Renin and aldosterone response in human newborns to acute change in blood volume. Arch.Dis.Child.53:919(1978)
(1540) MILNER,R.D.,GOODE,M.,CSER,A.,RATCLIFFE,J.G.: Glucocorticoid and corticotrophin response in the newborn child undergoing exchange transfusion. J.Endocrinol.67:30(1975)
(1541) LANGER,P.,FOELDES,O.,MESS,B.,KOKESOVA,H.,GSCHWENDTOVA,K.: Acute decrease of blood thyroid hormone by isovolemic exchange transfusion as a stimulus for pulse TSH release and its modifications by CNS lesions. Neuroendocrinology 24:232-240(1977)
(1542) BROWN,D.R.,DONOVAN,E.F.,TSANG,R.C.,BOBIK,C.M.,CHEN,I.W.,JOHNSON,J.R.: Urinary phosphate and cyclic AMP excretion following citrate-induced hypocalcemic stimulation of the neonatal parathyroid glands. J.Pediatr.93:842-846(1978)
(1543) MILNER,R.D.,CHOUKSEY,S.K.,ASSAN,R.: Metabolic and hormonal effects of glucagon infusion in erythroblastotic infants. Arch.Dis.Child.48: 885-891(1973)
(1544) LANGER,P.,PONEC,J.,CVECKOVA,L.,GSCHWENDTOVA,K.,LICHARDUS,B.: Studies of the effect of adrenals on thyroid hormone release following its acute depletion by isovolemic exchange transfusion. Endokrinologie 60:238-246(1972)
(1545) GORMAN,C.A.,FLOCK,E.V.,OWEN,C.A.Jr.,PARIS,J.: Factors affecting exchange of thyroid hormones between liver and blood. Endocrinology 79:391-405(1966)
(1546) BUUS,P.,BRO-RASMUSSEN,F.,TROLLE,D.,LUNDWALL,F.: Response of the adrenal cortex during exchange transfusion and maintenance of the low cortiso-cortisone ratio in the neonatal period. Acta Endocrinol.52: 7-16(1966)
(1547) MILNER,R.D.,RATCLIFFE,J.G.: Thyroid function during exchange transfusion Arch.Dis.Child.50:40-44(1975)
(1548) PETER,F.,ILYES,I.,KECSKES,J.: Effective thyroxine ratio in newborn infants during exchange transfusion. Acta Paediatr.Acad.Sci.Hung.18: 311-314(1977)
(1549) PRICE,H.V.: Hypoglycaemia complicating haemolytic disease of the newborn. Arch.Dis.Child.44:248-251(1969)
(1550) MILNER,R.D.,WRIGHT,A.D.: Blood glucose, plasma insuline and growth hormone response to hyperglycaemia in the newborn. Clin.Sci.31:309-315 (1966)
(1551) TSANG,R.C.,CHEN,I.W.,FRIEDMAN,M.A.,CHEN,I.: Neonatal parathyroid function: Role of gestational age and postnatal age. J.Pediatr.83:728-738(1973)

(1552) LANGER,P.,PONEC,J.,CVECKOVA,L.,LICHARDUS,B.: Short-term regulation of blood thyroxine level following the acute removal of circulating hormone by isovolemic exchange transfusion. Neuroendocrinology 8: 59-69(1971)

(1553) RAIVIO,K.O.,OSTERLUND,K.: Hypoglycemia and hyperinsulinemia associated with erythroblastosis fetalis. Pediatrics 43:217-225(1969)

(1554) HEINZE,E.,FUSSGÄNGER,R.,TELLER,W.M.: Influence of calcium on insulin secretion in newborns. Pediatr.Res.7:100-102(1973)

(1555) LANGER,P.,MESS,B.,KOKESOVA,H.,PONEC,J.,GSCHWENDTOVA,K.: Altered response of blood thyroxine level after its acute depletion by isovolemic exchange transfusion in rats with lesions in hypothalamus and thalamus. Endocrinol.Exp.10:29-36(1976)

(1556) LANGER,P.,GREER,M.A.: Further studies on response of blood thyroid hormone level to its acute depletion by isovolemic exchange transfusion. Endocrinol.Exp.10:23-28(1976)

(1557) SPENNATI,G.F.,PLACIDI,S.,PERSICHETTI,B.,DE MATTEIS,F.: Renin and aldosterone response in human newborns to acute blood volume change. Arch.Dis.Child.54:80(1979)

(1558) MILNER,R.D.G.,CSER,A.,GOODE,A.,RATCLIFFE,J.G.: Adrenocorticotrophin and glucocorticoid response to exchange transfusion. Acta Paediatr. Scand.65:439-444(1976)

(1559) CSER,A.,MILNER,R.D.G.: Glucose tolerance and insulin secretion in very smallbabies. Acta Paediatr.Scand.64:457-463(1975)

(1560) CSER,A.,MILNER,R.D.G.: Metabolic and hormonal consequences of exchange transfusion via the umbilical artery or vein. Biol.Neonate 27:61-70 (1975)

(1561) FEKETE,M.,MILNER,R.D.: Spontaneous changes in growth hormone and insuline levels in newborn infants. Acta Paediatr.Acad.Sci.Hung.16:29-37 (1975)

(1562) HERVEI,S.: Über die Hypoglykämie bei Neugeborenen nach dem Blutaustausch. Mschr.Kinderheilk.124:548-550(1976)

(1563) MILNER,R.D.G.: Neonatal metabolism and endocrinology studied by exchange transfusion. Clin.Endocrinol.Metabol.5:221-235(1976)

(1564) MILNER,R.D.,FEKETE,M.,HODGE,J.S.,ASSAN,R.: Influence of donor blood temperature on metabolic and hormonal changes during exchange transfusion. Arch.Dis.Child.47:933-937(1972)

(1565) MILNER,R.D.,WOODHEAD,J.S.: Parathyroid hormone secretion during exchange transfusion. Arch.Dis.Child.50:298-303(1975)

(1566) GALLE,K.,SCHWANITZ,G.,GROSSE,K.P.: Chromosomenuntersuchungen bei Neugeborenen nach Austauschtransfusion mit gegengeschlechtlichem Blut. Blut 31:307-312(1975)

(1567) HUTCHINSON,D.L.,TURNER,J.H.,SCHLESINGER,E.R.: Persistance of donor cells in neonates after fetal and exchange transfusion. Amer.J.Obstet. Gynecol.109:281-285(1971)

(1568) BORRONE,C.,BRICARELLI,F.D.: Survival of donor's lymphocytes in newborn infants submitted to exchange transfusion. Helv.Paediatr.Acta 24: 192-199(1969)

(1569) ENGELFRIET,C.P.,PEGELS,J.G.,VON DEM BORNE,A.E.G.K.: Immunological aspects of transfusion therapy. Biblioth.Haemat.46:120-131(1980)

(1570) SHAFER,A.W.: Adverse effects of transfusions. South.Med.J.69:476-478 (1976)

(1571) RUDOWSKI,W.J.: Complications associated with blood transfusion. Prog. Surg.9:78-130(1971)
(1572) SPEISER,P.: Fehler und Gefahren bei der Bluttransfusion aus der Sicht des Serologen. Wien.Klin.Wschr.84:553-556(1972)
(1573) DAVIDSOHN,I.,STERN,K.: Blood transfusion reactions: Their causes and identification. Med.Clin.N.Amer.44:281-293(1960)
(1574) PERKINS,H.A.: Immunologic investigation of transfusion reactions. In: Laboratory diagnosis of immunologic disorders. G.N.Vyas,D.P.Stites, G.Brecher(eds.), Grune & Stratton,New York,San Francisco,London (1975)pp.201-210
(1575) SWISHER,S.N.: Transfusion reactions and blood group substance. In: Immunological diseases,M.Samter(ed.),Little,Brown,and Company(1978) Vol.I,2nd edition,pp.440-459
(1576) COLLINS,J.A.: The age and hematocrit of stored blood in determining the survival of rats after exchange transfusion and hemorrhage. Prog.Clin.Biol.Res.21:617-626(1978)
(1577) VERRON,G.,SITKA,U.: Über das Verhalten der freien Fettsäuren und des Säure-Basen-Haushalts während der Austauschtransfusion mit der Heparinblutmischkonserve im Neugeborenenalter. Kinderärztl.Praxis 39: 97-105(1971)
(1578) BAJPAI,P.C.,DENTON,R.L.,HARPUR,E.,STERN,L.,SUGDEN,D.L.: The effect on serum ionic magnesium of exchange transfusion with citrated as opposed to heparinized blood. Can.Med.Assoc.J.96:148-153(1967)
(1579) TSANG,R.C.: Neonatal megnesium disturbances. Am.J.Dis.Child.124:282-293 (1972)
(1580) RADDE,I.C.,PARKINSON,D.K.,HOEFFKEN,B.,APPIAH,K.E.,HANLEY,W.B.: Calcium ion activity in the sick neonate: Effect of bicarbonate administration and exchange transfusion. Pediatr.Res.6:43-49(1972)
(1581) BAJPAI,P.C.,SUGDEN,D.,STERN,L.,DENTON,R.L.: Serum ionic magnesium in exchange transfusion. J.Pediatr.70:193-199(1967)
(1582) FRIEDMAN,Z.,HANLEY,W.B.,RADDE,I.C.: Ionized calcium in exchange transfusion with THAM-buffered ACD blood. Can.Med.Assoc.J.107:742-745(1972)
(1583) FRIEDMAN,Z.,HANLEY,W.B.,RADDE,I.C.: Magnesium and calcium in exchange transfusion. N.Engl.J.Med.287:359(1972)
(1584) MacRAE,D.J.: pH during exchange transfusion. Lancet II:950-951(1965)
(1585) DUC,G.,DE MURALT,G.: Acides-bases et éléctrolytes au cours de l'exsanguino-transfusion à l'aide de sang citraté. Communication préliminaire. Acta Paediatr.Scand.Suppl 172:46(1967)
(1586) KREUGER,A.: Exchange transfusions with concentrated ACD-blood. II.Effects on bilirubin,total protein,chloride,phosphate,calcium,magnesium and potassium. Acta Paediatr.Scand.64:310-314(1975)
(1587) VARGA,F.,HUTAS,S.: Alterations in blood pH and acid-base parameters during exchange transfusion in the newborn. Biol.Neonate 10:55-65 (1966)
(1588) HERVEI,S.: Über die Hypoglykämie bei Neugeborenen nach dem Blutaustausch. Monatsschr.Kinderheilk.124:548-550(1976)
(1589) HERVEI,S.,MALIK,T.,ROETFALUSY,M.: Acid-base changes of mature and premature neonates following exchange transfusion. Biol.Neonate 29: 323-332(1976)
(1590) FRENZEL,J.,ROGNER,G.: Der Einfluß des Laktat- und Pyruvatgehaltes im Konservenblut auf den Säuren-Basen-Haushalt des Neugeborenen während der Austauschtransfusion. Zentralbl.Gynäkol.92:664-670(1970)

(1591) BODA,D.,MURANYI,L.,TOTH,G.,ECK,E.: Indication of alkali treatment in connection with neonatal exchange transfusion. Acta Paediatr.Acad. Sci.Hung.9:65-74(1968)
(1592) XANTHOU,M.,OECONOMOPOULOS,P.,NICOLOPOULOS,D.,PAPATHANASSIOU,P.,MATSANIOTIS,N.: The acid-base balance of the newborn during and after exchange transfusion. Commun.Behav.Biol.13:759-761(1974)
(1593) KREUGER,A.O.: Exchange transfusion with ACD-adenine blood. A follow-up study. Transfusion 13:69-72(1973)
(1594) SHAPIRO,M.: Safer exchange transfusions with ACD blood. Bibl.Haematol.23: 883-886(1965)
(1595) Editorial: Choice of blood for exchange transfusion. Transfusion 6:101-103(1966)
(1596) GERSHANIK,J.J.,LEVKOFF,A.H.,DUNCAN,R.: Serum ionized calcium values in relation to exchange transfusion. J.Pediatr.82:847-850(1973)
(1597) HEESE,H.D.,MALAN,A.F.,HARRISON,V.C.,EVANS,A.: The management of metabolic acidosis in the paediatric age-group. S.Afr.Med.J.40:729-735(1966)
(1598) COLLINS,J.A.: Problems with the massive transfusion of stored blood. Surgery 75:274-295(1974)
(1599) TAN,K.L.,TAN,I.K.: Plasma potassium,sodium and chloride levels during and after exchange transfusion. Aust.Paediatr.J.11:165-168(1975)
(1600) FRIEDMAN,Z.,DANON,A.,STAHLMAN,M.T.,OATES,J.A.: Rapid onset of essential fatty acid deficiency in the newborn. Pediatrics 58:640-649(1976)
(1601) FIEDLER,H.: Donor blood for neonatal exchange transfusion. Brit.Med.J.1: 301-302(1978)
(1602) WARNER,W.L.: Toxicology and pharmacology of adenine in animals and man. Transfusion 17:326-333(1977)
(1603) KREUGER,A.: Adenine metabolism during and after exchange transfusions in newborn infants with CPD-adenine blood. Transfusion 16:249-252(1976)
(1604) SCHABEL,F.,FRISCH,H.,ZIEGLAUER,H.,CZERNY,M.: Acidose bei Austauschtransfusionen. Pädiatr.Pädol.12:158-162(1977)
(1605) STEELE,A.M.,BROWN,D.L.,LIPSITZ,P.J.: Relationship of exchange transfusion to hypernatremia. J.Pediatr.94:168-169(1979)
(1606) SHELDON,G.F.,LIM,R.C.,BLAISDELL,F.W.: The use of fresh blood in the treatment of critically injured patients. J.Trauma 15:670-677(1975)
(1607) HAZELTINE,F.G.: Hypoglycemia and Rh erythroblastosis fetalis. Pediatrics 39:696-699(1967)
(1608) SCANLON,J.W.,KRAKAUR,R.: Hyperkalemia following exchange transfusion. J.Pediatr.96:108-110(1980)
(1609) KREUGER,A.: Exchange transfusions with frozen blood. I.Biochemical and clinical studies. Vox Sang.30:349-363(1976)
(1610) KAKAIYA,R.M.,MORRISON,F.S.,RAWSON,J.E.,LOTZ,L.L.,MARTIN,J.W.: Pedi-pack transfusion in a newborn care unit. Transfusion 19:19-24(1979)
(1611) BAUM,J.D.,ROBERTON,N.R.C.,YU,V.Y.H.: Transfusion of fresh blood in the newborn period. Lancet I:1162(1974)
(1612) BLANKENSHIP,W.J.,GOETZMAN,B.W.,GROSS,S.,HATTERSLEY,P.G.: A walking donor program for an intensive care nursery. J.Pediatr.86:583-585(1975)
(1613) PERKINS,H.A.,SNYDER,M.,THACHER,C.,ROLFS,M.R.: Calcium ion activity during rapid exchange transfusion with citrated blood. Transfusion 204-212(1971)
(1614) WALSH,R.J.: The preparation and use of concentrated red cells for transfusion. Med.J.Austr.1:404-406(1953)

(1615) CALLADINE,M.,GAIRDNER,D.,NAIDOO,B.T.,ORRELL,D.H.: Acid-base changes following exchange transfusion with citrated blood. Arch.Dis. Childh.40:626-631(1965)
(1616) Franciosi,R.A.: Anticoagulants in blood for exchange transfusion. J.Pediatr.81:424(1972)
(1617) BARRIE,H.: Acid-base control during exchange transfusion. Lancet II: 712-715(1965)
(1618) BURSAUX,E.,FREMINET,A.,BROSSARD,Y.,POYART,C.F.: Biol.Neonate 23:123-132 (1973)
(1619) PEW,W.L.: Exchange transfusion using heparinized blood. J.Pediatr.49: 570-573(1956)
(1620) VALENTINE,G.H.: Heparinised blood for exchange transfusion. Lancet II: 21-22(1958)
(1621) KREUGER,A.: Exchange transfusion with concentrated ACD-blood. II.Effects on bilirubin,total protein,chloride,phosphate,calcium,magnesium and potassium. Acta Paediatr.Scand.64:310-314(1975)
(1622) BLOMFIELD,J.: Copper contamination in exchange transfusions. Lancet I: 731-732(1969)
(1623) BENTLEY,H.P.Jr.,ZIEGLER,N.R.,KRIVIT,W.: The use of heparinized blood for exchange transfusion in infants. Am.J.Dis.Child.99:8-16(1960)
(1624) BUSKARD,N.A.,VARGHESE,Z.,WILLS,M.R.: Correction of hypocalcaemic symptoms during plasma exchange. Lancet II:344-345(1976)
(1625) GERSHANIK,J.J.,LEVKOFF,A.H.,DUNCAN,R.: Serum ionized calcium values in relation to exchange transfusion. J.Pediatr.82:847-850(1973)
(1626) DOYLE,P.E.,EIDELMAN,A.I.,LEE,K.,DAUM;C.,GARTNER,L.M.: Exchange transfusion and hypernatremia: Possible role in intracranial hemorrhage in very-low-birth-weight infants. J.Pediatr.92:848-849(1978)
(1627) FINBERG,L.:The relationship of intravenous infusions and intracranial hemorrhage - a commentary. J.Pediatr.91:777-778(1977)
(1628) STEELE,A.M.,BROWN,D.L.,LIPSITZ,P.J.: Relationship of exchange transfusion to hypernatemia. J.Pediatr.94:168-169(1979)
(1629) HERVEI,S.,MALIK,T.,RÖTFALUSY,M.: Acid-base changes of mature and premature neonates following exchange transfusion. Biol.Neonate 29:323-332 (1976)
(1630) BOLANDE,R.P.,TRAISMAN,H.S.,PHILIPSBORN,H.F.: Electrolyte consideration in exchange transfusions for erythroblastosis fetalis. J.Pediatr.49: 401-406(1956)
(1631) MILLER,G.,McCORD,A.B.,JOOS,H.A.,CLAUSEN,S.W.: Studies of serum electrolyte changes during exchange transfusion in infants with erythroblastosis fetalis. Am.J.Dis.Child.84:637-640(1952)
(1632) AMES,R.,SYLLM,I.,RAPOPORT,S.: Effect of infusions of citrated plasma on the plasma citrate level of infants. Pediatrics 6:361-370(1950)
(1633) WEXLER,I.B.,PINCUS,J.B.,NATELSON,S.,LOGOVOY,J.K.: The fate of citrate in erythroblastotic infants treated with exchange transfusion. J.Clin.Invest.28:474-481(1949)
(1634) MILLER,G.,McCORD,A.B.,JOOS,H.A.,CLAUSEN,S.W.: Studies of serum electrolyte changes during exchange transfusion. Pediatrics 13:412-417 (1954)
(1635) FARQUHAR,J.W.,SMITH,H.: Clinical and biochemical changes during exchange transfusion. Arch.Dis.Childh.33:142-159(1958)
(1636) DELIVORIA-PAPADOPOULOS,M,,MORROW,G.III,OSKI,F.A.: Exchange transfusion in the newborn infant with fresh and "old" blood: The role of storage on 2,3-diphosphoglycerate,hemoglobin-oxygen affinity, and oxygen release. J.Pediatr.79:898-903(1971)

(1637) MAISELS,M.J.,LI,T.K.,PIECHOCKI,WERTHMAN,M.W.: The effect of exchange transfusion on serum ionized calcium. Pediatrics 53:683-686(1974)
(1638) VAHLENKAMP,H.,GENSCHER,U.,KÜNZER,W.: Zur Heparineliminierung nach Austauschtransfusionen mit Heparinblut. Zschr.Kinderheilk.94:1-11 (1965)
(1639) HEINZE,E.,FUSSGÄNGER,R.,TELLER,W.: Der Einfluß von Calciuminjektionen auf die Insulinspiegel während der Austauschtransfusion. Mschr. Kinderheilk.121:485(1973)
(1640) OBERMAN,H.A.: Transfusion of fresh blood in the newborn. Lancet II:102-103(1974)
(1641) SCHIFF,D.,ARANDA,J.V.,CHAN,G.,COLLE,E.,STERN,L.: Metabolic effects of exchange transfusions. I.Effect of citrated and of heparinized blood on glucose,nonesterified fatty acids,2-(4 hydroxybenzeneazo) benzoic acid binding,and insulin. J.Pediatr.78:603-609(1971)
(1642) MANTALENAKI-ASFI,K.,MORPHIS,L.,NICOLOPOULOS,D.,MATSANIOTIS,N.: Influence of exchange transfusion on the development of serum immunoglobulins. J.Pediatr.87:396-399(1975)
(1643) NEJEDLA,Z.: Die Entwicklung immunologischer Faktoren bei Kindern mit Hyperbilirubinämie. Mschr.Kinderheilk.116:574-576(1968)
(1644) NEJEDLA,Z.: The effect of exchange transfusion on the development of immunological factors. Vox Sang.12:118-131(1967)
(1645) STURGILL,B.C.,WORZNIAK,M.J.: Stimulation of proliferation of 19S antibody-froming cells in the spleens of immunized guinea-pigs after exchange transfusion. Nature 228:1304-1305(1970)
(1646) BREUNUNG,M.: Die Veränderungen des Serumeiweißbildes bei reif- und frühgeborenen Neugeborenen infolge einer Blutaustauschtransfusion. Mschr.Kinderheilk.113:707-709(1965)
(1647) BYSTRYN,J.C.,GRAF,M.W.,UHR,J.W.: Regulation of antibody formation by serum antibody. II.Removal of specific antibody by means of exchange transfusion. J.Exp.Med.132:1279-1287(1970)
(1648) NEJEDLA,Z.: Der Einfluß der Blutaustausch-Transfusion auf die Entwicklung immunologischer Faktoren. Mschr.Kinderheilk.114:107-110(1966)
(1649) NEJEDLA,Z.: The development of immunological factors in infants with hyperbilirubinemia. Pediatrics 45:102-104(1970)
(1650) HOBBS,J.R.,HUGHES,M.I.,WALKER,W.: Immunoglobulin levels in infants after intrauterine transfusion. Lancet I:1400-1402(1968)
(1651) NEJEDLA,Z.: Über den Einfluß wiederholter Gaben von γ-Globulin auf die Immunkörperbildung bei Säuglingen. Mschr.Kinderheilk.115:333-336 (1967)
(1652) BACKHAUSZ,R.,LENART,G.: Elimination des anticorps apportés par exsanguino transfusion. Rev.Immunol.24:23-30(1960)
(1653) McCULLOUGH,J.,CARTER,S.J.,QUIE,P.G.: Preservation of opsonic activity against Staphylococcus aureus and Escherichia coli in bank blood. J.Lab.Clin.Med.79:886-892(1972)
(1654) REICH,M.L.,HEILWEIL,L.,FISCHEL,E.E.: Complement preservation in human citrated blood. Transfusion 10:14-16(1970)
(1655) TEISBERG,P.: The conversion rate of human C3 under different storage conditions. Vox Sang.20:230-238(1971)
(1656) GARRATTY,G.: The effects of storage and heparin on the activity of serum complement. With particular reference to the detection of blood group antibodies. Am.J.Clin.Pathol.54:531-538(1970)

(1657) XANTHOU,M.,NICOLOPOULOS,D.,GIZAS,A.,MATSANIOTIS,N.: The response of leukocytes in the peripheral blood during and following exchange transfusion in the newborn. Pediatrics 51:570-574(1973)

(1658) PRINDULL,G.,PRINDULL,B.: Leukocyte reserves of newborn infants. Blut 21: 155-161(1970)

(1659) PHIBBS,R.H.: Response of newborn infants to leukocyte depletion during exchange transfusion. Biol.Neonate 15:112-122(1970)

(1660) BRIDGES,C.G.,YAMAMURA,M.,VALDIMARSSON,H.: Polymorphonuclear leucocyte function after storage. Lancet I:285(1978)

(1661) McCULLOUGH,J.,BENSON,S.,YUNIS,E.J.,QUIE,P.G.: Effect of blood-bank storage on leucocyte function. Lancet II:1333-1337(1969)

(1662) JACOBI,H.,BÖHM,N.,KÜNZER,W.: Sekundärkrankheit (Graft-versus-host-Reaktion) als mögliche Komplikation einer Austauschtransfusion Mschr.Kinderheilk.124:403-405(1976)

(1663) Editorial: Lymphocyte hazards to the fetus. Lancet I:718(1974)

(1664) BALLOWITZ,L.: Austauschtransfusionen und Runt Disease. Pädiatr.Pädol.1: 329-335(1965)

(1665) BÖHM,N.,KLEINE,W.,ENZEL,U.: Graft-versus-Host-Krankheit bei zwei Neugeborenen nach mehrfachen Bluttransfusionen wegen Rh-Inkompatibilität. Beitr.Path.160:381-400(1977)

(1666) PARKMAN,R.,MOSIER,D.,UMANSKY,I.,COCHRAN,W.,CARPENTER,C.B.,ROSEN,F.S.: Graft-versus-host disease after intrauterine and exchange transfusions for hemolytic disease of the newborn. N.Engl.J.Med.290:359-363(1974)

(1667) KADOWAKI,J.I.,THOMPSON,R.I.,ZUELZER,W.W.,WOOLEY,P.V.Jr.,BROUGH,A.J., GRUBER,D.: XX/XY lymphoid chimerism in congenital immunological deficiency syndrome with thymic alymphoplasia. Lancet II:1152-1156 (1965)

(1668) HATHAWAY,W.E.,BRANGLE,R.W.,NELSON,T.L.,ROECKEL,I.E.: Aplastic anemia and alymphocytosis in an infant with hypogammaglobulinemia: Graft-versus-host-reaction? J.Pediatr.68:713-722(1966)

(1669) NAIMAN,J.L.,PUNNETT,H.H.,LISCHNER,H.W.,DESTINE,M.L.,AREY,J.B.: Possible graft-versus-host reaction after intrauterine transfusion for Rh erythroblastosis fetalis. N.Engl.J.Med.281:697-701(1969)

(1670) NAIMAN,J.L.,PUNNETT,H.H.,DESTINE,M.L.,LISCHNER,H.W.: Yy chromosomal chimaerism. Lancet II:590(1966)

(1671) GROGAN,T.M.,BROUGHTON,D.D.,DOYLE,W.F.: Graft-versus-host reaction (GVHR) A case report suggesting GVHR occurred as a result of maternofetal cell transfer. Arch.Pathol.99:330-334(1975)

(1672) TURNER,J.H.,HUTCHINSON,D.L.,PETRICCIANI,J.C.: Chimerism following fetal transfusion. Report of leucocyte hybridization and infant with acute lymphocytic leukaemia. Scand.J.Haemat.10:358-366(1973)

(1673) FISCHER,K.: Persönliche Mitteilung (1977)

(1674) MORHENN,V.B.,MAIBACH,H.I.: Graft vs. host reaction in a newborn. Acta Dermatovener.54:133-136(1974)

(1675) PECK,G.L.,HERZIG,G.P.,ELIAS,P.M.: Toxic epidermal necrolysis in a patient with graft-vs.-host reaction. Arch.Dermatol.105:561-567(1972)

(1676) HATHAWAY,W.E.,GITHENS,J.H.,BLACKBURN,W.R.,FULGINITI,V.,KEMPE,C.H.: Aplastic anemia,histiocytosis and erythrodermia in immunologically deficient children. Probable human runt disease. N.Engl.J.Med.273: 953-958(1965)

(1677) HUTCHINSON,TURNER,J.H.,SCHLESINGER,E.R.: Persistence of donor cells in neonates after fetal and exchange transfusion. Am.J.Obstet.Gynecol. 109:281-284(1971)
(1678) OLDING,L.: The possibility of materno-foetal transfer of lymphocytes in man. Acta Paediat.Scand.61:73-75(1972)
(1679) DESAI,R.G.,CREGER,W.P.: Maternofetal passage of leukocytes and platelets in man. Blood 21:665-673(1963)
(1680) OEHME,J.: Das Schicksal der transplacentar übergetretenen mütterlichen Lymphocyten im Organismus des Kindes. Mschr.Kinderheilk.115:148-151 (1967)
(1681) PETRAKIS,N.L.,POLITIS,G.: Prolonged survival of viable,mitotically competent mononuclear leukocytes in stored whole blood. N.Engl.J. Med.267:286-289(1962)
(1682) COHEN,F.,ZUELZER,W.W.,KADOWAKI,J.,THOMPSON,R.,KENNEDY,D.: Temporary persistence of replicating donor cells after intrauterine transfusions. J.Pediatr.67:937-938(1965)
(1683) BORRONE,C.,BRICARELLI,F.D.: Survival of donor's lymphocytes in new-born infants submitted to exchange transfusion. Helv.Paed.Acta 24:192-197(1969)
(1684) AMMANN,A.J.,WARA,D.W.: Maternal-fetal graft-vs host reaction. J.Pediatr. 87:329-330(1975)
(1685) FORD,J.M.,LUCEY,J.J.,CULLEN,M.H.,TOBIAS,J.S.,LISTER,T.A.: Fatal graft-versus-host disease following transfusion of granulocytes from normal donors. Lancet II:1167-1169(1976)
(1686) FULGINITI,V.,HATHAWAY,W.E.,PERALMAN,D.S.,KEMPE,C.H.: Agammaglobulinaemia and achondroplasia. Brit.Med.J.2:242(1967)
(1687) GRIFFIN,W.S.T.,HEAD,J.R.,WOODWARD,D.J.,CARROL,C.: Graft-versus-host disease impairs cerebellar growth. Nature 275:315-317(1978)
(1688) HUTCHINSON,D.L.,MAXWELL,N.G.,TURNER,J.H.: Advantages of use of maternal erythrocytes for fetal transfusion. Am.J.Obstet.Gynecol.99:702-708 (1967)
(1689) HRUSHOVETZ,S.B.: Immunobiological effects of blood transfusions of the fetus. Canad.Med.Ass.J.92:137-138(1965)
(1690) XANTHOU,M.,MANDYLA-SFANGOU,E.,TSOUKALAS,J.,ECONOMOU-MAVROU,C.,MATSANIOTIS, N.: PHA response and cytotoxicity of neonatal lymphocytes following transfusion or exchange transfusion. Pediatr.Res.11:1020(1977)
(1691) BORRONE,C.,BRICARELLI,F.,RAZZI,A.: Studio della sopravivenza nel neonato di linfociti trasfusi dalla madre al feto (1 caso) e dopo exsanguinotrasfusione (3 casi). Minerva Paediatr.19:2215-2216(1967)
(1692) JONES,W.R.: Immunological aspects of intrauterine transfusion. Brit.Med. J.3:280-282(1968)
(1693) CASHMAN,T.M.,NAVIN,J.J.,CHANDOR,S.B.: Thymic alymphoplasia,peviously reported as dysgammaglobulinemia type I. J.Pediatr.76:722-727(1970)
(1694) SCHLANGE,H.: Die passive Übertragung der Tuberkulinhautempfindlichkeit durch Blutaustauschtransfusionen und die Übertragbarkeit erworbener Tuberkulinnegativität. Arch.Kinderheilk.148:12-22(1954)
(1695) PRINDULL,G.: Maturation of cellular and humoral immunity during human embryonic development. Acta Paediatr.Scand.63:607-615(1974)
(1696) XANTHOU,M.,MANDYLA-SFAGOU,E.,CAMPBELL,A.C.,WALLER,C.A.,ECONOMOU-MAVROU, C.,MATSANIOTIS,N.: Lymphocyte subpopulations and their function in the blood of neonates. In.: Intensive care in the newborn, L.Stern, B.Friis-Hansen,P.Kildeberg(eds.),Masson Publ.,New York,Paris, Barcelona,Milan(1976)pp.139-156

(1697) FOWLER,R.Jr.,SCHUBERT,W.K.,WEST,C.D.: Acquired partial tolerance to homologous skin grafts in the human infant at birth. Ann.N.Y.Acad. Sci.87:403-428(1960)

(1698) OLDING,L.B.: Interactions between maternal and fetal/neonatal lymphocytes. In: Perinatal pathology,E.Grundmann(ed.),Springer Verlag,Berlin,Heidelberg,New York(1979)pp-83-104

(1699) KRAEHENBÜHL,J.P.,BRON,C.,SORDAT,B.: Transfer of humoral secretory and cellular immunity from mother to offspring. In: Perinatal pathology. E.Grundmann(ed.),Springer Verlag, Berlin,Heidelberg,New York(1979) pp.106-157

(1700) O'REILLY,R.J.,PATTERSON,J.H.,BACH,F.H.,BACH,M.L.,HONG,R.,KISSMEYER-NIELSEN,F.,THERKELSEN,A.J.: Chimerism detected by HL-A typing. Transplantation 15:505-507(1973)

(1701) SCHECHTER,G.P.,SOEHNLEIN,F.,McFARLAND,W.: Lymphocyte response to blood transfusion in man. N.Engl.J.Med.287:1169-1173(1972)

(1702) HONG,R.,GATTI,R.A.,GOOD,R.A.: Hazards and potential benefits of blood-transfusion in immunological deficiency. Lancet II:388-389(1968)

(1703) GRAW,R.G.Jr.,BUCKNER,C.D.,WHANG-PENG,J.,LEVENTHAL,B.G.,KRÜGER,G.,BERARD, C.,HENDERSON,E.S.: Complication of bone-marrow transplantation. Graft-versus-host-disease resulting from chronic-myelogenous-leukaemia leucocyte transfusions. Lancet II:338-341(1970)

(1704) SCHWARTZ,R.S.: Trojan-horse lymphocytes. N.Engl.J.Med.290:397-398(1974)

(1705) SALFNER,B.,BORBERG,H.,KRÜGER,G.,SCHUMACHER,K.,SIEBEL,E.: Graft-versus-host-Reaktion nach Granulozytentransfusion von einem Normalspender. Blut 36:27-34(1978)

(1706) FUDENBERG,H.,SOLOMON,A.: "Acquired agammaglobulinemia" with auto-immune hemolytic disease: Graft-versus-host-reaction? Vox Sang.6:68-79 (1961)

(1707) HONG,R.,KAY,H.E.M.,COOPER,M.D.,MEUWISSEN,H.,ALLAN,M.J.G.,GOOD,R.A.: Immunological reconstitution in lymphopenic immunological deficiency syndrome. Lancet I:503-506(1968)

(1708) SIMONSEN,M.: Graft versus host reactions. Their natural history, and applicability as tools of research. Progr.Allergy 6:349-467(1962)

(1709) GROFF,P.,TORHORST,J.,SPECK,B.,NISSEN,C.,WEBER,W.,CORNU,P.,ROSSIER,J., BILAND,L.: Die Graft-versus-Host-Krankheit, eine wenig bekannte Komplikation der Bluttransfusion. Schweiz.Med.Wschr.106:634-639 (1976)

(1710) RUBINSTEIN,A.,RADL,J.,COTTIER,H.,ROSSI,E.,GUGLER,E.: Unusual combined immunodeficiency syndrome exhibiting Kappa-IgD paraproteinemia, residual gut-immunity and graft-versus-host reaction after plasma infusion. Acta.Paediatr.Scand.62:365-372(1973)

(1711) AMMANN,A.J.,TOOLEY,W.H.,HONG,R.: Toxic epidermal necrolysis. Lancet II: 484-485(1972)

(1712) CEDERBAUM,S.D.,NIWAYAMA,G.,STIEHM,E.R.,NEERHOUT,R.C.,AMMANN,A.J.,BERMAN, W.Jr.: Combined immunodeficiency manifested by Lettere-Siwe syndrome. Lancet I:958(1972)

(1713) KERSEY,J.H.,MEUWISSEN,H.J.,GOOD,R.A.: Graft versus host reactions following transplantation of allogeneic hematopoietic cells. Hum.Pathol. 2:389-402(1971)

(1714) GATTI,R.A.,KERSEY,J.H.,YUNIS,E.J.,GOOD,R.A.: Graft-versus-host disease. Progr.Clin.Pathol.3:1-47(1975)

(1715) KRÜGER,G.R.F.,BERARD,C.W.,DeLELLIS,R.A.,GRAW,R.G.Jr.,YANKEE,R.A.,LEVENTHAL,B.G.,ROGENTINE,G.N.,HERZIG,G.P.,HALTERMAN,R.H.,HENDERSON,E.S.: Graft-versus-host disease. Morphologic variation and differential diagnosis in 8 cases of HL-A matched bone marrow transplantation. Am.J.Pathol.63:179-196(1971)
(1716) PECK,G.L.,ELIAS,P.M.,GRAW,R.G.Jr.: Graft-versus-host reaction and toxic epidermal necrolysis. Lancet II:1151-1153(1972)
(1717) MILLER,M.E.: Thymic dysplasia ("Swiss agammaglobulinemia"). I.Graft versus host reaction following bone-marrow transfusion. J.Pediatr. 70: 730-736(1967)
(1718) MATHÉ,G.,AMIEL,J.L.,SCHWARZENBERG,L.: Treatment of acute total-body irradiation injury in man. Ann.N.Y.Acad.Sci.114:368-392(1964)
(1719) BRONSON,W.R.,McGINNISS,M.H.,MORSE,E.E.: Hematopoietic graft detected by a change in ABO group. Blood 23:239-249(1964)
(1720) GRAZE,P.R.,GALE,R.P.: Chronic graft versus host disease: A syndrome of disordered immunity. Am.J.Med.66:611-620(1979)
(1721) LEVIN,R.H.,WHANG,J.,CARBONE,P.P.,FREIREICH,E.J.: Erythroid homograft following leukocyte transfusion in a patient with acute leukemia. I.Clinical studies and implications. Blood 26:587-596(1965)
(1722) HERZENBERG,L.A.,BIANCHI,D.W.,SCHRÖDER,J.,CANN,H.M.,IVERSON,G.M.: Fetal cells in the blood of pregnant women: Detection and enrichment by fluorescence-activated cell sorting. Proc.Natl.Acad.Sci.76:1453-1455 (1979)
(1723) PARKMAN,R.,RAPPEPORT,J.,ROSEN,F.: Human graft versus host disease. J.Invest.Dermatol.74:276-279(1980)
(1724) WIRSING,C.H.,FINGER,H.,STRÖDER,J.: Einfluß maternaler Antikörper auf primäre und sekundäre Immunantwort des juvenilen Organismus. Klin.Wschr. 57:75-79(1979)
(1725) JULIUS,R.,SCHILKIND,M.,SPRINKLE,T.,RENNERT,O.: Acrodermatitis enteropathica with immune deficiency. J.Pediatr.83:1007-1011(1973)
(1726) MARINI,A.,BONCOMPAGNI,F.,FLAUTO,N.,CAATANEO,F.: Attuali problemi pediatrici in tema di malattia emolitica per incompatibilita Rh. Gazz.san.38: 182-189(1967)
(1727) CHMEL,H.: Infections complicating blood transfusion and animal exposure. In: Infections in the abnormal host,M.H.Grieco (ed.),Yorke Medical Books,NewYork(1980)pp.438-473
(1728) GLADTKE,E.,HEIMANN,G.: Besonderheiten der klinischen Pharmakologie im Kindesalter. In: Methoden der klinischen Pharmakologie. H.P.Kuemmerle (Hrsg.), Urban und Schwarzenberg,München(1978)S.713-727
(1729) WALTER,A.M.,HEILMEYER,L.: Antibiotika-Fibel. Georg Thieme,Stuttgart (1975) 4.Auflage
(1730) ROSE,N.R.,FRIEDMAN,H.(eds.): Manual of clinical immunology. Amer.Soc. Microbiol.,Washington D.C.(1976)
(1731) WILSON,G.S.,MILES,A.: Topley and Wilson's Principles of bacteriology, virology and immunity. E.Arnold,London(1975)Sixth edition,2 volumes.
(1732) WYBRAN,J.,BELOHRADSKY,B.H.,FUDENBERG,H.H.: Unmasking by antimetabolites of receptors for sheep red blood cells on human lymphocytes. Cell.Immunol.14:359-365(1974)
(1733) FRIEMEL,H.(Hrsg.): Immunologische Arbeitsmethoden. Gustav Fischer Verlag, Stuttgart(1980)2.Auflage
(1734) NETER,E.: Bacterial hemagglutination and hemolysis. Bact.Rev.20:166-194 (1956)

(1735) MARGET,W.,LEUTHNER,G.,SCHÖBER,J.G.,ADAM,D.,BELOHRADSKY,B.H.: A new handy serologic screening test for detecting pyelonephritis in infants (method and screening). In: Proc.XIII.International Congress of Pediatrics. Verlag der Wiener Medizinischen Akademie,Wien(1971)Vol.12, pp.289-297
(1736) ANDERSEN,H.J.: Studies of urinary tract infections in infancy and childhood. Determination of E.coli antibodies by a polyvalent antigen. Acta paediat.Scand.56:637-642(1967)
(1737) LEUTHNER,G.: Die Bestimmung des Antikörpertiters mit Hilfe der indirekten Hämagglutination. MTA (Zeitschr.Verb.Techn.Ass.)21:1-4(1975)
(1738) MUNTEAN,W.,BELOHRADSKY,B.H.,RIEGEL,K.,MARGET,W.: Erkennung bakterieller Infektionen durch spezifische Antikörpertiter-Bestimmung in der Neugeborenenperiode. Mschr.Kinderheilk.126:27-31(1978)
(1739) OSTEL,B.: Statistics in research. Iowa State University Press(1963)
(1740) WEINDEL,E.: Neugeborenensepsis und -meningitis an der Universitäts-Kinderklinik München. Dissertation, Medizinische Fakultät München (1981)
(1741) CURTIUS,H.C.,ROTH,M.(eds.): Clinical biochemstry. Principles and methods. Walter de Gruyter,Berlin,New York(1974)2 volumes
(1742) GOLDBAUM,L.R.,SMITH,P.K.: The interaction of barbiturates with serum albumin and its possible relation to their disposition and pharmacological actions. J.pharmacol.14:197-209(1954)
(1743) GERBER,A.,FRIMODT-MÖLLER,N.,CRAIG,W.A.: Tissue binding of antimicrobial agents in vitro: A critical study focusing on the concentration of the tissue homogenate used. Infection 8:276-279(1980)Suppl.3
(1744) DUSWALD,K.H.,MÜLLER,K.,SEIFERT,J.,RING,J.: Wirksamkeit von i.v. Gammaglobulin gegen bakterielle Infektionen chirurgischer Patienten, Münch. med.Wschr.122:832-836(1980)
(1745) ROOS,R.,BELOHRADSKY,B.H.: Diagnostische Bedeutung der Gegenstromelektrophorese (GSE) bei der bakteriellen Meningitis im Kindesalter. Mschr.Kinderheilk.(1981,im Druck)
(1746) CULLEN,B.F.,CHRETIEN,P.B.: Ketamine and in vitro lymphocyte transformation. Anaesth.Analg.52:518-525(1973)
(1747) HOFMAN,J.W.,HEIM,L.R.,BOULANGER,W.J.,DeCOSSE,J.J.: The effects of surgery on cellular immunity. Wisconsin Med. 72:249-258(1973)
(1748) MAGALIN,S.J.,SCRACIA,E.,ODDI,N.D.,GIACOMO,M.: Aspetti immunologici in anestesia. Acta Anaesth.Ital.25:196-207(1974)Suppl.
(1749) MANN,F.C.: Some bodily changes during anesthesia. J.A.M.A.67:172-174(1976)
(1750) PARK,S.K.,BRODY,J.I.: Immunosuppressive effects of surgery. Lancet I:53-55(1969)
(1751) SLADE,M.S.,SIMMONDS,R.L.,YUNIS,E.,GREENBERG,L.J.: Immunodepression after major surgery in normal patients. Surgery 78:363-372(1975)
(1752) RYHÄNEN,P.: Effects of anesthesia and operative surgery on the immune response of patients of different ages. Anal.clin.res.9:(1977), Suppl.19
(1753) BRÖTE,L.,STENDAHL,O.: The function of polymorphonuclear leukocytes after surgical trauma. Acta Chir.Scand. 141:565-570(1975)
(1754) PURI,P.,REEN,D.J.,BROWNE,O.,BLAKE,P.,GUINEY,E.J.: Lymphocyte response after surgery in the neonate. Arch.Dis.Child.54:599-603(1979)
(1755) CHRISTOU,N.V.,MEAKINS,J.L.: Neutrophil function in surgical patients:Two inhibitors of granulocyte chemotaxis associated with sepsis. J.Surg. Res.26:355-364(1979)

(1756) ALEXANDER,J.W.,HEGG,M.,ALTEMEIER,W.A.: Neutrophil function in selected surgical disorders. Ann.Surg.168:447-453(1968)
(1757) COOPER,A.J.,IRVINE,J.M.,TURNBULL,A.R.: Depression of immunological responses due to surgery. Immunology 27:393-399(1974)
(1758) CULLEN,B.F.,HASCHKE,R.H.: Local anaesthetic inhibition of phagocytosis and metabolism of human leucocytes. Anaesthesiology 40:142-149(1974)
(1759) MOUDGIL,G.C.,ALLAN,R.B.,RUSSELL,R.J.,WILKINSON,P.C.: Inhibition, by anaesthetic agents, of human leucocyte locomotion towards chemical attractants. Br.J.Anaesth.49:97-105(1977)
(1760) NATHESON,G.,MILLER,M.E.,MYERS,K.A.,STITZEL,A.,SPITZER,R.E.: Decreased opsonic and chemotactic activities in sera of postburn patients and partial opsonic restoration with properdin and properdin convertase. Clin.Immunol.Immunopathol.9:269-279(1978)
(1761) VOSE,B.M.,MOUDGIL,G.C.: Postoperative depression of antibody-dependent lymphocyte cytotoxicity following minor surgery and anaesthesia. Immunology 30:123-129(1976)
(1762) WARREN,J.V.,HILL,G.L.: T cells and protein nutrition in hospitalized surgical patients. Br.J.Surg.64:897-899(1977)
(1763) HOWARD,R.J.,SIMMONS,R.L.: Acquired immunologic deficiencies after trauma and surgical procedures. Surg.Gynecol.Obstet.139:771-782(1974)
(1764) MATHIEU,A.,KAHAN,B.D.(eds.): Immunological aspects of anesthetic and surgical practice. Grune & Stratton, New York(1975)
(1765) LINDERKAMP,O.,BELOHRADSKY,B.H.,KLOSE,H.J.: Austauschtransfusion zur Behandlung der Neugeborenensepsis. In: Forschungsergebnisse der Transfusionskunde und Hämatologie (1981,im Druck)
(1766) BARANDUN,S.,MORELL,A.,SKVARIL,F.: Clinical use of intravenous gammaglobulin. In: Surgical hemotherapy. J.A.Collins,P.Lundsgaard-Hansen(eds.), S.Karger,Basel,München,Paris,London,New York,Sydney(1980)pp.170-174
(1767) WOLFF,G.: Fresh frozen plasma: Effects and side effects. In: Surgical hemotherapy. J.A.Collins,P.Lundgaard-Hansen(eds.),S.Karger,Basel, München,Paris,London,New York,Sydney (1980)pp.189-206
(1768) MÜLLER,S.,BERGER,T.,RIEHM,H.: Einfluß von Phagozyten,Immunglobulinen und Komplement auf das Bakterienwachstum: Vorstellung einer neuen in vitro-Methode. Abstracta der 75. Tagung der Deutschen Gesellschaft für Kinderheilkunde. R.Eimannsberger Druck, München (1978),S.26-27
(1769) HAGGERTY,R.J.: Bacterial infections in the newborn. Pediatr.Clin.N.Amer. 8:481-493(1961)
(1770) KIENITZ,M.,SCHULTE,M.: Problematik bakterieller Infektionen des Früh- und Neugeborenen, Münchn.Med.Wschr.109:70-79(1967)
(1771) JANEWAY,CH.A.: Infectious disease and immunity in early life. Pediatr. Clin.N.Amer.7:799-811(1960)
(1772) DAVIES,P.A.: Bacterial infection in the fetus and newborn. Arch.Dis.Child 46:1-27(1971)
(1773) FEIGIN,R.D.,SHEARER,W.T.: Opportunistic infection in children. III.In the normal host. J.Pediatr.87:852-866(1975)
(1774) FEIGIN,R.D.: Postnatally acquired infections. In: Neonatal-perinatal medicine. Diseases of the fetus and infant. R.E.Behrman(ed.),C.V. Mosby Company,Saint Louis(1977)2nd edition,pp.286-329
(1775) KLEIN,J.O.,MARCY,S.M.: Bacterial infections. In: Infectious diseases of the fetus and newborn infant. J.S.Remington,J.O.Klein(eds.),W.B. Saunders,Philadelphia,London,Toronto(1976)pp.747-802

(1776) BUENO,M.,PEREZ-GONZALEZ,J.,BUENO,A.,SARRIA,A.: Bacterial infections in the newborns. Helv.paediat.Acta 32:479-486(1977)
(1777) OLAFSSON,A.: Sepsis beim Neugeborenen. Pädiat.Fortbild.Praxis 41:174-183 (1975)
(1778) COCKBURN,F.,DRILLIEN,C.M.(eds.): Infections. In: Neonatal medicine. Blackwell Scientific Publ.,Oxford,London,Edinburgh,Melbourne(1974) pp.627-685
(1779) SWYER,P.R.(ed.): The intensive care of the newly newborn. Monographs in Paediatrics,6:123-164(1975)
(1780) BLACK,J.: Neonatal emergencies and other problems. Butterworths, London (1972)
(1781) REYNOLDS,D.W.: Perinatal infection. Diagnosis, treatment, and prevention. Postgrad.Med.60:101-107(1976)
(1782) HARPER,R.G.,YOON,J.J.: Handbook of neonatology. Year Book Medical Publ., Chicago(1974)
(1783) WILFERT,C.M.: The neonate and gram negative bacterial infections. In: Infections of the fetus and the newborn infant. S.Krugman,A.A. Gershon(eds.),A.R.Liss,New York(1975)pp.167-181(1975)
(1784) EVANS,H.E.,GLASS,L.: I.Bacterial infection. II.Mechanisms of infection. In: Perinatal Medicine. H.E.Evans,L.Glass(eds.),Harper & Row, Hagerstown(1976)pp.340-382
(1785) Ciba Foundation Symposium 77 (new series). Perinatal infections. Excerpta Medica,Amsterdam,Oxford,New York(1980)
(1786) MOFFET,H.L.: Pediatric infectious diseases. A problem-oriented approach. J.B.Lippincott Comp.,Philadelphia,Toronto(1975)
(1787) NYHAN,W.L.,FOUSEK,M.D.: Septicemia of the newborn. Pediatrics 22:268-278 (1958)
(1788) SILVERMAN,W.A.,HOMAN,W.E.: Sepsis of obscure origin in the newborn. Pediatrics 3:157-173(1949)
(1789) SMITH,R.T.,PLATOU,E.S.,GOOD,R.A.: Septicemia of the newborn. Current status of the problem. Pediatrics 17:549-575(1956)
(1790) GLUCK,L.,WOOD,H.F.,FOUSEK,M.D.: Septicemia of the newborn. Ped.Clin.N. Amer.13:1131-1147(1966)
(1791) ERDMANN,G.: Die septischen Infektionen der Neugeborenen. Münch.Med.Wschr. 110:1109-1117(1968)
(1792) WILSON,H.D.,EICHENWALD,H.F.: Sepsis neonatorum. Ped.Clin.N.Amer.21:571-582(1974)
(1793) GOTOFF,S.P.,BEHRMAN,R.E.: Neonatal septicemia. J.Pediatr.76:142-153(1970)
(1794) PIEROG,S.,NIGAM,S.: Neonatal sepsis. Pediatr.Ann.5:63-79(1976)
(1795) JEFFERY,H.,MITCHISON,R.,WIGGLESWORTH,J.S.,DAVIES,P.A.: Early neonatal bacteraemia. Comparison of group B streptococcal, other gram-positive and gram-negative infections. Arch.Dis.Child.52:683-686(1977)
(1796) KRUGMAN,S.,WARD,R.,KATZ,S.L.: Infectious diseases of children. C.V.Mosby Comp.,Saint Louis(1977)6th edition
(1797) SIMON,C.,ENGFER,M.: Erregerspektrum und Therapie der Septikämien im Kindesalter. Klin.Pädiat.190:175-183(1978)
(1798) ALOJIPAN,L.C.,ANDREWS,B.F.: Neonatal sepsis. Clin.Ped.14:181-185(1975)
(1799) DUNKLE,L.: Neonatal herpes simplex infection possibly acquired via maternal breast milk. Pediatrics 63:250-251(1979)
(1800) HILL,H.R.,MITCHELL,T.G.,MATSEN,J.M.,QUIE,P.G.: Recovery from disseminated candidiasis in a premature neonate. Pediatrics 53:748-752(1974)
(1801) ROSE,H.D.: Venous catheter-associated candidemia.Amer.J.med.Sci.275:265-275(1978)

(1802) SCHOPFER,K.,LAUBER,E.,KRECH,U.: Congenital cytomegalovirus infection in newborn infants of mothers infected before pregnancy. Arch.Dis. Child.53:536-539(1978)
(1803) FRANCIS,D.P.,HERRMANN,K.L.,MacMAHON,J.R.,CHAVIGNY,K.H.,SANDERLIN,K.C.: Nosocomial and maternally acquired herpesvirus hominis infections. Am.J.Dis.Child.129:889-893(1975)
(1804) EVANS,H.E.,GLASS,L.: Nonbacterial infections. In: Perinatal medicine. H.E.Evans,L.Glass(eds.),Harper & Row,Hagerstown,New York, San Francisco,London(1976)pp.383-399
(1805) MURPHY,A.M.,ALBREY,M.B.,CREWE,E.B.: Rotavirus infections of neonates. Lancet II:1149-1154(1977)
(1806) LEE,K.S.,PANETH,N.,GARTNER,L.M.,PEARLMAN,M.: The very low-birth-weight rate: Principal predictor of neonatal mortality in industrialized populations. J.Pediatr.97:759-764(1980)
(1807) DAVIES,P.A.: Perinatal mortality. Arch.Dis.Child.55:833-837(1980)
(1808) BERMAN,S.A.,BALKANY,T.J.,SIMMONS,M.A.: Otitis media in the neonatal intensive care unit. Pediatrics 62:198-201(1978)
(1809) TETZLAFF,T.R.,ASHWORTH,C.,NELSON,J.D.: Otitis media in children less than 12 weeks of age. Pediatrics 59:827-832(1977)
(1810) MAHERZI,M.,GUIGNARD,J.P.,TORRADO,A.: Urinary tract infection in high-risk newborn infants. Pediatrics 62:521-523(1978)
(1811) FOX,L.,SPRUNT,K.: Neonatal osteomyelitis. Pediatrics 62:535-542(1978)
(1812) KOSLOSKE,A.M.,ULRICH,J.A.,HOFFMAN,H.: Fulminant necrotising enterocolitis associated with clostridia. Lancet II:1014-1016(1978)
(1813) GUERRANT,R.L.,MOORE,R.A.,KIRSCHENFELD,P.M.,SANDE,M.A.: Role of toxigenic and invasive bacteria in acute diarrhea of childhood. N.Engl.J.Med. 293:567-573(1975)
(1814) CORADELLO,H.,POLLAK,A.: Hautinfektionen beim Neugeborenen. Pädiat.Pädol. 11:613-620(1976)
(1815) LILIEN,L.D.,RAMAMURTHY,R.S.,PILDES,R.S.: Candida albicans meningitis in a premature neonate successfully treated with 5-fluorocytosine and amphotericin B: A case report and review of the literature. Pediatrics 61:57-61(1978)
(1816) KINDLEY,A.D.,HARRIS,F.: Repeat lumbar puncture in the diagnosis of meningitis. Arch.Dis.Child.53:590-603(1978)
(1817) ECHENNE,B.,RODIERE,M.,ASTRUC,J.,BRUNEL,D.: Traitement d'attague des méningites purulentes du nourrisson. Pédiatrie 33:355-361(1978)
(1818) MENKES,J.H.: Improving the long-term outlook in bacterial meningitis. Lancet II:559-560
(1819) HELMS,P.J.: Relapsing E.coli K1 antigen meningitis in a newborn. Arch. Dis.Child.52:152-162(1977)
(1820) FOSSON,A.R.,FINE,R.N.: Neonatal meningitis. Presentation and discussion of 21 cases. Clin.Ped.7:404-410(1968)
(1821) LOEWENICH,V.von,KNOTHE,H.,MIETHING,R.,ZICHNER,R.: Neonatal meningitis: Results of intrathecal treatment. Curr.Chemother.II:263-265(1978)
(1822) McCRACKEN,G.H.Jr.,MIZE,S.G.: A controlled study of intrathecal antibiotic therapy in gram-negative enteric meningitis of infancy. J.Pediatr.89:66-72(1976)
(1823) WATSON,D.G.: Purulent neonatal meningitis. A study of forty-five cases. J.Pediatr.50:352-360(1957)
(1824) McCRACKEN,G.H.Jr.: The rate of bacteriologic response to antimicrobial therapy in neonatal meningitis. Amer.J.Dis.Child.123:547-553(1972)

(1825) RILEY,H.D.Jr.: Neonatal meningitis. J.Infect.Dis.125:420-425(1972)
(1826) GROOVER,R.V.,SUTHERLAND,J.M.,LANDING,B.H.: Purulent meningitis of newborn infants. Eleven-year experience in the antibiotic era. N.Engl.J.Med. 264:1115-1121(1961)
(1827) KAISER,A.B.,McGEE,Z.A.: Aminoglycoside therapy of gram-negative bacillary meningitis. N.Engl.J.Med.293:1215-1220(1975)
(1828) OVERALL,J.C.: Neonatal bacterial meningitis. Analysis of predisposing factors and outcome compared with matched control subjects. J.Pediatr.76:499-511(1970)
(1829) MOELLERING,R.C.Jr.,FISCHER,E.G.: Relationship of intraventricular gentamicin levels to cure of meningitis. J.Pediatr.81:534-537(1972)
(1830) SALMON,J.H.: Ventriculitis complicating meningitis. Amer.J.Dis.Child.124: 35-40(1972)
(1831) HAGGERTY,R.J.,ZIAI,M.: Acute bacterial meningitis. Adv.Pediatr.13:129-181 (1964)
(1832) BERMAN,P.H.,BANKER,B.Q.: Neonatal meningitis. A clinical and pathological study of 29 cases. Pediatrics 38:6-24(1966)
(1833) ZIAI,M.,HAGGERTY,R.J.: Neonatal meningitis. N.Engl.J.Med.259:314-320(1958)
(1834) BELL,W.E.,McCORMICK,W.F.: Neurologic infections in children. W.B.Saunders,Philadelphia,London,Toronto(1975)
(1835) GOLDACRE,M.J.: Acute bacterial meningitis in childhood: Aspects of prehospital care in 687 cases. Arch.Dis.Child.52:501-509(1977)
(1836) YEUNG,C.Y.: Intrathecal antibiotic therapy for neonatal meningitis. Arch. Dis.Child.51:686-690(1976)
(1837) HECKMATT,J.Z.: Coliform meningitis in the newborn. Arch.Dis.Child.51:569-575(1976)
(1838) McCRACKEN,G.H.Jr.,SARFF,L.D.: Endotoxin in cerebrospinal fluid. Detection in neonates with bacterial meningitis. J.A.M.A.235:617-620(1976)
(1839) CHANG,M.J.,ESCOBEDO,M.,ANDERSON,D.C.,HILLMAN,L.,FEIGIN,R.D.: Kanamycin and gentamicin treatment of neonatal sepsis and meningitis. Pediatrics 56:695-699(1975)
(1840) McCRACKEN,G.H.Jr.: Neonatal septicemia and meningitis. Hosp.Pract.8:89-97(1976)
(1841) LOEWENICH,von V.,ZICHNER,R.,KNOTHE,H.: Antibiotische Therapie der bakteriellen Neugeborenen-Meningitis. 125:294-296(1977)
(1842) LOEWENICH,von V.,KONRATH,B.: Neugeborenen-Meningitis: Prognose in Abhängigkeit von diagnostischem und therapeutischem Vorgehen. Mschr.Kinderheilk.122:405-406(1974)
(1843) KAUL,S.,D'CRUZ,J.,RAPKIN,R.,GLISTA,B.,BEHRLE,F.C.: Ventriculitis,aqueductal stenosis and hydrocephalus in neonatal meningitis: Diagnosis and treatment. Infection 6:8-11(1978)
(1844) BOUILLIE,J.,TESSIER,F.,COLAU,J.C.: Appréciation du risque infectieux foetal par la surveillance bacteriologique du liquide amniotique aprês rupture prematurée des membranes. Arch.Franç.Pédiat.36:173-181(1979)
(1845) LAND,N.: Amnioninfektionssyndrom. Pädiat.Prax.23:211-220(1980)
(1846) SCHWARTZ,F.W.,HOLSTEIN,H.,WEIDTMANN,V.: Ergebnisse der Früherkennungsuntersuchungen im Kindesalter. Dtsch.Ärztebl.37:2341-2348(1979)
(1847) GOLDBERG,B.,SIEGEL,N.J.,CAMPBELL,A.G.M.: Risk of neonatal sepsis following rupture of membranes. Pediatr.Res.7:402(1973)
(1848) NAEYE,R.L.,DELLINGER,W.S.,BLANC,W.A.: Fetal and maternal features of antenatal bacterial infections. J.Pediatr.79:733-739(1971)

(1849) MELLITS,E.D.: Relationships between cord serum immunoglobulin levels and later abnormalities. Is neonatal screening for IgM a worth-while procedure? Johns Hopkins Med.J.128:306-317(1971)

(1850) GOTOFF,S.P.,GADZALA,C.,YING,R.L.,WENDELL,P.W.: Relationship of neonatal IgM values to congenital abnormalities and mental retardation. J.Pediatr.78:1020-1025(1971)

(1851) ALFORD,C.A.Jr.,STAGNOS,S.,REYNOLDS,D.W.: Diagnosis of chronic perinatal infections. Am.J.Dis.Child.129:455-463(1975)

(1852) ALFORD,C.A.Jr.,SCHAEFER,J.,BLANKENSHIP,W.J.,STRAUMFJORD,J.V.,CASSADY,G.: A correlative immunologic,microbiologic and clinical approach to the diagnosis of acute and chronic infections in newborn infants. N.Engl.J.Med.277:437-449(1967)

(1853) SEVER,J.L.: Immunoglobulin determinations for the detection of perinatal infections. J.Pediatr.75:1111-1115(1969)

(1854) NAEYE,R.L.,PETERS,E.C.: Causes and consequences of premature rupture of fetal membranes. Lancet I:192-194(1980)

(1855) KNUDSEN,F.U.,STEINRUD,J.: Septicaemia of the newborn,associated with ruptured foetal membranes,discoulored amniotic fluid or maternal fever. Acta Paediatr.Scand.65:725-731(1976)

(1856) IVES,J.A.,ABBOTT,G.D.,BAILEY,R.R.: Bacteriuria in pregnancy and infection in amniotic fluid and infant. Arch.Dis.Child.46:82-84(1971)

(1857) BENIRSCHKE,K.: Diseases of the placenta. In: Modern perinatal medicine. L.Gluck(ed.)Year Book Med.Publ.,Chicago(1974)pp.99-109

(1858) BLANC,W.A.: Pathways of fetal and early neonatal infection. Viral placentitis, bacterial and fungal chorioamnionitis. J.Pediatr.59:473-496 (1961)

(1859) NAEYE,R.L.,PETERS,E.C.: Amniotic fluid infections with intact membranes leading to perinatal death: A prospective study. Pediatrics 61:171-177(1978)

(1860) PLOTKIN,S.A.: Routes of fetal infection and mechanisms of fetal damage. Am.J.Dis.Child.129:444-449(1975)

(1861) ROOS,R.,MARGET,W.: Diagnosis and therapy of anaerobic infections in childhood. Infection 8:203-204(1980)Suppl.2

(1862) WALTHER,M.,SIDIROPOULOS,D.: The treatment of infection and septicemia in the newborn. Infection 8:205-206(1980)Suppl.2

(1863) DUNKLE,L.M.,BROTHERTON,T.J.,FEIGIN,R.D.: Anaerobic infections in children: A prospective study. Pediatrics 57:311-320(1976)

(1864) CHOW,A.W.,LEAKE,R.D.,YAMAUCHI,T.,ANTHONY,B.F.,GUZE,L.B.: The significance of anaerobes in neonatal bacteraemia. Analysis of 23 cases and review of the literature. Pediatrics 54:735-745(1974)

(1865) ECHEVERRIA,P.,SMITH,A.L.: Anaerobic bacteremia as observed in a children's hospital. Clin.Pediatr.17:688-695(1978)

(1866) HARROD,J.R.,STEVENS,D.A.: Anaerobic infections in the newborn infant. J.Pediatr.85:399-402(1974)

(1867) LARROCHE,J.C.,PAUL,G.,RELIER,J.P.,BAUDOIN,M.: Anaerobies et infections néonatales. Proc.Symposium International: Les anaerobies.Paris,1980.

(1868) REGNIER,C.,GABILAN,J.C.,RAJON,A.M.: Enquête nationale sur les infections à anaerobies en médecine pédiatrique. Proc.Symposium International: Les anaerobies,Paris,1980

(1869) FINEGOLD,S.M.: Management of anaerobic infections. Ann.Int.Med.83:375-389 (1975)

(1870) BERMAN,B.W.,KING,F.H.Jr.,RUBENSTEIN,D.S.,LONG,S.S.: Bacteroides fragilis meningitis in a neonate successfully treated with metronidazole. J.Pediatr.93:793-795(1978)

(1871) GORBACH,S.L.,BARTLETT,J.G.: Anaerobic infections. N.Engl.J.Med.290:1177-1184,1237-1245,1289-1294(1974)

(1872) WERNER,H.: Anaerobier-Infektionen. Pathogenese,Klinik,Therapie. Georg Thieme Verlag,Stuttgart,New York(1981)

(1873) KRASEMANN,C.,WERNER,H.: Zur Bedeutung von Anaerobiern in der Peripartal- und Perinatalphase. In: Neugeborenen-Infektionen. C.Simon,V.von Loewenich (Hrsg.)Enke Verlag,Stuttgart(1978)S.53-60

(1874) PEARSON,H.E.,ANDERSON,G.V.: Perinatal deaths associated with Bacteroides infections. Obstet.Gynecol.30:486-491(1967)

(1875) MARGET,W.,RICHARZ,H.: Über Staphylokokkeninfektionen im Kindesalter und deren Behandlung. Dtsch.Med.Wschr.80:725-728(1955)

(1876) CARTWRIGHT,R.Y.: Neonatal septicaemia due to group A beta-haemolytic streptococcus. Brit.Med.J.1:146-147(1977)

(1877) RELIER,J.P.,AMIEL-TISON,C.,KRAUEL,J.,HELFFER,L.,LARROCHE,J.C.,MINKOWSKI, A.: Listeriose neonatale. A propos de 53 cas. J.Gyn.Obst.Biol.Repr. 6:367-381(1977)

(1878) LEVY,H.L.,SEPE,S.J.,SHIH,V.E.,VAWTER,G.F.,KLEIN,J.O.: Sepsis due to Escherichia coli in neonates with galactosemia. N.Engl.J.Med.297: 823-825(1977)

(1879) LILIEN,L.D.,YEH,T.F.,NOVAK,G.M.,JACOBS,N.M.: Early-onset Haemophilus sepsis in newborn infants: Clinical,roentgenographic, and pathologic features. Pediatrics 62:299-303(1978)

(1880) BORTOLUSSI,R.,THOMPSON,T.R.,FERRIERI,P.: Early-onset pneumococcal sepsis in newborn infants. Pediatrics 60:352-358(1977)

(1881) FEIGIN,R.D.,SHEARER,W.T.: Opportunistic infection in children. I.In the compromised host. J.Pediatr.87:507-514(1975)

(1882) DASCHNER,F.: Nosokomiale Infektionen - der sogenannte infektiöse Hospitalismus. Med.Klin.70:1065-1070(1975)

(1883) COOPER,R.G.,SUMNER,C.: Hospital infection data from a children's hospital. Med.J.Austr.2:1110-1113(1970)

(1884) Burkhardt,F.,Steuer,W.(Hrsg.): Infektionsprophylaxe im Krankenhaus. Georg Thieme Verlag,Stuttgart,New York(1980)

(1885) HEMMING,V.G.,OVERALL,J.C.Jr.,BRITT,M.R.: Nosocomial infections in a newborn intensive-care unit. Results of forty-one months of surveillance.N.Engl.J.Med.294:1310-1316(1976)

(1886) GOLDMANN,D.A.: Nosocomial infection - a hazard of newborn intensive care. N.Engl.J.Med.294:1342-1343(1976)

(1887) ROSS,B.S.,PETER,G.,DEMPSEY,J.M.,OH,W.: Klebsiella pneumoniae nosocomial epidemic in an intensive care nursery due to contaminated intravenous fluid. Am.J.Dis.Child.131:712(1977)

(1888) HABLE,K.A.: Klebsiella type 33 septicemia in an infant intensive care unit. J.Pediatr.80:920-923(1972)

(1889) HILL,H.R.,CARL,H.E.,MATSEN,J.M.: Nosocomial colonization with Klebsiella type 26 in a neonatal intensive care unit associated with an outbreak of sepsis, meningitis and necrotizing enterocolitis. J.Pediatr.85:415-419(1974)

(1890) MYERS,M.G.: Longitudinal evaluation of neonatal nosocomial infections: Association of infection with a blood pressure cuff. Pediatrics 61: 42-45(1978)

(1891) GARDNER,P.,CARLES,D.G.: Infections acquired in a pediatric hospital. J.Pediatr.81:1205-1211(1972)

(1892) ROY,T.E.,McDONALD,S.,PATRICK,M.L.,KEDDY,J.A.: A survey of hospital infection in a pediatric hospital. Can.Med.Assoc.J.87:531,592,656(1962)

(1893) DASCHNER,F.: Krankenhauserworbene Infektionen in der Pädiatrie. Mschr. Kinderheilk.126:549-555(1978)

(1894) DASCHNER,F.,BELOHRADSKY,B.,GUTJAHR,A.,ENGERT,J.,MARGET,W.: Sepsis in der Kinderchirurgie. I.Disposition, Ursachen und klinische Besonderheiten. Münchn.Med.Wschr.116:1225-1232(1974)

(1895) Richtlinie für die Erkennung, Verhütung und Bekämpfung von Krankenhausinfektionen. Bundesgesundheitsblatt 19:1(1976)

(1896) KNITTLE,M.A.,EITZMAN,D.V.,BAER,H.: Role of hand contamination of personnel in the epidemiology of gram-negative nosocomial infections. J.Pediatr.86:433-437(1975)

(1897) ZACHMAN,R.D.,GRAVEN,S.N.: A neonatal intensive care unit. A four-year summary. Am.J.Dis.Child.128:165-170(1974)

(1898) SAGARO,E.,BLANCO,E.,FRAGOSO,T.,CASTANEDA,C.: Bacterial colonization of infants raised in incubators and unter radiant heaters. Arch.Dis. Child.47:507-509(1971)

(1899) HARGISS,C.,LARSON,E.: The epidemiology of Staphylococcus aureus in a newborn nursery from 1970 through 1976. Pediatrics 61:348-353(1978)

(1900) GOOCH,J.J.,BRITT,E.M.: Staphylococcus aureus colonizsation and infection in newborn nursery patients. Am.J.Dis.Child.132:893-896(1978)

(1901) HANSON,L.A.: Esch.coli infections in childhood. Significance of bacterial virulence and immune defence. Arch.Dis.Child.51:737-743(1976)

(1902) BORDERON,J.-C.,TABARLY,J.-L.,LAUGIER,J.: La colonisation par enterobactéries pendant la première semaine de la vie. Arch.Franç.Péd.35: 406-415(1978)

(1903) SPRUNT,K.,LEIDY,G.,REDMAN,W.: Abnormal colonizsation of neonates in an intensive care unit: Means of identifying neonates at risk of infection. Pediat.Res.12:998-1002(1978)

(1904) GRAHAM,J.M.,TAYLOR,J.,DAVIES,P.A.: Some aspects of bacterial colonisation in ill, low-birth-weight, and normal newborns. In: Intensive care in the newborn. L.Stern,B.Friis-Hansen,P.Kildeberg(eds.),Masson Publ., New York,Paris,Barcelona,Milan(1976)pp.59-72

(1905) GRANOFF,D.M.,CONGENI,B.,BAKER,R.Jr.OGRA,P.,NANKERVIS,G.A.: Countercurrent immunoelectrophoresis in the diagnosis of Haemophilus influenzae type B infection:Relationship of detection of capsular antigen to age, antibody response, and therapy. Am.J.Dis.Child.131:1357-1362(1977)

(1906) ROOS,R.,BELOHRADSKY,B.H.: Diagnostische Bedeutung der Gegenstromelektrophorese (GSE) bei der bakteriellen Meningitis im Kindesalter. Mschr. Kinderheilk.(1981,im Druck)

(1907) MEHTA,P.,VASA,R.,NEUMANN,L.,KARPATKIN,M.: Thrombocytopenia in the high-risk infant. J.Pediatr.97:791-794(1980)

(1908) POLIN,R.A.,KENNETT,R.: Use of monoclonal antibodies in an enzyme-linked inhibition assay for rapid detection of streptococcal antigen. J.Pediatr.97:540-544(1980)

(1909) LEVIN,J.: Endotoxin and endotoxemia. N.Engl.J.Med.288:1297-1298(1973)

(1910) NACHUM,R.,LIPSEY,A.,SIEGEL,S.E.: Rapid detection of gram-negative bacterial meningitis by the limulus lysate test. N.Engl.J.Med.289:931-934(1973)

(1911) BERMAN,N.S.,SIEGEL,S.E.,NACHUM,R.,LIPSEY,A.,LEEDOM,J.: Cerebrospinal fluid endotoxin concentrations in gram-negative meningitis. J.Pediatr.88: 553-556(1976)

(1912) DYSON,D.,CASSADY,G.: Use of limulus lysate for detecting gram-negative neonatal meningitis. Pediatrics 58:105-109(1976)
(1913) KLEINE,T.P.,BAERLOCHER,K.,NIEDERER,V.,KELLER,H.,REUTTER,F.,TRITSCHLER,W., BABLOK,W.: Diagnostische Bedeutung der Lactatbestimmung im Liquor bei Meningitis. Dtsch.Med.Wschr.104:553-557(1979)
(1914) CONTRONI,G.,RODRIGUEZ,W.J.,HICKS,J.M.,FICKE,M.,ROSS,S.,FRIEDMAN,G.,KHAN, W.: Cerebrospinal fluid lactic acid levels in meningitis. J.Pediatr. 91:379-384(1977)
(1915) McCRACKEN,G.H.Jr.,NELSON,J.D.: Cultures. In: Antimicrobial therapy for newborns: Practical application of pharmacology to clinical use. G.H.McCRACKEN,Jr.,J.D.NELSON(eds.)Grune & Stratton,New York,San Francisco,London(1977)pp.69-80
(1916) DURBIN,W.A.,SZYMCZAK,E.G.,GOLDMANN,D.A.: Quantitative blood cultures in childhood bacteremia. J.Pediatr.92:778-780(1978)
(1917) FEHLMANN,U.,LOHER,E.,FANCONI,A.: Quantitative Untersuchungen der stabkernigen und segmentkernigen neutrophilen Granulozyten beim Neugeborenen. Helv.Paediat.Acta 31:21-32(1976)
(1918) KUCHLER,H.,FRICKER,H.,GUGLER,E.: La formule sanguine dans le diagnostic précoce de la septicémie du nouveau-né . Helv.Paediat.Acta 31:33-46(1976)
(1919) POUZOL,P.,BOST,M.,RAMBAUD,P.: Lettre â l'editeur. Helv.Paediat.Acta. 31: 527-528(1976)
(1920) MANROE,B.L.,WEINBERG,A.G.,ROSENFELD,C.R.,BROWNE,R.: The neonatal blood count in health and disease. I.Reference values for neutrophilic cells. J.Pediatr.95:89-98(1979)
(1921) ADAMS,R.C.,DIXON,J.H.,EICHNER,E.R.: Clinical usefulness of polymorphonuclear leukocyte vacuolization in predicting septicemia in febrile children. Pediatrics 62:67-70(1978)
(1922) ZIPURSKY,A.,PALKO,J.,MILLNER,R.,AKENZUA,G.I.: The hematology of bacterial infections in premature infants. Pediatrics 57:839-853(1976)
(1923) DIETZMAN,D.E.,FISCHER,G.W.,SCHOENKNECHT,F.D.: Neonatal Escherichia coli septicemia - bacterial counts in blood. J.Pediatr.85:128-130(1974)
(1924) TCHERNIA,G.,SUBTIL,E.,DEHAN,M.,MAUREY,M.,DREYFUS,M.,GABILAN,J.C.: Thrombopénies et infections bacteriénnes néo-natales. Rev.Franç.Hematol. 33:484-495(1976)
(1925) CORRIGAN,J.J.: Thrombocytopenia: A laboratory sign of septicemia in infants and children. J.Pediatr.85:219-221(1974)
(1926) RELIER,J.P.,DE GAMARRA,E.,DE BETHMANN,O.,SAVAGLIO,N.,MINKOWSKI,A.:Interêt de la mésure du taux de fibrinogène dans les infections néonatales par contamination maternelle. Arch.Franç.Péd.33:109-120(1976)
(1927) RELIER,J.P.,TOUBAS,P.L.,MINKOWSKI,A.: Elevated fibrinogen in the diagnosis of bacterial materno-fetal infection. In: Intensive care in the newborn. L.Stern,B.Friis-Hansen,P.Kildeberg(eds.)Masson,New York, Paris,Barcelona,Milan(1976)pp.51-57
(1928) DELIRE,M.,LECLERCQ,M.L.,CAMBIASO,C.L.,MASSON ,P.L.,MALHERBE,A.: Approche de l'infection néonatale par recherche de complexes immuns circulants. Journées Nationales de Néonatologie,Paris,Mai 1975(abstract) pp.39-44
(1929) HELMKE,K.,SODOMANN,C.P.,TEUBER,J.,FEDERLIN,K.: Nachweis zirkulierender Immunkomplexe mit der Laser-Nephelometrie. Immun.Infekt.6:173-179 (1978)
(1930) BRODY,J.I.,OSKI,F.A.,WALLACH,E.E.: Neonatal lymphocyte reactivity as an indicator of intrauterine bacterial contact. Lancet I:1396-1398 (1968)

(1931) KÖLMEL,H.W.: Meningitis und Liquorzytologie. Nervenarzt 50:5-9(1979)
(1932) KÖLMEL,H.W.,EGRI,T.: The nitroblue-tetrazolium test in granulocytes of the cerebrospinal fluid - Methodological problems. Infection 7:10-13(1979)
(1933) BANNATYNE,R.M.,HARNETT,N.: Radiometric detection of bacteremia in neonates. Appl.Microbiol.27:1067-1069(1974)
(1934) DONATO,H.,GEBARA,E.,DE COSEN,R.H.,GIOSEFFI,O.: Leukocyte alkaline phosphatase activity in the diagnosis of neonatal bacterial infections. J.Pediatr.94:242-244(1979)
(1935) BROMBERGER,P.I.,CHANDLER,B.,GEZON,H.,HADDOW,J.E.: Rapid detection of neonatal group B streptococcal infections by latex agglutination. J.Pediatr.96:104-106(1980)
(1936) URBANEK,R.,WITT,I.,KARITZKY,D.: Hypophosphatämie als Frühzeichen der Sepsis im Kindesalter. Mschr.Kinderheilk.123:593-597(1975)
(1937) ADLER,S.M.,DENTON,R.L.: The erythrocyte sedimentation rate in the newborn period. J.Pediatr.86:942-948(1975)
(1938) MILLIGAN,T.W.,BAKER,C.J.,STRAUS,D.C.,MATTINGLY,S.J.: Association of elevated levels of extracellular neuraminidase with clinical isolates of type III group B streptococci. Infect.Immun.21:738-746(1978)
(1939) MATTHEWS,T.G.,O'HERLIHY,C.: Significance of raised immunoglobulin M levels in cord blood of small-for-gestational-age infants. Arch.Dis. Child.53:895-898(1978)
(1940) THORLEY,J.D.,HOLMES,R.K.,KAPLAN,J.M.,McCRACKEN,G.H.Jr.,SANFORD,J.P.: Passive transfer of antibodies of maternal origin from blood to cerebrospinal fluid in infants. Lancet I:651-653(1975)
(1941) OEHME,J.,PFIRRMANN,J.,GUTZEIT,D.: IgM-Latex-Test als Suchmethode für prä- und perinatale Infektionen. Klin.Pädiat.184:486-490(1972)
(1942) GOTOFF,S.P.,GADZALA,C.,YING,R.L.,WENDELL,P.W.: Relationship of neonatal IgM values to congenital abnormalities and mental retardation. J.Pediatr.78:1020-1025(1971)
(1943) KARITZKY,D.,SCHUCHMANN,L.,SCHREIBER,R.: IgM-Spiegel in Seren von Neugeborenen mit Staphylokokken- und Coliinfektionen. Pädiat.Pädol.7:274-278(1972)
(1944) KORONES,S.B.,ROANE,J.A.,GILKESON,M.R.,LAFFERTY,W.,SEVER,J.L.: Neonatal IgM response to acute infection. J.Pediatr.75:1261-1270(1969)
(1945) OVERBACH,A.M.,DANIEL,S.J.,CASSADY,G.: The value of umbilical cord histology in the management of potential perinatal infection. J.Pediatr. 76:22-31(1970)
(1946) TÖLLNER,U.,POHLANDT,F.: Septicemia in the newborn due to gram-negative bacilli. Risk factors,clinical symptoms, and hematologic changes. Europ.J.Pediat.123:243-254(1976)
(1947) PHILIP,A.G.S.,HEWITT,J.R.: Early diagnosis of neonatal sepsis. Pediatrics 65:1036-1041(1980)
(1948) VISSER,V.E.,HALL,R.T.: Lumbar puncture in the evaluation of suspected neonatal sepsis. J.Pediatr.96:1063-1067(1980)
(1949) PICHICHERO,M.E.,TODD,J.K.: Detection of neonatal bacteremia. J.Pediatr. 94:958-960(1979)
(1950) VISSER,V.E.,HALL,R.T.: Urine culture in the evaluation of suspected neonatal sepsis. J.Pediatr.94:635-638(1979)
(1951) SQUIRE,E.,FAVARA,B.,TODD,J.: Diagnosis of neonatal bacterial infection: Hematologic and pathologic findings in fatal and nonfatal cases. Pediatrics 64:60-64(1979)

(1952) SCANLON,J.: The early detection of neonatal sepsis by examination of liquid obtained from the external ear canal. J.Pediatr.79:247-249 (1971)
(1953) SCANLON,J.: Early recognition of neonatal sepsis. The value of bacterio. logic studies of gastric aspirate and external ear canal material. Clin.Pediat.5:258-260(1972)
(1954) BOYLE,R.J.,CHANDLER,B.D.,STONESTREET,B.S.,OH,W.: Early identification of sepsis in infants with respiratory distress. Pediatrics 62:744-750 (1978)
(1955) ROWE,M.I.,BUCKNER,D.M.,NEWMARK,S.: The early diagnosis of gram negative septicemia in the pediatric surgical patient. Ann.Surg.182:280-286 (1977)
(1956) ALEBOUYEH,M.,REMIEN,A.,MARGET,W.: Incidence of disseminated intravascular coagulation in the course of septicemia in newborn infants. Z.Kinderheilk.109:326-332(1971)
(1957) CORRIGAN,J.J.Jr.,SELL,E.J.,PAGEL,C.: Hageman factor and disseminated intravascular coagulation (DIC) in newborns and rabbits. Pediat.Res. 11:916-920(1977)
(1958) CORRIGAN,J.J.Jr.: Heparin therapy in bacterial septicemia. J.Pediatr.91: 695-700(1977)
(1959) MARGET,W.: Neue Antibiotika praxisreif? Münch.Med.Wschr.121:1131-1132 (1979)
(1960) MARGET,W.: Präventive und therapeutische Anwendungsmöglichkeiten neuerer Antibiotika. Münch.Med.Wschr.121:1133-1136(1979)
(1961) CROSSON,F.J.Jr.,MOXON,E.R.: Factors influencing kanamycin resistance in gram-negative enteric neonatal sepsis. Pediatrics 61:488-489(1978)
(1962) McCABE,W.R.,KAIJSER,B.,OLLING,S.,UWAYDAH,M.,HANSON,L.A.: Escherichia coli in bacteremia: K and O antigens and serum sensitivity of strains from adults and neonates. J.Inf.Dis.138:33-41(1978)
(1963) EICHENWALD,H.F.,McCRACKEN,G.H.Jr.: Antimicrobial therapy in infants and children. Part I. Review of antimicrobial agents. J.Pediatr.93:337-356(1978)
(1964) McCRACKEN,G.H.Jr.,EICHENWALD,H.F.: Antimicrobial therapy in infants and children. Part II. Therapy of infectious conditions. J.Pediatr.93: 357-377(1978)
(1965) SITKA,U.,WEINGÄRTNER,L.,PATSCH,R.,RICHTER,I.: Pharmacokinetics of azlocillin in neonates. Chemotherapy 26:171-176(1980)
(1966) KIENITZ,M.,RICHTER,M.: Antibiotische Prophylaxe bakterieller Infektionen in der Neugeborenenperiode. Therapie-woche 29:8584-8589(1979)
(1967) HAMMERSCHLAG,M.R.,KLEIN,J.O.,HERSCHELS,M.,CHEN,F.C.J.,FERMIN,R.: Pattern of use of antibiotics in two newborn nurseries. N.Engl.J.Med.300: 1268-1272(1977)
(1968) McCRACKEN,G.H.Jr.,MIZE,S.G.,THRELKELD,N.: Intraventricular gentamicin therapy in gram-negative bacillary meningitis of infancy. Lancet I: 787-791(1980)
(1969) McCRACKEN,G.H.Jr.: Changing pattern of the antimicrobial susceptibilities of Escherichia coli in neonatal infections. J.Pediatr.78:942-947 (1971)
(1970) ROTTER,M.,PICHLER,H.,WEWALKA,G.,LACKNER,F.,CORAIM,F.: Antibakterielle Chemoprophylaxe in der Intensivmedizin. Dtsch.Ärzteblatt 99:1011-1018(1979)

(1971) MALERCZYK,V.,SIMON,C.: Antibiotika-Pharmakokinetik beim Neugeborenen. In: Neugeborenen-Infektionen. C.Simon,V.von Loewenich (Hrsg.)Ferdinand Enke, Stuttgart(1978)S.46-53

(1972) McCRACKEN,G.H.Jr.: Commentary: Assessment of amikacin for pediatric use. J.Pediatr.91:358-360(1977)

(1973) VOGELSTEIN,B.,KOWARSKI,A.A.,LIETMAN,P.S.: The pharmacokinetics of amikacin in children. J.Pediatr.91:333-339(1977)

(1974) CHANG,M.J.,ESCOBEDO,M.,ANDERSON,D.C.,HILLMAN,L.,FEIGIN,R.D.: Kanamycin and gentamicin treatment of neonatal sepsis and meningitis. Pediatrics 56:695-699(1975)

(1975) HENRIKSSON,P.,SVENNINGSEN,N,KAHLMETER,G.,HAEGER,K.: Sisomicin treatment of serious neonatal infections. A clinical and pharmakocinetic study. Acta Paediatr.Scand.66:317-322(1977)

(1976) COOKSON,B.,TRIPP,J.,LEUNG,T.,WILLIAMS,J.D.: Evaluation of Amikacin dosage regimes in the low and very low birthweight newborn. Infection 8: 239-242(1980)Suppl.3

(1977) WÜRSTEN,D.: Zur therapeutischen Anwendung antimykotischer Substanzen. Schweiz.med.Wschr.106:455-459(1976)

(1978) HOLT,R.J.: Progress in antimycotic chemotherapy 1945-1980. Infection 8: 284-287(1980)Suppl.3

(1979) MARGET,W.,GABLER-SANDBERGER,E.,BELOHRADSKY,B.H.,ROOS,R.,HÖPNER,F.: Antibiotic combination therapy in neonatal septicemia. Infection 9:20-25(1981)

(1980) ROOS,R.,HATTINGBERG,von H.M.,BELOHRADSKY,B.H.,MARGET,W.: Pharmakocinetics of cefoxitin in premature and newborn infants studied by continuous serum level monitoring during combination therapy with penicillin and amikacin. Infection 8:301-306(1980)

(1981) HATTINGBERG,von H.M.,MARGET,W.,BELOHRADSKY,B.H.,ROOS,R.: Pharmacokinetics of cefotaxime in neonates and children: Clinical aspects. J.Antimicrob.Chemother.6:113-118(1980)Suppl.A

(1982) ROOS,R.,MARGET,W.,TRUJILLO,H.,KAFETZIS,D.A.,PAPADATOS,C.J.,HATTINGBERG, von H.M.,BELOHRADSKY,B.H.,BRUCH,K.: Multizentrische Studie über Cefotaxim bei Meningitis und Sepsis im Kindesalter. Klinische Ergebnisse, Serum-Pharmakokinetik und Liquorspiegel. Infektion 8:501-505 (1980)Suppl.4

(1983) MARGET,W.,ROOS,R.,BELOHRADSKY,B.H.: Guidelines for adequate chemotherapeutic dosage in newborns and infants with septicemia and meningitis. Infektion 8:82-86(1980)Suppl.1

(1984) WILKINSON,P.J.: Der Wirkungsmechanismus und der Selektionsdruck von R-Faktoren. Mschr.Kinderheilk.125:268-270(1977)

(1985) WAGNER,W.-H.: Die gegenwärtige Resistenzsituation. Immun.Infekt.6:180-193(1978)

(1986) WIEDEMANN,B.: Die infektiöse Resistenz. Dtsch.Ärztebl.40:2273-2279(1978)

(1987) STONE,A.M.,STEIN,T.,LaFORTUNE,J.,WISE,L.: Effect of steroids on the renovascular changes of sepsis. J.Surg.Res.26:565-569(1979)

(1988) SCHRÖDER,H.,PAUST,H.: B-Streptokokken als häufigste Erreger der Neugeborenensepsis. Einleitung,Häufigkeit,Klinik,Therapie. Mschr.Kinderheilk.127:720-723(1979)

(1989) STEIGMAN,A.J.,BOTTONE,E.J., HANNA,B.A.: Intramuscular penicillin administration at birth: Prevention of early-onset group B streptococcal disease. Pediatrics 62:842-844(1978)

(1990) MENKE,J.A.,GIACOIA,G.P.,JOCKIN,H.: Group B beta hemolytic streptococcal sepsis and the idiopathic respiratory distress syndrome: A comparison. J.Pediatr.94:467-471(1979)
(1991) FINCH,R.G.,FRENCH,G.L.,PHILLIPS,I.: Group B streptococci in the female genital tract. Brit.Med.J.2:1245-1247(1976)
(1992) MATHEWS,J.H.,KLESIUS,P.H.,ZIMMERMAN,R.A.: Opsonin system of the group B streptococci. Infect.Immun.10:1315-1320(1974)
(1993) PASS,M.A.,GRAY,B.M.,KHARE,S.,DILLON,H.C.Jr.: Prospective studies of group B streptococcal infections in infants. J.Pediatr. 95:437-443(1979)
(1994) LLOYD,D.J.,BELGAUMKAR,T.K.,SCOTT,K.E.,WORT,A.J.,ATERMAN,K.,KRAUSE,V.W.: Prevention of group-B beta-haemolytic streptococcal septicaemia in low-birth-weight neonates by penicillin administered within two hours of birth. Lancet I:713-715(1979)
(1995) SLACK,M.P.E.,MAYON-WHITE,R.T.: Group B streptococci in pharyngeal aspirates at birth and the early detection of neonatal sepsis. Arch.Dis. Child.53:540-544(1978)
(1996) WILLARD,D.,LOCOH,G.,ROUSSET,A.,MINCK,R.MESSER,J.,DELLENBACH,P.,KORN,R.: Streptococcies de groupe B en perinatologie. 44 observations. Nouv.Presse Med.8:2463-2467(1979)
(1997) BAKER,C.J.: Summary of the workshop on perinatal infections due to group B streptococcus. J.Inf.Dis.136:137-152(1977)
(1998) HAMMERSEN,G.,BARTHOLOME,K.,OPPERMANN,H.C.,WILLE,L.,LUTZ,P.: Group B streptococci: A new threat to the newborn. Europ.J.Pediat.126:189-197(1977)
(1999) FEIGIN,R.D.: The perinatal group B streptococcal problem: More questions than answers. N.Engl.J.Med.294:106-107(1976)
(2000) BARTON,L.L.,FEIGIN,R.D.,LINS,R.: Group B beta hemolytic streptococcal meningitis in infants. J.Pediatr. 82:719-723(1973)
(2001) KENNY,J.F.,ZEDD,A.J.: Recurrent group B streptococcal disease in an infant associated with the ingestion of infected mother's milk. J.Pediatr.91:158-171(1977)
(2002) BAKER,C.J.,BARRETT,F.F.,GORDON,R.C.,YOW,M.D.: Suppurative meningitis due to streptococci of Lancefield group B: A study of 33 infants. J.Pediatr.82:724-729(1973)
(2003) BEVANGER,L.: Carrier rate of group B streptococci with relevance to neonatal infections. Infection 2:123-126(1974)
(2004) BADRI,M.S.,ZAWANEH,S.,CRUZ,A.C.,AMNTILLA,F.,BAER,H.,SPELLACY,W.N.,AYOUB, E.M.: Rectal colonization with group B streptococcus: Relation to vaginal colonization of pregnant women. J.Inf.Dis.135:308-312(1977)
(2005) FERGUSON,L.,GOTOFF,S.P.: Subdural empyema in an infant due to group B β-hemolytic streptococcus. Am.J.Dis.Child.131:97(1977)
(2006) GORDON,J.S.,SBARRA,A.J.: Incidence,technique of isolation,and treatment of group B streptococci in obstetric patients. Am.J.Obstet.Gynecol. 126:1023-1026(1976)
(2007) BAKER,C.J.,BARRETT,F.F.: Transmission of group B streptococci among parturient women and their neonates. J.Pediatr.83:919-925(1973)
(2008) HALL,R.T.,BARNES,W.,KRISHNAN,L.,HARRIS,D.J.,RHODES,P.G.,FAYEZ,J., MILLER,G.L.: Antibiotic treatment of parturient women colonized with group B streptococci. Am.J.Obstet.Gynecol.124:630-634(1976)
(2009) JELINKOVA,J.: Group B streptococci in the human population. Curr.Top. Microbiol.Immunol.76:127-165(1977)

(2010) BAKER,C.J.,CLARK,D.J.,BARRETT,F.F.: Selective broth medium for isolation of group B streptococci. Appl.Microbiol.26:884-885(1973)
(2011) ISLAM,A.K.M.S.: Rapid recognition of group-B streptococci. Lancet I:256-257(1977)
(2012) LEITNER,M.,CLARKE,T.A.: Hyperbilirubinemia in association with late onset group B β-hemolytic streptococcal infection. Pediatrics 63:686(1979)
(2013) LEWINS,M.J.: The gastric-aspirate shake test and group B streptococcal disease. N.Engl.J.Med.300:1200(1978)
(2014) BAKER,C.J.,KASPER,D.L.: Identification of sialic acid in polysaccharide antigens of group B streptocossus. Infect.Immun.13:284-288(1976)
(2015) SCHAUF,V.,DEVEIKIS,A.,RIFF,L.,SEROTA,A.: Antibiotic-killing-kinetics of group B streptococci. J. Pediatr.89:194-198(1976)
(2016) BAKER,C.J.,KASPER,D.L.,TAGER,I.B.,PAREDES,A.,ALPERT,S.,McCormack,W.M., GOROFF,D.: Quantitative determination of antibody to caspular polysaccharide in infection with type III starins of group B streptococcus. J.Clin.Invest.59:810-818(1977)
(2017 LANCEFIELD,R.C.,McCARTY,M.,EVERLY,W.N.: Multiple mouse-protective antibodies directed against group B streptococci. J.Exp.Med.142:165-179(1975)
(2018) KEXEL,G.,SCHÖNBOHM,S.: Streptococcus agalactiae als Erreger von Säuglingsmeningitiden. Dtsch.med.Wschr.90:258-261(1965)
(2019) ANTHONY,B.F.: Immunity to the group B streptococci: Interaction of serum and macrophages with types Ia,Ib and Ic.J.Exp.Med.143:1186-1198(1976)
(2020) BAKER,C.J.,KASPER,D.L.: Microcapsule of type III strains of group B streptococcus: Production and morphology. Infect.Immun.13:189-194(1976)
(2021) RUSSELL,H.,NORCROSS,N.L.: The isolation and some physicochemical and biologic properties of the type III antigen of group B streptococci. J.Immunol.109:90-96(1972)
(2022) BAKER,C.J.,Kasper,D.L.,DAVIS,C.E.: Immunochemical characterizsation of the "native" type III polysaccharide of group B streptococcus. J.Exp.Med.143:258-270(1976)
(2023) WILKINSON,H.W.,JONES,W.L.L: Radioimmunoassay for measuring antibodies specific for group B streptococcal types Ia,Ib,Ic,II, and III. J.Clin.Microbiol.3:480-485(1976)
(2024) WILKINSON,H.W.: Immunochemistry of purified polysaccharide type antigens of group B streptococcal types Ia,Ib,andIc. Infect.Immun.11:845-852 (1975)
(2025) ROMERO,R.,WILKINSON,H.W.: Identification of group B streptococci by immunofluorescence staining. Appl.Microbiol.28:199-204(1974)
(2026) STEWARDSON-KRIEGER,P.B.,GOTOFF,S.P.: Risk factors in early-onset neonatal group B streptococcal infections, Infection 6:50-53(1978)
(2027) FENTON,L.J.,STRUNK,R.C.: Complement activation and group B streptococcal infection in the newborn: Similarities to endotoxin shock. Pediatrics 66:901-907(1977)
(2028) KLESIUS,P.H.,ZIMMERMANN,R.A.,MATHEWS,J.H.,KRUSHAK,D.H.: Cellular and humoral immune response to group B streptococci. J.Pediatr.83: 926-932(1973)
(2029) PINNAS,J.L.,STRUNK,R.C.,FENTON,L.J.: Immunofluorescence in group B streptococcal infection and idiopathic respiratory distress syndrome. Pediatrics 63:557-561(1979)

(2030) SHIGEOKA,A.O.,HALL,R.T.,HILL,H.R.: Strain specificity of opsonins for group B streptococci types II and III. Infect.Immun.23:438-445(1979)

(2031) STEARDSON-KRIEGER,P.,ALBRANDT,K.,KRETSCHMER,R.R.,GOTOFF,S.P.: Group B streptococcal long-chain reaction. Infect.Immun.18:666-672(1977)

(2032) ROOS,R.: Infektionen durch B-Streptokokken in der Neonatalzeit. Mschr. Kinderheilk.126:540-548(1978)

(2033) REID,T.M.S.,LLOYD,D.J.: Neonatal group B streptococcal infection. In: Ciba Foundation Symposium 77(new series)Excerpta Mediaca,Amsterdam, Oxford,New York(1980)pp.85-95

(2034) COID,C.R.: Escherichia coli and group B streptococcal infections in experimental animals. In: Ciba Foundation Symposium 77(new series) Excerpta Medica,Amsterdam,Oxford,New York(1980)pp.103-113

(2035) ROOS.R.,Hannemann,D.,BELOHRADSKY,B.H.: Die klinische Unterscheidung zwischen idiopathischem Atemnotsyndrom, Neugeborenensepsis durch Streptokokken der Gruppe B und Sepsis durch andere Erreger. Infection 8: 321-326(1980)Suppl.4

(2036) ROOS,R.,HANNEMANN,D.,BELOHRADSKY,B.H.,ADAM,D.,MARGET,W.: Unterscheidung einer neonatalen B-Streptokokkensepsis von einem idiopathischen Atemnotsyndrom. In: Perinatale Medizin. E.SCHMIDT, J.W.Dudenhausen, E.Saling (Hrsg.), Thieme Stuttgart(1981)Band VIII,S. 116-118

(2037) RIEGEL,K.: Infektionsverhütung und Infektionsbekämpfung beim Neugeborenen. Mschr.Kinderheilk.(1981,im Druck)

(2038) DASCHNER,F.: Patientenorientierte Krankenhaushygiene. Infection 8:243-247 (1980)Suppl.3

(2039) SIRCH,W.: Hospitalinfektionen: Verhütung,Kontrolle und Bekämpfung. Urban & Schwarzenberg,München(1980)

(2040) BARRETT,F.F.,MASON,E.O.Jr.,FLEMING,D.: The effect of three cord-care regimes on bacterial colonization of normal newborn infants. J.Pediatr.94:796-800(1979)

(2041) DASCHNER,F.(ed.): Proven and unproven methods in hospital infection control. Gustav Fischer Verlag,Stuttgart,New York(1978)

(20242) FELLER,I.,RICHARDS,K.E.,PIERSON,C.L.: Prevention of postoperative infections. Surg.Clin.N.Amer.52:1361-1366(1972)

(2043) ADAM,D.: Hygienische Maßnahmen in der Neu- und Frühgeborenenabteilung. Dtsch.Krankenpflegez.5:275-279(1977)

(2044) BURKE,J.F.: Preventive antibiotic management in surgery. Ann.Rev.Med. 24:289-294(1973)

(2045) SEELIGER,H.P.R.,DIETRICH,M.,RAFF,W.K.(Hrsg.): Bekämpfung des infektiösen Hospitalismus durch antimikrobielle Dekontamination. G.Braun, Karlsruhe(1977)

(2046) WILSON,R.,MASTROMARINO,A.: Gnotobiotic human infants. Am.J.Clin.Nutr. 30: 1896-1903(1977)

(2047) BORDERON,J.C.: Enterobacteries multiresistantes dans les premiers jours de la vie du nouveau-né en milieu hospitalier. Sci.Tech.Anim.Lab.1: 171-172(1976)

(2048) PENLAND,W.Z.Jr.,PERRY,S.: Portable laminar-air-flow isolator.Lancet I: 174-176(1970)

(2049) SHAW,D.,DOIG,C.M.,DOUGLAS,D.: Is airborne infection in operating-theatres an important cause of wound infection in general surgery? Lancet I:17-20(1973)

(2050) LEJEUNE,C.,GALLET,J.P.,BEAUFILS;F.,DUCLUZEAU,R.,DE PAILLERETS,F.:Technique et perspectives de l'isolement en bulle des nouveau-nés. In: Journées de réanimation de l'hôpital Claude Bernard. P.Mollaret (ed.),Librairie Arnette,Paris(1975)pp-105-116
(2051) PRINCE,A.S.,KLIEGMAN,R.,PHANEUF,D.,NEU,H.C.: The effect of exchange transfusion on the blood levels of ampicillin and gentamicin in neonates. Infection 9:(1981,in press)
(2052) VAIN,N.E.,MAZLUMIAN,J.R.,SWARNER,O.W.: The role of exchange transfusion in treatment of neonatal bacteremia. Pediat.Res.13:470(1979)
(2053) KAROTKIN,R.H.,GOLDSMITH,J.P.: The role of exchange transfusion in neonatal sepsis. Pediat.Res.13:436(1979)
(2054) VAIN,N.E.,MAZLUMIAN,J.R.,SWARNER,O.W.,CHA,C.C.: Role of exchange transfusion in the treatment of severe septicemia. Pediatrics 66:693-697 (1980)
(2055) PABST,H.F.,KRETH,H.W.: Ontogeny of the immune response as a basis of childhood disease. J.Pediatr.97:519-534(1980)
(2056) ROBBINS,J.B. Vaccines for the prevention of encapsulated bacterial diseases: Current status,problems, and prospects for the future. Immunochemistry 15:839-851(1978)
(2057) FULGINITI,V.A.: Active and passive immunization in the prevention of infectious diseases. In: Immunologic disorders in infants and children. E.R.Stiehm,V.A.Fulginiti(eds.),W.B.Saunders,Philadelphia,London, Toronto(1980)2nd edition,pp.660-686
(2058) WESTPHAL,O.: Bacterial endotoxins. Int. Arch.All.Appl.Immunol.49:1-43 (1975)
(2059) HINSHAW,L.B.,PEYTON,M.D.,ARCHER,L.T.,BLACK,M.R.,COALSON,J.J.,GREENFIELD, L.J.: Prevention of death in endotoxin shock by glucose administration. Surgery,Gynecol.Obstet.139:851-859(1974)
(2060) RIETSCHEL,E.T.,GALANOS,C.,TANAKA,A.,RUSCHMANN,E.,LÜDERITZ,O.,WESTPHAL,O.: Biological activities of chemically modified endotoxins. Eur.J.Biochem.22:218-224(1971)
(2061) WINSLOW,R.J.,LOEB,B.S.,RAHIMTOOLA,B.H.,KAMATH,A.,GUNNAR,M.M.: Hemodynamic studies and results of therapy in 50 patients with bacteremic shock. Am.J.Med.54:421-432(1973)
(2062) GANS,H.,WENDELL,G.: Evaluation of the possible role of serum factors in the clearance of endotoxin from blood. J.surg.Res.21:415-424(1976)
(2063) McCabe,W.R.,KREGER,B.E.,JOHNS,M.: Type-specific and cross-reactive antibodies in gram-negative bacteremia. N.Engl.J.Med.287:261-267(1972)
(2064) HODES,H.L.: Care of the critically ill child: Endotoxin shock. Pediatrics 44:248-260(1969)
(2065) WEIL,M.H.,SHUBIN,H.,BIDDLE,M.: Shock caused by gram-negative microorganisms, Analysis of 169 cases. Ann.Int.Med.60:384-400(1964)
(2066) FORSGREN,A.,QUIE,P.G.: Influence of the alternate complement pathway on opsonization of several bacterial species. Infect.Immun.10:402-404 (1974)
(2067) HAMMARSTRÖM,S.,CARLSSON,H.E.,PERLMANN,P.,SVENSSON,S.: Immunochemistry of the common antigen of enterobacteriaceae(Kunin). Relation to lipopolysaccharide core structure. J.Exp.Med.134:565-576(1971)
(2068) MÄKELÄ,P.H.,MAYER,H.: Enterobacterial common antigen. Bact.Rev.40:591-632(1976)
(2069) FEARON,D.T.,RUDDY,S.,SCHUR,P.H.,Mc Cabe,W.R.: Activation of the properdin pathway of complement in patients with gram-negative bacteremia. N.Engl.J.Med.292:937-940(1975)

(2070) McCabe,W.R.: Serum complement levels in bacteremia due to gram-negative organisms. N.Engl.J.Med.288:21-23(1973)
(2071) NOWOTNY,A.: Relationship of structure and biological activity of bacterial endotoxins. Naturwiss.58:397-409(1971)
(2072) ROWLEY,D.: Endotoxins and bacterial virulence. J.Inf.Dis.123:317-327(1971)
(2073) CRAVEN,D.E.,BRUINS,S.,McCABE,W.R.: Sepsis due to gram-negative bacilli: Epidemiology,pathogenesis,and immunologic aspects. In: Recent advances in intensive therapy. I.M.Ledingham(ed.),Churchill Livingstone,Edinburgh,London,New York(1977)pp-177-190
(2074) PETIT,M.A.F.: Classification statistique des septicémies du nouveau-né. Conséquences thérapeutiques,place de l'exsanguino-transfusion. Thèse pour le Doctorat en Médédine,Paris(1977)
(2075) HUBER-FICKLER,M.: Die Austauschtransfusion in der Mitbehandlung der Neugeborenen-Sepsis. Retrospektive multifaktorielle Analyse von 119 Neugeborenen-Sepsisfällen an der Universitäts-Kinderklinik München, 1968-1975. Inaugural-Dissertation,München(1979)
(2076) MAGERL,M.: Behandlung der Neugeborenensepsis durch Austauschtransfusionen unter beson-derer Berücksichtigung immunologischer Parameter. Ergänzende Untersuchungen zur immunologischen Situation Neugeborener. Inaugural-Dissertation, München(1980)
(2077) PRINZ-HÜLSMANN,L.: In-vitro-Untersuchungen zur Abwehrsituation bei der postoperativen Neugeborenen-Sepsis vor und nach Austauschtransfusion. Inaugural-Dissertation,München(1980)
(2078) Ciba Foundation Symposium 18(new series): Immunopotentiation. Elsevier, Excerpta Medica,North-Holland,Assoc.Scient.Publ.,Amsterdam,London, New York(1973)
(2079) TURK,J.L.,PARKER,D.(eds.): Drugs and immune responsiveness. MacMillan Press Ltd.,London,Basingstoke(1979)
(2080) ASCHER,M.S.,GOTTLIEB,A.A.,KIRKPATRICK,C.H.(eds.): Transfer factor. Basic Properties and clinical applications. Academic Press,New York (1976)
(2081) JIRSCH,D.W.(ed.): Immunological engineering. MTP Press,Falcon House(1978)
(2082) WHO Technical Report Series: Immunological adjuvants. Techn.Rep.Ser.595 (1976)
(2083) CHEDID,L.(ed.): Immunostimulation. Springer Semin.Immunpathol.2(1979), Number 1,Number 2
(2084) Manipulation of the immune system. 4th International Congress of Immunology,Paris(1980)J.L.Preud'Homme,V.A.L.Hawken(eds.)Abstracts Nr. 17.1-17.8
(2085) VAN BEKKUM,D.W.(ed.): The biological activity of thymic hormones. Halsted Press Div.,John Wiley & Sons,New York,London,Sydney,Toronto(1975)
(2086) AIUTI,F.,WIGZELL,H.(eds.): Thymus,thymic hormones and T lymphocytes. Academic Press, New York,London(1980)
(2087) BACH,J.F.: Thymic hormones, from myth to facts. Clin.Immunol.Immunopathol. 5:171-179(1976)
(2088) AVNI,A.,COHEN,M.,GOLDMAN,B.,SHOHAM,J.: The effect of thymus hormonal preparation on human cord blood lymphocytes. Clin.ecp.Immunol. (in press)
(2089) ASTALDI,A.,ASTALDI,G.C.,WIJERMANS,P.,DAGNA-BRICARELLI,F.,KATER,L.STOOP, J.W.,VOSSEN,J.M.: Experiences with thymosin in primary immunodeficiency disease- Cancer Treat.Rep.62:1779-1785(1978)
(2090) GOLDSTEIN,G.: Isolation of bovine thymin: A polypeptide hormone of the thymus. Nature 247:11-14(1974)

(2091) KOMURO,K.,BOYSE,E.A.: In-vitro demonstration of thymic hormone in the mouse by conversion of precursor cells into lymphocytes. Lancet I: 740-743(1973)

(2092) BACH,J.F.,DARDENNE,M.,GOLDSTEIN,A.L.,GUHA,A.,WHITE,A.: Appearance of T-cell markers in bone marrow rosette-forming cells after incubation with thymosin, a thymic hormone. Proc.Nat.Acad.Sci.USA 68: 2734-2738(1971)

(2093) TUBIANA,N.,DARDENNE,M.: Neonatal thymus grafts. I.Studies on the regulation of the level of circulating thymic factors (FTS). Immunology 36:207-213(1979)

(2094) SCHLESINGER,D.H.,GOLDSTEIN,G.: The amino acid sequence of thymopoetin II. Cell 5:361-365(1975)

(2095) KIRKPATRICK,C.H.: Therapeutic potential of transfer factor. N.Engl.J.Med. 303:390-391(1980)

(2096) KHAN,A.,KIRKPATRICK,C.A.,HILL,N.O.(eds.): Immune regulators in transfer factor. Academic Press, New York(1979)

(2097) ROSENTHAL,M.: Transferfaktor und seine therapeutische Anwendung. Schweiz. med.Wschr.104:1501-1506(1974)

(2098) THOMAS,I.T.,SOOTHILL,J.F.,HAWKINS,G.T.,MARSHALL,W.C.: Transfer-factor treatment in congenital cytomegalovirus infection. Lancet II:1056-1057(1977)

(2099) NIETHAMMER,D.. Behandlung mit immunologisch kompetenten Zellen und Zellextrakten. Mschr.Kinderheilk.127:381-388(1979)

(2100) BUCKLEY,R.H.: Transplantation: In.Immunologic disorders in infants and children. R.E.Stiehm,V.A. Fulginiti(eds.),W.B. Saunders,Philadelphia London,Toronto(1980)2nd edition, pp.776-804

(2102) SEILER,F.R.,SCHWICK,H.G.(eds.) Interleukin 2. Behring Inst.Mitt.67(1980)

(2103) NAJJAR,V.A.,CONSTANTOPOULOS,A.: A new phagocytosis-stimulating tetrapeptide hormone. Tuftsin, and its role in disease. J.Reticuloendothel. Soc.12:197-215(1972)

(2103) NAJJAR,V.A.: The clinical and physiological aspects of tuftsin deficiency syndromes exhibiting defective phagocytosis. Klin.Wschr.57:751-756(1979)

(2104) CONSTANTOPOULOS,A.,NAJJAR,V.A.,WISH,J.B.,NECHELES,T.H.,STOLBACH,L.L.: Defective phagocytosis due to tuftsin deficiency in splenectomized subjects. Am.J.Dis.Child. 125:663-665(1973)

(2105) NAJJAR,V.A.: Defective phagocytosis due to deficiencies involving the tetrapeptide tuftsin. J.Pediatr.87:1121-1124(1975)

(2106) CONSTANTOPOULOS,A.,NAJJAR,V.A.: Tuftsin, a natural and general phagocytosis stimulating peptide affecting macrophages and polymorphonuclear granulocytes. Cytobios 6:97-100(1972)

(2107) NISHIOKA,K.,CONSTANTIPOULOS,A.,SATOH,P.S:,NAJJAR,V.A.: The characteristics isolation and synthesis of the phagocytosis stimulating peptide tuftsin. Biochem.Biophys.Res.Comm.47:172-179(1972)

(2108) EINHORN,S.,BLOMGREN,H.,STRANDER,H.: Interferon and spontaneous cytotoxicity in man. II.Studies in patients receiving exogenous leukocyte interferon. Acta Med.Scand.204:477-483(1978)

(2109) TER MEULEN,V.: Gegenwärtiger Stand der antiviralen Therapie. Mschr.Kinderheilk.127:367-371(1979)

(2110) STEWART,W.E.II. The interferon system. Springer Verlag, Wien,New York (1979)

(2111) SCHWAB,J.H.: Modulation of the immune response by bacteria. Microbiology 4:366-373(1977)
(2112) CHEDID,L.,LANDY,M.,LEDERER,E.,WHITE,R.: International Symposium on bacterial immunostimulants (Chemical structure,mechanisms of action, applications). Cel.Immunol.17:315-318(1975)
(2113) CHEDID,L.,AUDIBERT,F.,BONA,C.: Activités adjavantes et mitogènes de lipopolysaccharides detoxifiés. C.R.Acad.Sc.Paris,Série D 280:1197-1200(1975)
(2114) STARK,F.R.,THORNSVARD,C.,FLANNERY,E.P.,ARTEBSTEIN,M.S.: Systemic lysostaphin in man. Apparent antimicrobial activity in a neutropenic patient. N.Engl.J.Med.290:239-240(1974)
(2115) FLORMAN,A.L.,HOLZMAN,R.S.: Nonspecific enhancers of resistance in man. J.Pediatr.87:1094-1102(1975)
(2116) TYAN,M.L.: Fetal lymphoid tissues: Increase in antigen-binding cells induced in vitro by natigen,LPS,and aggregated IgG. Proc.Soc.Exp. Biol.Med.152:354-357(1976)
(2117) DREWS,J.: A role for immune stimulation in the treatment of microbial infections? Infection 8:2-4(1980)
(2118) BLOCK,L.H.,GEORGOPOULOS,A.,MAYER,P.DREWS,J.: Nonspecific resistance to bacterial infections. Enhancement by ubiquinone-8. J.Exp.Med.148: 1228-1240(1978)
(2119) JORDAN,G.W.,MERIGAN,T.C.: Enhancement of host defense mechanisms by pharmacological agents. Ann.Rev.Pharmacol.15:157-175(1975)
(2120) BARETT,A.J.: Haematological effects of lithium and its use in treatment of neutropenia. Blut 40:1-6(1980)
(2121) ROSSOF,A.H.,ROBINSON,W.A.(eds.): Lithium effects on granulopoesis and immune function. Plenum Press,New York(1979)
(2122) VISCA,U.,MENSI,F.,SPINA,M.P.,BOMBARA,R.,GIRALDI,B.,MASSARI,A.,ROSSI,F., SANTI,G.: Prevention of antiblastic neutropenia with lithium carbonate. Lancet I:779-781(1979)
(2123) FISCHER,G.W.,O'BRIEN,HOKAMA,Y.,MAYBEE,D.,CHOU,S.C.: Effect of levamisole on metabolism of phagocytic cells. Cancer Treat.Rep.62:1637-1640 (1978)
(2124) VERHAEGEN,H.,VERBRUGGEN,F.,VERHAEGEN-DECLERCQ,M.L.,DE CREE,J.: Effêts du levamisole sur les reactions cutanées d'hypersensibilité retardée. Nouv.Présse Méd.9:2483-2485(1974)
(2125) ROJAS,A.F.,MICKIEWICZ,E.,FEIERSTEIN,J.N.,GLAIT,H.,OLIVARI,A.J.: Levamisole in advanced human breast cancer. Lancet I:211-215(1976)
(2126) ALLEN,D.E.,KAPLAN,B.,PINNELL,S.R.: Levamisole and skin disease. Int.J. Dermatol.17:287-300(1978)
(2127) GOLDEN,M.H.N.,JACKSON,A.A.,GOLDEN,B.E.: Effect of zinc on thymus of recently malnourished children. Lancet II:1057-1059(1977)
(2128) SEDLACEK,H.H.: Pathophysiological aspects of immune complex diseases. I. Interaction with plasma enzyme systems, cell membranes and the immune response. II.Phagocytosis,exocytosis,and pathogenic depositions. Klin.Wschr.58:543-550,593-605(1980)
(2129) JACHERTS,D.,DRESCHER,J.: Antibody response in Rhesus monkeys and guinea pigs to inoculation with RNA derived from antigenically stimulated cell-free-systems. J.Immunol.104:746-752(1970)
(2130) FISCHER,G.W.,LOWELL,G.H.,CRUMRINE,M.H.,BASS,J.W.: Type 14 pneumococcal antisera is opsonic in vitro and protective in vivo for group B streptococcus type III. Pediat.Res.11:491(1978)

(2131) Bacterial Vaccines. J.Inf.Dis.Suppl.136:S1-S253(1977)
(2132) HARRISON,H.R.,FULGINITI,V.A.: Bacterial immunizations. Am.J.Dis.Child. 134:184-193(1980)
(2133) MORTIMER,E.A.Jr.: Immunization against infectious disease. Science 200: 902-908(1978)
(2134) VOLLER,A.,FRIEDMAN,H.(eds.): New trends and developments in vaccines. MTP,Lancaster(1978)
(2135) PIERSON,C.L.: The use of immunotherapy for the prevention of opportunistic gram-negative infections. Surg.Clin.N.Am.52:1473-1481(1972)
(2136) BELOHRADSKY,B.H.: Therapie und Prophylaxe mit Immunglobulinen. In: Infektionskontrolle in Klinik und Praxis. Antibiotika-Krankenhaushygiene. F.Daschner(ed.),Verlag Gerhard Witzstrock,Baden-Baden,Köln,New York (1980) Zweite Auflage,S.181-185
(2137) DEICHER,H.,STROEHMANN,I.(Hrsg.): Immunglobulintherapie. Klinische und tierexperimentelle Ergebnisse. Springer Verlag,Berlin,Heidelberg, New York(1980)
(2138) AHNEFELD,F.W.,BERGMANN,H.,BURRI,C.,DICK,W.,HALMAGYI,M.,HOSSLI,G.,RÜGHEIMER,E.:(Hrsg.): Therapie mit Blutkomponenten. In: Klinische Anästhesiologie und Intensivtherapie,Springer Verlag,Berlin,Heidelberg,New York(1980)Band 21
(2139) Symposium über aktuelle Aspekte der Transfusions- und Intensivtherapie (Immunologie,Klinik,Intensivmedizin). Biotest Mitteilungen 37(1979)
(2140) SPIESS,H.(Hrsg.): Immunglobuline in Prophylaxe und Therapie. Deutsches Grünes Kreuz,Marburg(1977)
(2141) COLLINS,M.S.,ZUFFI,C.,FOX,E.N.: Group B streptococcal bactericidal properties of modified human immune globulin. Abstracts Annual Meeting. Amer.Soc.Microbiol.,Los Angeles(1979)
(2142) NIESEN,M.,SCHEIER,R.: Infektionsprophylaxe während der Schwangerschaft. Aktive und passive Immunisierung. Dtsch.Ärzteblatt 77:2605-2610(1980)
(2143) NEU,I.: Der therapeutische Wert von Immunglobulinen bei Infektionen des Zentralnervensystems. Med.Klin.75:554-557(1980)
(2144) ECKERT,P.,SCHNEIDER,M.,NABER,M.: Beitrag zur Effektivität der Immunglobuline bei der experimentellen Peritonitis. Langenbeck's Arch.Chir. 351:63-68(1980)
(2145) AX,W.,KANZY,E.J.GORONZI,B.,SEILER,F.R.: Beeinflussung von in vitro Phagozytose und in vivo Bakterienelimination durch Immunseren, IgG und den verschiedenen daraus hergestellten IgG-Fragmenten. Verhandl. Deutsch.Gesellsch.Inn.Med.,J.F.Bergmann Verlag,München(1978) Band 84,S.1325-1331
(2146) MORELL,A.,SCHÜRCH;B.,RYSER,D.,HOFER,F.,SKVARIL,F.,BARANDUN,S.: In vivo behaviour of gamma globulin preparations. Vox Sang.38:272-283(1980)
(2147) SEILER,F.R.,KANZY,E.J.,AX,W.,HOFSTAETTER,T.: Quality criteria for intravenous immunoglobulin in preparations with emphasis on Fc-mediated functions and phagocytosis. In: Immunoglobulins, characteristics and uses of intravenous preparations. B.M.Alving,J.S.Finlayson(eds.) DHEW Publ.No.(FDA)-80-9005,Washington,D.C.,US Government Printing Office(1980)
(2148) SEEGER,R.C.: Tumor immunology. In: Immunologic disorders in infants and children. R.E.Stiehm,V.A.Fulginiti(eds.),W.B.Saunders,Philadelphia, London,Toronto(1980)2nd edition,pp.757-775
(2149) MELCHERS,F.,POTTER,M.,WARNER,N.L.: Lymphocyte hybridomas. Curr.Top.Microbiol.Immunol.81(1978)

(2150) WRIGHT,P.W.,BERNSTEIN,I.D.: Serotherapy of malignant disease. Curr.Cancer Immunol.,Prog.Exp.Tumor Res. 25(1980)

(2151) GHOSE,T.,BLAIR,A.H.: Antibody linked cytotoxic agents in the treatment of cancer:Current status and future prospects. J.Natl.Cancer Inst. 61:657-676(1978)

(2152) BAKER,P.E.,GILLIS,S.,SMITH,K.A.: Monoclonal cytolytic T-cell-lines. J.Exp.Med.149:273-278(1979)

(2153) GILLIS,S.,BAKER,P.E.,RUSCETTI,F.W.,SMITH,K.A:: Long-term culture of human antigen-specific cytotoxic T-cell lines. J.Exp.Med.148:1093-1098 (1978)

(2154) HEIDE,K.,SEILER;F.R.: Phagozytose-fördernde Wirksamkeit von Human.Plasmaproteinen in vitro. Abhängigkeit von Molekulatgewicht und basischem Charakter. Arzneim.-Forsch.21:1443-1446(1971)

(2155) GLOVSKY,M.M.,ALENTY,A.,BELL,R.,STRAUSS,R.R.,SBARRA,A.J.: Role of complement in phagocytosis and killing of Staph.epidermidis and E.coli. 1. Effect of fumaropimaric acid, C 142-deficient serum, and complement-depleted serum on the phagocytosis of Staph.epidermidis and E.coli. In: "Non-specific" factors influencing host resistance. W.Braun,J.Ungar(eds.),S.Karger,Basel,München,Paris,London,New York, Sydney(1973)pp.49-61

(2156) BOSINA,E.: Berücksichtigung der immunologischen Befunde in der Therapie der Neugeboreneninfektionen. In: Infektionsprobleme in der Neugeborenenchirurgie. H.Sauer,R.Kurz,M.Höllwarth (Hrsg.)Georg Thieme, Stuttgart,New York(1980)S.133-136

(2157) WIEGELE,J.,MENARDI,G.: Unsere Erfahrungen mit der Gamma-M-Prophylaxe bei operierten Neugeborenen. In: Infektionsprobleme der Neugeborenenchirurgie. H.Sauer,R.Kurz,M.Höllwarth(Hrsg.), Georg Thieme, Stuttgart, New York(1980)S.139-140

(2158) McKHANN,C.F.,KAPNICK,I.: Immunity and susceptibility to disease in early infancy. J.Pediatr.13:907-918(1938)

(2159) BUCKLEY,R.H.: Plasma therapy in immunodeficiency diseases. Am.J.Dis. Child.124:376-381(1972)

(2160) STIEHM,R.E.: Plasma therapy: An alternative to gamma globulin injections in immunodeficiency. Birth Defects,Orig.Art.Ser.11:343-346(1975)

(2161) BUCKLEY,R.H.: Plasma therapy in immunodeficiency diseases. Birth Defects: Orig.Art.Ser.11:347-349(1975)

(2162) WALKER,J.R.,SMITH,M.J.H.,FORD-HUTCHINSON,A.W.,BILLIMORIA,F.J.: Mode of action of an anti-inflammatory fraction from normal human plasma. Nature 254:444-446(1975)

(2163) PAPPOVA,E.,LUNDSGAARD-HANSEN,P.,SENN,A.,TSCHIRREN,B.: Serum levels of IgG and C3,postoperative infections, and blood component therapy. Biblthca.haemat.46:37-55(1980)

(2164) ALEXANDER,J.W.,McCLELLAN,M.A:,OGLE,C.K.,OGLE,J.D.: Consumptive opsoninopathy: Possible pathogenesis in lethal and opportunistic infections. Ann.Surg.184:672-679(1976)

(2165) ALEXANDER,J.W.,STINNETT,J.D.,OGLE,C.K.,OGLE,J.D.,MORRIS,M.J.: A comparison of immunologic profiles and their influence on bacteremia in surgical patients with a high risk of infection. Surgery 86:194-199(1979)

(2166) GOLDMAN,J.M.,LOWENTHAL,R.M.(eds.): Leucocytes: Separation,collection and transfusion. Academic Press,London,New York,San Francisco (1975)

(2167) HIGBY,D.,BURNETT,D.: Granulocyte transfusions: Current status. Blood 55: 2-8(1980)
(2168) JEANNET,M.: Aspects immunologiques des transfusions de granulocytes. Schweiz.med.Wschr.106:1336-1340(1976)
(2169) SCHMITZ-VALCKENBERG,M.,BORBERG,H.: Behandlung mit Granulozytentransfusionen. Dtsch.med.Wschr.101:1458-1460(1976)
(2170) LAURENTI,F.LaGRECA,G.,FERRO,R.,BUCCI,G.: Transfusion of polymorphonuclear neutrophils in a premature infant with Klebsiella sepsis. Lancet II: 111-112(1978)
(2171) LAURENTI,F.,FERRO,R.,MARZETTI,G.,ROSSINI,M.,BUCCI,G.: Neutrophil chemotaxis in preterm infants with infections. J.Pediatr.96:468-470(1980)
(2172) LAURENTI,F.,FERRO,R.,ISACCHI,G.,PANERO,A.,SAVIGNIONI,P.G.,MALIGNIONI,F., PALERMO,D.,MANDELLI,F.,BUCCI,G.: Polymorphonuclear leukocyte transfusion in the treatment of sepsis in the newborn infant. J.Pediatr. (in press,1981)
(2173) LAURENTI,F.,FERRO,R.,ISACCHI,MALAGNINO,F.,ROSSINI,M.,MARZETTI,G., MANDELLI,F.,BUCCI,G.: Granulocyte transfusion in very small newborn infants with sepsis. In: Intensive care in the newborn. L.Stern (ed) Masson Publ.,New York(1981,in press)
(2174) MAI,K.,ECKHARDT,R.,HEINS,M.: Combined protection of mice by antibiotics and antibody estimated by means of LD50. In: "Non-specific"factors influencing host resistance. W.Braun,J.Ungar(eds.),S.Karger,Basel, München,Paris,London,New York,Sydney(1973)pp.459-465
(2175) ADAM,D.: Interaction of antibiotics with host factors. In: "Non-specific" host factors influencing host resistance. W.Braun,J.Ungar(eds.), S.Karger,Basel,München,Paris,London,New York,Sydney(1973)pp-452-458
(2176) ADAM,D.,PHILIPP,P.,BELOHRADSKY,B.H.: Studies on the influence of host defense mechanisms on the antimicrobial effect of chemotherapeutic agents. Effect of antibiotics on phagocytosis of mouse peritoneal macrophages in vitro. Ärztl.Forschung 25:181-184(1971)
(2177) ADAM,D.,PHILIPP,P.,STABER,F.,BELOHRADSKY,B.H.,MARGET,W.: The influence of macrophage phagocytosis in the pharmakocinetics of antibiotics.In: Proc.XIII.Internat.Congr.Pediatrics,Verlag Wiener Medizinische Akademie,Wien(1971)Vol.12,pp.289-297
(2178) CUNNINGHAM.A.S.: Morbidity in breast-fed and artificially fed infants. II.J.Pediatr.95:685-689(1979)
(2179) STAGNO,S.,REYNOLDS,D.W.,PASS,R.F.,ALFORD,C.A.: Breast milk and the risk of cytomegalivirus infection. N.Engl.J.Med.302:1073-1076(1980)
(2180) KAUFFMANN,F.: Über die Bedeutung der Escherichia-coli-Typen für die Beurteilung der Darmflora. Dtsch.med.Wschr.79:1033-1035(1954)
(2181) TYMPNER,K.D.,STEPHAN,W.,LINDERKAMP,O.: Intravenöse IgM-Applikation. Mschr.Kinderheilk.123:400-401(1975)
(2182) DEGKWITZ,R.: Über Versuche mit Masern-Rekonvaleszentenserum. Z.Kinderheilk.25:134-142(1920),27:171-179(1920)
(2183) LÖWENBERG,B.: Fetal liver transplantation. Role and nature of the fetal haemopoetic stem cell. Radiobiological Institute of the Organization for Health Research TNO, Rijswijk, Netherlands(1975)
(2184) MARGET,W.: Die Krankenhaus-Staphylokokken. Ein Beitrag zur Epidemiologie der Staphylokokkenerkrankungen im Säuglingsalter. Arch.Kinderheilk. Beiheft 43(1961)
(2185) DEINHARDT,F.: Hepatitis B-Prophylaxe bei Neugeborenen. pädiat. prax.24: 177-178(1981)

(2186) LAURENTI,F.,BALDUCCI,R.,CRISPINO,P.: Functional activity of packed polymorphonuclear leukocytes (PMN) obtained by leukofiltration. Pediat. Res.14:169(1980)

(2187) DJERASSI,I.,KIM,J.S:: Problems and solutions with filtration leukopheresis. In: The granulocyte: Function and clinical utilization. T.J.Greenwalt,G.A.Jamieson(eds.),Alan R.Liss.Inc.,New York(1977) pp. 305-311

(2188) KLOCK,J.C.,BAINTON,D.F.: Degranulation and abnormal bactericidal function of granulocytes procured by reversible adhesion to nylon wool. Blood 48:149-154(1976)

(2189) TYMPNER,K.D.: Die Bedeutung der Immunglobuline (IgM und IgA)für die Diagnose und Therapie in der Kinderheilkunde. Habilitationsarbeit München(1971)S.226-228

(2190) ALEXANDER,J.W.: Host defense mechanisms against infection. Surg.Clin. N.Amer.52:1367-1389(1972)

(2191) FISCHER,G.W.,HUNTER,K.W.,WILSON,S.R.,HEMMING,V.G.: Modified immune serum globulin.Lancet I:271(1981)

(2192) MAUPAS,P.,CHIRON,J.P.,BARIN,F.,COURSAGET,P.,GOUDEAU,A.,PERRIN,J.,DENIS,F. DIOP MAR,I.: Efficacy of hepatitis B vaccine in prevention of early HBsAg carrier state in children. Controlled trial in an endemic area(Senegal). Lancet I:289-292(1981)

(2193) JOSE,D.G.,FORD,G.W.,WELCH,J.S.: Therapy with parent's lymphocyte transfer factor in children with infection and malnutrition. Lancet I:263-266(1976)

(2194) DEGKWITZ,R.: Über Versuche mit Masernrekonvaleszentenserum. Z.Kinderheilk. 25:134-140(1920)

(2195) HODES,H.L.: Should the premature infant receive gamma-globulin; Pediatrics 32:1-3(1963)

(2196) AMER,J.,OTT,E.,IBBOTT,F.A.,O'BRIEN,D.,KEMPE,C.H.: The effect of monthly gamma-globulin administration on morbidity and motality from infection in premature infants during the first year of life. Pediatrics 32:4-9(1963)

(2197) ZWISLER,O.,JOACHIM,I.: Ampicillinresistente Mutanten von Staph.aureus durch Gammaglobulin reduziert. diagnostik & intensivtherapie 2:11-14 (1978)

